KB181368

사상의학 강설 [병증편]

황민우 지음

군자출판사

표지
캘리그라피   導炅 李鍾祿 (도경 이종록)
          영제시조 인간문화재
          미술대전 서예 초대작가

사상의학 강설 [병증편]

첫째판 1쇄 인쇄 | 2012년 8월 6일
첫째판 1쇄 발행 | 2012년 8월 14일
첫째판 2쇄 발행 | 2013년 5월 20일
첫째판 3쇄 발행 | 2017년 8월 16일

지 은 이   황민우
발 행 인   장주연
편집디자인   강미란
표지디자인   조미영
본   사   군자출판사(주)
          등록 제 4-139호(1991. 6. 24)
          본사 (10881) **파주출판단지** 경기도 파주시 회동길 338(서패동 474-1)
          Tel. (031) 943-1888   Fax. (031) 955-9545
          www.koonja.co.kr

ISBN 978-89-6278-598-2

정가 48,000원

사상의학 강설

[병증편]

추천사

誠泉 宋一炳 교수님

전 경희대학교 한의과대학 사상체질과 주임교수
전 경희의료원 한방병원장
전 대한한방병원협회장
전 사상체질의학회장
현 경희지행한의원장

이번에 "사상의학 강설 [병증편]"을 황민우 교수가 새로이 출간하였는데, 먼저 새로운 책이 나오게 된 것을 축하합니다.

사상의학의 병증편을 중심으로 학술적 원리를 설명하는 이론서적이 발간된 것은 반가운 일이라 생각됩니다. 1970년에 출발한 우리 사상의학회는 1990년까지 20년을 『東醫壽世保元·辛丑本』과 『東醫四象新編』, 『格致藁』를 중심으로 교육과 임상 그리고 연구활동을 해오다가, 1990년에 『東醫壽世保元四象草本卷』, 1995년에 『東武遺稿』(한국정신문화연구원 소장), 1999년에 『東武遺稿』(북한보건성 발행), 2001년에 『東醫壽世保元·甲午舊本』이 처음 발견되어서 사상의학의 연구에 새로운 전환기를 만나게 됩니다. 동무공께서는 『東醫壽世保元四象草本卷』과 『東醫壽世保元·甲午舊本』, 그리고 『東醫壽世保元·辛丑本』이 완성되기까지 세 번에 걸쳐 改抄 및 增册을 하셨는데, 이들을 입체적으로 비교 연구한다면 그의 유학철학과 초기의 의학정신을 이해하는데 큰 도움이 되리라고 봅니다.

황민우 교수는 대학원 학위과정과 수련의 시절에 이들 자료들을 많이 축적하게 되어 사상인의 병증론을 연구하게 되었고, 또한 대학에서 학생들과의 강의와 연구의 결실이 이번 책자에 반영되었다고 생각합니다. 이 책의 내용을 살펴보면, I. 개설, II. 소음인 병증약리, III. 소양인 병증약리, IV. 태음인 병증약리, V. 태양인 병증약리, VI. 사상인변증론 등으로 구성되어 있어 병증편을 중심으로 '知人', '知證', '用藥'의 치료의학정신을 수용하여 사상의학을 강설하고 있으며, 이해를 돕기 위해 많은 양의 도식적 설명방법의 도입과 폭넓은 인용문을 제시한 것을 볼 수 있습니다. 이는 사상의학의 초심 입문자는 물론이고 전공자에게도 더욱 필요한 합리적인 전문적 지식을 일깨워 줄 수 있는 폭넓은 자료를 담고 있는 책자라고 생각됩니다.

앞으로 사상의학 연구에 신선한 충격을 줄 수 있다고 믿어지는 이 책자가 여러분들이 사상의학을 이해하는데 큰 도움이 되길 기대합니다.

2012년 3월 30일

추천사

高炳熙 교수님

전 사상체질의학회장
경희대학교 한의과대학 사상체질과 주임교수

사상의학은 1894년 동무 이제마 선생께서 동의수세보원을 저술하신 후 현재까지 이어져 근래에는 한국한의학의 대표적인 정체성을 확보하고 있습니다.

그러나 아직도 학문적 체계를 완성하고 발전시켜 나가는 차원에서 보완되어야 할 부분이 많이 남아 있습니다. 특히 기초원리 부분과 장상론, 임상치료 및 방제응용 부분의 연결이 매끄럽지 않은 곳이 여기저기 산재해 있습니다. 학생들이나 임상가들도 기초원리론이나 임상처방운용차원에는 많은 관심을 가지고 응용하고 있으나, 장상론과 연결된 병증약리부분은 아직도 많은 연구를 필요로 하고 있습니다.

이번에 황민우 교수가 출간한 사상의학강설은 이러한 측면에서 많은 진전을 기대할만한 책이라고 생각합니다.

황민우 교수는 다년간 학위과정과 전문의 과정을 수행하면서 학문의 바탕을 다졌고 그 후 경희대한방병원과 부산대학교 한의학전문대학원에 근무하면서 실전경험을 통해 사상의학의 병증과 치료약리에 대한 연구를 진행하여 왔으며 이를 바탕으로 학부학생은 물론 일반 한의사를 대상으로 관련 분야 강독을 통해 지속적으로 다듬어 이를 정리하여 책으로 묶은 내용입니다.

이는 사상의학에 관심을 가지고 공부하는 학생은 물론 일선 한의사 또는 이 분야를 연구하는 많은 연구자들에게 좋은 지침서가 될 수 있을 것으로 확신합니다.

의학의 발전은 하루아침에 만들어질 수 있는 것은 아니라고 생각합니다.

관심있는 학자들의 적극적인 노력과 이들이 학회를 통한 학문의 장에서 허심탄회하게 교류 소통하면서 다듬어 나가고 모아진 내용을 공유할 수 있는 기준을 만들어 가다보면 점차 논리가 정비되고 실질적인 응용가치도 높아지리라고 생각합니다.

모쪼록 이번의 저술이 많은 학자와 임상가에게 읽히고 많은 논의를 통해 학문발전에 기여할 수 있는 초석이 되기를 기대하면서 다시 한 번 황민우 교수의 노력과 성취에 축하를 보냅니다.

2012년 3월 26일

서문

황민우

한의학박사
사상체질과 전문의
전 부산대학교 한의학전문대학원 교수
경희대학교 한의과대학 사상체질과

1997년, 본과 3학년 강의를 통해 사상의학을 처음 접할 수 있었습니다. 강의 중에 접한 사상의학은 그 용어와 내용이 너무 생소하여 이해하기 힘들었다는 기억이 있습니다. 그러나 한편으로는 그 당시 나 스스로가 가지고 있었던 한의학에 대한 회의를 떨쳐낼 수 있는 그 무엇인가가 바로 사상의학에 있지 않을까 하는 기대와 희망을 갖게 되었습니다. 졸업 이후 일반수련의 과정과 3년의 군의관을 거치면서 사상의학에 대한 기대와 희망을 직접 확인해 보고자 사상체질과 수련과정을 선택하였습니다. 3년의 수련 과정 동안 은사님이신 송일병 교수님을 비롯하여 고병희 지도교수님, 이수경 교수님, 그리고 여러 의국 선후배들과 함께 생각하고 고민하는 시간을 보내면서 사상의학의 이론과 임상에 대해서 많은 것을 배울 수 있었습니다. 이러한 과정을 거치면서 한의학에 대한 회의를 극복하여 한의사로서의 자부심을 얻었을 뿐만 아니라 사상의학이라는 학문에 대한 열정과 공부하는 즐거움을 느낄 수 있었습니다. 지금 와서 돌이켜 보면 사상의학을 선택한 것, 은사님으로부터 사상의학을 공부할 수 있었던 것은 참으로 저에게는 행운이었고, 너무 감사한 일입니다.

사상의학을 통해 얻은 즐거움과 행운을 조금이나마 보답하기 위해서는 다른 사람들과 함께 나누고 소통해야 된다는 소명(召命)을 자연스럽게 갖게 되었습니다. 의국 선후배들, 수련의 선생님들, 학생들과 함께 했던 수많은 강독과 강의들을 하기 위해서 나름 각고의 노력과 많은 시간을 필요로 했습니다. 하지만 강독을 통해서 같은 생각을 소통하는 즐거움, 조금씩 성장하는 나와 우리들의 모습을 바라보는 기쁨은 참으로 즐거운 일이었습니다.

본 "사상의학 강설"은 나눔과 소통이라는 소명으로부터 기획되어진 책입니다. 학문은 완성되어야 하지만, 끊임없이 발전하지 않으면 소멸됩니다. 아직 배움이 부족하여 東武 李濟馬 선생님의 醫道를 잘 풀어 담아낸 내용일지 걱정이 앞서지만 이를 무릅쓰고 공개적인 소통의 장을 만든 것은 바로 끊임없는 발전을 위한 하나의 매듭을 짓기 위해서입니다. "사상의학 강설"은 [원리편] - [병증편] - [약물방제편] - [임상편]의 네 부분으로 구분히여 각각 출간을 기획하고 있으며, 그 가운데 처음으로 [병증편]을 정리하여 출간하게 되었습니다.

"사상의학 강설 [병증편]"은 2009년 8월부터 자료정리를 시작으로 2011년 본격적인 집필을 통해 총 2년이 넘는 시간이 걸렸습니다. 본 [병증편]에서는 四象人의 病證에 초점을 맞춰져 내용이 구성되었고, 지난 강독과 강의를 통하여 정리된 생각과 자료들을 담아내고자 하였습니다. 내용은 다음의 총 6장으로 구성되어 있습니다.

I. 개설 : 醫源論, 四象醫學의 病因病機論, 四象人 病證, 四象人 病證藥理

II. 소음인 병증약리 : 腎受熱表熱病, 胃受寒裏寒病, 少陰人泛論, 少陰人藥方

III. 소양인 병증약리 : 脾受寒表寒病, 胃受熱裏熱病, 少陽人泛論, 少陽人藥方

IV. 태음인 병증약리 : 胃脘受寒表寒病, 肝受熱裏熱病, 太陰人泛論, 太陰人藥方

V. 태양인 병증약리 : 外感腰脊病, 內觸小腸病, 太陽人藥方

VI. 四象人辨證論

『東醫壽世保元·辛丑本』의 病證에 해당되는 내용을 순서대로 서술하고, 각 조문과 관련된 저서의 인용문을 실었으며, 각 주제별로 강독과 강의를 통해서 정리된 내용 및 관련 논문을 참조하여 "강설" 부분에 담았습니다. 그리고『東醫壽世保元·辛丑本』의 病證 내용을 이해하기 위해 필요하다고 생각되는 부분은『東醫壽世保元·甲午本』과『東醫壽世保元四象草本卷』등의 내용을 참조하여 설명하였습니다.

아무쪼록 "사상의학 강설[병증편]"이 사상의학에 대한 관심과 이해도가 한 단계 높아지게 하는 하나의 지침서가 되기를 기대합니다. 또한 사상의학의 발전과 한의학의 도약에 밑거름이 되기를 기대합니다. 모자라고 부족한 부분은 향후 발전적인 비판과 추후 개정을 통하여 수정 및 보완이 될 것으로 기대합니다.

마지막으로 사상의학에 대한 열정과 학자로서의 바른 자세를 몸소 가르쳐주신 송일병 교수님, 고병희 지도교수님, 이수경 교수님 및 의국 선후배님들께 감사의 말씀을 드립니다. 그리고 자료 정리를 도와준 장현수 선생과 이미숙 선생, 부산대학교 한의학전문대학원 권오일, 홍해진, 박유경, 이지현, 손경우, 김창희 학생에게 감사의 마음을 전합니다. 특히 이 책의 발간을 위해 많은 격려와 노력을 아낌없이 지원해주신 김윤희 선생님께 감사드립니다.

2012년 3월 30일

일러두기

○ 『東醫壽世保元·辛丑本』의 조문번호는 7판본을 근거로 한 '四象醫學'[1]을 따랐다.

○ 『東醫壽世保元·甲午本』, 『東武遺稿』의 조문번호는 '사상체질과 임상편람'[2]을 따랐다.

○ 『東醫壽世保元四象草本卷』의 조문번호는 '東醫壽世保元四象草本卷'[3]을 따랐다.

○ "참조"는 『傷寒論』, 『東醫寶鑑』 등의 의서, 관련 논문[4] 및 東武 李濟馬의 저작에서 관련된 내용을 인용한 부분이다.

○ "강설"은 『東醫壽世保元』에서 주제별로 중요한 내용을 발췌하여 이에 사상의학적인 해석과 설명을 서술하거나 관련된 주요 개념과 주제에 대해서 상술한 부분이다. "강설"에서 인용된 논문은 그 출처를 명시하였으며, 서술의 일관성을 위하여 일부 내용을 수정하였다.

---

1   전국 한의과대학 사상의학교실. 사상의학. 집문당. 서울, 2004.
2   경희대학교 한의과대학 사상체질과. 사상체질과 임상편람. 한미의학. 서울. 2010.
3   이제마 원저. 박성식 역해. 東醫壽世保元四象草本卷. 집문당. 2003.
4   박성식, 송일병. 四象醫學의 醫學的 淵源과 李濟馬 醫學思想에 대한 硏究. 사상체질의학회지. 1993;5(1):7-39.
    이수경. 동의수세보원 태소음양인의 병증론에 관한 연구. 학위논문. 경희대학교 대학원. 1999.
    원진희, 김경요, 유관석. 『東醫壽世保元』에서 인용한 『東醫寶鑑』의 文章에 대한 고찰. 사상체질의학회지. 2006;18(3):12-37.

목차

목차(세부)

Part

I

개요

○ 사상의학 강설 [병증편] 내용

동무(東武) 이제마(李濟馬)는 사상의학의 창안자로서 서기 1837년 함흥에서 출생하여 1900년에 서거하였다. 그의 저서로는 격치고(格致藁), 동의수세보원(東醫壽世保元), 동무유고(東武遺稿) 등이 있다. 이 가운데 격치고(格致藁)는 동무의 유학적인 해석이 정리된 철학서에 해당된다. 동의수세보원(東醫壽世保元)은 3가지가 전해진다. 초기의 의학사상이 담겨 있으면서 동무의 최초의 의학서인 동의수세보원 사상초본권(四象草本卷, 이하 초본권)이 있으며, 이후 갑오본(甲午本, 1894년), 신축본(辛丑本, 1901년)이 있다. 그리고 북한에서 출판되어 알려진 일명 해동(海東) 동무유고(東武遺稿) 또는 북한판 동무유고가 있으며, 장서각에서 발굴된 장서각(藏書閣) 동무유고(東武遺稿) 또는 남한판 동무유고가 있다. 해동 동무유고에는 대부분 의학적인 내용이 수록되어 있고, 장서각 동무유고에는 일부 의학적인 내용 외에 철학적인 내용, 시부, 공문서 등이 실려 있다.

사상의학에서 가장 중요한 의학서는 마지막 판본에 해당되는 『東醫壽世保元·辛丑本』이다. 신축본에 실려 있는 의학적인 내용을 정확하게 접근하고 이해하기 위해서는 초본권, 갑오본, 해동동무유고 등에 실려 있는 의학적인 내용들을 참조하여야 한다. 동의수세보원 신축본(7판본 기준)은 편제상 4권으로 구분되어 있지만, 내용상 크게 서론, 본론, 결론 및 부록으로 나눌 수 있다.

- 서론
  성명론
  사단론
  확충론
  장부론

- **본론**
  의원론
  소음인병증론
  소양인병증론
  태음인병증론
  태양인병증론

- 결론
  광제설

○ **부록**
  사상인변증론

본 "사상의학 강설 [병증편]" 에서는 동의수세보원의 본론에 해당되는 의원론과 태소음양인 병증에 관한 내용을 위주로 하였다.

○ '동의수세보원(東醫壽世保元)'의 의미

　　許浚은 『東醫寶鑑』 「集例」에서, 王節齋의 "東垣은 北醫인데 羅謙甫가 그 의술을 이었고 丹溪는 南醫인데 劉從厚가 그 학문을 배워 陝西지방에서 이름을 떨쳤다' 는 말을 인용한 후 우리나라는 東方에 위치해 있고 의학도 끊이지 않고 전해져 오고 있으니 우리나라 의학을 '東醫'라 불러 마땅하다고 기술하고 있다[5]. 朝鮮은 東垣이나 丹溪學派와는 다른 독자적인 의학을 이루고 있어 '東醫'로 別稱될 수 있음을 뜻한다. 동무 이제마는 이러한 동의보감의 뜻을 이어가기 위해 서명에 '東醫'를 첨가하여 『東醫壽世保元』이라 명하였다. 더 나아가 少陽人 胃受熱裏熱病의 消渴證과 陰虛午熱證을 설명하는데 『醫方類聚』를 인용하면서 "東醫醫方類聚 曰..."이라고 한 것[6]은 許浚이 제창한 '東醫'를 우리의 의학으로 여기며 東武 자신이 그것을 繼承하겠다는 뜻으로 볼 수 있다.

　　동의수세보원을 통해 제시된 사상의학의 주제는 바로 "壽世"와 "保元"이다.

　　'壽世'의 연원은 五福論[7]에서 찾아 볼 수 있다. 사람이 사는데 至樂이 5가지가 있는데, 첫째는 壽, 둘째는 美心術, 셋째는 好讀書, 넷째는 家産, 다섯째는 行世이다. 여기서 첫째와 다섯째의 글귀를 따서 "壽世"라 하였는데, 결국 사람이 살면서 올바르게 살아가는 지극한 즐거움, 즉 五福을 합쳐서 이른 것이다. 단순히 개인적인 생명연장이 아니라 도덕적으로 완성된 자아를 통해서 세상을 널리 구제하는 것을 삶의 지향점으로 삼고 있다는 의미이다. 이는 "大學의 八條目"인 '格物致知誠意正心 修身齊家治國平天下'와 『格致藁』의 '知人正己', '反誠獨行' 등과 그 의미가 상통한다. 그러므로 '壽世'의 의미는 궁극적으로 '濟衆' 또는 '弘益人間'과 동일한 의미로 사회적인 도덕적 안녕을 지향한다고 하겠다. 즉 인간이 살아가는 목적은 개인적인 도덕적 완성으로부터 출발하여 널리 세상을 구하고 이롭게 하고자 하는 王道政治의 실현이라는 유학적 인간관을 그 근본으로 삼고 있다.

　　'保元'은 개개인의 타고난 保命之主, 즉 생명력을 잘 유지하도록 해야 된다는 의미이다. 保命之主는 甲午本에 나오는데[8], 少陰人의 陽煖之氣, 少陽人의 陰淸之氣, 太陰人의 呼散之氣, 太陽人의 吸聚之氣이다. 保命之主를 잘 유지하기 위해서는 각 개인마다 喜怒哀樂의 性情氣가 偏急되지 않도록 조절해야 한다. 이는 곧 개인의 도덕적 완성을 통한 건강을 지향하는 것이다.

　　요약하면 '東醫壽世保元'은 한국 고유의 의학(東醫)으로서 도덕적 완성을 통한 사회적 안녕(壽世)과 개인적 건강(保元)을 지향하는 내용을 주제로 삼고 있다고 하겠다.

5　『東醫寶鑑』「集例」(中略) 王節齋有言曰 東垣北醫也 羅謙甫傳其法 以聞於江浙, 丹溪南醫也 劉從厚世其學 以鳴於陝西, 云則醫有南北之名, 尙矣我國 僻在東方醫藥之道 不絶如線則我國之醫 亦可謂之東醫也 … (中略)

6　『東醫壽世保元·辛丑本』10-21 東醫醫方類聚曰 消渴之病 變成發癰疽 或成水病 或雙目失明.
　　『東醫壽世保元·辛丑本』10-25 東醫醫方類聚曰 夫渴者 數飮水 其人 必頭面眩 背寒而嘔 因虛故也.

7　『格致藁』「濟衆新編」五福論 : 人生至樂 有五 一曰壽 二曰美心術 三曰好讀書 四曰家産 五曰行世

8　『東醫壽世保元·甲午本』11-3
　　少陰人 以陽煖之氣 爲保命之主故 脾胃爲本而 膀胱大腸爲標也.
　　少陽人 以陰淸之氣 爲保命之主故 膀胱大腸爲本而 脾胃之爲標也.
　　13-8
　　太陰人 以呼散之氣 爲保命之主故 腦䪼胃脘爲本而 腰脊小腸爲標.
　　太陽人 以吸聚之氣 爲保命之主故 腰脊小腸爲本而 腦䪼胃脘爲標.

醫源論

1. 의원론의 구성

「醫源論」은 『東醫壽世保元』에서는 「性命論」「四端論」「擴充論」「臟腑論」 다음에 위치하고 「少陰人腎受熱表熱病論」 앞에 위치한다. 『東醫壽世保元·甲午本』에서는 卷之一에 「性命論」부터 「臟腑論」까지 담고 있고 卷之二의 「病證論」의 시작을 「醫源論」으로 하고 있다. 즉 「醫源論」은 「性命論」부터 「臟腑論」까지 이어지는 원리편의 연속이 아니라 사상인의 「病證論」을 본격적으로 논하기 이전에 위치하여 「病證論」의 서문 역할을 하고 있다고 볼 수 있다.

「醫源論」은 총 9조문으로 구성되어 있다. 서두에 속하는 5-1,2 조문에서는 전체적인 의학사를 훑어가며 각 醫家들을 평가하고 있고, 5-3 조문에서는 四象人別 病證藥理를 諸醫家가 어느 정도 설명했는지에 대해 논하고 있다. 5-4 조문에서는 "余生於醫藥經驗 五六千載後 因前人之術 偶得四象人臟腑生理 著得一書 名曰 壽世保元" 이라 하여 간략히 저술배경을 서술한 후, 太陽病 少陽病 등의 六經의 陰陽과 太陽人 少陽人 등의 四象人을 서로 혼동하지 말 것을 당부한다. 또 脈法은 執證의 한가지로 그 이치는 浮沈遲數에 있으니 그 奇妙之致까지는 궁구할 필요가 없고, 三陰三陽은 그 이치가 腹背表裏에 있으니 經絡之變까지 궁구할 필요가 없다고 말한다. 뒤에 논하게 될 「病證論」에서도 이와 같은 원칙은 그대로 지켜져 脈法과 經絡의 변화에 대해서는 거의 논하고 있지 않다. 5-5 조문에서는 六經病이 각각 四象人 중 어디에 속하는지에 대해 논한 후 古之醫師는 心의 哀怒喜樂의 偏着이 병 됨은 모르고 단지 脾胃水穀과 風寒暑濕에 觸犯이 병 됨만을 알고 있으며, 太陰人과 太陽人의 병정에 대해서는 全昧하다고 말하고 있다. 東武의 四象醫學은 기존의 의학과 차별된 마음까지 다스리는 心身醫學임을 천명하고 있는 대목으로 心의 다스림에 대한 강조는 「病證論」에서도 계속 이어진다. 5-6 조문에서는 『素問·熱論』의 傷寒의 日數에 따라 三陰三陽經 중 발병처와 증상에 대해 설명한 부분을 인용하고, 5-7 조문에서는 陽經과 陰經이 동시에 한에 침범당한 兩感於寒에 대한 내용을 인용한다. 그런데 5-8 조문에서 東武는 靈樞素問이 實是醫家 格致之宗主 而苗脈之所自出이지만 靈樞素問 仮託黃帝 異傀

幻惑 無足稱道라고 말하며 그 理는 믿을 만하지만 그 說을 모두 믿어서는 안 된다고 말한다. 그 후 5-9 조문에서 內經의 六經病이 각각 어느 四象人病에 속하는지 논한 후「醫源論」을 끝맺는다.

조문	내 용
5-1,2	醫學史를 논하며, 시대별 醫家들을 평가
5-3	四象人 病證藥理에 대한 각 醫家들의 완성도를 평가
5-4	저술배경/六經病과 太少陰陽人의 차이점/脈法과 三陰三陽의 언급
5-5	六經病의 病證설명과 四象人에 따른 六經病의 배속/心이 病이 됨을 밝힘
5-6	傷寒 日數에 따른 발병처와 증상(素問인용)
5-7	兩感傷寒時 日數에 따른 발병처와 증상(素問 인용)
5-8	黃帝內經에 대한 평가
5-9	四象人別 素問의 六經病의 배속

　　東武는「醫源論」의 중반 이후에는「病證論」에서 病證을 설명하는데 쓰인 六經病의 始原에 해당하는 내용을 담고 있다. 張仲景『傷寒論』과『素問』「熱論」이 그것인데 인용의 순서에 있어 내경의 내용보다『傷寒論』의 내용을 먼저 다루고 있다. 이는 東武가 張仲景을 醫道의 始興으로 생각하여 높이 평가하지만『內經』의 말은 미덥지 못하다고 생각하고 있으므로『傷寒論』의 내용을 더 중요하게 생각하여『內經』의 내용보다 앞에 둔 것으로 보인다. 이러한 맥락은「病證論」에도 그대로 적용되어『傷寒論』은『東醫壽世保元』에서 인용한 20여 종의 醫書 중 가장 많은 인용빈도를 보이고 각 病證 설명의 가장 처음에 위치하는 반면『內經』의 인용문은 太陰人과 太陽人篇에 각각 1조문씩을 제외하면 거의 찾아볼 수 없다.

　　東武는「病證論」에 대한 서문으로써「醫源論」을 작성하였다. 의학사를 논하며 각 醫家를 평가하고 있고, 저술배경을 간략히 밝힌 후 仲景의 六經病과『內經』의 六經病을 소개하고 각각을 평가·비판함으로써 자신의 의견을 피력하고 있다. 독자로 하여금 사상인「病證論」의 이해가 쉽도록 하고 東武의 사상의학이 무엇을 중요시하고 강조하고자 하는지를「醫源論」을 통해서 설명하고 있다.

2. 사상의학에서 바라본 의학사, 시대별 醫家 평가

5-1

書曰 若藥不瞑眩이면 厥疾不瘳라하니 商高宗時에 已有瞑眩藥驗而高宗이 至於稱歎

則醫藥經驗이 其來已久於神農黃帝之時라함은 其說은 可信於眞也로대 本草素問이 出於神農黃帝之手라함은 其說을 不可信於眞也라 何以言之오 神農黃帝時 文字가 應無 後世文字澆漓例法 故也니라

哀周秦漢以來로 扁鵲이 有名而 張仲景이 具備得之하야 始爲成家著書하니 醫道始興하고

張仲景以後 南北朝隋唐醫에 繼之而至于宋하야 朱肱이 具備得之하여 著活人書하니 醫道中興하고 朱肱以後에 元醫 李杲王好古朱震亨危亦林이 繼之而至于明하야 李梴龔信이 具備得之하고 許浚이 具備傳之하야 著東醫寶鑑하니 醫道復興하니라

蓋自神農黃帝以後 秦漢以前은 病證藥理를 張仲景이 傳之하고 魏晉以後 隋唐以前은 病證藥理를 朱肱이 傳之하고 宋元以後 明以前은 病證藥理를 李梴龔信許浚이 傳之하니

若以醫家勤勞功業을 論之則 當以 張仲景朱肱許浚으로 爲首而 李梴龔信이 次之니라.

5-1 서경(書經)에 이르기를 "만약 약이 명현(瞑眩)하지 않으면 그 병이 낫지 않는다."고 하였다. 상(商)나라 고종 때에 이미 명현(瞑眩)하는 약이 있어서 고종이 감탄하였은즉 의약의 경험이 그 유래가 이미 신농(神農), 황제(黃帝) 때보다도 더 오래된다고 하는 설(說)은 진실하다고 믿을 수 있다. 그러나 본초(本草), 소문(素問)이 신농, 황제의 손에서 나왔다고 하는 것은 진실하다고 믿기가 어렵다. 왜냐하면 신농, 황제 때에는 응당 문자가 없었을 것이요 후세에 와서 어렴풋하게나마 발전했을 것이기 때문이다.

주(周)가 쇠하고 진한(秦漢)시대 이후부터는 편작(扁鵲)이 유명했고, 장중경(張仲景)이 이를 습득하여 비로소 훌륭한 학자가 되어 저서를 내놓음으로써 의학이 비로소 발전되었다. 장중경 이후에는 남북조(南北朝)와 수(隋)·당(唐)시대의 의학자들이 이를 계승하였고, 송(宋)나라에 이르러 주굉(朱肱)이 모든 의술을 갖추어 활인서(活人書)를 저술함으로써 의도가 중흥 되었다. 주굉 이후에는 원(元)나라의 의학자 이고(李杲), 왕호고(王好古), 주진형(朱震亨), 위역림(危亦林)등이 이를 계승했고, 명(明)나라에 이르러 이천(李梴), 공신(龔信)등이 모든 의술을 갖추었으며, 허준(許浚)이 이것을 자세히 전수하여 동의보감(東醫寶鑑)을 저술하여 의학이 다시 발전하게 되었다.

대체로 신농, 황제 이후로 진한 이전까지의 병증약리(病證藥理)는 모두 장중경이 전하였고, 위(魏)·진(晉) 이후로 수·당 이전까지의 병증약리(病證藥理)는 주굉이 전하였고, 송·원 이후부터 명이전의 병증약리(病證藥理)는 이천, 공신, 허준이 전하였다. 만일 의가의 공로와 업적으로 말한다면 마땅히 장중경, 주굉, 허준을 으뜸이라 하여야 할 것이며 이천과 공신이 그 다음이라고 하여야 할 것이다.

참조
① 『東醫壽世保元·甲午本』5-1
因許浚東醫寶鑑所載 摘取張仲景傷寒論文及諸家所論 抄集一通別附疑難 以爲太少陰陽四象人傷寒時氣表裏病論而
此篇中 張仲景所論 太陽病少陽病陽明病太陰病少陰病厥陰病 以病證名目而論之也.
余所論 太陽人少陽人太陰人少陰人 以人物名目而論之也.
二者 不可混看 又不可厭煩然後 可以探其根株而 採其枝葉也.
若夫脈法者 執證之一端也 其理 在於浮沈遲數而 不必究其奇妙之致也.
三陰三陽者 辨證之同異也 其理 在於腹背表裏而 不必求其經絡之變也.

강설 東武는 醫源論을 통하여 사상의학 입장에서 기존 의가들에 대한 평가와 더불어 의사학적인 의견을 제시하고 있다. 세부적으로 기존의 병증약리와 四象人 병증약리를 비교하고 있으며, 脈法과 三陰三陽에 대한 의견, 장중경의 육경병증과 사상인 병증과의 관련성, 사상의학의 병인에 대한 인식, 황제내경 육경병증과 사상인 병증과의 관련성 등에 대해서 언급하고 있다.

우선 기존 의가들에 대한 평가에 대하여 東武는 張仲景, 朱肱 및 許浚의 공로와 업적을 으뜸으로 삼고 있다. 그 이전의 神農本草經, 黃帝內經 등의 내용은 신뢰하지 않고 있다.

5-2
本草는 自神農黃帝以來로 數千年世間流來經驗而
神農時에 有本草하고
殷時에 有湯液本草하고
唐時에 有孟詵 食療本草와 陳藏器 本草拾遺하고
宋時에 有龐安常 本草補遺와 日華子本草하고
元時에 有王好古 湯液本草하니라.

5-2 본초(本草)는 신농·황제 이후로 수천년 동안 내려오면서 경험한 것으로 , 신농 때에 이미 본초(本草)가 있었고, 은(殷)나라 때는 탕액본초(湯液本草)가 있었으며 당나라 때는 맹선(孟詵)의 식료본초(食療本草)와 진장기(陳藏器)의 본초습유(本草拾遺)가 있었고, 송나라 때는 방안상(龐安常)의 본초보유(本草補遺)와 일화자본초(日華子本草)가 있었고, 원나라 때는 왕호고(王好古)의 탕액본초(湯液本草)가 있었다.

강설 앞서 5-1 조문에서 언급된 의가들의 서적과 본초서(5-2)의 내용은 모두 東醫寶鑑 集例에 언급되어 있으며, 시대 순으로 대표적인 서적을 제시하고 있다.

기존 의가들의 병증약리에서 인용된 내용을 정리하면 다음과 같다.

			少陰人病證藥理	少陽人病證藥理	太陰人病證藥理	太陽人病證藥理
醫道始興	漢	張仲景	腎受熱表熱病論 6-1,2 (鬱狂證) 6-6,7,8,9,10 6-13,14,15 6-17,18,19 (亡陽證) 6-27,28,29,30 6-33 (太陽病厥陰證) 6-39,40,41,42 胃受寒裏寒病論 7-1,2,3,4 (太陰證痞滿) 7-6,7,8,9,10 (太陰病陰毒證) 7-13 (直中陰經 乾霍亂關格之病) 7-16 (少陰證) 7-18,19,20,21 7-23,24,25,26,27 7-31 (太陰證) 7-47,48 (藏結病) 7-54 (黃疸證) 7-57,58,59,60	(少陽傷風證) 9-1 9-3,4,5,6 (結胸證) 9-12,13,14 (譫語壞證) 9-39,40 胃受熱裏熱病論 10-1,2 10-3,4	(背顀表病輕證) 12-1 (長感病) 12-3	
			桂枝湯 理中湯 薑附湯 四順理中湯 人蔘桂皮湯 四逆湯 厚朴半夏湯 半夏散 赤石脂禹餘粮湯 附子湯 麻黃附子細辛湯 麻黃附子甘草湯 當歸四逆湯 半夏瀉心湯 生薑瀉心湯 甘草瀉心湯 茵蔯蒿湯 抵當湯 桃仁承氣湯 麻仁丸 蜜導法 大承氣湯 小承氣湯	白虎湯 猪苓湯 五苓散 小柴胡湯 大靑龍湯 桂婢各半湯 小陷胸湯 大陷胸湯 十棗湯 腎氣丸*	麻黃湯 桂麻各半湯* 調胃承氣湯 大柴胡湯	
醫道中興	宋	朱肱	(太陽病厥陰證) 6-43,49 (少陰證) 7-32,37,40 (藏結病) 7-55 (黃疸證) 7-61	(少陽傷風證) 9-9 (胸膈熱證) 10-7	(肝熱證) 13-1	
			茵蔯四逆湯 茵蔯附子湯 茵蔯橘皮湯		調中湯 黑奴丸	
	元	李杲	(少陰證) 7-33	(消渴證) 10-20		
			補中益氣湯 三稜消積丸			
		王好古	(鬱狂證) 6-22 (黃疸) 7-63	(消渴證) 10-13 10-23		
			十全大補湯	(涼膈散)		
		朱震亨	(鬱狂證) 6-25 (黃疸) 7-64	(亡陰證) 9-21 (消渴證) 10-14		(噎膈反胃)15-1
			秘方化滯丸	水銀薰鼻方		
		危亦林	(鬱狂證) 6-3	(消渴證) 10-16,19	(陰血耗竭證) 13-26	
			蘇合香元 香蘇散 瘴疸丸	黃連猪肚丸		
	明	李梴	(亡陽證) 6-31 (太陽病厥陰證) 6-46 (太陰陰毒證) 7-14 (少陰證) 7-34,38,42 (太陰證) 7-48 (黃疸) 7-65		(肝熱證) 13-2	
			桂枝附子湯 三味蔘萸湯 霹靂散 三物白散 如意丹	生熟地黃丸	生脈散 樗根皮丸	杵頭糠
		龔信	(鬱狂證) 6-4 (太陽病厥陰證) 6-50 (太陰證) 7-51	(少陽傷風證) 9-8 (結胸證) 9-16 (陰虛午熱證) 10-26	(肝熱證) 13-3 (肝熱證) 13-9	(噎膈反胃)15-3
			香砂六君子湯 木香順氣散 藿香正氣散 溫白元	導赤湯 荊防敗毒散 肥兒丸 消毒飮	二聖救苦丸 葛根解肌湯 牛黃淸心丸 麻黃定喘湯	蚌蛤
醫道復興		許浚				

2. 四象人 病證藥理에 대한 각 醫家들의 공헌

5-3

少陰人 病證藥理를 張仲景이 庶幾乎昭詳發明而	宋元明諸醫가 盡乎昭詳發明하고
少陽人 病證藥理를 張仲景이 半乎昭詳發明而	宋元明諸醫가 庶幾乎昭詳發明하고
太陰人 病證藥理를 張仲景이 略得影子而	宋元明諸醫가 太半乎昭詳發明하고
太陽人 病證藥理를 朱震亨이 略得影子而	本草에 略有藥理하니라

5-3 소음인의 병증약리(病證藥理)는 장중경이 거의 상세하게 밝혔고, 송·원·명의 모든 의학자들이 거의 완벽할 만큼 자세하게 밝혔다. 소양인의 병증약리(病證藥理)는 장중경이 절반정도 상세하게 밝힌 것을, 송·원·명의 모든 의학자들이 거의 상세하게 밝혔다. 태음인의 병증약리(病證藥理)는 장중경이 대략 그림자만 비친 것을 송·원·명의 모든 의학자들이 절반쯤 상세하게 밝혔다. 태양인의 병증약리(病證藥理)는 주진형이 약간 그림자만 얻었고 본초에도 약의 이치가 대략 적혀 있다.

참조

① 『東武遺稿·海東』28-4

少陰少陽之病藥 古方多有之 太陰之病藥 則間或有之 太陽之病藥 絶無者 何也. 盖自古及今 少陰少陽之人病 其數多也 太陰之人病 間或有之 太陽之人病 絶少故也. 太陽之人病藥 五加皮 健脚力 獼猴桃 治反胃 兩處而見之也.

29-1

太陰之人 中焦實而能堅忍 雖身病不寧 而猶起居動作 故太陰人 病臥枕席 而不能動作多日 則其病重矣 如此症 幾如二十日 而免危也 又二十日而得愈 此俗稱之四十日痛 卽傷寒也 始病五六日 熊膽三分重發散 最爲上策也 皂角一錢半大黃參錢 一次通泄 次計也 然始病五六日內 用之可也 而大黃皂角先用之 熊膽後用之 可也 此五六七日 或皂角熊膽而解毒 則頂上有微汗 數三日後 則耳朧有汗 又數三日後 則背間有汗 其汗漸次而出於背 則快免危也 其間以麥門冬五味子等類 徐徐助之 而助汗勢可也 其病欲危 則五六日頂上汗不出 而危矣. 然則此四十日痛 機關都在於五六七日 頂上汗出與不出耳.

강설

1. 張仲景, 朱肱이 『東醫壽世保元』 병증약리에 미친 영향

1) 張仲景

少陰人 病證論을 살펴보면 腎受熱表熱病에서 提綱을 설명하는데 인용하였고[9] 太陽病 蓄血證을 腎陽困熱과 大腸怕寒을 설명하는데 인용하였다[10]. 『傷寒論』의 陽明病 부분이지만 胃가 약하여 飮水를 하지 못하고 下法을 사용하면 딸꾹질, 嘔逆을 하는 조문으로 胃家實證을 설명하는데 인용하였다[11]. 『傷寒論』의

---

9 『東醫壽世保元』6-1 張仲景 傷寒論曰 發熱 惡寒 脈浮者 屬表 卽太陽證也.
　『東醫壽世保元』6-2 太陽傷風 脈陽浮而陰弱 陽浮者 熱自發 陰弱者 汗自出. 嗇嗇惡寒 淅淅惡風 翕翕發熱 鼻鳴乾嘔 桂枝湯主之.
10 『東醫壽世保元』6-10 太陽病 外證未除而數下之 遂下利不止 心下痞硬 表裏不解 人蔘桂枝湯主之.
11 『東醫壽世保元』6-13 張仲景曰 婦人傷寒發熱 經水適來適斷 晝日明了 夜則譫語 如見鬼狀 此爲熱入血室 無犯胃氣及上二焦 必自愈.
　『東醫壽世保元』6-14 陽明病 口燥 嗽水 不欲嚥 此必衄 不可下.
　『東醫壽世保元』6-15 陽明病 不能食 攻其熱 必噦. 傷寒嘔多 雖有陽明 不可攻. 胃家實 不大便 若表未解 及有半表者 先以桂枝柴胡 和解 乃可下也.
　『東醫壽世保元』6-17 張仲景曰 陽明之爲病 胃家實也. 問曰 緣何得陽明病. 答曰 太陽病 發汗 若下 若利小便者 此亡津液 胃中乾燥 因轉屬陽明 不更衣 內實 大便難者 此名陽明病也.

陽明病의 外熱, 汗多로 인한 津液內竭, 大便硬의 증상[12]으로 亡陽證을 설명하였다. 『傷寒論』에서는 大熱·大渴·多汗·脈洪大를 특징으로 하는 陽明病을 少陰人의 腎受熱表熱病을 설명하는데 사용한 것이 특징적이다. 단, 陽明病에서 白虎湯, 承氣湯을 사용하는 조문이 아니라 津液이 脫하여 발생하는 大便秘, 熱證이 있더라도 下法을 사용하면 嘔逆이 발생하거나 실제 飮水를 할 수 없는 脾胃가 약한 상황의 조문만을 인용했음을 알 수 있다. 少陰人 太陽病厥陰證을 설명함에 있어 手足厥冷이 주증상으로 나타나는 『傷寒論』 厥陰病 조문을 사용하였다[13]. 胃受寒裏寒病에 있어서는 『傷寒論』을 胃受寒裏寒病의 提綱[14], 瀉心湯을 사용하는 心下痞證[15], 陰毒證[16], 乾霍亂關格病[17]까지 太陰證의 전반에 인용하였다. 그리고 少陰人 太陰證에서 泄瀉가 주증이 아니며 溫胃降陰이라는 治法의 결과가 배뇨량 증가로 나타나는 痞滿, 黃疸, 浮腫의 同出一屬에 인용하였다[18]. 少陰證[19]은 『傷寒論』의 少陰病과 많은 부분 일치하며 조문의 설명 또한 『傷寒

『東醫壽世保元』6-18 傷寒轉屬陽明 其人濈然微汗出也.

『東醫壽世保元』6-19 傷寒 若吐 若下後 不解 不大便五六日 至十餘日 日晡所發潮熱不惡寒 狂言如見鬼狀 若劇者 發則不識人 循衣摸床 惕而不安 微喘直視 脈弦者生 脈濇者死.

12　『東醫壽世保元』6-27 張仲景曰 陽明病 外證 身熱 汗自出 不惡寒 反惡熱.

『東醫壽世保元』6-28 傷寒陽明病 自汗出 小便數則 津液內竭 大便必難 爲其脾爲約 麻仁丸主之.

『東醫壽世保元』6-29 陽明病 自汗出 小便自利者 此爲津液內竭 大便雖硬 不可攻之 宜用蜜導法 通之.

『東醫壽世保元』6-30 陽明病 發熱汗多者 急下之 宜大承氣湯.

13　『東醫壽世保元』6-39 張仲景曰 厥陰證 手足厥冷 小腹痛 煩滿 囊縮 脈微欲絶 宜當歸四逆湯.

『東醫壽世保元』6-40 凡厥者 陰陽氣 不相順接 便爲厥. 厥者 手足逆冷 是也.

『東醫壽世保元』6-41 傷寒 六七日 尺寸脈微緩者 厥陰受病也. 其證 小腹煩滿而囊縮 宜用承氣湯 下之.

『東醫壽世保元』6-42 六七日 脈至皆大 煩而口噤 不能言 躁擾者 必欲解也.

14　『東醫壽世保元』7-1 張仲景曰 太陰之證 腹滿而吐 食不下 自利益甚 時腹自痛.

『東醫壽世保元』7-2 腹滿時痛 吐利不渴者 爲太陰 宜四逆湯 理中湯. 腹滿不減 減不足言 宜大承氣湯.

『東醫壽世保元』7-3 傷寒 自利不渴者 屬太陰 以其臟有寒故也. 當溫之 宜用四逆湯.

『東醫壽世保元』7-4 太陰證 腹痛自利不渴 宜理中湯 理中丸 四順理中湯丸 亦主之.

15　『東醫壽世保元』7-6 張仲景曰 病發於陰而反下之 因作痞 傷寒 嘔而發熱者 若心下滿而不痛 此爲痞 半夏瀉心湯主之. 胃虛氣逆者 亦主之.

『東醫壽世保元』7-7 下後 下利日數十行 穀不化 腹雷鳴 心下痞硬 乾嘔心煩 此乃結熱 乃胃中虛 客氣上逆故也 甘草瀉心湯主之.

『東醫壽世保元』7-8 太陰證 下利淸穀 若發汗 則必脹滿 發汗後 腹脹滿 宜用厚朴半夏湯.

『東醫壽世保元』7-9 汗解後 胃不和 心下痞硬 脇下有水氣 腹中雷鳴 下利者 生薑瀉心湯主之.

『東醫壽世保元』7-10 傷寒 下利 心下痞硬 服瀉心湯後 以他藥下之 利不止 與理中湯 利益甚 赤石脂禹餘粮湯主之.

16　『東醫壽世保元』7-13 張仲景曰 傷寒陰毒之病 面靑 身痛如被杖 五日可治 七日不治.

17　『東醫壽世保元』7-16 張仲景曰 傷寒直中陰經 初來無頭痛 無身熱 無渴 怕寒踡臥 沈重欲眠 脣靑厥冷 脈微而欲絶 或脈伏 宜四逆湯 四逆者 四肢逆冷也.

18　『東醫壽世保元』7-47 張仲景曰 傷寒七八日 身黃如梔子色 小便不利 腹微滿 屬太陰 宜茵蔯蒿湯 傷寒 但頭汗出 餘無汗 劑頸而還 小便不利 身必發黃.

『東醫壽世保元』7-54 張仲景曰 病有結胸 有藏結 其狀如何 曰按之痛 寸脈浮 關脈沈 名曰結胸也 何謂藏結 曰如結胸狀 飮食如故 時時下利 寸脈浮 關脈細小沈緊 名曰藏結 舌上白胎滑者 難治 病人胸中 素有痞 連在臍傍 引入小腹 入陰筋者 此名藏結 死.

『東醫壽世保元』7-57 張仲景曰 黃疸之病 當以十八日 爲期 十日以上 宜差 反劇 爲難治 發於陰部 其人必嘔 發於陽部 其人振寒而發熱.

『東醫壽世保元』7-58 諸疸 小便黃赤色者 爲濕熱 當作濕熱治 小便色白 不可除熱者 無熱也 若有虛寒證 當作虛勞治.

『東醫壽世保元』7-59 腹脹滿 面萎黃 躁不得睡.

『東醫壽世保元』7-60 黃家日晡時 當發熱 反惡寒 此爲女勞得之 膀胱急 小腹滿 一身盡黃 額上黑 足下熱 因作黑疸腹脹如水狀 大便黑 或時溏 此女勞之病 非水也 腹滿者 難治.

19　『東醫壽世保元』7-18 張仲景曰 少陰病 脈微細 但欲寐.

『東醫壽世保元』7-19 傷寒 欲吐不吐 心煩 但欲寐 五六日 自利而渴者 屬少陰 小便色白 宜四逆湯.

『東醫壽世保元』7-20 少陰病 身體痛 手足寒 骨節痛 脈沈者 附子湯主之.

『東醫壽世保元』7-21 下利腹脹滿 身體疼痛 先溫其裏 乃攻其表 溫裏 宜四逆湯 攻表 宜桂枝湯.

『東醫壽世保元』7-23 張仲景曰 少陰病 始得之 反發熱 脈沈者 麻黃附子細辛湯主之.

『東醫壽世保元』7-24 少陰病 一二日 口中和 背惡寒 宜附子湯.

『東醫壽世保元』7-25 少陰病 二三日 用麻黃附子甘草湯 微發之 以二三日 無證故 微發汗也 無證 謂無吐利厥證也.

『論』의 少陰病을 거의 그대로 의미하고 있다.

少陽人 病證論을 살펴보면 脾受寒表寒病에서 少陽傷風證 提綱[20]에서 小柴胡湯을 사용하는 少陽病을 설명하는 조문, 結胸證에서 大陷胸湯, 小陷胸湯, 五苓散, 十棗湯 등의 조문[21]을 통하여 脾受寒表寒病의 일부분을 설명하고 있다. 少陽病에서 汗·吐·下法을 잘못 사용하여 壞證으로 轉變한 譫語壞證[22]과 胃受熱裏熱病에서 譫語에 白虎湯을 쓰는 조문[23]을 인용하여 表病과 裏病에서의 譫語壞證을 설명하는데 사용하였다. 胃受熱裏熱病에서는 桂麻各半湯, 陽明病의 猪苓湯, 三陽合病의 증상을 들어 提綱을 설명[24]하는데에만 張仲景의 『傷寒論』이 인용되었다.

太陰人 病證論을 살펴보면 胃脘受寒表寒病에서는 太陽傷寒에 頭痛, 發熱, 身疼腰痛 등이 있으면서 惡寒이 있지만 땀은 흐르지 않는 麻黃湯證[25]을 太陰人의 背顀表病을 설명하는데 인용하였다. 이어서 『傷寒論』의 厥과 熱이 나타나는 시간의 비율에 따라 병의 進退를 판단하는 조문을 인용[26]하여 太陰人의 長感病을 설명하고 있으나 東武는 長感病의 厥은 手足厥冷을 말하는 것이 아닌 惡寒만 있고 發熱하지 않음을 일컫는다고 말하고 있다. 肝受熱裏熱病에서 인용된 내용은 없다.

太陽人 病證論을 살펴보면 外感腰脊病·內觸小腸病을 설명함에 있어서 張仲景의 『傷寒論』을 인용하지 않았다.

2) 朱肱

少陰人 病證論을 살펴보면 腎受熱表熱病에서는 太陽病厥陰證에서 手足厥冷[27]과 吐蛔하는 증상[28]을 설

『東醫壽世保元』7-26 下利 脈沈而遲 其人 面小赤 身有微汗 下利淸穀 必鬱冒汗出而解 病人 必微厥 所以然者 其面戴陽 下虛故也.

『東醫壽世保元』7-27 少陰病 脈細沈數 病爲在裏 不可發汗 少陰病 但厥無汗 而强發之 必動其血 或從口鼻 或從目出 是爲下厥上渴 難治.

『東醫壽世保元』7-31 張仲景曰 少陰病 自利純靑水 心下痛 口燥乾者 宜大承氣湯.

20　『東醫壽世保元』9-1 張仲景曰 太陽病 脈浮緊 發熱惡寒 身痛不汗出 而煩躁者 大靑龍湯主之.

　　『東醫壽世保元』9-3 張仲景曰 少陽之爲病 口苦 咽乾 目眩.

　　『東醫壽世保元』9-4 眩而口苦 舌乾者 屬少陽.

　　『東醫壽世保元』9-5 口苦 耳聾 胸滿者 少陽傷風證也.

　　『東醫壽世保元』9-6 口苦咽乾 目眩耳聾 胸脇滿 或往來寒熱而嘔 屬少陽 忌吐下 宜小柴胡湯和之.

21　『東醫壽世保元』9-12 張仲景曰 少陽證 漐漐汗出 心下痞硬滿 引脅下痛 乾嘔短氣 不惡寒 表解裏未和也 宜十棗湯 若合下不下 令人脹滿 遍身浮腫.

　　『東醫壽世保元』9-13 傷寒 表未解 醫反下之 膈內拒痛 手不可近 心下滿 而硬痛 此爲結胸 宜大陷胸湯.

　　『東醫壽世保元』9-14 渴欲飮水 水入卽吐 名曰水逆 五苓散主之.

22　『東醫壽世保元』9-39 張仲景曰 太陽病不解 轉入少陽者 脇下硬滿 乾嘔不能食 往來寒熱者 尙未吐下 脈沈緊者 與小柴胡湯 若已吐下發汗 譫語 柴胡證證罷 此爲壞證 依壞法治之.

　　『東醫壽世保元』9-40 傷寒 脈弦細 頭痛發熱者 屬少陽 不可發汗 發汗 則譫語.

23　『東醫壽世保元』10-5 三陽合病 頭痛面垢 譫語遺尿 中外俱熱 自汗煩渴 腹痛身重 白虎湯主之.

24　『東醫壽世保元』10-1 張仲景曰 太陽病 八九日 如瘧狀 發熱惡寒 熱多寒小 脈微而惡寒者 此陰陽俱虛 不可更發汗 更下更吐 面色反有熱色者 未欲解也 不能得小汗出 身必痒 宜桂麻各半湯.

　　『東醫壽世保元』10-2 太陽病 似瘧 發熱惡寒 熱多寒小 脈微弱者 此亡陽也 身不痒 不可發汗 宜桂婢各半湯.

　　『東醫壽世保元』10-4 論曰 此證 大便不過一晝夜而通者 當用荊防瀉白散 大便過一晝夜而不通者 當用地黃白虎湯.

　　『東醫壽世保元』10-5 三陽合病 頭痛面垢 譫語遺尿 中外俱熱 自汗煩渴 腹痛身重 白虎湯主之.

25　『東醫壽世保元』12-1 張仲景曰 太陽傷寒 頭痛發熱 身疼腰痛 骨節皆痛 惡寒無汗而喘 麻黃湯主之. ○ 註曰 傷寒 頭痛身疼腰痛 以至牽連 百骨節 俱痛者 此太陽傷寒 榮血不利故也.

26　『東醫壽世保元』12-3 張仲景曰 傷寒四五日而厥者 必發熱 厥深者 熱亦深 厥微者 熱亦微. 傷寒厥四日 熱反 三日 復厥 五日 厥多熱少 其病爲進 傷寒發熱四日 厥反 三日 厥少熱多 其病當自愈.

27　『東醫壽世保元』6-43 朱肱 活人書曰 厥者 手足逆冷 是也. 手足指頭微寒者 謂之淸 此疾爲輕. 陰厥者 初得病 便四肢厥冷 脈沈微而不數 足多攣.

28　『東醫壽世保元』6-49 朱肱曰 厥陰病 消渴 氣上衝心 心中疼熱 飢不欲食 食則吐蛔.

명하는데 인용하였다. 胃受寒裏寒病에서는 少陰病의 口燥咽乾하는 증상[29]과 藏厥과 陰盛格陽을 설명하는데 인용하였고[30] 結胸과 유사한 증상이면서 음식은 전과 같이 먹지만 때때로 下利를 하는 藏結을 설명하는데 인용하였다[31]. 또한 陰黃의 처방으로 朱肱의 茵蔯橘皮湯과 茵蔯四逆湯[32]을 인용하였다.

少陽人 病證論을 살펴보면 脾受寒表寒病에서는 신체의 상하에 따라 나타나는 땀의 양상이 다르면 終局에는 병이 풀리지 않음을 인용[33]한 후 少陽人의 手足掌心의 땀의 여하가 병이 풀리는데 중요함을 설명하였다. 胃受熱裏熱病에서는 內에 熱이 치성해 白虎湯을 사용하는 陽厥을 인용[34]한 후, 東武는 少陽人 裏熱病의 大便不通時에는 地黃白虎湯이 聖藥임을 밝히고 있다.

太陰人 病證論을 살펴보면 朱肱의 조문인용은 胃脘受寒表寒病에는 보이지 않고, 肝受熱裏熱病의 肝熱證을 설명하는데『活人書』의 葛根解肌湯이나 黑奴丸을 사용하는 陽毒發斑에 咽喉痛이 있으며 吐膿血하는 증상을 첫 조문으로 인용하고 있다[35].

太陽人 病證論을 설명함에 있어서 朱肱의『活人書』는 인용하고 있지 않다.

2. 李梴, 龔信이『東醫壽世保元』病證藥理에 미친 영향

1) 李梴

少陰人 腎受熱表熱病의 亡陽證을 설명하는데『醫學入門』의 桂枝附子湯을 사용한 汗多不止하는 亡陽[36]을 인용하고 있다. 또, 李梴의 舌卷厥逆하고 冷過肘膝하며 小腹絞痛 할 때 사용한 三味蔘萸湯[37]을 기본으로 하여 太陽病厥陰證의 人蔘吳茱萸湯을 새로이 정하였다. 胃受寒裏寒病에서는 太陰陰毒證의 증상이 吐利不渴 靜踡而臥 등의 裏證으로 시작해서 頭痛, 身如被杖 등의 表證증상까지 나타남을 설명하는데 인용[38]하였고, 下利清水하는 少陰證[39], 藏厥[40], 陰盛格陽[41], 太陰證에 해당하는 黃疸[42]의 설명에도 인용하였

29　『東醫壽世保元』7-32 朱肱曰 少陰病 口燥咽乾而渴 宜急下之 非若陽明 宜下而可緩也.

30　『東醫壽世保元』7-37 朱肱曰 躁無暫定 而厥者 爲藏厥.
　　『東醫壽世保元』7-40 朱肱曰 病人 身冷 脈沈細而疾 煩躁而不飲水者 陰盛隔陽也 若飲水者 非此證也 厥陰病 渴欲飲水者 小小與之 愈.

31　『東醫壽世保元』7-55 朱肱曰 藏結 狀如結胸 飲食如故 時時下利 而舌上白胎 歌曰 飲食如常 時下利 更加舌上白胎時 連臍腹痛 引陰筋 此疾 元來死不醫.

32　『東醫壽世保元』7-61 朱肱曰 陰黃 煩躁 喘嘔不渴 宜用茵蔯橘皮湯. 一人 傷寒發黃 脈微弱 身冷 次第用藥 至茵蔯四逆湯 大效 一人 傷寒發黃 脈沈細遲無力 次第用藥 至茵陳附子湯 大效.

33　『東醫壽世保元』9-9 朱肱曰 凡發汗 腰以上 雖淋漓 而腰以下 至足微潤 則病終不解.

34　『東醫壽世保元』10-7 朱肱曰 陽厥者 初得病 必身熱頭痛 外有陽證 至四五日 方能發厥 厥至半日 却身熱 蓋熱氣深 方能發厥 若微厥 却發熱者 熱甚故也 其脈 雖伏 按之滑者 爲裏熱 或飲水 或揚手擲足 或煩躁不得眠 大便秘 小便赤 外證多昏憒 用白虎湯.

35　『東醫壽世保元』13-1 朱肱曰 陽毒 面赤斑 斑如錦紋 咽喉痛 唾膿血 宜葛根解肌湯 黑奴丸. 陽毒及壞傷寒 醫所不治 精魄已竭 心下尚煖 斡開其口 灌黑奴丸 藥下咽 卽活.

36　『東醫壽世保元』6-31 李梴 醫學入門曰 汗多不止 謂之亡陽 如心痞胸煩 面青膚瞤者 難治 色黃手足溫者 可治. 凡汗漏不止 眞陽脫亡故 謂之亡陽 其身必冷 多成痺寒 四肢拘急 桂枝附子湯 主之.

37　『東醫壽世保元』6-46 李梴曰 舌卷厥逆 冷過肘膝 小腹絞痛 三味蔘萸湯 四順湯主之 囊縮 手足乍冷乍溫 煩滿者 大承氣湯主之.

38　『東醫壽世保元』7-14 李梴曰 三陰病深 必變爲陰毒 其證 四肢厥冷 吐利不渴 靜踡而臥 甚則咽痛鄭聲 加以頭痛頭汗 眼睛內痛 不欲見光 面脣指甲青黑 身如被杖 又此證 面青白黑 四肢厥冷多睡.

39　『東醫壽世保元』7-34 李梴曰 舌乾口燥 或下利清水 譫語便閉 宜小承氣湯 脣青 四肢厥冷 指甲青黑 宜薑附湯.

40　『東醫壽世保元』7-38 李梴曰 藏厥者 發躁無休息時 發躁七八日 脈微 膚冷而躁 或吐或瀉 無時暫安者 乃厥陰眞藏氣絶 故曰藏厥 仲景無治法 而四逆湯 冷飲救之 又少陰病 厥而吐利發躁者 亦不治 而三味蔘萸湯 救之.

41　『東醫壽世保元』7-42 李梴曰 傷寒 陰盛隔陽 其證 身冷反躁 欲投井中 脣青面黑 渴欲飲水復吐 大便自利黑水 六脈 沈細而疾 或無脈 陰盛隔陽 大虛證也 宜霹靂散 又爲厥逆煩躁者 不治.

42　『東醫壽世保元』7-48 李梴曰 天行疫癘 亦能發黃 謂之瘟黃 殺人最急 宜瘴疸丸.

다.

少陽人의 病證을 설명하는데 있어 李梴의 글은 싣고 있지 않다.

太陰人의 胃脘受寒表寒病에는 李梴의 조문을 인용하지 않았고, 肝受熱裏熱病의 肝熱證을 설명함에 있어『醫學入門』의 葛根解肌湯과 調胃承氣湯을 사용하는 目疼, 鼻乾, 閉澁, 不眠 등의 증상을 인용[43]하고 있다.

李梴의 글을 인용한 太陽人의 病證 조문은 없으나, 單方으로 杵頭糠을 인용하고 있다.

2) 龔信

腎受熱表熱病 提綱을 설명함에 있어 張仲景, 危亦林의 조문에 이어 傷寒의 頭痛, 身疼, 不分表裏證에 藿香正氣散을 사용하라는『古今醫鑑』의 조문을 인용[44]하고 있다. 太陽病厥陰證에서는 속이 차서 蛔가 上膈할 시 理中湯을 急用하라는 龔信의 조문을 인용[45]한 후 少陰人이 表病에 속하더라도 속이 찬 증상(大腸怕寒)이 심할 경우에는 理中湯이나 白何烏理中湯을 사용하도록 하였다. 胃受寒裏寒病에서는 太陰證을 설명함에 있어 三物白散을 사용하는 寒實結胸[46]을 인용하고 있다.

少陽人의 脾受寒表寒病의 提綱을 설명하고 처방을 논함에 있어 龔信의 荊防敗毒散을 인용[47]한다. 結胸을 설명함에 있어서는 小陷胸湯을 사용하는 小結胸證을 인용[48]한다. 胃受熱裏熱病에서는 少陽人의 陰虛午熱證을 설명하는데 龔信의 매일 오후 惡寒發熱이 있고 저녁이 되어 땀이 나면서 풀리는 陰虛證을 인용[49]하였다.

太陰人 胃脘受寒表寒病에는 龔信의 조문은 인용되지 않았다. 肝受熱裏熱病의 肝熱證의 설명에『古今醫鑑』에 있는 葛根解肌湯을 사용하는 증상인 陽明病 目疼 鼻乾 不得臥를 인용[50]하였다. 肝熱瘟病의 증상을 설명하는 데에도 龔信의 조문을 사용하였다[51].

太陽人의 外感腰脊病에는 龔信을 인용한 조문은 없고, 內觸小腸病의 噎膈反胃를 설명함에 있어 龔信의 말을 인용하여 噎膈反胃는 虛實寒熱에 속하는 것이 아닌 神에 속하는 것을 강조하였다[52].

3.『東醫寶鑑』이『東醫壽世保元』에 미친 영향

東武는『東醫壽世保元』을 저술함에 있어『東醫寶鑑』의 내용을 대부분 인용하였다. 東武는 四象人의 病證藥理를 설명할 때 宋元明의 여러 醫家의 醫書를 인용하였는데 이들 20여종의 醫書들이 대부분『東

『東醫壽世保元』7-65 李梴曰 黃疸十日以上 入腹 喘滿煩渴 面黑者 死.

43　『東醫壽世保元』13-2 李梴曰 微惡寒發熱 宜葛根解肌湯 目疼鼻乾 潮汗閉澁 滿渴狂譫 宜調胃承氣湯. 熱在表 則目疼不眠 宜解肌湯 熱入裏 則狂譫 宜調胃承氣湯.

44　『東醫壽世保元』6-4 龔信 醫鑑曰 傷寒 頭痛 身疼 不分表裏證 當用藿香正氣散.

45　『東醫壽世保元』6-50 龔信曰 傷寒 有吐蛔者 雖有大熱 忌下 涼藥犯之必死. 蓋胃中有寒 則蛔不安所而上膈 大凶之兆也 急用理中湯.

46　『東醫壽世保元』7-51 龔信曰 寒實結胸 無熱證者 宜三物白散.

47　『東醫壽世保元』9-8 …噫 後來 龔信所製 荊防敗毒散 豈非少陽人 表寒病 三神山 不死藥乎….

48　『東醫壽世保元』9-16 龔信曰 心下硬痛 手不可近 燥渴譫語 大便實 脈沈實有力 爲大結胸 大陷胸湯下之 反加煩躁者 死. 小結胸 正在心下 按之則痛 宜小陷胸湯.

49　『東醫壽世保元』10-26 龔信曰 凡陰虛證 每日午後 惡寒發熱 至晚 亦得微汗而解 誤作瘧治 多致不救.

50　『東醫壽世保元』13-3 龔信曰 陽明病 目疼 鼻乾 不得臥 宜葛根解肌湯.

51　『東醫壽世保元』13-9 龔信曰 瘟病 穰穰大熱 脈細小者 死 瘟病 下利痛甚者 死.

52　『東醫壽世保元』15-3 龔信 醫鑑曰 反胃也 膈也 噎也 受病皆同 噎膈之證 不屬虛 不屬實 不屬冷 不屬熱 乃神氣中一點病耳.

醫寶鑑』에 인용된 86종의 의서에 포함되어 있었고,『東醫寶鑑』이후에 발간된 醫書는 한권도 찾아볼 수 없었다고 하였다.『東醫壽世保元』의 인용문이『東醫寶鑑』과 일치하는 경우(인용원서와도 유사하나『東醫寶鑑』과 더 일치하는 경우도 포함)를 83차례 보고하고 있고『東醫壽世保元』의 인용문이 인용원서에서만 확인되는 경우는 없다고 밝히고 있다. 또『東醫寶鑑』에서 잘못 인용한 문구를 재인용한 경우를 27차례나 보고하고 있음을 볼 때 東武가『東醫壽世保元』을 저술함에 있어서『東醫寶鑑』을 전적으로 참고하고 있음을 알 수 있다.

4. 張仲景, 朱肱, 龔信, 李梴의 勤勞功業에 대한 평가

1) 張仲景

東武는「醫源論」에서 醫藥이 생긴지 오래되어 神農黃帝 시대 때부터 전래되었으나 神農黃帝의 시대에는 응당 문자가 없었을 것이라고 말하며『靈樞』·『素問』은 黃帝를 假託하여 저술한 것으로 다 믿을 것은 못된다고 말한다. 周가 쇠하고 秦漢시대 이래에는 扁鵲이 유명하였고, 張仲景이 모두 갖추어『傷寒論』을 저술하여 醫道가 始興하였다고 평가한다[53]. 실질적으로 의약을 최초로 정리한 인물로 張仲景을 꼽고 있는 것이다. 또 東武는『東醫壽世保元 甲午本』에서 "古人之桂枝湯 有證有方而執證分明. 後人之香蘇散 藿香正氣散 有證有方而執證未分明. 今玆更定 證則必得古人之證 藥則幷用古人今人之藥"이라 하여 執證에 있어서도 後世醫家들이 仲景에 미치지 못한다고 판단하고 있다. 이러한 평가에 걸맞게 東武는 病證論을 저술함에 있어 仲景의 문구를 가장 많이 인용하고 있고, 각 문단의 문두에는 仲景의 문장으로 시작함을 원칙으로 하고 있다. 문단을 구성함에 있어 仲景의 문장으로 충분할 시에는 다른 의가들의 문장은 싣고 있지 않다. 仲景의 내용을 보충하거나 仲景이 설명하지 못한 病證을 기술코자 할 때에는 다른 醫家의 문장을 채용하고 있다.

한편 張仲景은 少陰人 腎受熱表熱病에 있어서 提綱, 鬱狂證, 亡陽證, 太陽病厥陰證을 설명하는데 인용되었고 胃受寒裏寒病에 있어서는 提綱, 心下痞滿, 太陰病陰毒證, 乾霍亂關格病, 少陰證, 太陰證, 藏結, 黃疸을 설명하는데 인용되었다. 少陰人 病證의 거의 모든 부분에 張仲景의 조문을 인용하고 있음을 알 수 있다. 少陽人에 있어서는 脾受寒表寒病의 少陽傷風證과 結胸證, 譫語壞證, 胃受熱裏熱病에서는 提綱부분을 인용하고 있는 한편, 消渴證과 亡陰證, 陰虛午熱證은 他醫家의 조문을 빌리고 있음을 알 수 있다. 太陰人에서는 胃脘受寒表寒病에서 背傾表病輕證과 長感病 두 조문만 인용되고 있고 太陽人에서는 張仲景의 조문이 인용되지 못하고 있다. 위와 같은 이유로 東武는「醫源論」에서 張仲景이 少陰人의 病證藥理는 거의 소상히 밝혀 놓았고 少陽人의 病證藥理는 반쯤 밝혀 놓았으며 太陰人의 病證藥理는 간략히 그림자만 얻었다고 말하고 있는 것이다[54].

---

53 『東醫壽世保元』5-1 書曰 若藥不暝眩 厥疾不瘳 商高宗時 已有暝眩藥驗 而高宗 至於稱歎則 醫藥經驗 其來 已久於神農黃帝之時 其說 可信於眞也 而本草素問 出於神農黃帝之手 其說 不可信於眞也. 何以言之. 神農黃帝時 文字無應 後世 文字澆漓例法故也. 袞周秦以來 扁鵲有名 而張仲景 具備得之 始爲成家著書 醫道始興 張仲景以後 南北朝隨唐宋繼之 而至于宋 朱肱 具備得之 著活人書 醫道中興 朱肱以後 元醫 李杲 王好古 朱震亨 危亦林 繼之而 至于明 李梴 龔信 具備得之 許浚 具備傳之 著東醫寶鑑 醫道復興. 蓋自神農黃帝以後 秦漢以前 病證藥理 張仲景傳之 魏晉以後 隋唐以前 病證藥理 朱肱傳之 宋元以後 明以前 病證藥理 李梴 龔信 許浚傳之 若以醫家勤勞功業 論之則 當以張仲景 朱肱 許浚 爲首而 李梴 龔信 次之.
『東醫壽世保元』5-8 論曰 靈樞素問 仮托黃帝 異怪幻惑 無足稱道 方術好事者之言 容或如是 不必深責也. 然 此書 亦是古人之經驗 而五臟六腑 經絡針法 病證修養之辨 多有所啓發 則實是醫家 格致之宗主而苗脈之所自出也 不可全數其虛誕之罪 而廢其啓發之功也. 蓋 此書 亦古之聰慧博物之言 方士淵源修養之述也 其理 有可考 而其說 不可盡信.

54 『東醫壽世保元』5-3 少陰人病證藥理 張仲景 庶幾乎昭詳發明 而宋元明諸醫 盡乎昭詳發明 少陽人病證藥理 張仲景 半乎昭詳發明 而宋元明諸醫 庶

2) 朱肱

南北朝로부터 隋唐에 이르기까지의 의학발전과정은 주로『內經』이론을 기초로 성립되었으나 宋代에 와서는『傷寒論』의 辨證論治 사상이 부각되면서 이에 대한 서적이 다수 출판된다. 成無已의『傷寒集註』·『傷寒明理論』, 龐安常의『傷寒總病論』, 韓祗和의『傷寒微旨』, 許叔微의『傷寒發微論』·『傷寒百證歌』·『傷寒九十論』, 郭雍의『傷寒補亡論』, 錢乙의『傷寒指迷論』, 楊士瀛의『傷寒類書活人總括』과 朱肱의『南陽活人書』등이 출판되어 傷寒醫學의 괄목할 만한 발전을 가져왔다. 하지만 이 중『東醫寶鑑』에 인용된 서적은 成無已의『傷寒明理論』, 韓祗和의『傷寒發微論』, 許叔微의『普濟本事方』, 錢乙의『傷寒指迷論』, 朱肱의『活人書』정도이다. 이 중『東醫壽世保元』에서 인용한『東醫寶鑑』「雜病篇」을 살펴보면 나머지 宋代의 傷寒醫書에 비해 朱肱의『活人書』의 인용빈도가 훨씬 높음을 알 수 있다. 許浚은 張仲景『傷寒論』에 대한 해석이 충실하여 이를 보충할 수 있는 서적으로『活人書』를 중요하게 다루고 있는 것이다. 東武도 朱肱을 張仲景의 뒤를 잇는 醫道中興으로 표현하며 높이 평가하고 있다. 본론에서 살펴본 바와 같이 朱肱의 조문을 少陰人의 太陽病厥陰證, 少陰證, 藏結, 黃疸을 설명하는데 인용하였고, 少陽人에서는 少陽傷風證과 胸膈熱證을 설명하는데 인용하였으며, 太陰人의 肝熱證을 설명하는데 인용하였다. 앞서 張仲景이 충분히 설명하지 못한 少陰人 病證藥理의 내용과 특히 太陰人의 肝熱證에 대한 설명은 東武가 朱肱을 높이 평가하는 이유 중 하나라고 할 수 있다. 張仲景의『傷寒論』은 太陰人의 表寒病까지는 인용되지만 裏熱病에는 인용되지 못하고 있다. 太陰人의 裏熱病에 대해서는 張仲景은 전혀 밝히지 못하고 있는 것이다. 張仲景이 밝히지 못한 太陰人 裏熱病의 肝熱證에 대한 부분을 朱肱의 조문으로 시작하고 있고 이러한 점이 朱肱의『活人書』를『傷寒論』뿐 아니라 南北朝隋唐의 醫學까지 계승·정리하여 의학사에 있어 괄목할 만한 성과를 거두었다고 東武가 판단하는 까닭이다. 이러한 東武의 판단은『東醫壽世保元』에서 朱肱의 조문을 張仲景 조문의 바로 다음에 위치시키거나 張仲景의 조문이 없을 시에는 문단의 문두에 위치시켜 중요성을 부각시키고 있다.

『活人書』는『南陽活人書』,『類證活人書』로 부르기도 한다. 책의 구성은 22권이며 권1부터 권11까지는 100문으로 경락·절맥·표리·음양과 상한각증을 논술하고 더불어 증상에 方治를 덧붙였다. 권12에서 권15까지는 方으로 證을 분류하였고,『傷寒論』의 113처방의 主治와 證候를 분석하였다. 나머지 7권은 후세의 처방을 채용하여『傷寒論』의 부족함을 보충하였으며, 더불어 婦人, 小兒傷寒, 小兒瘡疹 등을 토론하고 있다.

3) 李梴

李梴의『醫學入門』은『東醫寶鑑』의 전범위에 걸쳐 가장 많이 인용된 서적 중 하나이다. 이는 東武가 주로 인용한『東醫寶鑑』「雜病篇」에도 다르지 않게 나타난다.

송(송일병.『東醫寶鑑』과『東醫壽世保元』에 나타난 우리 민족의 醫學精神. 사상체질의학회지. 2004;16(3):1-7.)은『東醫寶鑑』「雜病篇」에서 수개 종류의 증상을 나타내는 병증에는 몇 가지로 구분하여 그 증을 표현하고 있지만 단순한 證으로 요약 될 수 있는 病證은 '形證病證'으로 표시하고 있고 形證病證의 기본 정신은 복잡한 내용을 갖추고 있는 병리현상을 외형적인 取象을 통하여 특징을 요약해서 이해하려는 방법이라고 하면서 四象醫學에서 體質的 形象醫學이 나올 수 있는 밑거름의 한 부분을 차지한다고 말하고 있다. 한편, 『東醫寶鑑』내에서 '形證'을 서술한 부분을 살펴보면 아래 표와 같다. 李梴의『醫學入門』이 13군데의 形

幾乎昭詳發明 太陰人病證藥理 張仲景 略得影子 而宋元明諸醫 太半乎昭詳發明 太陽人病證藥理 朱震亨 略得影子 而本草 略有藥理.

證관련 설명에 인용되어 가장 다방면에서 形證을 묘사하고 있다. 이는 『醫學入門』 다음으로 다방면의 形證관련 설명에 인용된 『傷寒論』과는 두배가 넘는 수치로 다양한 분과의 形證을 묘사한 서적은 『醫學入門』이 독보적임을 시사한다고 할 수 있다.

東醫寶鑑에서 形證이 표시된 곳			출처			
			『醫學入門』	『傷寒論』	『素問』	그 외
雜病篇	卷二 風	痺病形證			○	
		破傷風形證				『三因方』, 『醫學綱目』, *河間
	卷二 寒(上)	太陽形證用藥	○	○		
		陽明形證用藥	○			
		少陽形證用藥	○	○		
		太陰形證用藥	○			
		少陰形證用藥	○			†東垣
		厥陰形證用藥	○	○		『活人書』
	卷三 暑	暑病形證	○			『直指方』, 『金匱要略』
	卷五 癨亂	癨亂形證	○			『醫學正傳』, 『世醫得效方』
	卷六 浮腫	浮腫形證			○	『靈樞』
	卷六 脹滿	脹滿形證	○	○	○	『古今醫鑑』, 『本事方』
	卷六 消渴	消渴形證	○			『直指方』, †易老, 『醫學綱目』, 『醫方類聚』
	卷七 痎瘧	瘧疾形證	○		○	『丹溪心法』
	卷七 瘟疫	瘟疫形證				『三因方』, 『古今醫鑑』
	卷七 邪祟	邪祟形證	○			『萬病回春』, 『千金方』, 『諸病源候論』, 『醫學綱目』, 『醫學正傳』, 『世醫得效方』
	卷七 癰疽(下)	疔疽形證	○			『三因方』, 『直指方』, 『外科精義』
	卷十一 小兒	面上形證歌				『醫學正傳』
Total			13	6	4	

*河間=劉完素의 號.
†東垣=李杲의 號로 해당부분은 『東垣十種醫書』가 인용됨.
‡易老=張元素의 號

그리고 『東醫壽世保元』에서 『東醫寶鑑』의 내용 중 形證에 관하여 설명한 부분의 조문인용이 상당수를 차지하고 있다. 少陰人에서는 腎受熱表熱病에 13차례, 胃受寒裏寒病에 20차례, 少陽人에서는 脾受寒表寒病에 8차례, 胃受熱裏熱病 6차례, 太陰人에서는 胃脘受寒表寒病에 1차례, 肝受熱裏熱病에 2차례가 인용되었다.

條文	東醫寶鑑에서 인용된 위치		出處	條文	東醫寶鑑에서 인용된 위치		出處
6-1		太陽形證用藥	仲景	7-24		少陰形證用藥	仲景
6-2		太陽形證用藥, 太陽傷風	仲景	7-25		少陰形證用藥	仲景
6-27		陽明形證用藥, 陽明外證	仲景	7-26		少陰形證用藥	仲景
6-29		陽明形證用藥, 陽明病禁忌	仲景	7-27		少陰形證用藥, 少陰病禁忌	仲景
6-30		陽明形證用藥, 陽明外證	仲景	7-31		少陰形證用藥, 少陰病自利	仲景
6-33		陽明形證用藥, 陽明病有三	仲景	7-33		少陰形證用藥, 少陰病自利	東垣
6-39		厥陰形證用藥, 厥陰病煩滿囊縮	仲景	7-34		少陰形證用藥	入門
6-40		厥陰形證用藥, 厥陰病手足厥冷	仲景	7-47		太陰形證用藥, 太陰病發黃	仲景
6-41		厥陰形證用藥, 厥陰病煩滿囊縮	仲景	9-1	雜病篇, 卷二 寒 (上)	太陽形證用藥, 太陽兩傷風寒	活人
6-44		厥陰形證用藥	活人	9-3		少陽形證用藥	仲景
6-45		厥陰形證用藥, 厥陰病手足厥冷	活人	9-4		少陽形證用藥	仲景
6-46	雜病篇, 卷二 寒 (上)	厥陰形證用藥	入門	9-5		少陽形證用藥	仲景
6-49		厥陰形證用藥	活人	9-12		少陽形證用藥, 少陽病脇痛	仲景
7-1		太陰形證用藥	仲景	9-15		少陽形證用藥, 少陽病脇痛	綱目
7-2		太陰形證用藥	仲景	9-39		少陽形證用藥, 少陽病壞證	仲景
7-3		太陰形證用藥	仲景	9-40		少陽形證用藥, 少陽病不可發汗	仲景
7-4		太陰形證用藥	仲景	10-1		太陽形證用藥, 太陽病似瘧	仲景
7-8		太陰形證用藥, 太陰病腹脹滿	仲景	10-2		太陽形證用藥, 太陽病似瘧	仲景
7-10		少陰形證用藥, 少陰病自利	仲景	10-4		陽明形證用藥, 猪苓湯	仲景
7-16		少陰形證用藥, 少陰四逆有二	仲景	10-13	雜病篇, 卷六, 消渴	消渴形證	直指
7-18		少陰形證用藥	仲景	10-15		消渴形證	綱目
7-19		少陰形證用藥	仲景	10-25		消渴形證	類聚
7-20		少陰形證用藥	仲景	12-1	雜病篇, 卷二 寒 (上)	太陽形證用藥, 太陽傷寒	仲景
7-21		少陰形證用藥	仲景	13-2		陽明形證用藥	入門
7-23		少陰形證用藥	仲景	13-3		陽明形證用藥, 葛根解肌湯	醫鑑

條文은 東醫壽世保元 辛丑本의 것임

　『東醫壽世保元·甲午本』[55] 등을 살펴보면 東武는 執證에 상당한 심혈을 기울였다는 것을 알 수 있다. 『東醫寶鑑』의 문구를 토대로 저술의 기반을 세운 東武는 『東醫寶鑑』 내에서 執證을 할 수 있는 문장에 주목했을 것이고, 形證病證에도 많은 관심을 기울였을 것이다. 비록 『東醫壽世保元』에서 인용한 『東醫寶鑑』의 'OO形證' 내의 내용이 李梴의 『醫學入門』보다 仲景과 朱肱의 것이 많다고는 하지만 東武는 李梴의 證에 대한 정리와 설명의 공적을 높이 샀다고 할 수 있다.

55　『東醫壽世保元·甲午本』6-6 論曰 張仲景所論太陽傷風病 卽少陰人外感表證也. 古人之桂枝湯 有證有方而執證分明. 後人之香蘇散 藿香正氣散 有證有方而執證未分明. 今玆更定 證則必得古人之證 藥則並用古人今人之藥.

또 본론에서 살펴본 바와 같이 李梴은『東醫壽世保元』에서 少陰人의 亡陽에 대한 설명과 함께 桂枝附子湯을 제시함으로써 少陰人 亡陽證 처방의 골자를 세우는데 기여하였으며, 三味蔘萸湯은 太陽病厥陰證의 처방인 人蔘吳茱萸湯의 기본이 되고 있다. 그 외, 少陰人의 太陽病厥陰證, 太陰陰毒證, 少陰證[56], 太陰證, 黃疸에서도『醫學入門』이 인용되고 있다. 太陰人에서는 肝受熱裏熱病의 肝熱證 부분에서 朱肱 다음으로 인용되어 張仲景이 밝히지 못한 부분을 설명함으로써 四象醫學 내에서의 중요성을 더하고 있다고 볼 수 있다.

4) 龔信

『東醫寶鑑』「集例」에서 許浚은『和劑局方』에서 쓴 조제의 가짓수는 많고『得效方』과『醫學正傳』에서는 모두 5돈을 기준으로 하여 너무 소홀하나 근래에 나온『古今醫鑑』과『萬病回春』은 한 첩을 7~8돈, 혹은 1냥까지 쓰니 藥味가 온전히 드러나고 多寡가 적당하여 요즘사람의 기품에 합당하니 이를 표준으로 삼아 처방을 구성하고 있다고 밝히고 있다[57].『古今醫鑑』은 龔信이 편찬하였고『萬病回春』은 龔信의 아들인 龔廷賢이 편찬하였다.『東醫寶鑑』에 많은 영향을 받은 東武도 처방 약재의 가짓수와 양을 정하는데 있어서 약미가 충분히 발휘되도록 하는 龔信의 처방 방법을 따랐을 가능성이 크다.『東醫壽世保元』에 실린 龔信의 처방과 東武의 新定 처방을 살펴보았을 때 약재수와 양은 아래 표[58]와 같다.

四象人	處方名	藥材數	藥材量
少陰人	香砂六君子湯	14	11.5
	木香順氣散	14	10.9
	藿香正氣散	13	9
少陽人	導赤湯	9	8
	荊防敗毒散	12	12
	消毒飮	4	4
太陰人	葛根解肌湯	10	9.5
	麻黃定喘湯	9	13.5*
Mean		10.6	9.8

藥材量의 단위는 錢
* : 白果21箇는 3錢으로 계산

---

56 東武가 少陰人 少陰證의 하나인 陰盛隔陽證을 설명한 조문은 다음과 같다.『東醫壽世保元』7-42 李梴曰 傷寒 陰盛隔陽 其證 身冷反躁 欲投井中 脣靑面黑 渴欲飮水復吐 大便自利黑水 六脈 沈細而疾 或無脈 陰盛隔陽 大虛證也 宜霹靂散 又曰 厥逆煩躁者 不治. 東武는『東醫壽世保元』은 인용할 때 문헌 원서보다『東醫寶鑑』을 근거로 하였는데, 이 조문만 유일하게『東醫寶鑑』에 출전이 없고,『醫學入門』「傷寒變證」에서 직접 인용하였다. 이는 東武가『東醫寶鑑』외에『醫學入門』등의 다른 의서를 참고하였다는 점을 확인할 수 있는 유일한 조문이다.

57 『東醫寶鑑』「集例」(中略)…古人藥方所入之材 兩數太多 卒難備用, 局方一劑之數尤多 貧寒之家 何以辦此, 得效方醫學正傳 皆以五錢爲率 甚爲鹵莽 蓋一方只四五種則五錢可矣 而至於二三十種之藥 則一材僅入一二分性味微小 焉能責效. 惟近來古今醫鑑萬病回春之藥一貼七八錢或至一兩 藥味全 而多寡適中合於今人之氣稟 故今者悉從此法 皆折作一貼 庶使劑用之便易云…(中略)

58 『東醫寶鑑』「集例」(中略)…古人藥方所入之材 兩數太多 卒難備用, 局方一劑之數尤多 貧寒之家 何以辦此, 得效方醫學正傳 皆以五錢爲率 甚爲鹵莽 蓋一方只四五種則五錢可矣 而至於二三十種之藥 則一材僅入一二分性味微小 焉能責效. 惟近來古今醫鑑萬病回春之藥一貼七八錢或至一兩 藥味全 而多寡適中合於今人之氣稟 故今者悉從此法 皆折作一貼 庶使劑用之便易云…(中略)

四象人	處方名	藥材數	藥材量	四象人	處方名	藥材數	藥材量
少陰人	黃芪桂枝附子湯	8	13*	少陽人	荊防地黃湯	9	13
	人蔘桂枝附子湯	9	16*		十二味地黃湯	12	17
	升陽益氣附子湯	11	15*		地黃白虎湯	5	13
	人蔘官桂附子湯	9	19*		陽毒白虎湯	6	14
	升陽益氣湯	10	14*		涼膈散火湯	9	12
	補中益氣湯	10	12.6		忍冬藤地骨皮湯	15	21
	黃芪桂枝湯	8	12*		熟地黃苦蔘湯	7	12
	川芎桂枝湯	8	11*		木通大安湯	9	18
	芎歸香蘇散	10	13*†		黃連淸腸湯	9	15
	藿香正氣散	14	9*		平均	9.1	14
	八物君子湯	10	9*	太陰人	太陰調胃湯	8	13
	香附子八物湯	10	13*		葛根解肌湯	6	9
	桂枝半夏生薑湯	7	11		調胃升淸湯	12	16.5
	香砂養胃湯	13	13*		淸心蓮子湯	12	13.3
	赤白何烏寬中湯	9	9*		麻黃定喘湯	9	13.5§
	人蔘陳皮湯	5	14*		麻黃定痛湯	12	18‖
	人蔘吳茱萸湯	6	19		熱多寒少湯	7	12
	官桂附子理中湯	8	13		寒多熱少湯	8	13‖
	吳茱萸附子理中湯	11	15		葛根承氣湯	6	11
	白何烏附子理中湯	8	13		調理肺元湯	6	9
	白何烏理中湯	7	12		麻黃發表湯	5	7.5
	官蔘官桂理中湯	9	15*		補肺元湯	3	6
	芎歸葱蘇理中湯	13	18*‡		鹿茸大補湯	8	8.5
	平均	9.3	13.4		皂角大黃湯	4	8
少陽人	荊防敗毒散	10	10		葛根浮萍湯	6	8¶
	荊防導赤散	10	13		乾栗樗根皮湯	2	13
	荊防瀉白散	9	13		平均	7.1	11.2
	猪苓車前子湯	10	13	太陽人	五加皮壯脊湯	7	10#
	滑石苦蔘湯	10	14		獼猴藤植腸湯	8	13**
	獨活地黃湯	7	12		平均	7.5	11.5
Total Mean						8.5	12.9

藥材量의 단위는 錢

* : 薑3片,棗2枚는 각각 1錢으로 계산

† : 葱白5莖은 3錢으로 계산

‡ : 葱白3莖은 2錢으로 계산

§ : 白果21箇는 3錢으로 계산

‖ : 乾栗7箇는 3錢으로 계산

¶ : 蜻蜻10箇는 1錢으로 계산

: 蕎麥米 半匙는 1錢으로 계산

** : 杵頭糠 半匙는 1錢으로 계산

東武의 처방이나 龔信의 처방 모두 약재수는 10개 안팎인 것을 알 수 있다. 약재량은 龔信의 처방이 한냥 안팎인데 비해 東武의 처방은 대부분 한냥을 넘고 있음을 알 수 있는데 龔信의 뜻을 따르되 약미를 더 증강했다고 볼 수 있다. 또 太少陰陽人別로 약재를 가감하기는 하였지만 龔信의 처방명을 그대로 사용한 藿香正氣散, 荊防敗毒散과 少陽人 結胸의 주된 처방인 荊防導赤散의 모방인 導赤湯 등은 四象醫學의 주요처방을 창안하는 데에도 큰 영향을 미쳤음이 분명하다.

龔信은 少陰人에서는 鬱狂證, 太陽病厥陰證, 太陰證을 설명하는데 인용되었으며, 少陽人에서는 少陽傷風證, 結胸證, 陰虛午熱證을 설명하는데 인용되었다. 太陰人에서는 肝熱證을 설명하는데 인용되었고, 太陽人에서는 噎膈反胃證의 설명에 인용되었다. 그 중 陰虛午熱證과 噎膈反胃證는 張仲景, 朱肱, 李梴 모두 밝히지 못한 것으로 龔信의 功이 크다고 할 수 있다.

5. 許浚의『東醫寶鑑』이 높이 평가된 이유

「醫源論」에서 東武는 醫家의 勤勞功業을 논함에 있어 張仲景·朱肱·許浚이 으뜸이고 李梴과 龔信이 그 다음이라고 말하고 있다. 張仲景·朱肱·李梴·龔信의 조문은『東醫壽世保元』「病證論」에서 다수 인용되고 있다. 許浚의『東醫寶鑑』을 직접 인용하였다는 조문은 존재하지 않지만,『東醫壽世保元』의 병증약리에 인용된 대부분의 내용은『東醫寶鑑』에서 인용되었다는 점은 앞서 살펴보았다. 東武는 許浚을 張仲景, 朱肱과 동일한 功業을 가지며『東醫寶鑑』을 저술함으로써 醫道의 復興을 이루었다고 평가하고 있다. 17세기 이전의 동아시아 의학을 집대성하여 독자적인 의학기준으로 정리한『東醫寶鑑』은 종합의서이자 실용서로서 동아시아 각국에서 출판이 여러 번 이루어졌으며 東武 역시『東醫寶鑑』의 우수성을 높이 평가하고 있다. 이에 東武가『東醫寶鑑』을 높게 평가한 이유를 고찰하면 다음과 같다.

1) 東醫의 繼承

許浚은『東醫寶鑑』「集例」에서, 王節齋의 "東垣은 北醫인데 羅謙甫가 그 의술을 이었고, 丹溪는 南醫인데 劉從厚가 그 학문을 배워 陝西지방에서 이름을 떨쳤다'는 말을 인용한 후 우리나라는 東方에 위치해 있고 의학도 끊기지 않고 전해져 오고 있으니 우리나라 의학을 '東醫'라 불러 마땅하다고 기술하고 있다[59]. 朝鮮은 東垣이나 丹溪學派와는 다른 독자적인 의학을 이루고 있어 '東醫'로 別稱될 수 있음을 뜻한다고 볼 수 있다. 東武는 이러한 許浚의 뜻을 이어가기 위해 본인의 저서의 서명에 '東醫'를 첨가하여『東醫壽世保元』이라 명하였다. 더 나아가 少陽人 胃受熱裏熱病의 消渴證과 陰虛午熱證을 설명하는데『醫方類聚』를 인용하면서 "東醫醫方類聚 曰..."이라고 한 것[60]은 許浚이 제창한 '東醫'를 우리의 의학으로 여기며 東武 자신이 그것을 繼承하겠다는 뜻으로 보여진다.

2) 편집체계의 확립

기존의 중국의서나 15세기에 저술되었던 조선의 의서들은 주로 風門이나 寒門 등의 六淫이나 外邪와 관련된 病門으로 시작하였다. 그러나『東醫寶鑑』은 精氣神血 및 五臟六腑 등으로「內景篇」을 삼고, 頭面筋脈手足 등을「外形篇」으로 구성한 후 六淫, 內傷, 瘟疫 등의「雜病篇」을 그 뒤에 두고 있다. 이러한 편재는 질병에 관해 논하기 이전에 인체의 원리에 해당하는 부분에 보다 더 주목한 것이다. 東武는 인체

---

59 『東醫寶鑑』「集例」(中略)...王節齋有言曰 東垣北醫也 羅謙甫傳其法 以聞於江浙, 丹溪南醫也 劉從厚世其學 以鳴於陝西, 云則醫有南北之名, 尙矣 我國 僻在東方醫藥之道 不絶如線則我國之醫 亦可謂之東醫也 ...(中略)

60 『東醫壽世保元』10-21 東醫醫方類聚曰 消渴之病 變成發癰疽 或成水病 或雙目失明.
  『東醫壽世保元』10-25 東醫醫方類聚曰 夫渴者 數飮水 其人 必頭面眩 背寒而嘔 因虛故也.

의 天賦的 四象體質說을 설명하기 위하여 『東醫壽世保元』의 「性命論」「四端論」「擴充論」「臟腑論」에서 四象哲學을 배경으로 철학적 인간과 생리적 인간을 설명하여 이를 四象醫學의 원리편으로 삼고, 病證篇과 四象人辨證論을 치료편으로 삼은 것을 알 수 있다.

『東醫寶鑑』에서 「內景篇」이라는 원리편을 신설하는 동시에 책의 가장 처음에 편집하는 원칙을 강조하였고, 그 원칙은 기존의 의학서들이 필적하지 못하는 『東醫寶鑑』만의 장점이었다[9]. 東武 역시 『東醫寶鑑』의 편집체계를 계승하여 원리편에 해당하는 「性命論」부터 「臟腑論」을 『東醫壽世保元』의 서두에 둠으로써 독자적 편집체계를 확립하였다고 볼 수 있다.

3) 形象醫學의 추구

『東醫寶鑑』은 四象醫學과 마찬가지로 形象醫學을 추구하였다. 『東醫寶鑑』은 편재에 있어 「雜病篇」이전에 「內景篇」, 「外形篇」을 먼저 기술하고 있고 「內景篇」의 가장 앞머리를 '身形'으로 두고 있다. 질병 이전에 그 중점을 형체에 두었음을 알 수 있다. 「內景篇」身形綱에서는 朱丹溪의 말을 인용하여 體形의 肥瘦, 色澤, 그리고 臟腑의 虛實에 따라 질병의 예후와 치법이 달라짐을 설명한다. 「雜病篇」의 審病綱의 診病之道目에서는 진찰시에 환자의 형태가 중요함을 말하고 있고, 「雜病篇」 辨證綱에서는 형체에 따라 치료의 예후나 인체생리가 다를 수 있음을 보이고 있으며, 「雜病篇」用藥綱의 肥瘦用藥門에서는 피부색에 따라 용약을 달리 할 것을 말하고 있다. 이는 許浚이 形象에 따른 體質의 強弱을 중시하는 形象醫學觀을 가지고 있다는 것을 알 수 있다.

또 許浚은 氣裏形表의 원리를 바탕으로 形氣論的 形象醫學을 추구하였고 東武는 이를 발전시켜 形心論的 形象醫學을 추구하고 있다고 밝히고 있다. 許浚은 外部 形氣色澤을 관찰함으로써 內部의 精氣神과 五臟六腑의 상태를 살핀 一般論的 形象醫學을 발전시켰다면, 東武는 知行之象이나 體形氣像 등을 관찰하여 인체 내부의 臟腑性理를 파악하는 四象醫學的 形象醫學으로 발전시킨 것이다.

4) 병의 治療보다 豫防과 養生을 중시

『東醫寶鑑』「集例」에서 "道家以淸靜修養爲本, 醫門以藥餌鍼灸爲治. 是道得其精, 醫得其粗也"라 하여 修養을 本으로 하는 道家의 정신을 높이 평가하고 있고, 「內景篇」 身形綱의 以道療病, 虛心合道, 學道無朝晩, 養生要訣, 養性禁忌 등의 내용을 살펴보면 許浚은 道家의 수양법을 중시하고 있음을 알게 된다. 병이 나서 치료하는 것보다 병이 나기 이전에 예방하고 관리하는 것을 강조하는 것으로 이는 치료의학보다는 예방의학적 측면을 중시하고 있음을 알 수 있다.

東武도 양생과 예방을 중시하고 있다. 東武는 기존에는 없었던 命脈實數나 保命之主의 개념을 도입하여 偏小之臟의 本常之氣를 편안하게 하면 건강을 유지하고 장수할 수 있다고 인식하였다. 또 「濟衆新編·五福論」에서는 장수하기 위해서는 食餌와 心火를 조절해야 하며, 醫藥의 남용과 오용을 경계해야 한다고 하여 약물적 정기(正己)뿐 아니라 비약물적 정기(正己)의 중요함까지 강조한다. 東武는 항상 마음의 평정을 찾을 것을 강조하고 性情의 偏急함을 경계할 것을 당부한다. 「四象人辨證論」에서는 四象人別 恒心을 언급하며 恒心을 寧靜하게 하는 것이 곧 장수와 연결된다고 말한다[61]. 또 항상 性氣와 情氣를 경계

61　『東醫壽世保元』17-11 太陰人 恒有怯心 怯心寧靜 則居之安 資之深 而造於道也 怯心益多 則放心桎梏 而物化之也 若怯心 至於怕心 則大病 作而怔忡也 怔忡者 太陰人病之重證也.
　　『東醫壽世保元』17-12 少陽人 恒有懼心 懼心寧靜 則居之安 資之深 而造於道也 懼心益多 則放心桎梏 而物化之也 若懼心 至於恐心 則大病 作而健忘也 健忘者 少陽人病之險證也.

하면 장수할 수 있다고 말하며[62], 아무리 用藥을 잘한다 하여도 환자가 性情의 조절을 하지 않으면 결국 병이 낫지 않음을 말하는 등[63] 결국은 치료의학보다 평소 性情의 偏急調節이 건강한 삶을 결정하는 중요한 요소로 보고 있는 것이다.

	東醫寶鑑	東醫壽世保元
東醫의 계승	中國醫學과 구별된 東醫의 천명	書名에 東醫를 사용 醫方類聚 인용시 '東醫醫方類聚' 라 칭함
편집체계의 확립	원리편 ; 內景篇, 外形篇 치료편 ; 雜病篇	원리편 ; 性命論~臟腑論 치료편 ; 病證論, 辨證論
形象醫學의 추구	一般論的 形象醫學	四體質的 形象醫學
養生 위주의 豫防醫學 추구	精 중심의 道家的 養生	性情偏急조절을 통한 養生

『東醫壽世保元』17-13 少陰人 恒有不安定之心 不安定之心寧靜 則脾氣 卽活也 太陽人 恒有急迫之心 急迫之心寧靜 則肝血 卽和也.

『東醫壽世保元』17-21 余足之 曰 太陰人 察於外 而恒寧靜怯心 少陽人 察於內 而恒寧靜懼心 太陽人 退一步 而恒寧靜急迫之心 少陰人 進一步 而恒寧靜不安定之心 如此 則必無不壽.

62　『東醫壽世保元』17-22 又曰 太陽人 恒戒怒心哀心 少陽人 恒戒哀心怒心 太陰人 恒戒樂心喜心 少陰人 恒戒喜心樂心 如此 則必無不壽.

63　『東醫壽世保元』13-25 此病 非必不治之病也. 此少年 得病用藥一周年後 方死 蓋此病原委 侈樂無厭 慾火外馳 肝熱大盛 肺燥太枯之故也. 若此少年 安心滌慾一百日 而用藥 則焉有不治之理乎. 蓋自始病日 至于終死日 慾火無日不馳故也. 諺曰 先祖德澤 雖或不得――個報 而恭敬德澤 必無――不受報 凡無論某病人 恭敬其心 蕩滌慾火 安靜善心 一百日 則其病無不愈 二百日 則其人無不完 恭敬德澤之個個受報 百事皆然 而疾病尤甚.

3. 저술배경 / 六經病과 太少陰陽人의 차이점 / 脈法과 三陰三陽

5-4

余가 生於醫藥經驗이 五六千載後하야 因前人之述하야

偶得四象人臟腑性理하야 著得一書하니 名曰壽世保元이라

原書中에 張仲景所論 太陽病·少陽病·陽明病·太陰病·少陰病·厥陰病은 以病證名目而論之也오

余所論 太陽人·少陽人·太陰人·少陰人은 以人物名目而論之也니

二者를 不可混看이오 又不可厭煩然後에 可以探其根株而 採其枝葉也니라

若夫脈法者는 執證之一端也니 其理는 在於浮沈遲數而 不必究其奇妙之致也오

三陰三陽者는 辨證之同異也니 其理는 在於腹背表裏而 不必求其經絡之變也니라.

5-4 나는 의약의 경험이 있은 지 5,000~6,000년 후에 태어나서, 옛사람들의 저술을 통하여 우연히 사상인의 장부성리(臟腑性理)를 깨닫고 한 의서를 저술하니 이름을 수세보원(壽世保元)이라고 한다. 이 저서 중에서 장중경이 논한 태양병(太陽病), 소양병(少陽病), 양명병(陽明病), 태음병(太陰病), 소음병(少陰病), 궐음병(厥陰病)이라 한 것은 병의 증세를 지목해서 논한 것이고, 내가 말한 태양인, 소양인, 태음인, 소음인은 인물을 지목해서 논한 것이다. 그러므로 이 두가지를 혼동해서 보지 말아야하며 또한 번거로운 생각을 버린 연후에 그 뿌리를 찾아내고 그 가지와 잎을 채취할 수 있을 것이다.

대체로 맥을 본다는 것은 병의 증세를 판단하는 한 가지 방법이다. 그 이치는 맥의 부(浮)하고 침(沈)하고 지(遲)하고 삭(數)한 데 있는 것이니 이것을 가지고 그 기묘한 이치를 찾을 필요는 없다. 삼음삼양(三陰三陽)이란 변증(辨證)하는데 같고 다름이며, 그 이치가 배(腹)와 등(背)과 안(裏)과 밖(表)에 있을 뿐이니 이것으로 반드시 경락의 변동을 구하려 할 필요는 없는 것이다.

참조

① 『東醫壽世保元·甲午本』5-1

　　因許浚東醫寶鑑所載 摘取張仲景傷寒論文及諸家所論

　　抄集一通別附疑難 以爲太少陰陽四象人傷寒時氣表裏病論而

　　此篇中 張仲景所論 太陽病少陽病陽明病太陰病少陰病厥陰病 以病證名目而論之也.

　　余所論 太陽人少陽人太陰人少陰人 以人物名目而論之也.

　　二者 不可混看 又不可厭煩然後 可以探其根株而 採其枝葉也.

　　若夫脈法者 執證之一端也 其理 在於浮沈遲數而 不必究其奇妙之致也.

　　三陰三陽者 辨證之同異也 其理 在於腹背表裏而 不必求其經絡之變也.

② 『東醫壽世保元四象草本卷』16-1

　　寸關尺部位之論 雖不合理 然其二十七脈大略有參驗

　　沈遲脈少陰之驗也

　　緊張脈太陰之驗也

　　其餘脈少陽之棄枝葉之美也

강설

① 前人之述 : 옛사람의 저술은 先秦儒學의 四書三經을 일컫는다.

② 四象人臟腑性理 : 사상인 장부성리는 곧 人稟臟理에 4가지 다름으로, 사상인의 구분이 선천적으로 있음을 의미한다.

③ 余所論 太陽人·少陽人·太陰人·少陰人은 以人物名目而論之也 : 동의수세보원에서 언급되는 사상인, 즉 태양인, 소양인, 태음인, 소음인은 사상인의 구분으로 이름지워진 것이니, 장중경이 병증의 구분으로 이름지은 육경병과 구분하여야 한다.

④ 脈法 : 맥법은 執證의 한 실마리, 즉 證을 구분하는 여러가지 방법 중 하나일 따름이다. 그 이치는

浮沈遲數에 있는데, 이는 證의 寒熱輕重을 나타내는 단서를 의미한다.

⑤ 三陰三陽 : 三陰三陽은 辨證의 같고 다름, 즉 表裏病을 구분하는 기준이 된다. 그 이치는 腹背表裏, 즉 背表와 腹裏라는 부위에 따라 각각 表病과 裏病이 구분되어 진다는 의미로 경락적인 해석을 할 필요는 없다. 「臟腑論」에서 津膏油液의 前四海, 胃脘胃小腸大腸의 四府에 해당되는 인체의 전면부가 腹裏 부위에 해당되며, 膩膜血精의 後四海, 頭腦背膂腰脊膀胱에 해당되는 인체의 후면부가 背表 부위에 해당된다.

4. 六經病과 四象人 病證 관련성/ 사상의학의 病因

5-5
古人이 以六經陰陽論病 故로 張仲景이 著傷寒論에 亦以六經陰陽으로 該病證而
　以頭痛身疼 發熱惡寒 脈浮者로 謂之太陽病證이라하고
　以口苦咽乾 目眩耳聾 胸脇滿 寒熱往來 頭痛發熱 脈弦細者로 謂之少陽病證이라하고
　以不惡寒反惡熱 汗自出 大便秘者로 謂之陽明病證이라하고
　以腹滿時痛 口不燥 心不煩而 自利者로 謂之太陰病證이라하고
　以脈微細 但欲寐 口燥 心煩而自利者로 謂之少陰病證이라하고
　以初無腹痛自利等證而 傷寒六七日에　脈微緩 手足厥冷 舌卷囊縮者로 謂之厥陰病證이라하니
六條病證中에 三陰病證은 皆少陰人病證也오
　　　　　少陽病證은 卽少陽人病證也오
　　　　　　　太陽病證 陽明病證則 少陽人 少陰人 太陰人病證이 均有之而 少陰人病證이 居多也라
古昔以來로 醫藥法方이 流行世間하야 經歷累驗者를 仲景이 採撫而著述之하니
蓋古之醫師가 不知心之愛惡所欲 喜怒哀樂偏着者 爲病而 但知脾胃水穀 風寒暑濕觸犯者 爲病故로 其論病論藥全局이 都自少陰人脾胃水穀中出來而 少陽人胃熱證藥이 間或有焉하고 至於太陰 太陽人病情 則全昧也니라.

5-5 옛 사람들이 육경(六經), 음양(陰陽)으로 병을 논하였으므로 장중경이 상한론(傷寒論)을 저술함에도 역시 육경, 음양으로써 병의 증세를 구별했다. 두통이 있고, 온몸이 아프고, 신열이 있고 오한이 나고 맥이 부하면 이를 태양병의 증세라 했고, 입이 쓰고 목이 마르며 현기가 나고 귀가 안 들리며 가슴이 답답하고 한열(寒熱)이 오락가락하며 두통이 나고 열이 나며 맥이 현(弦)하고 세(細)한 것을 가리켜 소양병의 증세라 하고, 또 오한이 없이 도리어 오열이 나고 땀이 저절로 나고 변비이 비(秘)한 자를 양명병의 증세라 하였다. 배가 가득하고 때때로 배가 아프지만 입이 건조하지 않고 명치가 답답하지도 않으면서 저절로 설사를 하면 태음병의 증세라 하고, 처음에는 배가 아프지 않고 설사를 하다가 상한이 된지 육, 칠일 만에 맥이 가늘고 느리면서, 손과 발이 매우 차고, 혀가 굳어지고, 음낭이 수축되면 궐음병의 증세라고 하였다. 이상 여섯 가지 병의 증세 중에서 삼음병증(三陰病證)은 모두 소음인에게 있는 병이고, 소양병의 증세는 곧 소양인에게 있는 증상이며 태양병의 증세나 양명병의 증세는 소양인, 소음인, 태음인에게 고루 있는 병이나 이 중에서도 소음인 병증이 가장 많다.
예로부터 의약의 법(法)과 방(方)이 세상에 유행되고, 많은 경험이 축적된 것을 장중경이 수집하여 상한론을 저술하였다. 대개 옛 사람들은 사람의 마음에서 생기는 사랑하고 미워하고 탐욕하며 기뻐하고 성내며 슬퍼하고 즐거워하는 것을 지나치게 하는 것이 병이 됨을 알지 못하고, 다만 비위(脾胃)의 음식과 풍(風), 한(寒), 서(暑), 습(濕)이 침범된 것으로만 병이 되는 줄 알았다. 그러므로 그 병론과 약론이 모두 소음인의 비위 음식 중에서 나왔고 이밖에 간혹 소양인의 위열증(胃熱證)에 대한 약이 있으며, 태음인, 태양인의 병의 증세에 대해서는 전혀 알지 못하였다.

참조 　① 『東醫壽世保元四象草本卷』11-1
　　　　張仲景所論傷寒病 太陽傷風證 陽明大實大滿證及三陰證 皆少陰人運氣病也

少陽半表半裏症及陽明熱證　　　　皆少陽人運氣病也
太陽傷風脉緊無汗之證　　　　　　卽太陰人尋常外感也

11-2
張仲景半表半裏病 小柴胡湯易之以敗毒散可也
大柴胡湯易之以黃芩大黃湯可也

강설　장중경의 육경병증과 사상인 병증과의 관련성을 정리하면 다음과 같다.

張仲景 六經病證	少陰人	少陽人	太陰人	太陽人
太陽經證	◎	○	○	
少陽經證		●		
陽明經證	◎	○	○	
太陰經證	●			
少陰經證	●			
厥陰經證	●			

◎ 다빈도로 언급됨 ○ 언급이 있음 ● 전적으로 언급됨

5. 內經 六經病과 사상인 병증과의 관련

5-6
岐白曰 傷寒一日에 巨陽受之 故로 頭項痛腰脊强이오
二日에 陽明受之하니 陽明은 主肉이라 其脈이 挾鼻絡於目 故로 身熱目疼而鼻乾不得臥也오
三日에 少陽受之하니 少陽은 主膽이라 其脈이 循脇絡於耳 故로 胸脇痛而耳聾하리니 三陽經絡이 皆受其病而未入
　　　於臟 故로 可汗而已오
四日에 太陰受之하니 太陰脈은 布胃中絡於嗌 故로 腹滿而嗌乾이오
五日에 少陰受之하니 少陰脈은 貫腎絡於肺하여 繫舌本 故로 口燥舌乾而渴이오
六日에 厥陰受之하니 厥陰脈은 循陰器而絡於肝 故로 煩滿而囊縮하나니
三陰三陽 五臟六腑가 皆受病하여 榮衛가 不行하며 五臟이 不通則死矣니라.

5-6　기백(岐白)이 말하기를 상한병의 1일에는 거양(巨陽)이 병을 받기 때문에, 머리와 목이 아프며 허리와 척주가 뻣뻣해진다. 2일에는 양명(陽明)이 병을 받으니 양명은 육(肉)을 주관하고 그 맥이 코의 옆을 지나서 눈으로 연락되므로 몸에 열이 나고 눈알이 아프며, 콧속이 마르고 잠을 자지 못한다. 3일에는 소양(少陽)이 병을 받으니, 소양은 담을 주관하며 그 맥이 옆구리를 끼고 귀로 연락되므로 가슴과 옆구리가 아프고 귀가 안 들린다. 이렇게 삼양경락이 모두 그 병을 받고서 아직 장부 속에는 들어가지 않았기 때문에 땀만 낼 것이다. 4일에는 태음(太陰)이 병을 받으니 태음맥은 위(胃)에 퍼져서 다시 목구멍으로 연락되므로 배가 가득 차고 목이 마른다. 5일에는 소음(少陰)이 병을 받으니 소음맥은 신장을 관통하여 폐장에 연락한 후에 혀의 뿌리에 연속되므로 입과 혀가 마르고 갈증이 난다. 6일에는 궐음(厥陰)이 병을 받으며 궐음맥은 음기(陰器)를 돌아서 간으로 연락되므로 가슴이 답답하고 음낭이 수축된다.
이와 같이 삼음삼양(三陰三陽), 오장육부(五臟六腑)가 모두 병을 받아서 기혈이 순행하지 못하고 오장이 서로 통하지 못하게 되면 곧 사망하는 것이다.

5-7

兩感於寒者는 必不免於死니

兩感於寒者는　一日에 巨陽少陰이 俱病則 頭痛口乾而煩滿하고

二日에 陽明太陰이 俱病에 腹滿身熱不飮食譫語하고

三日에 少陽厥陰이 俱病에 耳聾囊縮而厥하며 水漿不入口하며 不知人하며 六日에 死니 其死는 皆以六七日之間이오 其愈는 皆以十日已上이니라.

5-7. 상한에 양감(兩感)이 되면 반드시 죽음을 면치 못한다. 상한에 양감된 자는 1일에는 거양과 소음이 모두 병이 들어 머리가 아프고 입이 마르며 가슴이 답답하다. 2일에는 양명과 태음이 함께 병들어 배가 부르고 몸에 열이 나며 음식을 먹지 못하며 헛소리를 한다. 3일에는 소양과 궐음이 같이 병든 것이니 귀가 먹고 음낭이 수축되면서 손발이 차고 물과 미음을 넘기지 못하고 의식도 없으니 6일만에 사망하는 것이다. 죽는 것은 모두 6, 7일 사이이지만, 낫는 것은 모두 10일 이상인 것이다.

강설 5-6,7은『黃帝內經』「素問·熱論」에 나오는 내용을 인용하고 있다.

5-8

論曰 靈樞素問에 假托黃帝하야 異怪幻惑하니 無足稱道나 方術好事者之言이 容或如是니 不必深責也라

然이나 此書에 亦是古人之經驗 而五臟六腑經絡針法病證修養之辨이 多有所啓發則 實是醫家 格致之宗主而 苗脈之所自出也니 不可全數 其虛誕之罪而 廢其啓發之功也라

蓋 此書에 亦古之聰慧博物之言과 方士淵源修養之述也니 其理를 有可考而 其說을 不可盡信이니라.

5-8. 나는 말한다. 영추(靈樞)와 소문(素問)을 황제가 지었다고 거짓 핑계하는 것은 실로 괴이하고 이상해서 사람들을 현혹시키는 것이니 이 같은 것은 말할 가치가 없다. 그러나 방술(方術)자들의 말이 혹 이와 같을 수도 있는 것이니 반드시 깊이 책망할 필요도 없다. 그러나 이 글이 역시 옛 사람의 경험이고 오장육부, 경락, 침법, 병증, 수양 등에 대하여 많이 깨우쳐 준바 있으므로 사실상 의학하는 사람들의 격물치지(格物致知) 하는 종주(宗主)가 되는 것이요 또 묘맥(苗脈)이 여기서 나온 것이다. 그러므로 그 전체를 허탄(虛誕)하다고만 나무라서 그 깨우쳐준 공로마저도 없애 버려서는 안 된다.

대개 이글은 옛사람들의 총명과 지혜와 물건을 넓게 아는 말들과 방사(方士)들의 수양의 연원을 기록한 것이니 그 이치는 고찰해 봄 직하지만, 그 학설을 그대로 다 믿을 바는 못 된다.

강설 황제내경 영추, 소문은 의학의 묘맥으로서의 의의는 있으나, 그 내용을 그대로 믿지 말 것을 당부하고 있다.

5-9

岐白所論 巨陽少陽少陰經病은 皆少陽人病也오

陽明太陰經病은 皆太陰人病也오

厥陰經病은　　少陰人病也니라.

5-9. 기백이 말한 거양, 소양, 소음경병은 모두 소양인의 병이고, 양명, 태음경병은 모두 태음인의 병이고, 궐음경병은 소음인의 병이다.

강설 『黃帝內經』「素問·熱論」의 六經病과 관련된 사상인의 병증을 상술하면 다음과 같다.

巨陽經病에 해당되는 頭項痛 腰脊强과 少陽經病에 해당되는 胸脇痛而耳聾은 모두 少陽人 脾受寒表寒病 少陽傷風證과 관련된다.

少陰經病에 해당되는 口燥舌乾而渴은 少陽人 胃受熱裏熱病 消渴證과 관련된다.

陽明經病에 해당되는 身熱目疼而鼻乾不得臥는 太陰人 肝受熱裏熱病 肝熱證과 관련된다.

太陰經病에 해당되는 腹滿而嗌乾은 太陰人 胃脘受寒表寒病 長感病 또는 肝受熱裏熱病 肝熱證과 관련된다.

厥陰經病에 해당되는 煩滿而囊縮은 少陰人 腎受熱表熱病 太陽病厥陰證과 관련된다.

四象醫學의 病因病機論

주요내용

1. 四象醫學에서의 病因에 대한 인식을 이해한다.
2. 病因으로서의 哀怒喜樂을 이해한다.
3. 소음인의 表裏病證 및 順逆證의 발생기전에 대해 이해한다.
4. 소양인의 表裏病證 및 順逆證의 발생기전에 대해 이해한다.
5. 태음인의 表裏病證 및 順逆證의 발생기전에 대해 이해한다.
6. 태양인의 表裏病證 및 順逆證의 발생기전에 대해 이해한다.

1. 四象醫學에서의 病因에 대한 인식

사상의학에서의 病因은 喜怒哀樂의 性氣와 情氣의 偏急이다. 이러한 性情氣의 偏急의 원인은 心慾이며, 『濟衆新編』「五福論」 에서는 '心火'로 표현하고 있다[64].

太陽人 병증의 病因은 哀性氣, 怒情氣이고,

太陰人 병증의 病因은 喜性氣, 樂情氣이고

少陽人 병증의 病因은 怒性氣, 哀情氣이고,

少陰人 병증의 病因은 樂性氣, 喜情氣이다.

東武는 「醫源論」에서 病因은 喜怒哀樂의 偏着이라고 직접적으로 언급하고 있다[65]. 역대의 기존 의가들이 外感, 內傷을 病因 으로 보았다면, 東武는 喜怒哀樂의 偏着을 病因으로 보았다. 결국 사상의학에서는 病因을 외부에서 유래하는 外邪(六淫) 또는 內傷이 아니라, 내부에서 발생하는 도덕적인 知行의 문제에서 출발하는 것으로 보고 있다. 그리고 이를 心慾으로 인한 喜怒哀 樂의 性.情氣의 偏急으로 설명하고 있는 것이다.

---

64   『濟衆新編』「五福論」: 百病生於心火 士人一日再食 農夫一日或三食 見事應變 不過用心火則無不得壽 禍福無不自己求之者而 壽夭無不自己求之.
65   『東醫壽世保元』「醫源論」: 5-5 蓋古之醫師 不知心之愛惡所欲 喜怒哀樂偏着者 爲病 而但知脾胃水穀 風寒暑濕觸犯者 爲病 …

2. 病因으로서의 哀怒喜樂

哀怒喜樂의 性氣와 情氣는 일정한 방향성과 작용 특징을 지니고 있으며, 타고난 인체의 장부대소에 영향을 미친다. 「四端論」과 「擴充論」에 언급된 哀怒喜樂의 氣에 관하여 살펴보면 다음과 같다.

哀怒喜樂이 氣로써 인체에 작용하게 되는 것을 哀氣, 怒氣, 喜氣, 樂氣라고 한다. 이는 각기 서로 다른 방향성을 가지고 있어서 哀氣는 直升, 怒氣는 橫升, 喜氣는 放降, 樂氣는 陷降한다. 크게 보면 哀氣, 怒氣는 上升하는 기운이고, 喜氣, 樂氣는 下降하는 기운이다.

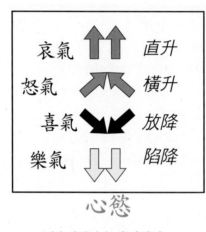

哀怒喜樂之氣의 방향성

이렇게 서로 다른 방향성을 가진 哀怒喜樂의 기운은 내 몸의 타고난 肺脾肝腎의 기운에 영향을 미치게 된다.

태양인, 소양인은 哀怒의 기운이 과다하게 작용하여 上升之氣가 많아지게 되면, 下焦, 즉 肝黨과 腎黨이 손상되고, 태음인, 소음인은 喜樂의 기운이 과다하게 작용하여 下降之氣가 많아지게 되면, 上焦, 즉 肺黨과 脾黨이 손상된다. 즉 哀怒之氣, 喜樂之氣의 과다라는 心慾의 작용이 내 몸의 臟理에 영향을 미치게 되는 것이다.

과다한 哀怒喜樂의 작용에는 順動과 逆動이 있다. 두 작용은 모두 사상인의 肺脾肝腎의 기운에 영향을 미쳐 臟局 대소의 편차를 심화시키는 역할을 한다. 哀怒喜樂의 順動은 서서히 작용하여 偏大之臟을 더욱 크게 하여 그 편차를 심화시키는데, 이는 곧 哀怒喜樂의 性氣에 해당된다. 哀怒喜樂의 逆動은 급박하게 작용하여 偏小之臟을 손상시켜 그 편차를 심화시키는데, 이는 곧 哀怒喜樂의 情氣에 해당된다. 특히 이 가운데 哀怒喜樂이 逆動하는 경우를 哀怒의 暴動, 喜樂의 浪動이라고 표현하기도 한다. 逆動하는 경우가 順動에 비하여 臟局의 대소 편차를 급박하게 심화시키므로 그 손상의 정도가 더 심하다.

順動(2-15)	逆動(2-16)
哀怒喜樂의 性氣	哀怒喜樂의 情氣
2-15 哀怒之氣 順動 則發越而上騰 喜樂之氣 順動 則緩安而下墜 哀怒之氣 陽也 順動則順而上升 喜樂之氣 陰也 順動則順而下降	2-16 哀怒之氣 逆動 則暴發而竝於上也 喜樂之氣 逆動 則浪發而竝於下也 上升之氣 逆動而竝於上 則肝腎傷 下降之氣 逆動而竝於下 則脾肺傷
哀怒喜樂之氣의 順動 및 逆動은 臟局의 대소편차를 심화시킴[66]	
큰 臟局을 더욱 크게 하여 편차를 키움 만성적으로 작용	작은 臟局을 직접적으로 깎아내어 작게 함 급성적으로 작용
3-7 太陽之性氣 恒欲進而不欲退 (哀性氣) 少陽之性氣 恒欲擧而不欲措 (怒性氣) 太陰之性氣 恒欲靜而不欲動 (喜性氣) 少陰之性氣 恒欲處而不欲出 (樂性氣)	3-9 太陽之情氣 恒欲爲雄 而不欲爲雌 (怒情氣) 少陰之情氣 恒欲爲雌 而不欲爲雄 (哀情氣) 少陽之情氣 恒欲外勝 而不欲內守 (樂情氣) 太陰之情氣 恒欲內守 而不欲外勝 (喜情氣)

---

66 장국의 대소는 한쪽이 절대적으로 커지는 것이 아니며, 한쪽이 커지면 다른 쪽이 상대적으로 작아지게 되면서 편차가 커지게 된다. 큰 장국의 기능과 작은 장국의 기능의 총합은 일정하게 유지된다.

■ 病因에 대한 동무공의 관점

　도덕적인 知行(知人, 行身)을 제대로 실천하지 못하면 哀怒喜樂의 性氣, 情氣가 順動, 逆動하게 되어[67] 천품으로 타고나는 臟局의 대소에 영향을 미치게 되는 것이다[68]. 즉, 동무공은 知行의 도덕적 실천을 하지 못하여 心慾으로 빠지게 되면 哀怒喜樂의 性氣와 情氣의 과도한 작용을 일으키게 되며, 이러한 작용으로 인하여 타고난 臟局大小의 편차를 더욱 심화시킴으로써 몸의 형이하학적 질병을 발생한다는 관점을 가지고 있다. 결국 인간의 건강과 질병은 그 마음의 도덕적인 知行에 의해 결정된다고 설명하고 있다.[69]

	哀	怒	喜	樂
	直升	橫升	放降	陷降
	上升		下降	

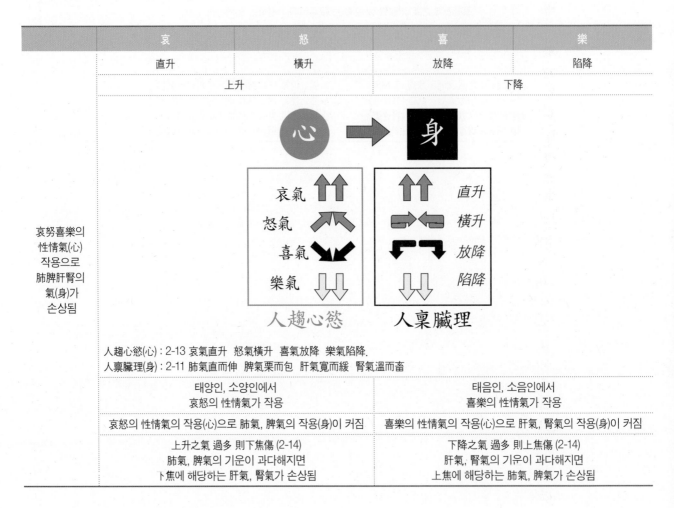

哀怒喜樂의 性情氣(心) 작용으로 肺脾肝腎의 氣(身)가 손상됨	人趨心慾(心) : 2-13 哀氣直升 怒氣橫升 喜氣放降 樂氣陷降. 人稟臟理(身) : 2-11 肺氣直而伸 脾氣栗而包 肝氣寬而緩 腎氣溫而畜	
	태양인, 소양인에서 哀怒의 性情氣가 작용	태음인, 소음인에서 喜樂의 性情氣가 작용
	哀怒의 性情氣의 작용(心)으로 肺氣, 脾氣의 작용(身)이 커짐	喜樂의 性情氣의 작용(心)으로 肝氣, 腎氣의 작용(身)이 커짐
	上升之氣 過多 則下焦傷 (2-14) 肺氣, 脾氣의 기운이 과다해지면 下焦에 해당하는 肝氣, 腎氣가 손상됨	下降之氣 過多 則上焦傷 (2-14) 肝氣, 腎氣의 기운이 과다해지면 上焦에 해당하는 肺氣, 脾氣가 손상됨

67　『東醫壽世保元』 2-20 天下喜怒哀樂之暴動浪動者 都出於行身不誠 而知人不明也 / 2-21 天下事 宜與好人做也 不與好人做 則喜樂必煩也 天下事 不宜與不好人做也 與不好人做 則哀怒益煩也

68　『東醫壽世保元』 2-22 太陽人 哀極不濟則忿怒激外 少陽人 怒極不勝則悲哀動中 少陰人 樂極不成則喜好不定 太陰人 喜極不服則侈樂無厭 如此而 動者 無異於以刀割臟 一次大動 十年難復 此死生壽夭之機關也

69　『東醫壽世保元』 2-3 五臟之心 中央之太極也 / 2-8 浩然之理 出於心也 / 4-17 心爲一身之主宰

3. 四象人의 臟腑生理

1) 사상생리론 : 臟腑論

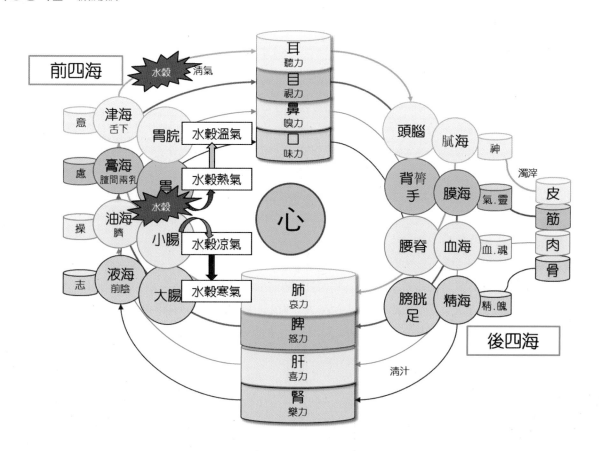

『東醫壽世保元』「臟腑論」의 내용은 사상의학의 生理論에 해당되는 내용이다.

「臟腑論」의 내용을 요약하여 도식화하면 위의 그림과 같다.

水穀은 胃脘→胃→小腸→大腸을 거쳐서 대사된다. 이러한 대사과정에서 水穀의 溫熱涼寒의 기운이 생기게 된다. 水穀이 胃에서 薰蒸되어 熱氣를 만들고, 小腸에서 平淡되어 涼氣를 만든다. 熱氣 가운데 輕淸한 기운은 胃脘으로 상승하여 溫氣가 되고, 涼氣 가운데 質重한 기운은 大腸으로 하강하여 寒氣를 만든다.

이렇게 水穀으로부터 형성된 溫熱涼寒의 기운은 각각 肺黨, 脾黨, 肝黨 및 腎黨을 순환한다.

水穀溫氣는 胃脘에서 작용하여 舌下에 津海를 이루고, 津海의 淸氣는 耳에서 나와 神이 되며, 神은 頭腦에서 膩海를 이룬다. 津海의 濁滓는 胃脘의 上升之力에 의해 濁滓를 취하여 스스로를 補益한다. 膩海의 淸汁은 肺로 돌아가며, 膩海의 濁滓는 頭腦의 直伸之力에 의해 皮毛를 이룬다. 肺, 胃脘, 舌下, 耳, 頭腦, 皮毛는 모두 肺의 黨이다.

水穀熱氣는 胃에서 작용하여 膻間兩乳에 膏海를 이루고, 膏海의 淸氣는 目에서 나와 氣가 되며, 氣는 背膂에서 膜海를 이룬다. 膏海의 濁滓는 胃의 停蓄之力에 의해 濁滓를 취하여 스스로를 補益한다. 膜海의 淸汁은 脾로 돌아가며, 膜海의 濁滓는 背膂(手)의 能收之力에 의해 筋을 이룬다. 脾, 胃, 膻間兩乳, 目, 背膂, 筋은 모두 脾의 黨이다.

水穀涼氣는 小腸에서 작용하여 臍에 油海를 이루고, 油海의 淸氣는 鼻에서 나와 血이 되며, 血은 腰脊에서 血海를 이룬다. 油海의 濁滓는 小腸의 消導之力에 의해 濁滓를 취하여 스스로를 補益한다. 血海의 淸汁은 肝으로 돌아가며, 血海의 濁滓는 腰脊

의 寬放之力에 의해 肉을 이룬다. 肝, 小腸, 臍, 鼻, 腰脊, 肉은 모두 肝의 黨이다.

水穀寒氣는 大腸에서 작용하여 前陰毛際之內에 液海를 이루고, 液海의 淸氣는 口에서 나와 精이 되며, 精은 膀胱에서 精海를 이룬다. 液海의 濁滓는 大腸의 下降之力에 의해 濁滓를 취하여 스스로를 補益한다. 精海의 淸汁은 腎으로 돌아가며, 精海의 濁滓는 膀胱(足)의 屈强之力에 의해 骨을 이룬다. 腎, 大腸, 前陰, 口, 膀胱, 骨은 모두 腎의 黨이다.

이러한 생리작용을 유지시키는데 중요한 작용을 하는 부위는 耳目鼻口와 肺脾肝腎이다. 耳目鼻口는 天機를 聽視嗅味하는 능력으로 前四海(津膏油液海)의 淸氣를 끌어내어 四焦를 채우며, 神氣血精으로 바뀌어 각각 後四海(膩膜血精海)를 채운다. 肺脾肝腎은 人事를 哀怒喜樂하는 능력으로 後四海(膩膜血精海)의 淸汁을 흡수하여 각각 肺脾肝腎의 근원(保命之主)을 滋養하며, 안으로는 前四海(津膏油液海)를 鼓動시켜 前四海를 凝聚시킨다. 그러므로 前四海(津膏油液海)는 耳目鼻口에서 天機를 살피는 根本이 되며, 後四海(膩膜血精海)는 肺脾肝腎에서 人事를 능하게 하는 근본이 된다.

前四海인 津膏油液海에 意慮操志(性)가 감추어져 있는데, 이는 知를 실천할 수 있는 바탕으로 哀怒喜樂의 性氣로 발현된다.

後四海인 膩膜血精海에 神靈魂魄(神氣血精; 命)이 감추어져 있는데, 이는 行을 실천할 수 있는 바탕으로 哀怒喜樂의 情氣로 발현된다.

이러한 타고난 천품으로서의 耳目鼻口, 肺脾肝腎, 前四海(腹裏, 四腑:胃脘胃小腸大腸), 後四海(背表:頭腦背膂腰脊膀胱)의 작용은 모두 中央之太極이자 浩然之理이며 一身之主宰인 心의 작용, 즉 性命을 근본으로 발현된 知行의 中節 여부에 따른 哀怒喜樂의 性情氣에 의해 조절된다.

太少陰陽人에 따라 타고난 천품으로서의 臟局大小가 다르다. 예를 들어 少陰人의 경우에는 腎大脾小의 장국을 천품으로 하기 때문에 腎黨의 기능이 크고 脾黨의 기능이 작게 타고 나게 된다. 그러므로 水穀寒氣는 過多한 상태이나 水穀熱氣는 부족한 상태의 몸을 타고 나므로, 脾元을 중심으로 陽煖之氣(少陰人의 保命之主)가 원활하게 작용하여 寒熱의 편차를 줄여야만 정상적인 생명현상을 유지할 수 있게 된다. 少陽人, 太陰人, 太陽人의 경우에도 少陰人과 동일하게 적용할 수 있다.

2) 少陰人 生理論

(1) 少陰人 天禀

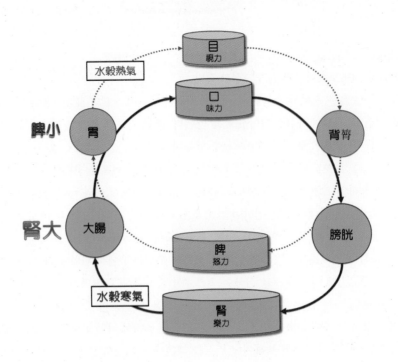

소음인은 腎大脾小한 장국을 천품으로 한다. 소음인은 장부론에 의하면 脾, 胃, 目, 背膂의 脾黨을 순환하는 水穀熱氣의 기운(┅►)이 약하고, 腎, 大腸, 口, 膀胱의 腎黨을 순환하는 水穀寒氣의 기운(→)이 강한 몸을 타고 난다.

(2) 少陰人의 保命之主 : 陽煖之氣

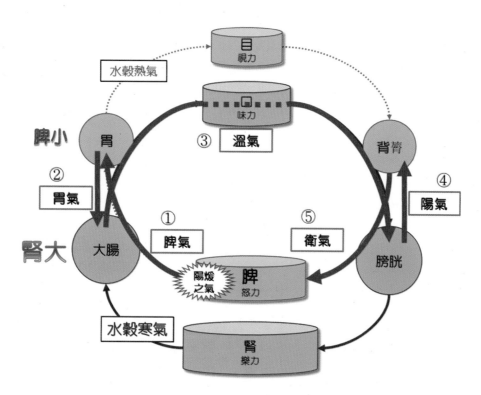

소음인에서 '脾'는 '脾元'으로 불리며, 소음인에서 保命之主로서의 陽煖之氣를 유지하는 중요한 부위에 해당된다. 『東武遺稿』에서 少陰人藥을 脾藥이라고 하여 모두 脾를 중심으로 설명하고 있고[70], 『東醫壽世保元四象草本卷』에서 脾元이란 용어를 사용하고 있다.[71]

脾에서 생성된 陽煖之氣는 ①脾氣이며, 胃를 保衛[72]하여 膏海를 鼓動[73]시키는 작용을 통하여 胃氣로 하여금 水穀을 熏蒸시켜 消化를 도와 水穀熱氣를 생성한다.

胃에서 작용하는 陽煖之氣는 ②胃氣이며, 胃를 도와 水穀의 受納을 도와주며 大腸으로 降陰하여 大腸局의 水穀寒氣가 과도해져 痼冷積滯가 형성되지 않도록 조절한다.

大腸에서 작용하는 陽煖之氣는 ③溫氣이며, 大腸을 도와 水穀의 出放을 도와주며 口, 膀胱으로 작용하여 水穀寒氣가 과도해지지 않도록 조절한다.

膀胱에서 작용하는 陽煖之氣는 ④陽氣이며, 膀胱의 기능을 도와 骨, 足의 기능을 유지하며 背膂로 上升하여 外寒을 견딜 수

70 『東武遺稿』9-1 人蔘 補脾和脾 白朮 健脾直脾 灸甘草 固脾立脾 當歸 壯脾而有內守之力 川芎 壯脾而有外攘之勢 官桂 壯脾而有充足內外之力 (中略)

71 『東武遺稿』9-1 人蔘 補脾和脾 白朮 健脾直脾 灸甘草 固脾立脾 當歸 壯脾而有內守之力 川芎 壯脾而有外攘之勢 官桂 壯脾而有充足內外之力 (中略)

72 『東醫壽世保元四象草本卷』11-9 (中略) 蓋脾氣喜完聚而忌損散 故凡藥性之過于橫散者 或炒 或灸 或炮 使完聚而保和脾元 (中略)

73 『東醫壽世保元』15-8 (中略) 曰水穀 納於胃 而脾衛之 出於大腸 而腎衛之 脾腎者 出納水穀之府庫 而迭爲補瀉者也 氣液 呼於胃脘 而肺衛之 吸於小腸 而肝衛之 肺肝者 呼吸氣液之門戶 而迭爲進退者也. (中略)

있도록 조절한다.

背膂에서 작용하는 陽煖之氣는 ⑤衛氣이며, 背膂에서 外寒을 막아주고, 脾를 도와 陽煖之氣를 유지할 수 있도록 작용한다.

이상과 같이 소음인의 保命之主인 陽煖之氣는 부위와 작용에 따라 명칭은 달라지지만, 공통적으로 과도한 水穀寒氣를 제어함과 동시에 부족한 水穀熱氣를 유지시켜 주는 작용을 함으로써 타고난 천품인 腎大脾小의 편차가 심해지지 않도록 유지하는 작용을 한다. 그리고 脾元으로부터 생성된 陽煖之氣인 脾氣→ 胃氣 → 溫氣 → 陽氣 → 衛氣의 순서로 작용이 이루어진다.

이 가운데 脾氣와 胃氣의 관계는 脾氣가 胃氣를 衛之하는 작용을 하므로 胃氣는 脾氣에 종속되는 개념이다. 즉 胃氣가 잘 유지된다는 것은 脾氣 또한 잘 유지된다는 의미이고, 脾氣가 잘 유지되지 못한다면 胃氣 또한 잘 유지되지 못한다. 脾氣와 胃氣의 개념은 少陰人 病證에서 病의 輕重을 구분짓는 중요한 개념이다.

陽氣는 膀胱과 背膂 부위에 해당되는 背表에서 작용하는 陽煖之氣로 陽氣의 上升이 되지 못하는 병리기전이 생기면 腎受熱表熱病이 발생하게 된다.

胃氣는 胃와 大腸 부위에 해당되는 腹裏에서 작용하는 陽煖之氣로 陽氣의 下降이 되지 못하는 병리기전이 생기면 胃受寒裏寒病이 발생하게 된다.

이상을 평면적으로 도식화하면 다음과 같다.

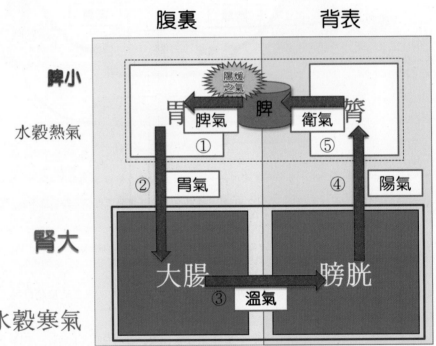

3) 少陽人 生理論

(1) 少陽人 天禀

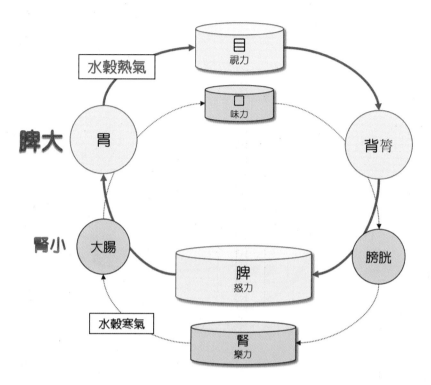

소양인은 脾大腎小한 장국을 천품으로 한다. 소양인은 장부론에 의하면 腎, 大腸, 口, 膀胱의 腎黨을 순환하는 水穀寒氣의 기운(⋯▸)이 약하고, 脾, 胃, 目, 背膂의 脾黨을 순환하는 水穀熱氣의 기운(→)이 강한 몸을 타고 난다.

(2) 少陽人의 保命之主：陰淸之氣

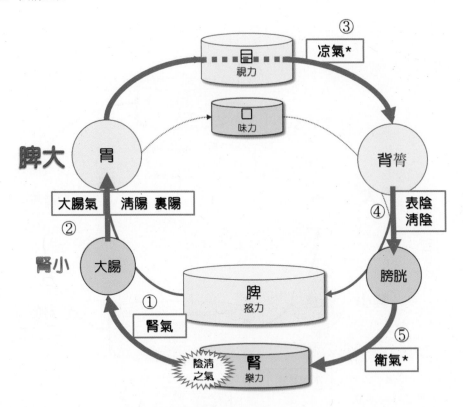

소양인에서 '腎'은 '腎元'으로 불리며, 소양인에서 保命之主로서의 陰淸之氣를 유지하는 중요한 부위에 해당된다. 『東武遺稿』에서 少陽人藥을 腎藥이라고 하여 모두 腎을 중심으로 설명하고 있고[74], 『東醫壽世保元四象草本卷』에서 腎元이란 용어를 사용하고 있다.[75]

腎에서 생성된 陰淸之氣는 ①腎氣이며, 大腸을 保衛[76]하고 液海를 鼓動[77]시키는 작용을 통하여 大腸氣로 하여금 水穀熱氣를 肛門을 통해서 出함으로써 大便善通하여 水穀寒氣를 유지하도록 작용한다.

大腸에서 작용하는 陰淸之氣는 ②大腸氣이며, 淸陽(裏陽)을 胃로 상승시켜 脾局의 水穀熱氣가 太過하지 않도록 유지시키며, 水穀을 大便을 出히여 熱氣를 배출시켜 陰淸之氣를 유지시키는 작용을 한다.

胃에서 작용하는 陰淸之氣는 ③凉氣이며, 水穀의 熱氣가 太過하지 못하게 유지시키고 水穀을 薰蒸하여 消化 작용을 하며, 目, 背膂로 작용하여 水穀熱氣가 太過하지 못하도록 유지한다.

---

74 『東武遺稿』9-2 熟地黃 補腎和腎 山茱萸 健腎直腎 茯苓 固腎立腎 知母 壯腎而有內守之力 澤瀉 壯腎而有外攘之勢 木通 壯腎而有充足內外之力
   牧丹皮 錯綜腎氣 參伍勻調 黃栢 收斂腎元 黑桑椹 拘杞子 安精定志 石花 童便 滋骨髓 瓜蔞仁 竹瀝 豁腎痰 羌活 防風 解腎之邪表 而羌活優力 黃連
   山梔子 醒腎之眞氣 滑石 豬苓 滌腎之穢氣 麥芽 生地黃 地骨皮 竹茹 開腎之胃氣 而消食進食 石膏 爲腎元帥之藥 能驅逐腎元虛弱而不能制外熱 熱
   氣侮腎周匝 凌侵於胃之四圍者 輕粉 能除腎之久病 甘遂 通腎之胸

75 『東醫壽世保元』4-9 … 脾 以鍊達交遇之怒力 吸得膜海之淸汁 入于脾 以滋脾元 而內以擁護膏海 鼓動其氣 凝聚其膏 …

76 『東武遺稿』9-2 熟地黃 補腎和腎 山茱萸 健腎直腎 茯苓 固腎立腎 知母 壯腎而有內守之力 澤瀉 壯腎而有外攘之勢 木通 壯腎而有充足內外之力
   牧丹皮 錯綜腎氣 參伍勻調 黃栢 收斂腎元 黑桑椹 拘杞子 安精定志 石花 童便 滋骨髓 瓜蔞仁 竹瀝 豁腎痰 羌活 防風 解腎之邪表 而羌活優力 黃連
   山梔子 醒腎之眞氣 滑石 豬苓 滌腎之穢氣 麥芽 生地黃 地骨皮 竹茹 開腎之胃氣 而消食進食 石膏 爲腎元帥之藥 能驅逐腎元虛弱而不能制外熱 熱
   氣侮腎周匝 凌侵於胃之四圍者 輕粉 能除腎之久病 甘遂 通腎之胸

77 『東醫壽世保元四象草本卷』11-9 (中略) 蓋脾氣喜完聚而忌損散 故凡藥性之過于橫散者 或炒 或灸 或炮 使完聚而保和脾元 (中略)

背膂에서 작용하는 陰淸之氣는 ④表陰(淸陰)이며, 脾局의 水穀熱氣를 太過하지 못하게 유지시키며, 膀胱으로 下降하여 背表에서 衛外하는 작용을 도와준다.

膀胱에서 작용하는 陰淸之氣는 ⑤衛氣이며, 背表를 衛外하는 작용을 함과 동시에 腎을 도와 陰淸之氣를 유지할 수 있도록 작용한다.

이상과 같이 소양인의 保命之主인 陰淸之氣는 부위와 작용에 따라 명칭은 달라지지만, 공통적으로 과도한 水穀熱氣를 제어함과 동시에 부족한 水穀寒氣를 유지시켜 주는 작용을 함으로써 타고난 천품인 脾大腎小의 편차가 심해지지 않도록 유지하는 작용을 한다. 그리고 腎元으로부터 생성된 陰淸之氣는 腎氣→ 大腸氣 → 凉氣 → 表陰(淸陰) → 衛氣의 순서로 작용이 이루어진다.

이 가운데 腎氣와 大腸氣의 관계는 腎氣가 大腸氣를 衛之하는 작용을 하므로 大腸氣는 腎氣에 종속되는 개념이다. 즉 大腸氣가 잘 유지된다는 것은 腎氣 또한 잘 유지된다는 의미이고, 腎氣가 잘 유지되지 못한다면 大腸氣 또한 잘 유지되지 못한다. 腎氣와 大腸氣의 개념은 少陽人 病證에서 病의 輕重을 구분짓는 중요한 개념이다.

表陰(淸陰)은 背膂와 膀胱 부위에 해당되는 背表에서 작용하는 陰淸之氣로 表陰의 下降이 되지 못하는 병리기전이 생기면 脾受寒表寒病이 발생하게 된다.

大腸氣(淸陽)는 大腸과 胃 부위에 해당되는 腹裏에서 작용하는 陰淸之氣로 淸陽의 上升이 되지 못하는 병리기전이 생기면 胃受熱裏熱病이 발생하게 된다.

이상을 평면적으로 도식화하면 다음과 같다.

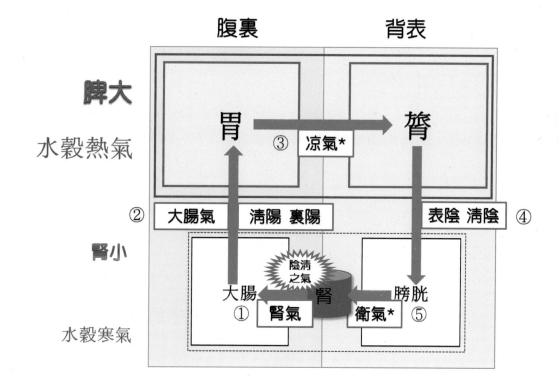

4) 太陰人 生理論

(1) 太陰人 天禀

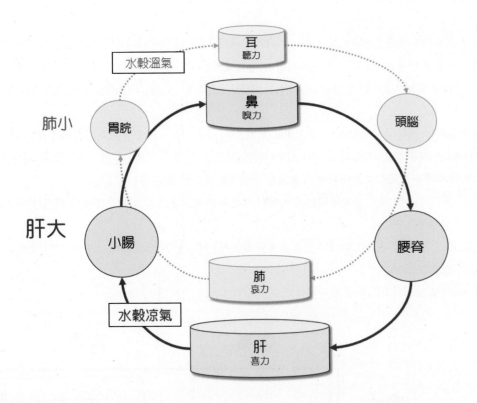

태음인은 肝大肺小한 장국을 천품으로 한다. 태음인은 장부론에 의하면 肺, 胃脘, 耳, 頭腦(背䪼)의 肺黨을 순환하는 水穀溫氣의 기운(┈→)이 약하고, 肝, 小腸, 鼻, 腰脊의 肝黨을 순환하는 水穀凉氣의 기운(→)이 강한 몸을 타고 난다.

(2) 太陰人의 保命之主 : 呼散之氣

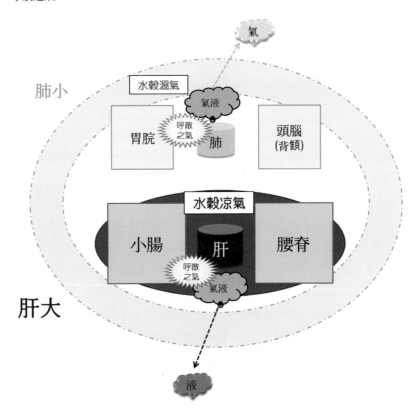

太陰太陽人의 生理와 病理는 少陰少陽人의 水穀之氣病證과 달리 氣液之氣病證에 해당된다. 그러므로 少陰少陽人에서는 脾腎을 중심으로 水穀之氣의 上下升降의 문제로부터 야기된 寒熱로 설명이 되는 生理 病理인 반면, 太陰太陽人은 肝肺를 중심으로 氣液之氣의 表裏呼吸의 문제로부터 야기된 寒熱로 설명이 되는 生理 病理를 보인다.

「臟腑論」에는 肺脾肝腎의 黨을 설명하면서 氣液의 언급 없이 모두 '水穀'의 溫熱凉寒氣로 설명하고 있다. 그러므로 水穀之氣病證에 해당되는 少陰少陽人의 병증 해석을 접근하는 부분은 무리가 없어 보인다. 그러나 氣液之氣病證에 해당되는 太陰太陽人의 병증 해석은 '氣液'에 대한 언급이 없기 때문에 「臟腑論」의 입장에서 접근할 수 없다는 시각이 있다. 또한 肺肝에 관하여 '水穀'으로 설명되어지고 있는 「臟腑論」의 내용에 문제점이 있다는 시각도 있다.

東武의 초기 저작인 『東醫壽世保元四象草本卷』[78]에 의하면 '穀道'와 '氣道'라는 용어가 나오는데, 이것이 바로 水穀之氣와 氣液之氣에 관한 초기 개념이다. 穀道는 胃-大腸의 소화기관의 구조를 대표하며, 水穀의 出納 기능을 수행하는 기관으로 脾腎을 언급하고 있다. 이러한 작용을 통하여 인체 上下의 溫冷을 조절한다고 하였다. 氣道는 순환-호흡기계의 구조를 대표하며, 氣液의 散充(또는 開閉) 기능을 수행하는 기관으로 肺肝을 언급하고 있다. 이러한 작용을 통하여 인체 表裏(內外)의 虛實을 조절한다고 하였다. 『東武遺稿·海東』[79]에서는 水穀과 糟粕을 통칭하여 水穀之氣 대사의 산물로, 神氣와 血液을 통칭하여 氣液之氣 대사의 산물로 설명하고 있다. 여기서 水穀과 糟粕은 각각 「臟腑論」을 근거하여 '氣'와 '精'에 해당되는 것으로 보인다. 결국 水穀과 氣液은 모두 인체의 외부에서 내부로 들어가는 대상물에 해당되며, 水穀은 脾腎의 出納 기능을 통하여 대사가 이루어지

---

78 『東醫壽世保元四象草本卷』 5-9 穀道通於腸胃 溫冷交濟於上下 氣道通於三焦 虛實均適於表裏

    5-10 脾以納 腎以出 脾腎者 出納水穀道之府庫也 肝以充 肺以散 肝肺者 散充氣道之門戶也

79 『東武遺稿·海東』 28-1 脾化水穀 而腎汰糟粕 脾腎者 出納之府庫也. 肺通神氣 肝守血液 肺肝者 開閉之門戶也.

고, 氣液은 肺肝의 呼吸 기능을 통하여 대사가 이루어져 인체의 기능을 유지하는 神氣血精이 만들어지게 된다.

여기에서는 「臟腑論」에 '水穀'으로 언급되는 부분을 '인체의 외부에서 내부로 들어가는 대상물'로 해석하여 水穀과 氣液을 통칭한다는 관점에서 해석하였다. 다소 논란이 되거나 무리한 해석이 될 수 있으나, 「臟腑論」의 입장에서 太陰太陽人의 氣液之氣病證을 새롭게 접근을 시도해 보았다는 점에서 그 의의가 있다고 하겠다.

태음인에서 '肺'는 '肺元'으로 불리며, 태음인에서 保命之主로서의 呼散之氣를 유지하는 중요한 부위에 해당된다. 『東武遺稿』에서 太陰人藥을 肺藥이라고 하여 모두 肺를 중심으로 설명하고 있고[80], 『東醫壽世保元四象草本卷』에서 肺元이란 용어를 사용하고 있으며[81], 補肺元湯이라는 처방명도 있다.

肺에서 생성된 呼散之氣는 ①肺氣이며, 胃脘을 保衛[82]하고 津海를 鼓動[83]시키는 작용을 통하여 胃脘으로 하여금 水穀溫氣를 耳, 頭腦로 순환시킴으로써 부족해지기 쉬운 水穀溫氣를 유지하도록 작용한다.

胃脘에서 작용하는 呼散之氣는 ②胃脘氣이며, 肺局의 呼散之氣를 유지하여 耳, 頭腦로 하여금 氣液의 呼散을 도와 神을 생성함과 동시에 汗液을 배출시키며(完實無病인 汗液通暢), 水穀溫氣를 上升시켜 소화기능을 유지하는 작용을 한다.

肺氣와 胃脘氣는 모두 呼散之氣로 肝局의 吸聚之氣가 太過하지 않게 유지시키고, 小腸으로 하여금 水穀凉氣의 消導 기능을 유지하는 작용을 한다. 小腸에 氣液이 과도하게 吸聚하게 되면 小腸之中焦가 窒塞如霧하게 된다. 氣液을 과도하게 吸聚하지 못하게 조절함으로써 大小便의 배출기능을 정상적으로 유지시킨다.

이상과 같이 태음인의 保命之主인 呼散之氣에 해당되는 肺氣와 胃脘氣는 공통적으로 과도한 吸聚之氣와 水穀凉氣를 제어함과 동시에 부족한 呼散之氣와 水穀溫氣를 유지시켜 주는 작용을 함으로써 타고난 천품인 肝大肺小의 편차가 심해지지 않도록 유지하는 작용을 한다.

이 가운데 肺氣와 胃脘氣의 관계는 肺氣가 胃脘氣를 衛之하는 작용을 하므로 胃脘氣는 肺氣에 종속되는 개념이다. 즉 胃脘氣가 잘 유지된다는 것은 肺氣 또한 잘 유지된다는 의미이고, 肺氣가 잘 유지되지 못한다면 胃脘氣 또한 잘 유지되지 못한다. 肺氣와 胃脘氣의 개념은 太陰人 病證에서 病의 輕重을 구분짓는 중요한 개념이다.

肺局에 해당되는 背䯏와 胃脘에서 작용하는 呼散之氣가 제대로 작용되지 못하는 병리기전이 생기면 胃脘受寒表寒病이 발생하게 된다. 胃脘受寒表寒病은 呼散之氣가 약해 氣液이 인체의 내부에서 체표까지 氣化가 되지 못하여 無汗, 惡寒, 身體痛 등의 증상이 발생한다.

肝局에 해당되는 小腸과 腰脊에서 작용하는 呼散之氣가 제대로 작용되지 못하는 병리기전이 생기면 肝受熱裏熱病이 발생하게 된다. 肝受熱裏熱病은 呼散之氣가 약해 氣液이 인체의 내부에 鬱結되어 肝熱症狀이 발생하여 多汗, 發熱, 大便不通 등의 증상이 발생한다.

---

80 『東醫壽世保元』15-8 (中略) 曰水穀 納於胃 而脾衛之 出於大腸 而腎衛之 脾腎者 出納水穀之府庫 而迭爲補瀉者也 氣液 呼於胃脘 而肺衛之 吸於小腸 而肝衛之 肺肝者 呼吸氣液之門戶 而迭爲進退者也. (中略)

81 『東醫壽世保元』4-9 (中略) 腎以鍊達居處之樂力 吸得精海之淸汁 入于腎 以滋腎元 而內以擁護液海 鼓動其氣 凝聚其液.

82 『東醫壽世保元四象草本卷』5-9 穀道通於腸胃 溫冷交濟於上下 氣道通於三焦 虛實均適於表裏

　　5-10 脾以納 腎以出 脾腎者 出納水穀道之府庫也 肝以充 肺以散 肝肺者 散充氣道之門戶也

83 『東武遺稿·海東』28-1 脾化水穀 而腎汰糟粕 脾腎者 出納之府庫也. 肺通神氣 肝守血液 肺肝者 開閉之門戶也.

5) 太陽人 生理論

(1) 太陽人 天稟

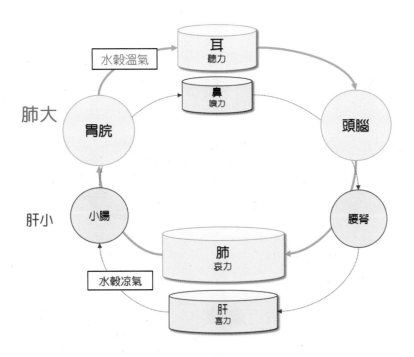

　태양인은 肺大肝小한 장국을 천품으로 한다. 태양인은 장부론에 의하면 肺, 胃脘, 耳, 頭腦(背䯒)의 肺黨을 순환하는 水穀溫氣의 기운(→)이 강하고, 肝, 小腸, 鼻, 腰脊의 肝黨을 순환하는 水穀凉氣의 기운(⋯▸)이 약한 몸을 타고 난다.

(2) 太陽人의 保命之主 : 吸聚之氣

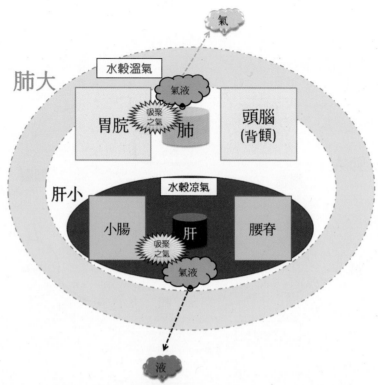

　태양인에서 '肝'는 '肝元'으로 불리며, 태양인에서 保命之主로서의 吸聚之氣를 유지하는 중요한 부위에 해당된다. 『東武遺稿』에서 太陽人藥을 肺藥이라 설명하고 있고[84], 『東醫壽世保元四象草本卷』에서도 肝藥이란 용어를 사용하고 있으며,[85] 『東醫壽世保元·辛丑本』太陽人藥方을 설명하면서 肝藥, 補肝 등의 용어의 사용과 함께 태양인 藥驗이 부족한 이유에 대해서 설명하고 있다.[86]

　肝에서 생성된 吸聚之氣는 ①肝氣이며, 小腸을 保衛[87]하고 油海를 鼓動[88]시키는 작용을 통하여 小腸으로 하여금 水穀凉氣를 鼻, 腰脊으로 순환시킴으로써 부족해지기 쉬운 水穀凉氣를 유지하도록 작용한다.

　小腸에서 작용하는 吸聚之氣는 ②小腸氣이며, 肝局의 吸聚之氣를 유지하여 鼻, 腰脊으로 하여금 氣液의 吸聚를 도와 血을 생성함과 동시에 小便을 배출시키며(完實無病인 小便旺多), 水穀凉氣를 消導시켜 대소변 기능을 유지하는 작용을 한다.

　肝氣와 小腸氣는 모두 吸聚之氣로 肺局의 呼散之氣가 太過하지 않게 유지시키고, 胃脘으로 하여금 水穀溫氣의 上升 기능을 유지하는 작용을 한다. 胃脘에 氣液이 과도하게 呼散하게 되면 胃脘之上焦가 散豁如風하게 된다. 氣液을 과도하게 呼散하지 못하게 조절함으로써 땀과 소화기능을 정상적으로 유지시킨다.

　이상과 같이 태양인의 保命之主인 吸聚之氣에 해당되는 肝氣와 小腸氣는 공통적으로 과도한 呼散之氣와 水穀溫氣를 제어함

84　『東武遺稿』9-2 熟地黃 補腎和腎 山茱萸 健腎直腎 茯苓 固腎立腎 知母 壯腎而有內守之力 澤瀉 壯腎而有外攘之勢 木通 壯腎而有充足內外之力 牧丹皮 錯綜腎氣 參伍勻調 黃栢 收斂腎氣 黑桑椹 拘杞子 安精定志 石花 童便 滋骨髓 瓜蔞仁 竹瀝 豁腎痰 羌活 防風 解腎之邪表 而羌活優力 黃連 山梔子 醒腎之眞氣 滑石 豬苓 滌腎之穢氣 麥芽 生地黃 地骨皮 竹茹 開腎之胃氣 而消食進食 石膏 爲腎元帥之藥 能驅逐腎元虛弱而不能制外熱 熱氣侮腎周匝 凌侵於胃之四圍者 輕粉 能除腎之久病 甘遂 通腎之胸

85　『東醫壽世保元四象草本卷』11-9 (中略) 蓋脾氣喜完聚而忌損散 故凡藥性之過于橫散者 或炒 或灸 或炮 使完聚而保和脾元 (中略)

86　『東醫壽世保元』15-8 (中略) 曰水穀 納於胃 而脾衛之 出於大腸 而腎衛之 脾腎者 出納水穀之府庫 而迭爲補瀉者也 氣液 呼於胃脘 而脾衛之 吸於小腸 而肝衛之 肺肝者 呼吸氣液之門戶 而迭爲進退者也. (中略)

87　『東醫壽世保元』4-9 肺 以鍊達事務之哀力 吸得膩海之淸汁 入于肺 以滋肺元 而內以擁護津海 鼓動其氣 凝聚其津 (中略)

88　『東醫壽世保元』4-9 (中略) 肝 以鍊達黨與之喜力 吸得血海之淸汁 入于肝 以滋肝元 而內以擁護油海 鼓動其氣 凝聚其油 (中略)

과 동시에 부족한 吸聚之氣와 水穀凉氣를 유지시켜 주는 작용을 함으로써 타고난 천품인 肺大肝小의 편차가 심해지지 않도록 유지하는 작용을 한다.

이 가운데 肝氣와 小腸氣의 관계는 肝氣가 小腸氣를 衛之하는 작용을 하므로 小腸氣는 肝氣에 종속되는 개념이다. 즉 小腸氣가 잘 유지된다는 것은 肝氣 또한 잘 유지된다는 의미이고, 肝氣가 잘 유지되지 못한다면 小腸氣 또한 잘 유지되지 못한다. 肝氣와 小腸氣의 개념은 太陽人 病證에서 病의 輕重을 구분짓는 중요한 개념이다.

肝局에 해당되는 小腸과 腰脊에서 작용하는 吸聚之氣가 제대로 작용되지 못하는 병리기전이 생기면 外感腰脊病이 발생하게 된다. 가벼운 병에서는 惡寒, 發熱, 身體疼痛 등의 증상이 발생하며, 解㑊證이 생기면 惡寒, 發熱, 身體疼痛 등의 증상 없이 '上體完健 而下體解㑊然 脚力不能行去也而 其脚自無痲痺腫痛之證 脚力亦不甚弱'의 증상이 발생한다.

肺局에 해당되는 背顀와 胃脘에서 작용하는 吸聚之氣가 제대로 작용되지 못하는 병리기전이 생기면 胃脘을 중심으로 氣液의 呼散이 과도하여 內觸小腸病이 발생하게 된다. 가벼운 병에서는 腹痛, 腸鳴, 泄瀉, 痢疾 등의 증상이 발생하며, 噎膈反胃證이 생기면 腹痛, 腸鳴, 泄瀉, 痢疾 등의 증상 없이 연하장애 또는 구토의 증상이 발생한다.

4. 表裏病의 발생기전

1) 性氣, 情氣의 개념

天稟으로서 臟局大小를 형성하는 性, 情의 개념과 心慾으로서 表裏病을 발생시키는 性氣, 情氣의 개념의 구분이 필요하다.

哀怒喜樂의 性氣는 存心養性을 통한 知에 해당되는 개념으로 順動하는 속성을 가지고 있으며, 인체의 전면부에 해당되는 四腑(胃脘胃小腸大腸)에서 작용한다. 性氣가 과도하게 順動하게 되면 인체의 후면부에 해당되는 背表(頭腦背膂腰脊膀胱)를 손상시켜 表病을 일으킨다.

哀怒喜樂의 情氣는 修身立命을 통한 行에 해당되는 개념으로 逆動하는 속성을 가지고 있으며, 인체의 후면부에 해당되는 背表(頭腦背膂腰脊膀胱)에서 작용한다. 情氣가 과도하게 逆動(暴動浪動)하게 되면 인체의 전면부에 해당되는 四腑(胃脘胃小腸大腸)를 손상시켜 裏病을 일으킨다.

性氣	情氣
성명론에서의 知(1-26)	성명론에서의 行(1-26)
전면(腹裏)에 작용	후면(背表)에 작용
順動과 관련. 큰 臟局을 더 커지게 함	逆動과 관련. 작은 臟局을 더 작아지게 함
表病 발생시킴	裏病 발생시킴

性氣와 情氣의 관계는 다음과 같다.

相成相資 : 같은 기운끼리 서로 기운을 도와주는 관계가 있다. 同氣相求에 해당된다.

性氣極 則情氣動 : 性氣가 極하면 情氣가 動하는데, 哀怒의 性情氣, 喜樂의 性情氣가 각각 이러한 관계가 있다.

⇒ 유사한 방향성을 가지는 (상승 또는 하강) 것은 서로 기운을 도와준다(2-22. 哀怒相成 喜樂相資).

哀性極 則怒情動		太陽人 哀極不濟則忿怒激外
怒性極 則哀情動	⇒	少陽人 怒極不勝則悲哀動中
樂性極 則喜情動		少陰人 樂極不成則喜好不定
喜性極 則樂情動		太陰人 喜極不服則侈樂無厭

四象人의 性氣와 情氣는 擴充論(3-7,9)에서 구체적으로 언급이 되어 있다.

3-7

太陽之性氣(哀性氣) 恒欲進而不欲退

少陽之性氣(怒性氣) 恒欲擧而不欲措

太陰之性氣(喜性氣) 恒欲靜而不欲動

少陰之性氣(樂性氣) 恒欲處而不欲出.

3-9

太陽之情氣(怒情氣) 恒欲爲雄 而不欲爲雌

少陰之情氣(喜情氣) 恒欲爲雌 而不欲爲雄

少陽之情氣(哀情氣) 恒欲外勝 而不欲內守
太陰之情氣(樂情氣) 恒欲內守 而不欲外勝

2) 病因으로서의 性氣, 情氣의 작용

「擴充論」에서 구체적으로 언급하고 있으며, 性氣, 情氣의 작용으로 각각 表病, 裏病이 발생한다. (15-10. 太陽人 哀心深着則 傷表氣 怒心暴發則 傷裏氣)

(1) 表病

表病은 과도한 哀怒喜樂의 性氣로 인하여 背表의 偏小之臟이 손상된 것이다.

과도한 哀怒喜樂의 性氣로 인해 腹裏에서 背表로 이어지는 수곡의 溫熱凉寒氣가 지나가는 길이 손상 받아 背表(耳目鼻口, 頭腦 背膂 腰脊 膀胱)의 偏小之臟에 병이 드는 것이다.

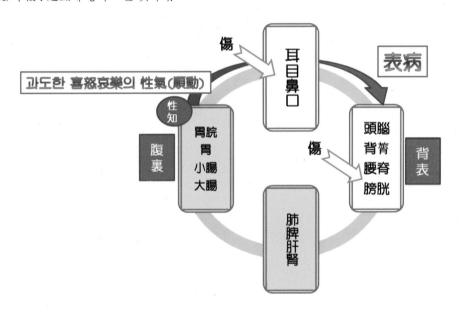

(2) 裏病

裏病은 과도한 哀怒喜樂의 情氣로 인하여 腹裏의 偏小之臟이 손상된 것이다.

과도한 哀怒喜樂의 情氣로 인해 背表에서 腹裏로 이어지는 수곡의 溫熱凉寒氣가 지나가는 길이 손상 받아 腹裏(肺脾肝腎, 胃脘 胃 小腸 大腸)의 偏小之臟에 병이 드는 것이다.

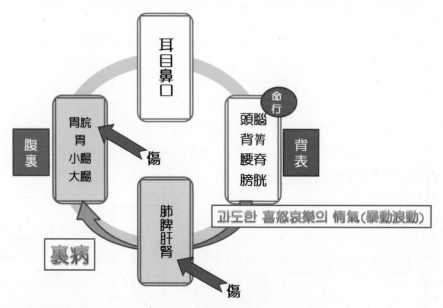

[참고] 表裏病의 구분기준은 다음과 같다.
① 性氣의 과도한 順動으로 인한 손상(表病), 情氣의 과도한 逆動(暴動浪動)으로 인한 손상(裏病)
② 腹背表裏의 발병부위
③ 病情의 寒熱 특징
『東醫壽世保元·甲午本』에서 『東醫壽世保元·辛丑本』으로 改抄하는 과정에서 腹背表裏의 발병부위와 病情의 寒熱 특징도 表裏病의 구분이 기준이 되었다. (단, 改抄되지 않은 태양인 병증약리 부분 제외)

(3) 表裏病의 발생기전

太少陰陽人	臟局大小 (天稟)	生理	心慾 (喜怒哀樂 性·情氣)	表裏病	發病 部位
太陽人	肺大	肺黨 强 水穀溫氣 多	哀性氣	表病	鼻
					腰脊
	肝小	肝黨 弱 水穀涼氣 少	怒情氣	裏病	肺
					小腸
少陽人	脾大	脾黨 强 水穀熱氣 多	怒性氣	表病	口
					膀胱
	腎小	腎黨 弱 水穀寒氣 少	哀情氣	裏病	腎
					大腸
太陰人	肝大	肝黨 强 水穀涼氣 多	喜性氣	表病	耳
					頭腦(腦顀)
	肺小	肺黨 弱 水穀溫氣 少	樂情氣	裏病	肺
					胃脘
少陰人	腎大	腎黨 强 水穀寒氣 多	樂性氣	表病	目
					背膂
	脾小	脾黨 弱 水穀熱氣 少	喜情氣	裏病	脾
					胃

性氣가 작용하면 表病, 情氣가 작용하면 裏病이 발생한다. 情氣에 의해 발생한 裏病이 性氣에 의해 발생한 表病보다 더 중한 병이다. (15-10. 太陽人 噎膈病 太重於解㑊病而 怒心所傷者 太重於哀心所傷乎)

5. 四象人의 발병기전 개괄

1) 少陰人

○ 腎受熱表熱病 기전

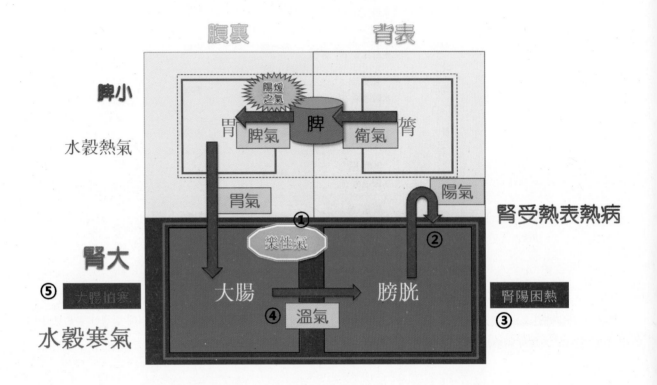

① 樂性氣의 항진으로 인하여 脾胃의 陽煖之氣의 손상이 생김. 이로 인하여 腎局의 大腸, 膀胱의 水穀寒氣의 기운이 커짐과 동시에 脾局의 脾, 胃, 背膂의 水穀熱氣의 기운이 약해짐

② 膀胱에서 背膂로 상승해야 될 陽氣(陽煖之氣)가 과도해진 水穀寒氣로 인하여 올라가지 못함

③ 올라가지 못한 陽氣가 膀胱에 鬱縮되어 腎陽困熱, 즉 腎局인 膀胱에 陽氣가 가로막히면서 熱의 현상이 드러남. 이로 인하여 背表 부위를 중심으로 熱症이 외부적으로 발현됨

④ 大腸에서 膀胱으로 작용하는 溫氣(陽煖之氣)의 작용이 약해짐

⑤ 膀胱으로 작용하지 못하는 溫氣가 大腸에 쌓이면서 外熱包裏冷의 현상으로 大腸怕寒이 생김. 이로 인하여 大腸 부위를 중심으로 小腹硬滿 등의 증상이 외부적으로 발현됨

脾弱하지 않고 胃弱한 상태에서 腎受熱表熱病 기전이 작용하면 鬱狂證이 발생하고, 脾弱한 상태에서 腎受熱表熱病 기전이 작용하면 亡陽證이 발생한다.

○ 胃受寒裏寒病 기전

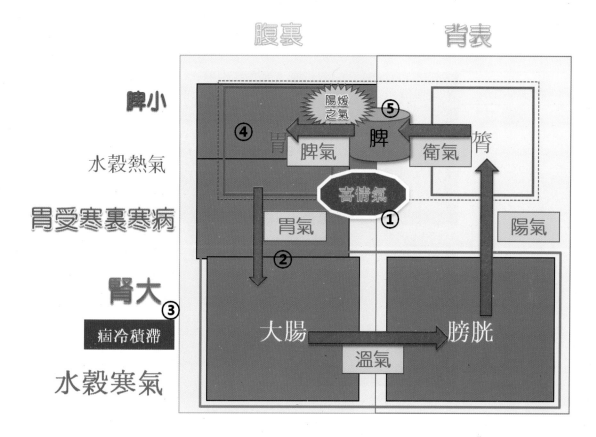

① 喜情氣의 작용으로 脾胃의 陽煖之氣의 손상이 생김. 이로 인하여 脾局의 水穀熱氣가 약해지고, 腎局의 水穀寒氣가 과도해짐

② 胃에서 大腸으로 작용하는 胃氣가 과도해진 腎局의 水穀寒氣로 인하여 내려가지 못함

③ 胃氣가 大腸에 작용하지 못함으로 인하여 大腸에 水穀寒氣가 과도해져 痼冷積滯가 발생함. 이로 인하여 腹滿을 중심으로 한 寒症이 외부로 발현됨

④ 胃弱한 太陰證의 경우 과도해진 腎局의 水穀寒氣가 胃 부위를 압박함

⑤ 脾弱한 少陰證의 경우 과도해진 腎局의 水穀寒氣가 胃 뿐만 아니라 脾 부위까지 압박함

太陰證, 少陰證은 모두 胃弱한 상태에서 발생되는 병증이다. 太陰證은 胃弱하지만 脾弱하지 않은 상태에서 발생하는 順證이며, 少陰證은 脾弱한 상태에서 발생하는 逆證이다.

2) 少陽人

○ 脾受寒表寒病 기전

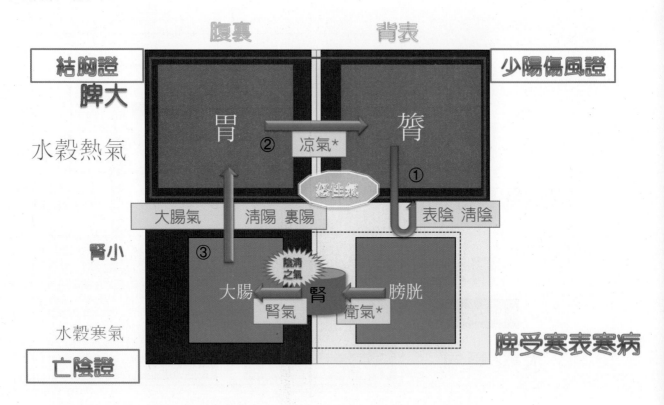

① 少陽傷風證 : 表陰이 降陰하지 못하여 背膂 부위에서 外冷包裏熱의 현상이 생기는 병증

② 結胸證 : 表陰이 降陰하지 못하고 凉氣의 작용이 약해지면서 背膂 부위뿐만 아니라 胃局까지 外冷包裏熱이 생기는 병증

③ 亡陰證 : 腎氣의 기운이 약한 '腎弱'의 상태에서 表陰이 降陰하지 못하고 大腸氣(淸陽)의 작용이 약해지면서 大腸局이 더욱 차가워지면서 생기는 병증으로 身熱頭痛亡陰證과 身寒腹痛亡陰證의 구분이 있음

○ 胃受熱裏熱病 기전

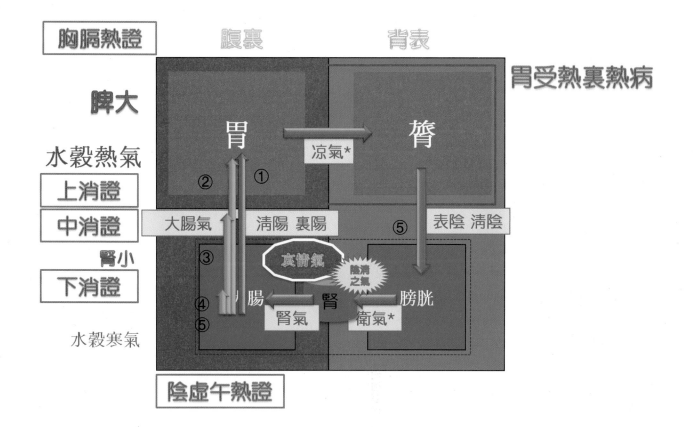

① 胸膈熱證 : 淸陽의 上升이 약해져 胃局의 熱氣가 심화되어 胃熱證이 나타나는 병증

②③④ 消渴證 : 胃熱證이 심한 상태에서 淸陽의 上升에 문제가 발생하는 병증으로, 淸陽의 上升이 胃局까지 상승하나 頭面四肢로 가지 못하는 상태를 上消證②이라고 하고, 胃局까지 미치지 못하는 상태를 中消證③ 이라고 한다. 腎氣가 약한 상태인 腎弱으로 인하여 淸陽의 上升이 거의 되지 못하여 大腸局에 겨우 미치는 상태를 下消證④이라고 한다.

⑤ 陰虛午熱證 : 腎氣가 약한 腎弱의 상태로 淸陽의 上升이 거의 되지 못하여 腹裏 부위의 熱症이 생기는 동시에 背膂에서 膀胱으로 表陰이 降陰하지 못하여 背表의 寒症이 생기는 表裏俱病의 병증

3) 太陰人

○ 胃脘受寒表寒病 기전

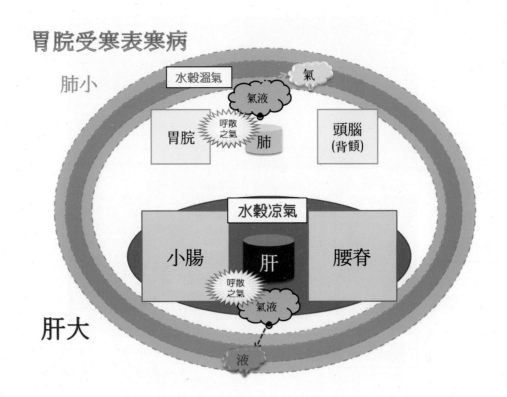

胃脘의 呼散之氣가 약해져 氣液을 呼散하지 못함으로 인하여 肺黨의 水穀溫氣가 약해져 惡寒, 無汗 등의 증상을 특징으로 하는 寒症이 발생하게 된다.

背顀의 呼散之氣가 약해져 背顀를 중심으로 寒症이 나타나는 병증은 背顀表病이고, 胃脘의 呼散之氣가 약해져 背顀, 胃脘을 중심으로 寒症이 나타나는 병증은 長感病이다. 이들 병증은 아직 肺元이 약하지 않은 상태에서 발현된다.

肺元이 약한 상태에서 병증이 발생하여 素證에서 이미 怔忡, 無汗, 氣短, 結咳 등이 있고, 이외에도 表寒, 泄瀉, 食滯痞滿, 小便不利, 浮腫 등의 寒症이 나타나는 병증은 胃脘寒證이다.

○ 肝受熱裏熱病 기전

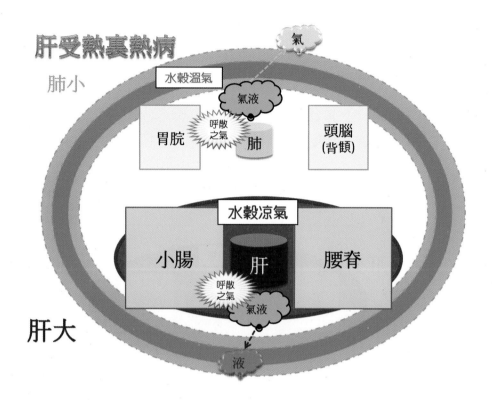

肺黨의 呼散之氣가 약해져 氣液을 呼散하지 못함으로 인하여 肝黨의 과도하게 吸聚된 氣液이 肝熱로 化하여 發熱, 多汗 등의 증상을 특징으로 하는 熱症이 발생하게 된다.

肺元이 약하지 않은 상태에서 小腸 부위의 呼散之氣가 약해져 目疼, 鼻乾, 不得臥, 壯熱 등의 熱症이 두드러지게 드러나는 병증이 肝熱證이다.

肺元이 약한 상태에서 肝受熱裏熱病이 발생하면 肝熱證에서 나타나는 熱症 이외에 肺黨의 기능저하로 인한 寒症과 燥症이 동시에 나타나는 肝熱肺燥의 병증이 燥熱證이다.

4) 太陽人

○ 外感腰脊病 기전

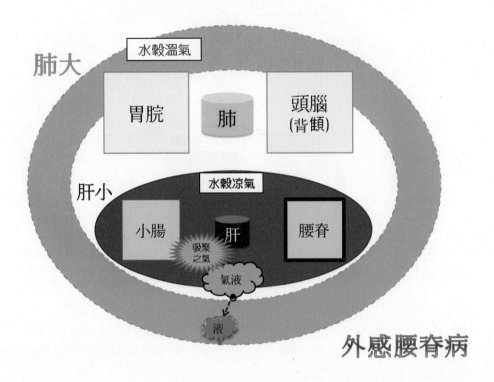

外感腰脊病은 肝黨의 吸聚之氣가 약해지면서 腰脊 부위를 중심으로 해서 나타나는 증상군으로 解㑊證이 대표적인 병증이다. 解㑊證이 발생하기 전까지의 가벼운 병증에서는 惡寒, 發熱, 身體疼痛 등의 熱症이 주로 나타난다.

○ 內觸小腸病 기전

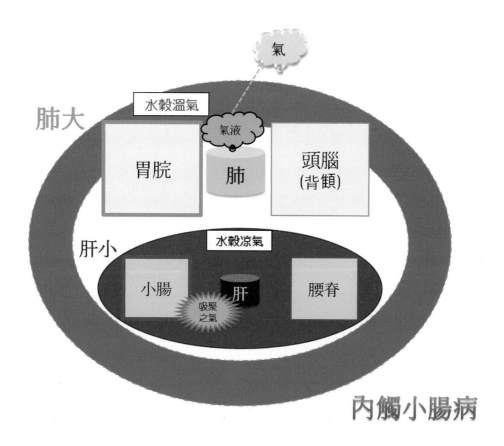

內觸小腸病은 肝黨의 吸聚之氣가 약해지고 胃脘 부위에서 氣液의 呼散이 과도해져 나타나는 증상군으로 噎膈反胃證이 대표적인 병증이다. 噎膈反胃證이 발생하기 전까지의 가벼운 병증에서는 腹痛, 腸鳴, 泄瀉, 痢疾 등의 寒症이 주로 나타난다.

四象人 病證

1. 사상인의 表裏病과 順逆證을 이해한다.

사상인 병증은 모두 表病과 裏病으로 구분된다. 表病은 哀怒喜樂의 性氣로 인하여 背表 부위를 중심으로 발생하며, 裏病은 哀怒喜樂의 情氣로 인하여 腹裏 부위를 중심으로 발생한다. 表病과 裏病은 각각 順證(輕重證)과 逆證(險危證)으로 구분된다. 順證은 四象人의 保命之主의 손상이 가벼운 상태에서 발생하는 병증이며, 逆證은 保命之主의 손상이 중한 상태에서 발생하는 병증이다.

1. 소음인 병증

少陰人	胃受寒裏寒病	腎受熱表熱病
逆(險危)	少陰證	亡陽證
順(輕重)	太陰病陰毒證	太陽病厥陰證
	太陰證	鬱狂證

소음인 병증은 크게 腎受熱表熱病과 胃受寒裏寒病으로 表裏病證이 구분된다.

腎受熱表熱病은 鬱狂證의 順證과 亡陽證의 逆證, 그리고 太陽病厥陰證의 變證으로 구분된다.

胃受寒裏寒病은 太陰證의 順證과 少陰證의 逆證, 그리고 太陰病陰毒證의 變證으로 구분된다.

2. 소양인 병증

少陽人	胃受熱裏熱病		脾受寒表寒病
順(輕重)	胸膈熱證		少陽傷風證
	消渴證	上消證	
		中消證	結胸證
逆(險危)		下消證	身熱頭痛亡陰證
	陰虛午熱證		身寒腹痛亡陰證

　소양인 병증은 脾受寒表寒病과 胃受熱裏熱病으로 表裏病證이 구분된다.

　脾受寒表寒病은 少陽傷風證, 結胸證의 順證과 亡陰證의 逆證으로 구분된다. 亡陰證은 身熱頭痛亡陰證과 身寒腹痛亡陰證으로 구분된다.

　胃受熱裏熱病은 胸膈熱證, 消渴證, 陰虛午熱證으로 구분된다. 이중 消渴證은 上消證, 中消證, 下消證으로 구분된다. 胸膈熱證, 上中消證은 順證, 下消證, 陰虛午熱證은 逆證에 해당된다.

3. 태음인 병증

太陰人	逆(險危)	順(輕重)	
胃脘受寒 表寒病	胃脘寒證	長感病	背傾表病
肝受熱 裏熱病	燥熱證	肝熱證	

　태음인 병증은 胃脘受寒表寒病과 肝受熱裏熱病으로 表裏病證이 구분된다.

　胃脘受寒表寒病은 背傾表病, 長感病의 順證과 胃脘寒證의 逆證으로 구분된다.

　肝受熱裏熱病은 肝熱證의 順證과 燥熱證의 逆證으로 구분된다.

4. 태양인 병증

太陽人	逆(險危)	順(輕重)
內觸小腸病	噎膈兼解㑊	噎膈反胃證
外感腰脊病	解㑊兼噎膈	解㑊證

　태양인 병증은 外感腰脊病과 內觸小腸病으로 表裏病證이 구분된다.

　外感腰脊病은 解㑊證, 內觸小腸病은 噎膈反胃證에 해당되며, 해당되는 병증만 나타나면 順證에 해당된다. 解㑊證과 噎膈反胃證이 겸하여 나타나면 逆證에 해당된다.

四象人 病證藥理

1. 사상인의 病證에 따른 藥理를 이해한다.

1. 소음인 병증약리

少陰人	胃受寒裏寒病			腎受熱表熱病		
逆(險危)	少陰證	吳茱萸附子理中湯 官桂附子理中湯 白何烏附子理中湯	危 險	亡陽證	人蔘官桂附子湯 升陽益氣附子湯 人蔘桂枝附子湯 黃芪桂枝附子湯 補中益氣湯 升陽益氣湯 黃芪桂枝湯	危 險
順(輕重)	太陰病陰毒證	人蔘桂皮湯	重	太陽病厥陰證	人蔘吳茱萸湯	重
	太陰證	白何烏理中湯 香砂養胃湯 赤白何烏寬中湯 桂枝半夏生薑湯 藿香正氣散	 輕	鬱狂證	獨蔘八物湯 八物君子湯 香附子八物湯 芎歸香蘇散 川芎桂枝湯	 輕

해당 병증에 표기된 처방은 각 병증 내에서 아래에서 위의 방향으로 輕重險危의 순서대로 用藥한다.

2. 소양인 병증약리

少陽人				胃受熱裏熱病		脾受寒表寒病		
順(輕重)	胸膈熱證		荊防瀉白散 猪苓車前子湯 地黃白虎湯 陽毒白虎湯	輕	少陽傷風證	荊防敗毒散 荊防導赤散 荊防瀉白散	輕	
	消渴證	上消證	涼膈散火湯	重	結胸證	荊防導赤散 甘遂天一丸 導赤降氣湯	重	
		中消證	忍冬藤地骨皮湯					
逆(險危)		下消證	熟地黃苦蔘湯	險	身熱頭痛亡陰證	荊防瀉白散 猪苓車前子湯	險	
	陰虛午熱證		獨活地黃湯 十二味地黃湯	危	身寒腹痛亡陰證	滑石苦蔘湯 荊防地黃湯	危	

해당 병증에 표기된 처방은 각 병증 내에서 위에서 아래의 방향으로 輕重險危의 순서대로 用藥한다.

3. 태음인 병증약리

太陰人	逆(險危)				順(輕重)			
	胃脘寒證				長感病		背傾表病	
胃脘受寒 表寒病	鹿茸大補湯	補肺元湯	調胃升淸湯	麻黃定痛湯	太陰調胃湯	調理肺元湯	寒多熱少湯	麻黃定喘湯	麻黃發表湯
	危				險	重		輕
	燥熱證				肝熱證			
肝受熱 裏熱病	拱辰黑元丹	淸心蓮子湯	熱多寒少湯		皂角大黃湯	葛根承氣湯		葛根解肌湯
	危				險	重		輕

해당 병증에 표기된 처방은 각 병증 내에서 우측에서 좌측으로 輕重險危의 순서대로 用藥한다.

4. 태양인 병증약리

太陽人	逆(險危)		順(輕重)
內觸小腸病	噎膈兼解㑊	獮猴藤植腸湯	噎膈反胃證
	危　險		重　輕
外感腰脊病	解㑊兼噎膈	五加皮壯脊湯	解㑊證

Part

II

소음인 병증약리

○ 병증약리를 들어가면서 일러두기

東武는『東醫壽世保元』을 저술하면서 전적으로『東醫寶鑑』을 참고하여 서술하였다. 즉『東醫壽世保元』의 대부분 인용조문은『東醫寶鑑』에 실려 있는 역대 의가들의 내용이다.『東醫寶鑑』외에 東武가 직접 인용한 것으로 확인되는 유일한 서적은『醫學入門』으로 7-42 少陰人 少陰證 陰盛隔陽證에 관한 내용이다.

『東醫壽世保元·甲午本』을 살펴보면,『東醫寶鑑』에 실려 있는 여러 제가들의 내용들 가운데 四象人 表裏病證을 설명할 수 있는 내용만을 일목요연하게 모아 정리한 후 이에 대한 새로운 해석을 덧붙이는 형식으로 서술하고 있음을 밝히고 있다[89]. 따라서 東武는『東醫寶鑑』의 시각에서 정리된 내용을 바탕으로 하여 필요한 조문만을 인용하였으며, 이러한 조문들의 재해석 및 새로운 이론을『東醫壽世保元』을 통해 제시하고 있다.

그리고 여러 제가들의 인용조문 가운데 특히 張仲景이 언급한 내용을 높이 평가하고 있다. 왜냐하면 東武는 張仲景이 언급한 내용들은 執證이 분명한 반면 후대 의가들의 내용에는 執證이 분명하지 않다고 보고 있기 때문이다.[90] 각 조문을 해석함에 있어서 證을 해석할 경우에 張仲景이 언급한 證은 반드시 참조해야 하고, 藥을 해석할 경우에는 張仲景이 언급한 내용과 후대 의가들이 언급한 내용을 모두 참조하여야 한다. 그러므로 張仲景이 언급한 내용의 조문은 주의 깊게 살피는 입장을 견지해야 한다.

○ 保命之主[91]

사상의학에서 保命之主는 사상인의 生理, 病理, 藥物, 方劑를 설명하는데 있어서 중요한 개념이다. 예를 든다면, 소음인은 腎大脾小하여 水穀의 寒氣가 많고, 水穀의 熱氣가 적은 몸을 천품으로 한다. 이러한 소음인에서는 생명력을 유지시켜 주는 것이 바로 脾元을 근원으로 하는 '陽煖之氣' 라는 保命之主이다. 陽煖之氣는 腎局에서 水穀의 寒氣가 더 커지지 않도록 제어하고, 脾局에서 水穀의 熱氣를 채워주는 역할을 한다. 소음인 외 소양인, 태인인, 태양인 모두 保命之主를 중심으로 病證藥理가 설명되어지므로 반드시 기억해야 할 개념이다.

---

89 『東醫壽世保元·甲午本』5-1 因許浚東醫寶鑑所載 摘取張仲景傷寒論文及諸家所論 抄集一通別附疑難 以爲太少陰陽四象人傷寒時氣表裏病論而 (中略)

90 『東醫壽世保元·甲午本』6-6 論曰 張仲景所論太陽傷風病 卽少陰人外感表證也. 古人之桂枝湯 有證有方而執證分明. 後人之香蘇散 藿香正氣散 有 證有方而執證未分明. 今玆更定 證則必得古人之證 藥則並用古人今人之藥.

91 『東醫壽世保元·甲午本』11-3 少陰人 以陽煖之氣 爲保命之主故 腎胃爲本而 膀胱大腸爲標也. 少陽人 以陰淸之氣 爲保命之主故 膀胱大腸爲本而 腎胃之爲標也.
『東醫壽世保元·甲午本』13-8 太陰人 以呼散之氣 爲保命之主故 腦䯍胃脘爲本而 腰脊小腸爲標. 太陽人 以吸聚之氣 爲保命之主故 腰脊小腸爲本 而 腦䯍胃脘爲標.

腎受熱表熱病

1. 腎受熱表熱病의 의미, 발생기전, 치법을 이해한다.
2. 鬱狂證과 亡陽證의 병리, 증상의 차이를 이해한다.
3. 鬱狂證의 初中末症에 따른 증상, 치법, 처방을 이해한다.
4. 亡陽證의 初中末症에 따른 증상, 치법, 처방을 이해한다.
5. 太陽病厥陰證의 증상, 병리, 처방에 대해 이해한다.

1. 腎受熱表熱病의 의미

腎受熱	腎	⇨ 「臟腑論」의 腎黨의 의미로서 大腸, 口, 膀胱, 骨, 腎 등을 포괄하는 개념 ⇨ 腎局으로 표현되기도 함
	熱	腎局의 陽煖之氣에 해당되는 陽氣가 脾局으로 상승하여 連接하지 못하고 鬱縮膀胱함으로 인하여, 腎局에 과도해진 陽氣가 병리적으로 작용하게 되는 현상
	"腎受熱" 腎局 부위에 병리적인 熱이 과도하여 생기는 병리기전을 통해 나타나는 "腎陽困熱"의 현상	
表熱病	表	⇨ "腹背表裏(5-4)" 사상의학에서 인체의 전면부와 후면부를 구분하는 개념 ⇨ "表" : 인체의 후면부에 해당되는 "背表" 즉 頭腦背膂腰脊膀胱(頭肩腰臀)의 부위⇨ 脾腎의 水穀之氣 病證으로 설명되는 少陰人에서는 背膂와 膀胱 부위를 의미
	表熱	⇨ 腎局 부위에 과도해진 陽氣로 인하여 背表 부위에 병리적으로 발생하는 熱의 증상이 나타나는 현상 cf. 腎受熱의 "熱"이 腎局의 과도해진 陽氣로 인하여 생기는 병리기전을 설명하기 위한 추상적인 개념이라면, 表熱의 "熱"은 실제 배표부위에 熱證으로 나타나는 구체적인 개념이라 할 수 있다.
	腎受熱의 病機를 거쳐 背表 부위에 熱이 나는 병	

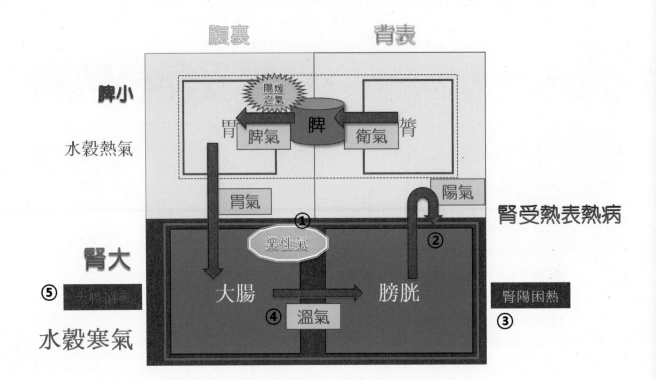

① 樂性氣의 항진으로 인하여 脾胃의 陽煖之氣의 손상이 생김. 이로 인하여 腎局의 大腸, 膀胱의 水穀寒氣의 기운이 커짐과 동시에 脾局의 脾, 胃, 背膂의 水穀熱氣의 기운이 약해짐

② 膀胱에서 背膂로 상승해야 될 陽氣(陽煖之氣)가 과도해진 水穀寒氣로 인하여 올라가지 못함

③ 올라가지 못한 陽氣가 膀胱에 울축되어 腎陽困熱, 즉 腎局인 膀胱에 陽氣가 가로막히면서 熱의 현상이 드러남. 이로 인하여 背表 부위를 중심으로 熱症이 외부적으로 발현됨

④ 大腸에서 膀胱으로 작용하는 溫氣(陽煖之氣)의 작용이 약해짐

⑤ 膀胱으로 작용하지 못하는 溫氣가 大腸에 쌓이면서 外熱包裏冷의 현상으로 大腸怕寒이 생김. 이로 인하여 大腸 부위를 중심으로 小腹硬滿 등의 증상이 외부적으로 발현됨

腎受熱, 즉 腎陽困熱의 현상은 腎受熱表熱病의 공통 병리기전이므로 鬱狂證, 亡陽證에서 모두 나타난다. 背表 부위에 해당하는 膀胱에서 背膂로 陽氣가 올라가지 못하는 병리적인 현상으로부터 출발하기 때문에 表病에 해당된다. 그리고 大腸怕寒은 腎受熱表熱病에서 생기지만, 필수적인 병리현상은 아니다.

鬱狂證, 亡陽證은 모두 表病의 범주에 해당되며 모두 背表에 熱症이 발현되기 때문에 表熱病이라고 한다. 鬱狂證은 脾弱하지 않고 胃弱한 상태에서 발생하는 順證인 반면, 亡陽證은 脾弱한 상태에서 발생하는 逆證이다.

2. 腎受熱表熱病 Preview

조문번호	내용
6-1~5	腎受熱表熱病 提綱
6-6~12	鬱狂證 初症
6-13~16	鬱狂證 中症
6-17~26	鬱狂證 末症
6-27~32	亡陽證
6-33~38	鬱狂證과 亡陽證 비교
6-39~52	太陽病厥陰證

3. 腎受熱表熱病 提綱

6-1

張仲景 傷寒論曰 發熱 惡寒 脈浮者는 屬表하니 卽太陽證也니라

6-1 장중경 상한론에서 말하기를 열이 오르고 오한이 있으며 맥이 부(浮)하면 이는 표병(表病)에 속하니 즉 태양증인 것이다.

참조
① 『傷寒論』辨太陽病脈證幷治法 1條 / 2條 / 3條：太陽之爲病 其脈浮 頭項强痛而惡寒 / 太陽病 發熱 汗出 惡風 脈緩者 名爲中風 / 太陽病 或已發熱 或未發熱 必惡寒 體痛 嘔逆 脈陰陽俱緊者 名曰傷寒
② 『東醫寶鑑』雜病 寒 太陽形證用藥：發熱 惡寒 脉浮者 屬表 卽太陽證也〈仲景〉
③ 『東醫壽世保元·甲午本』6-1

6-2

太陽傷風脈은 陽浮而陰弱하니 陽浮者는 熱自發이오 陰弱者는 汗自出이니
嗇嗇惡寒 淅淅惡風 翕翕發熱 鼻鳴乾嘔니 桂枝湯主之니라.

6-2 태양병에 상풍(傷風)으로 된 맥은 양맥(陽脈)이 부(浮)하고 음맥(陰脈)이 약(弱)하다. 양맥이 부하면 열이 스스로 발할 것이요, 음맥이 약하면 땀이 스스로 날 것이다. 오슬오슬 춥고 오싹오싹 바람이 싫으며 후끈후끈 열이 오르고 코가 찌룩찌룩하고 구역이 나면 주로 계지탕(桂枝湯)을 쓴다.

참조
① 『傷寒論』辨太陽病脈證幷治法 13條：太陽中風 陽浮而陰弱 陽浮者 熱自發 陰弱者 汗自出 嗇嗇惡寒 淅淅惡風 翕翕發熱 鼻鳴乾嘔者 桂枝湯主之
② 『東醫寶鑑』雜病 寒 太陽傷風：太陽傷風 脉陽浮而陰弱 陽浮者 熱自發 陰弱者 汗自出 嗇嗇惡寒 淅淅惡風 翕翕發熱 鼻鳴乾嘔 桂枝湯主之〈仲景〉
③ 『東醫壽世保元·甲午本』6-2

6-3

危亦林 得效方曰 四時瘟疫에 當用 香蘇散이니라

6-3 위역림(危亦林)의 득효방(得效方)에서 말하기를 계절적으로 유행하는 온역(溫疫)에는 향소산(香蘇散)을 써야 한다.

참조
① 『世醫得效方』傷寒 和解
  香蘇散 一方加沈香 名沈香飮子. 治四時傷寒傷風傷濕傷食 大小小兒皆可服.
② 『東醫寶鑑』雜病 瘟疫
  香蘇散 治四時瘟疫 香附子三錢 紫蘇葉二錢半 陳皮一錢半 蒼朮 甘草各一錢 右剉 作一貼 入薑三葱白二 水煎服〈得效〉
③ 『東醫壽世保元·甲午本』6-3

6-4

龔信醫鑑曰 傷寒 頭痛 身疼 不分表裏證에는 當用 藿香正氣散이니라

6-4 공신(龔信)의 의감(醫鑑)에서 말하기를 상한(傷寒)에 머리가 아프고 몸이 쑤시나 표증(表證)인지 이증(裏證)인지 분별하기 어려울 때에는 곽향정기산(藿香正氣散)을 쓰라 하였다.

참조

① 『古今醫鑑』: 傷寒, 中寒, 內傷, 傷食 등의 편에서 확인되지 않았다.

② 『東醫寶鑑』雜病 寒門 傷寒陰證 : 藿香正氣散 治傷寒陰證 頭痛 身疼 如不分表裏證 以此導引經絡 不致變動 藿香一錢半 紫蘇葉一錢 白芷 大腹皮 白茯苓 厚朴 白朮 陳皮 半夏製 桔梗 甘草灸各五分 右剉 作一貼 入薑三片棗二枚 水煎服〈醫鑑〉

③ 『東醫壽世保元·甲午本』6-4

강설

6-1 發熱, 惡寒

① 發熱, 脈浮는 腎受熱表熱病의 공통적인 증상이고, 惡寒은 鬱狂 初症, 亡陽 初症의 공통적인 증상이다.

② 惡風(6-2), 形寒(6-3)은 惡寒에 해당되는 증상이다.

6-2 熱自發, 汗自出, 惡寒, 惡風, 發熱, 鼻鳴, 乾嘔

① 熱自發 : 6-1의 發熱과 동일한 증상이다.

② 汗自出 : 亡陽證의 증상이다.

③ 鼻鳴 : 發熱, 惡寒의 신체증상이 鼻腔에서 나타나는 증상이다.

　코가 막혔다 뚫렸다 하는 鼻涕症으로 소음인의 가벼운 비염, 축농증으로 확대 해석하기도 한다.

④ 乾嘔 : 腎大脾小한 少陰人의 소화불량 증상이 동반된 것으로 볼 수 있다.

　소음인은 脾小한 臟局을 가지고 있어 기본적으로 胃가 약해서 나타나는 증상이다.

6-3 瘟疫

① 『局方』에 의하면 形寒, 身熱, 頭痛, 無汗, 胸脘痞悶, 不思飮食 등의 증상이 나타나며, 瘟疫의 주증상은 發熱이다.

6-4 頭痛, 身疼

(『局方』에 의하면 惡寒, 發熱, 頭痛, 胸膈滿悶, 腹痛, 嘔吐, 腸鳴, 泄瀉 등의 증상이 나탄난다.)

① 無汗(6-3) : 鬱狂證의 증상이다.

② 胸膈滿悶, 腹痛, 嘔吐, 腸鳴, 泄瀉(6-3), 胸膈滿悶, 腹痛, 嘔吐, 腸鳴, 泄瀉(6-4)

　腎大脾小한 少陰人의 특징이 반영된 것으로도 볼 수 있고, 大腸怕寒의 현상으로도 볼 수 있다.

③ 頭痛, 身疼(身體痛)(6-3, 6-4) : 少陰人 腎受熱表熱病의 대표적인 증상이다.

　表病은 背表부위에 생기는 병으로, 두통과 신체통은 背表부위에 생기는 表病의 대표적인 증상이다.

　表裏俱病인 少陰證에서도 頭痛, 身體痛이 있다. ☞ 참조 : 7-30

6-5

論曰 張仲景所論 太陽傷風에 發熱惡寒者는 卽 少陰人의 腎受熱表熱病也니

此證 發熱惡寒而 無汗者는 當用 桂枝湯 川芎桂枝湯 香蘇散 芎歸香蘇散 藿香正氣散이오

　　發熱惡寒而 有汗者는 此는 亡陽初證也니 必不可輕易視之하고 先用 黃芪桂枝湯 補中益氣湯 升陽益氣湯하야

　　三日連服而 汗不止 病不愈則 當用 桂枝附子湯 人蔘桂枝附子湯 升陽益氣附子湯이니라

6-5 나는 이렇게 말한다. 장중경(張仲景)이 말한 태양상풍증(太陽傷風證)에 열이 나고 오한이 있다고 한 것은 곧 소음인이 신국(腎局)에 열을 받아 표로 나타난 열병(熱病)이다. 이 증후에 발열이 있으나 땀이 없으면 계지탕(桂枝湯), 천궁계지탕(川芎桂枝湯), 향소산(香蘇散), 궁귀향소산(芎歸香蘇散), 곽향정기산(藿香正氣散) 같은 것을 써야 하고 오한발열이 있으면서 땀이 나면 망양증 초증(亡陽證 初證)이므로 절대로 가볍게 보아 넘겨서는 안 된다. 황기계지탕(黃芪桂枝湯), 보중익기탕(補中益氣湯), 승양익기탕(升陽益氣湯)을 3일 연복(連服)시켜도 땀이 그치지 않고 병이 풀리지 않으면 계지부자탕(桂枝附子湯), 인삼계지부자탕(人蔘桂枝附子湯), 승양익기부자탕(升陽益氣附子湯)을 써야 한다.

참조

① 『東醫壽世保元 · 甲午本』

6-5

今考更定此證 當用 桂枝湯 香蘇散 藿香正氣散 藥不可以不盡善擇美則 別爲增附.

此證 發熱惡寒無汗者 當用 芎歸香蘇散 加減正氣散.

　　發熱惡寒有汗者 當用 川芎桂枝湯 黃芪蘇葉湯.

6-6

論曰 張仲景所論太陽傷風病 卽少陰人外感表證也.

　古人之桂枝湯 有證有方而執證分明. 後人之香蘇散 藿香正氣散 有證有方而執證未分明.

　今玆更定 證則必得古人之證 藥則並用古人今人之藥.

강설

6-5【鬱狂證과 亡陽證 비교】

병증	공통증상	구분증상	관련내용	구분점
鬱狂證	發熱惡寒	無汗	無汗을 동반하는 溫疫(6-3) 汗出에 대한 언급은 없으나 藿香正氣散을 사용하는 병증(6-4)	＊ 汗出의 유무 少陰人 陽煖之氣의 근본이 되는 脾元의 强弱 여부를 알 수 있는 증상 (6-36, 6-35).
亡陽證		有汗	汗自出이 동반되어 桂枝湯을 사용하는 병증(6-2) 發熱惡寒而有汗 : 亡陽初症	

『東醫壽世保元 · 甲午本』 및 『東醫壽世保元 · 辛丑本』의 少陰人 表病 인식 비교[92]

○『甲午本』의 少陰人 表病證 인식과 處方

　　『甲午本』에서는 四象人의 表病과 裏病을 각각 外感과 內觸이라는 病理로 구분하고 있는데, 少陰人 病證論에서도 마찬가지로 外感膂病과 內觸胃病으로 表病과 裏病을 구분하고 있다. 表病은 性氣에 의하여 表氣가 傷한 病으로 少陰人의 경우에는 樂性氣에 의해 表氣인 目膂氣가 손상되어 表病이 발생한다. 『東醫壽世保元』 「臟腑論」에 따르면 먼저 樂性이 深確하여 우선적으로 腎局의 水穀寒氣를 盛하게 하고, 太過한 水穀寒氣가 腎局에서 脾局으로 上升하는 陽氣를 가로막는 寒邪로 작용하는데, 이것이 결과적으로는 表氣를 傷하는 것[93]으로 설명하고 있다. 「少陰人外感膂病論」에서는 少陰人 表病을 크게 太陽病과 陽明

92　이지현, 권오일, 김윤희, 황민우. 少陰人 表病證 인식의 발전과정을 통한 「少陰人泛論」의 재해석 연구. 사상체질의학회지. 2011;23(1):24-32.

93　『東醫壽世保元·甲午本』2-10 … 少陰人 樂性深確 而喜情促急 樂性深確 則氣注腎 而腎益盛 喜情促急 則氣激脾 而脾益削 少陰之臟局 所以成形於腎大脾小也.

　　『東醫壽世保元·甲午本』3-4 … 少陰之味 能廣博於地方故 少陰之精 充足於膀胱 而歸腎者大也 少陰之視 不能廣博於世會故 少陰之氣 不充足於背膂 而歸脾者小也.

病으로 구분하고, 太陽病은 少陰人의 大한 臟局인 腎黨에 해당되는 表局(膀胱)에서 발생하며, 陽明病은 小한 臟局인 脾黨에 해당되는 裏局(膂膜)에서 발생하는 것으로 인식하였다. 또한 太陽病은 表之表病으로 標에 해당하고, 陽明病은 表之裏病으로 本에 해당하는 것으로 인식하였다.[94]

이와 같이『甲午本』에서는 少陰人 表病인 外感膂病을 크게 太陽病과 陽明病으로 구분하고 있으며, '發熱'이라는 공통증상을 가진다. 그리고 惡寒의 有無에 따라 表病을 1차적으로 太陽病과 陽明病으로 구분하고 있다.[95]

또한 太陽病, 陽明病의 1차 구분 이후에는 汗出의 有無 또는 汗出의 양상에 따라 2차적으로 처방을 구분하여 사용하고 있다. 즉 太陽病에서 無汗과 有汗 또는 微汗出에 따라 처방을 구분하여 사용하였고[96], 陽明病에서는 自汗出과 汗多에 따라 처방을 구분하여 사용하고 있다.[97]

『甲午本』에서는 處方의 사용에 있어서 정리가 명확히 되지 않아서 太陽病과 陽明病에 사용하는 處方의 구분도 명확하지 않으며, 太陽病과 陽明病에 補中益氣湯, 健脾壯胃湯, 升陽八物湯, 獨蔘八物湯이 공통적으로 제시되고 있다. 太陽病 초기의 處方은 크게 汗出, 汗不出을 기준으로 나누어 鬱狂과 亡陽으로 병증을 구분하여 處方하였으나 그 차이가 명확하지 않다. 또한, 기존의학에서 發熱惡寒無汗에 桂枝湯을 사용할 수 없는 것과 같이『甲午本』에서도 發熱惡寒無汗의 太陽病에 桂枝湯之劑를 사용하지 않고 있다.

ㅇ『辛丑本』의 少陰人 表病證 인식과 處方

少陰人은 腎大脾小한 臟局을 타고 나며 水穀熱氣가 순환하는 脾黨의 기운이 부족하고 水穀寒氣가 순환하는 腎黨의 기운이 太過하다. 여기에 少陰人의 保命之主인 陽煖之氣가 水穀熱氣가 순환하는 脾黨을 도와주어 水穀熱氣를 유지시키며, 水穀寒氣가 순환하는 腎黨에도 陽煖之氣가 작용하여 水穀寒氣가 너무 太過하지 않도록 하여 少陰人의 생리를 유지시킨다.『辛丑本』에서는 少陰人 表病과 裏病을 臟腑의 개념을 도입한 병리개념과 寒熱 및 腹背表裏를 기준으로 구분하여 腎受熱表熱病과 胃受寒裏寒病으로 구분한다. 少陰人 表病은 腎이라는 臟의 개념과 受熱이라는 병리, 그리고 熱證 및 背表로 설명된다. 병리기전은 『甲午本』과 동일하게 少陰人의 樂性이 太過하여 表氣(目, 背膂)를 傷하여 表病이 발생하는 것으로 보았으나 병증의 발생부위는 腎과 大腸, 즉 腎局 또는 腎黨으로 인식하였다.

『東醫壽世保元·甲午本』6-12 今考更定已上諸證 不當用 抵當湯 桃仁承氣湯 當用 人蔘桂枝湯. 藥不可以不盡善擇美則 別爲增附. 此證 其人如狂者 膂間陽氣困熱也. 少腹硬滿者 胸間胃氣怕寒也. 二證俱見 當先其急. 膂間陽氣困熱而煩惱則 當用 川芎桂枝湯 黃芪蘇葉湯 升陽八物湯 升補之 胸間胃氣怕寒而淸爽則 當用 藿香正氣散 香砂養胃湯 薑朮破積湯 和解之 若外熱包裡冷而毒氣重結於內 或將有養虎遺患之弊則 當用 巴豆丹 下利二度 因藿香正氣散 升陽八物湯 和解而峻補之.

94 『東醫壽世保元·甲午本』9-22 或曰 吾子論少陰人胃家實脾弱病曰 膀胱者 陰之分局而表局也 膂膜者 陽之分局而裏局也. 此則以背部上下分表裏者也.

95 『東醫壽世保元·甲午本』8-1 論曰 發熱惡寒者 爲太陽病 發熱不惡寒者 爲陽明病 太陽陽明之發熱形證 一也 而惡寒不惡寒之間 相去遠甚 而陽氣之進退强弱 泰山之岡陵也 自利而不渴者 爲太陰病 自利而渴者 爲少陰病 太陰少陰之自利形證 一也 而渴不渴之間 相去遠甚 而冷氣之聚散輕重 雲夢之潴澤也 是故 藿香正氣散 香砂養胃湯之證勢 平地駿馬之病勢也 獨蔘八物湯 桂附理中湯之證勢 太行短節之病勢也 若使一天下 少陰人稟賦者 自知其病之陽明少陰證 如太行之險路 得之可畏 救之不易 攝身療病 戒懼謹愼之道 有若大路然 而不迷 則其庶幾乎.

96 『東醫壽世保元·甲午本』6-5 今考更定此證 當用 桂枝湯 香蘇散 藿香正氣散 藥不可以不盡善擇美則 別爲增附. 此證 發熱惡寒無汗者 當用 芎歸香蘇散 加減正氣散. 發熱惡寒有汗者 當用 川芎桂枝湯 黃芪蘇葉湯.
『東醫壽世保元·甲午本』6-27 今考更定 身熱汗不出不惡寒反惡熱腹滿大便硬發狂者 謂之胃家實病 而其病爲重險證. 若其病 又漐然微汗出潮熱微喘則 危證也. 此證 不更衣內實大便難者 當用 川芎桂枝湯 黃芪蘇葉湯 升陽八物湯. 漐然微汗出潮熱微喘者 當用 獨蔘八物湯 補中益氣湯 健脾壯胃湯. 已上諸證 不更衣內實大便難者 用承氣湯則 其病能解. 漐然微汗出潮熱微喘者 用承氣湯則 其病半生半死.

97 『東醫壽世保元·甲午本』6-21 今考更定 身熱汗自出不惡寒反惡熱小便利者 謂之脾約病而 其病爲重險證. 若其病 又發熱汗多而惡寒則 危證也. 此證 自汗出小便利者 當用 補中益氣湯 升陽八物湯 回陽大補湯 健脾壯胃湯. 發熱汗多者 當用 人蔘黃芪附子湯 獨蔘八物湯 補中益氣湯. 已上諸證 自汗出小便利者 用麻仁丸蜜導法則 其病益重. 發熱汗多者 用大承氣湯則 其病必死.

「少陰人腎受熱表熱病論」에 의하면 少陰人 表病은 크게 鬱狂證과 亡陽證으로 구분된다. 鬱狂證과 亡陽證은 樂性氣의 작용으로 腎局(특히, 口와 膀胱)의 水穀寒氣가 점점 커져 寒邪로 작용하고, 表氣(目과 背脊)의 陽氣(陽煖之氣)를 손상시킴으로써 膀胱에서 背脊로 陽氣가 올라가지 못하고 膀胱에 陽氣가 鬱畜하여 생기는 병증이며, 두 병증의 차이점은 병증이 발현될 때 陽煖之氣를 생성하는 脾氣의 弱, 不弱이다. 少陰人의 陽煖之氣가 생성되는 가장 주요한 부분은 脾라고 할 수 있는데, 脾氣가 약하지 않으면(脾不弱) 陽煖之氣의 생성에는 문제가 없으므로 汗不出하며 脾氣가 弱하면(脾弱) 陽煖之氣의 생성이 어려우므로 自汗出의 증상이 나타난다고 하였다.

이와 같이 『辛丑本』에서는 少陰人 表病을 크게 鬱狂證과 亡陽證으로 구분하며, 發熱을 공통증상으로 가진다. 汗出의 有無에 따라 表病을 1차적으로 鬱狂證, 亡陽證으로 구분하고 있으며, 더 세부적으로는 惡寒의 有無에 따라 鬱狂證, 亡陽證의 각 初症, 中·末症으로 나누고 있다.[98]

『辛丑本』에서는 鬱狂證과 亡陽證에 사용하는 處方이 보다 명확히 구분되어 있다. 鬱狂證의 治法은 益氣升陽을 하여 膀胱에서 背脊로 陽煖之氣가 올라가도록 하고, 亡陽證의 治法은 鬱狂證과 마찬가지로 益氣升陽하여야 하지만 그 병증의 출발이 脾弱이므로 보다 강력한 溫補升陽과 부족한 陽煖之氣를 급히 도와주어야 하므로 補脾和脾하는 人蔘을 대용량으로 급히 사용해야 한다.

○ 『甲午本』과 『辛丑本』의 병증 인식 변화 비교

少陰人 表病의 병리기전은 『甲午本』와 『辛丑本』 모두 樂性이 太過하여 表氣(目, 背脊)의 水穀熱氣를 傷하여 表病을 만든다는 점이 공통적이다. 『甲午本』에서는 外感脊病을 表病으로 설명하고 있는 반면 『辛丑本』에서는 腎受熱表熱病으로 表病을 설명하고 있다. 그리고 少陰人 表病의 구분에 있어서 『甲午本』은 太陽病, 陽明病으로, 『辛丑本』은 鬱狂證, 亡陽證으로 보고 있다.

『甲午本』에서는 發熱을 공통증상으로 하며, 惡寒과 不惡寒으로 각각 太陽病, 陽明病을 나누고 있다. 이것은 腹背表裏의 개념과 表之表裏病의 개념을 적용한 병의 발생 부위에 따른 증상을 1차적 병증 구분 증상으로 보고 있다. 공통증상인 發熱은 陽氣가 困熱됨으로써 나타나며, 背脊에 陽氣가 도달하지 못함으로 인하여 外寒을 견디지 못하여 惡寒의 증상이 생기고, 背脊의 陽氣가 소진되어 外寒과 대적할 수 없게 되어 不惡寒이 생기게 된다.

『辛丑本』에서는 『甲午本』에서와 같이 發熱을 공통증상으로 하고 있지만, 汗出과 汗不出로 鬱狂證, 亡陽證을 나누고 있다. 이것은 脾氣의 유지상태에 따른 汗出과 汗不出을 1차적 병증 구분 증상으로 하고 있는 것으로서, 陽煖之氣를 중심으로 병증구분을 한 것이다. 공통증상인 發熱은 陽氣가 困熱됨으로써 나타나며, 脾陽이 잘 유지되어 脾氣가 弱하지 않으면(脾不弱) 汗不出 하고, 脾氣가 弱하면(脾弱) 汗出 증상이 나타난다.

○ 『甲午本』과 『辛丑本』의 處方 변화 비교

『甲午本』에서는 處方의 사용에 있어서 정리가 명확히 되지 않아서 太陽病과 陽明病에 處方이 중복되어 사용되고 있다. 川芎桂枝湯, 黃芪蘇葉湯은 太陽病에, 人蔘黃芪附子湯은 陽明病에 사용되는 것으로 일

98　『東醫壽世保元·甲午本』 6-21 今考更定 身熱汗自出不惡寒反惡熱小便利者 謂之脾約病而 其病爲重險證. 若其病 又發熱汗多而惡寒則 危證也. 此證 自汗出小便利者 當用 補中益氣湯 升陽八物湯 回陽大補湯 健脾壯胃湯. 發熱汗多者 當用 人蔘黃芪附子湯 獨蔘八物湯 補中益氣湯. 已上諸證 自汗出小便利者 用麻仁丸蜜導法則 其病益重. 發熱汗多者 用大承氣湯則 其病必死.

부 처방이 제시되어 있으나, 補中益氣湯, 健脾壯胃湯, 升陽八物湯, 獨蔘八物湯은 병증의 구분에 상관없이 공통적으로 太陽病, 陽明病의 處方으로 제시되고 있다. 그러므로『甲午本』에서는 表病證의 구분은 太陽病, 陽明病으로 인식하고 있으나, 실제로는 일부 處方을 제외하고는 명확히 구분해서 사용하지 않고 있음을 볼 수 있다.

『東醫壽世保元·甲午本』의 太陽病, 陽明病 처방

	『甲午本』太陽病 處方						『甲午本』陽明病 處方					
	川芎桂枝湯	黃芪蘇葉湯	健脾壯胃湯	升陽八物湯	補中益氣湯	獨蔘八物湯	回陽大補湯	健脾壯胃湯	升陽八物湯	補中益氣湯	獨蔘八物湯	人蔘黃芪附子湯
人蔘			1	2	2	5	1	1	2	2	5	5
附子			0.5				0.5	0.5				1
黃芪		4	1	2	3	3	1	1	2	3	3	3
白朮			1	1	1	1	1	1	1	1	1	
甘草	1	1	1	1	1	1	1	1	1	1	1	1
當歸		1	1	1	1	1	1	1	1	1	1	1
川芎	1	1	1	1	1	1	1	1	1	1	1	1
官桂			1	1	1	1	1	1	1	1	1	3
桂枝	3	2			2						2	
陳皮			1		1			1		1		
芍藥	2	2		1		1	1	1	1	1	1	1
蘇葉	1	1	0.5					0.5				
乾薑			1				1	1				
生薑	3片	3片	3片	3片	3片	3片	3片	3片	3片	3片	3片	3片
大棗	2枚	2枚	2枚	2枚	2枚	2枚	2枚	2枚	2枚	2枚	2枚	2枚

weight unit : 1=3.75g

반면『辛丑本』에서는 鬱狂證과 亡陽證에 사용하는 處方이 명확히 구분되어 있다. 鬱狂證에 사용되는 처방은 川芎桂枝湯, 芎歸香蘇散, 香附子八物湯, 八物君子湯, 獨蔘八物湯이 있고, 亡陽證에 사용되는 처방은 黃芪桂枝湯, 升陽益氣湯, 補中益氣湯, 黃芪桂枝附子湯, 升陽益氣附子湯, 人蔘桂枝附子湯, 人蔘官桂附子湯이 있다.

처방구성을 살펴보면, 人蔘과 白何烏는 鬱狂末證과 亡陽證 전반에 걸쳐서 사용되고 있으며 이를 보조하기 위해 黃芪가 같이 사용되고 있다. 이는 溫補하는 白何烏와 淸越하는 人蔘을 사용하여 脾弱한 상태를 溫補升陽함으로써 부족한 陽煖之氣를 돕기 위해서 사용된 것으로 보인다. 白朮, 蒼朮, 陳皮, 川芎, 香附子, 蔥白 등은 鬱狂證에서 주로 사용되는 약물이며, 官桂, 附子 등은 亡陽證에서만 사용되는 약물이다. 甘草, 當歸, 桂枝, 芍藥, 生薑, 大棗 등은 鬱狂證과 亡陽證에 모두 사용되는 약물이다.

『東醫壽世保元·辛丑本』의 鬱狂證, 亡陽證 처방

	『辛丑本』鬱狂證 處方					『辛丑本』亡陽證 處方						
	川芎桂枝湯	芎歸香蘇散	香附子八物湯	八物君子湯	獨蔘八物湯	黃芪桂枝湯	升陽益氣湯	補中益氣湯	黃芪桂枝附子湯	升陽益氣附子湯	人蔘桂枝附子湯	人蔘官桂附子湯
人蔘				2	10	2	3			2	4	5
黃芪			1		1	2	2	3	3	2	2	3
白何烏			1			1				1		
白朮			1	1	1				1			
蒼朮	1	1										
甘草	1	1	1	1	1	1	1	1	1	1	1	1
當歸			1	2	1	1	1	1		1	1	1
川芎	1	1	1		1	1	1			1	1	1
官桂								1		1		3
桂枝	3					3	2		3	2	3	
陳皮	1	1	1	1	1			1				
芍藥	2		2		1	2	2			2	2	2
香附子		2	2									
藿香								0.5				
蘇葉		1						0.5				
附子									1	1	1	1
蔥白		5莖										
生薑	3片	3片	3片	3片	3片	3片	3片	3片	3片	3片	3片	3片
大棗	2枚	2枚	2枚	2枚	2枚	2枚	2枚	2枚	2枚	2枚	2枚	2枚

weight unit : 1=3.75g

이상과 같이『甲午本』처방은 表病證의 명확한 구분 없이 사용된 것에 반해『辛丑本』에 이르러서는 처방의 활용이나 구성약물이 表病證의 명확한 구분, 즉 鬱狂證과 亡陽證에 근거하여 사용되고 있음을 알 수 있다. 鬱狂證과 亡陽證을 太陽病, 陽明病과는 다르게 구분한 것은 鬱狂과 亡陽의 初症은 기존의 治法으로 가능하나 鬱狂과 亡陽의 中症, 末症은 기존의 治法으로는 한계가 있었기 때문이다. 少陰人 表病 藥理는『甲午本』에서 기존조문에 기술된 古方을 바탕으로 대부분 형성되었고, 기존의학에서 發熱惡寒無汗에 桂枝湯을 사용할 수 없으며『甲午本』에서도 기존 藥理에 얽매여 있었기 때문에 桂枝湯之劑를 사용하지 못하나,『辛丑本』에서는 기존 藥理에 얽매이지 않고 桂枝湯을 중심으로 升陽의 藥理를 이용하였다고 볼 수 있다. 즉『辛丑本』에 이르러『甲午本』보다 발전된 表病證의 인식이 이루어졌으며, 각 病證에 사용되는 처방도 이러한 인식에 맞춰 명확히 구분되어 사용되고 있다고 볼 수 있다.

o「少陰人 泛論」에 나타난 少陰人 表病證 인식

　　『甲午本』과『辛丑本』의「少陰人 泛論」의 조문들을 비교해 보면,『甲午本』「少陰人 泛論」은 모두 27조문이 기술되어 있는데,『辛丑本』로 改抄되면서 藏結과 관련된 3조문이「少陰人 胃受寒裏寒病論」으로 이동하였고 나머지 24조문은 추가되거나 고쳐지지 않고『辛丑本』「少陰人 泛論」에 그대로 남아 있다. 또한,『辛丑本』「少陰人 泛論」에서는『辛丑本』임에도 불구하고 太陽病, 陽明病이라는『甲午本』의 용어를 사용하고 있으며, 少陰人 表病을 구분하는 증상이『甲午本』에서 언급되는 惡寒 有無라는 점으로 미루어 보아『辛丑本』에서의 表病 구분과 다른 것을 알 수 있다. 따라서『辛丑本』의「少陰人 泛論」에는 少陰人 表病을 太陽病과 陽明病으로 나누어 설명하는『甲午本』의 병증인식이 그대로 남아 있는 것으로 볼 수 있다.

이와 같이 少陰人 表病은『甲午本』의 太陽病, 陽明病에서『辛丑本』의 鬱狂證, 亡陽證으로 병증인식이 바뀌었으므로『辛丑本』「少陰人 泛論」의 改抄되지 않은 부분을『辛丑本』의 병증인식 관점으로 재해석 하는 과정이 필요하다.

◦『東醫壽世保元·甲午本』및『東醫壽世保元·辛丑本』의 소음인 표병 인식 비교와 이를 통한「少陰人 泛論」의 재해석

『甲午本』에서는 標本 개념을 적용하여 병의 輕重에 따라 惡寒, 不惡寒의 증상이 생기는데, 이를 기준으로 少陰人 表病을 太陽病과 陽明病으로 구분하고 있다.『辛丑本』에 이르러서는 少陰人 表病을 鬱狂證과 亡陽證으로 구분하고 汗出, 汗不出 증상으로 구분하고 있다.『甲午本』과『辛丑本』은 모두 發熱을 表病證의 공통증상으로 인식하고 있다. 그러나『甲午本』에서는 惡寒의 有無에 따라서 1차적으로 병증을 구분했던 인식이『辛丑本』에서는 汗出의 有無에 따라 1차적으로 병증을 구분하는 인식으로 새롭게 정립된 것을 알 수 있다.[99]

『甲午本』에서는 少陰人 表病證 중 太陽病을 發熱惡寒無汗者와 發熱惡寒有汗者로,[100] 陽明病을 身熱汗自出不惡寒[101]으로 설명하고, 太陽病의 汗出은 熱氣가 寒氣를 물리쳐서 나는 땀이며 陽明病의 汗出은 寒氣가 熱氣를 침범하여 나는 땀이라고 하여 각 병증의 병리기전의 차이를 설명하고 있다.[102] 즉 少陰人 表病證의 공통증상인 發熱과 1차적 병증구분인 惡寒 뿐만 아니라 汗出에 대한 언급도 있기는 하지만, 太陽病, 陽明病을 구분하는 주요 증상으로 인식되어지지 못하고 있다. 요약하면,『甲午本』에서는 發熱을 공통증상으로 가지며 惡寒의 有無로 1차적 병증 구분을 하였고, 더 세부적으로 汗出의 有無 또는 汗出의 양상을 2차적 병증 구분 증상으로 인식하여 처방을 달리 사용하고 있다.

반면『辛丑本』에서는 汗出의 有無를 鬱狂證과 亡陽證을 구분하는 1차적인 병증구분으로 인식하고 있다.[103] 鬱狂證은 發熱, 自汗不出의 공통증상이 나타나지만 初症에 表證因在, 즉 發熱과 惡寒이 동시에 나타나다가 中症(胃家實), 末症에 이르러서는 陽明病, 즉 發熱, 不惡寒의 양상이 나타나며, 특히 末症에서는 濈然微汗出, 潮熱(胃竭之候)이 생긴다. 즉 鬱狂證의 初症은 惡寒이 있는 반면 中症(胃家實)과 末症에는 惡寒이 없는 상태이다. 亡陽證은 發熱, 自汗出의 공통증상이 나타나지만 初症에는 發熱, 惡寒이 동시에 나타나다가 中症에서는 發熱, 不惡寒의 증상이 생기고, 末症에 이르러서는 發熱은 그대로 있으면서 惡寒(脾

---

99 『東醫壽世保元·辛丑本』6-36 陰證 口中和 而有腹痛泄瀉者 太陰病也 口中不和 而有腹痛泄瀉者 少陰病也 陽證 自汗不出 而有頭痛身熱者 太陽陽明病 鬱狂證也 自汗出 而頭痛身熱者 太陽陽明病 亡陽證也. 陰證之太陰病 陽證之鬱狂病 有經證重證也. 陰證之少陰病 陽證之亡陽病 有險證危證也. 亡陽少陰病 自初痛 已爲險證 繼而爲危證也.

100 『東醫壽世保元·甲午本』6-5 今考更定此證 當用 桂枝湯 香蘇散 藿香正氣散 藥不可以不盡善擇焉則 別爲增附. 此證 發熱惡寒無汗者 當用 芎歸香蘇散 加減正氣散. 發熱惡寒有汗者 當用 川芎桂枝湯 黃芪蘇葉湯.

101 『東醫壽世保元·甲午本』6-20 脾弱病形證 全體有汗人中不汗小便利者 爲主證 而其始焉 身熱自汗出不惡寒也. 若其病垂危則 發熱汗多而惡寒也. 發熱汗多而惡寒者 裏熱撐支之勢 已窮故也.

102 『東醫壽世保元·甲午本』8-2 太陽病汗出 熱氣却寒氣之汗出也 陽明病汗出 寒氣犯熱氣之汗出也.

103 『東醫壽世保元·辛丑本』6-36 陰證 口中和 而有腹痛泄瀉者 太陰病也 口中不和 而有腹痛泄瀉者 少陰病也 陽證 自汗不出 而有頭痛身熱者 太陽陽明病 鬱狂證也 自汗出 而頭痛身熱者 太陽陽明病 亡陽證也. 陰證之太陰病 陽證之鬱狂病 有經證重證也. 陰證之少陰病 陽證之亡陽病 有險證危證也. 亡陽少陰病 自初痛 已爲險證 繼而爲危證也.

絶之候)의 증상이 생긴다.[104] 즉 鬱狂證, 亡陽證은 모두 發熱의 공통증상이 있으나 自汗不出(鬱狂證)과 自汗出(亡陽證)의 구분이 있으며, 初症은 모두 惡寒이 있고, 中症에는 모두 惡寒이 없고, 末症에는 惡寒이 없거나(鬱狂證) 惡寒이 발생하게 된다(亡陽證).

이상과 같이 『辛丑本』에서도 『甲午本』에서와 마찬가지로 少陰人 表病證의 공통증상을 發熱로 보는 인식은 동일하게 유지하고 있다. 그러나 鬱狂證, 亡陽證의 1차적인 병증구분을 汗出의 有無로 인식하고 있으며, 더 세부적으로 惡寒의 有無에 따라 鬱狂證, 亡陽證의 初中末症을 각각 2차적으로 병증구분을 하고 있다.

少陰人 表病證에 있어서 『甲午本』에서는 背膂에 陽氣가 도달되는지의 여부를 나타내는 증상인 惡寒을 1차적인 병증구분 지표로 인식하였으나, 『辛丑本』에 이르러서는 脾氣의 弱不弱 여부를 나타내는 汗出을 1차적인 병증구분 지표로 인식하는 것으로 발전하였다. 『甲午本』에서는 惡寒(1차적 병증구분 지표), 汗出(2차적 병증구분 지표)을 중심으로 表病證을 구분하였다면, 『辛丑本』에서는 汗出(1차적 병증구분 지표), 惡寒(2차적 병증구분 지표)으로 설정하고 있다. 『甲午本』과 『辛丑本』에서의 병증구분 범주를 비교해 본다면 『甲午本』의 惡寒, 汗不出하는 太陽病은 『辛丑本』의 鬱狂 初症(汗出, 惡寒) 범주로, 『甲午本』의 不惡寒, 汗不出하는 陽明病은 『辛丑本』의 鬱狂 中末症(汗出, 不惡寒) 범주로 포함할 수 있다. 또한 『甲午本』의 惡寒, 汗出하는 太陽病은 『辛丑本』의 亡陽 初證(汗不出, 惡寒) 범주로, 『甲午本』의 不惡寒, 汗出하는 陽明病은 『辛丑本』의 亡陽 中末症(汗不出, 不惡寒) 범주로 포함할 수 있다.

『東醫壽世保元·甲午本』과 『東醫壽世保元·辛丑本』의 소음인 표병 인식의 변화

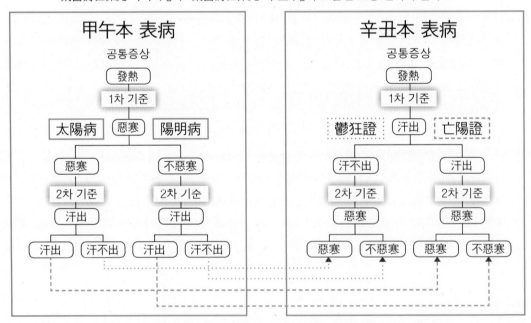

---

104 『東醫壽世保元·辛丑本』6-35 胃家實 脾約二病 如陰證之太陰少陰病 虛實證狀 顯然不同 自太陽病 表證因在時 已爲兩路分岐 元不相合. 太陽病 表證因在而 其人如狂者 鬱狂之初證也 陽明病 胃家實 不更衣者 鬱狂之中證也 陽明病 潮熱 狂言 微喘直視者 鬱狂之末證也 太陽病 發熱惡寒 汗自出者 亡陽之初證也 陽明病 不惡寒 反惡熱 汗自出者 亡陽之中證也 陽明病 發熱汗多者 亡陽之末證也 蓋鬱狂證 都是身熱 自汗不出也. 亡陽證 都是身熱 自汗出也.

『東醫壽世保元·辛丑本』6-38 胃家實病 其始焉 汗不出 不惡寒 但惡熱而其病垂危則 濈然微汗出 潮熱也 濈然微汗出潮熱者 表寒振發之力 永竭故也 胃竭之候也 脾約病 其始焉 身熱 汗自出 不惡寒而若其病垂危則 發熱汗多而惡寒也 發熱汗多而惡寒者 裏熱撑支之勢 已窮故也 脾絕之候也.

이러한 表病證 인식의 발전과정에 맞추어 處方의 사용도 보다 명확하게 구분하여 접근되었다. 『甲午本』에서처럼 太陽病, 陽明病의 表病證 구분은 있으나 처방이 명확히 구분되어 사용되지 않고 혼용되고 있는 반면, 『辛丑本』에 이르러서는 鬱狂證, 亡陽證에 따라 처방의 구분도 명확하게 사용될 뿐만 아니라 개개 약물의 사용도 구분되어 사용되고 있다.

『辛丑本』「少陰人 泛論」에서 『甲午本』의 表病의 구분인 太陽病과 陽明病이라고 언급된 부분은 『辛丑本』의 병증인식에 맞추어 鬱狂證과 亡陽證으로 바꾸어 서술되어야 할 내용이다. 이상을 근거로 하여 『辛丑本』의 병증인식에 맞춰 재해석을 시도하면 다음과 같다.

『東醫壽世保元·辛丑本』의 「少陰人泛論」 재해석

조문	내용
8-1	論曰　發熱惡寒者　　爲太陽病 　　　發熱不惡寒者　爲陽明病 太陽陽明之發熱形證 一也 而惡寒不惡寒之間 相去遠甚 而陽氣之進退强弱 泰山之比岡陵也 ➡ 論曰　發熱自汗不出者　爲鬱狂證 　　　發熱自汗出者　　爲亡陽證 鬱狂亡陽之發熱形證 一也 而自汗出自汗不出之間 相去遠甚 而陽氣之進退强弱 泰山之比岡陵也
8-2	太陽病汗出 熱氣却寒氣之汗出也 陽明病汗出 寒氣犯熱氣之汗出也 ➡ 鬱狂證惡寒 陽氣却寒氣之惡寒也 亡陽證惡寒 寒氣犯陽氣之惡寒也
8-5	少陰人病 有六大證 一曰 少陰病　　　二曰 陽明病　　　三曰 太陰病陰毒證也 四曰 太陽病厥陰證也　五曰 太陰病黃疸證也　六曰 太陽病胃家實證也 ➡ 少陰人病 有六大證 一曰 少陰病　　　二曰 亡陽證　　　三曰 太陰病陰毒證也 四曰 太陽病厥陰證也 五曰 太陰病黃疸證也 六曰 鬱狂證也
8-9	陽明太陽之危者 獨蔘八物湯 補中益氣湯 可以解之 ➡ 鬱狂之重證者 獨蔘八物湯 可以解之 亡陽之危證者 人蔘官桂附子湯 可以解之.

『辛丑本』 8-1조문에서는 少陰人 表病을 惡寒不惡寒으로 太陽病과 陽明病으로 구분하는데, 『辛丑本』의 시각으로 재해석한다면 汗出汗不出로 鬱狂證과 亡陽證으로 구분하여야 한다.

『辛丑本』 8-2조문에서는 太陽病에서 나는 땀은 熱氣가 寒邪를 물리치는 땀이고 陽明病에서 나는 땀은 寒邪가 熱氣를 침범하는 땀으로 비교하여 설명하는데, 이것을 『辛丑本』의 시각으로 재해석한다면 鬱狂證의 惡寒은 初證에서 나타나는 증상으로 胃의 陽氣가 背脊의 寒氣를 몰아내는 惡寒이고 亡陽證의 惡寒은 末證에서 나타는 증상으로 脾의 陽氣가 심하게 손상되어 寒氣가 陽氣를 오히려 위협하는 惡寒으로 이해해야 한다.

『辛丑本』 8-5조문의 少陰人病의 六大證은 陽明病과 太陽病胃家實病證 대신에 亡陽證과 鬱狂證으로 바꾸어 이해해야 하며, 8-9조문에서 陽明病과 太陽病의 危證은 獨蔘八物湯과 補中益氣湯을 사용한다고 한 부분은 鬱狂證의 重證에는 獨蔘八物湯, 亡陽證의 危證에는 人蔘官桂附子湯을 사용하는 것으로 재해석할 수 있다. 鬱狂證은 輕重證에 해당되는 병증인데 鬱狂證 末症은 重證에 해당되며, 이러한 경우에는 獨蔘八物湯을 사용한다. 亡陽證은 險危證에 해당되는 병증인데, 亡陽證 末症은 危證에 해당되며, 이러한 경우에는 人蔘官桂附子湯을 사용한다.

4. 鬱狂證 初症

6-6
張仲景曰 太陽病에 脈浮緊하며 發熱無汗而 衄者는 自愈也니라

6-6 장중경이 말하기를 태양병에 맥이 부(浮)하고 긴(緊)하며 열이 나고 땀이 없이 코피가 나면 병이 저절로 낫는다고 하였다.

> **참조**
> ① 『傷寒論』辨太陽病脈證幷治法 48條
>   太陽病 脈浮緊 發熱 身無汗 自衄者愈.
> ② 『東醫寶鑑』 雜病 寒 傷寒血證
>   太陽病脉浮緊 發熱無汗 而衄者自愈也〈仲景〉
> ③ 『東醫壽世保元・甲午本』6-33

6-7
張仲景又曰 太陽病 六七日에 表證因在하고 脈微而沈하며 反不結胸하고 其人如狂者는 以熱在下焦니
小腹當滿이오 小便自利者는 下血乃愈니 抵當湯主之니라

6-7 장중경이 말하기를 태양병이 6,7일 되었는데도 표증이 남아 있고 맥이 미(微)하면서 침(沈)하고 도리어 결흉(結胸)이 되지 않고, 그 사람이 미친자 같으면 열이 하초(下焦)에 있기 때문이다. 비록 아랫배가 단단할지라도 소변이 순조로운 자는 하혈(下血)을 시키면 곧 낫는 것이다. 여기에 주로 저당탕(抵當湯)을 쓴다.

> **참조**
> ① 『傷寒論』辨太陽病脈證幷治法 131條
>   太陽病 六七日 表證仍在 脈微而沈 反不結胸 其人發狂者 以熱在下焦 少腹當滿 小便自利者 下血乃癒 所以然者
>   以太陽隨經 瘀熱在裡故也 抵當湯主之.
> ② 『東醫寶鑑』 雜病 寒 傷寒血證
>   太陽病六七日表證因在脉微而沈反不結胸其人如狂者以熱在下焦小腹當滿小便自利者下血乃愈抵當湯主之〈仲景〉
> ③ 『東醫壽世保元・甲午本』6-7

6-8
太陽證에 身黃發狂하며 小腹硬滿하고 小便自利者는 血證이니 宜抵當湯하고 傷寒에 小腹滿하면 應小便이 不利어늘 今反利者는 以有血也니라

6-8 태양증에 몸이 노랗고 발광하면서 아랫배가 딴딴히 붓고 소변이 자리(自利)하는 증은 마땅히 저당탕을 쓴다. 상한에 아랫배가 딴딴하면 응당 소변이 불리(不利) 할 것인데 도리어 소변이 순조로운 것은 혈이 뭉쳐 있기 때문이다.

> **참조**
> ① 『傷寒論』辨太陽病脈證幷治法 132條/133條
>   太陽病 身黃 脈沈結 少腹硬 小便不利者 爲無血也 小便自利 其人如狂者 血證諦也 抵當湯主之 / 傷寒有熱 少腹
>   滿 應小便不利 今反利者 爲有血也 當下之 不可餘藥 宜抵當丸.
> ② 『東醫寶鑑』 雜病 寒 傷寒血證
>   太陽證身黃發狂小腹硬滿自利者血證諦也宜抵當湯〈仲景〉 / 傷寒小腹滿應小便不利今反利者爲有血也當下之
>   宜抵當丸〈仲景〉

③ 『東醫壽世保元·甲午本』6-8

6-9
太陽病不解하고 熱結膀胱하야 其人如狂하며 血自下者는 自愈오 但小腹이 急結者는 宜攻之니 宜桃仁承氣湯이니라

6-9 태양병이 풀리지 않고 열이 방광에 맺혀 있어 미친 사람같이 나대면서 스스로 하혈(下血)하는 증은 병이 저절로 낫는 것이나 아랫배가 급히 맺히는 증에는 마땅히 공격해야 하니 도인승기탕(桃仁承氣湯)을 써야 한다.

참조 ① 『傷寒論』辨太陽病脈證并治法 111條
太陽病不解 熱結膀胱 其人如狂 血自下 下者癒 其外不解者 尚未可攻 當先解外 外解已 但少腹急結者 乃可攻之 宜桃核承氣湯.
② 『東醫寶鑑』 雜病 寒門 傷寒血證
太陽病不解熱結膀胱其人似狂若血自下者自愈但小腹急結者宜攻之宜桃仁承氣湯〈仲景〉
③ 『東醫壽世保元·甲午本』6-9

6-10
太陽病外證未除而 數下之면 遂下利不止하며 心下痞硬하야 表裏不解니 人蔘桂枝湯을 主之니라

6-10 태양병 외증(外證)이 아직 다 풀리지 않았는데 자주 설사를 시키면 결국 설사가 그치지 아니하며 명치끝이 막히고 단단히 굳어진다. 이것은 표증과 이증이 다 풀리지 않은 것이니 주로 인삼계지탕(人蔘桂枝湯)을 쓴다.

참조 ① 『傷寒論』辨太陽病脈證并治法 171條
太陽病 外證未除 而數下之 遂協熱而利 利下不止 心下痞硬 表裏不解者 桂枝人蔘湯 主之.
② 『東醫寶鑑』 雜病 寒 傷寒痞氣
太陽病外證未除而數下之遂下利不止心下痞硬表裏不解桂枝人蔘湯主之〈仲景〉
③ 『東醫壽世保元·甲午本』6-10

6-11
論曰 此證에 其人如狂者는 腎陽이 困熱也오 小腹硬滿者는 大腸이 怕寒也라 二證俱見이어든 當先其急이니
　腎陽困熱則 當用 川芎桂枝湯 黃芪桂枝湯 八物君子湯으로 升補之하고
　大腸怕寒則 當用 藿香正氣散 香砂養胃湯으로 和解之하고
　若外熱이 包裏冷而 毒氣重結於內하야 或將有養虎遺患之弊則 當用 巴豆丹하야 下利一二度에 因以藿香正氣散 八物君子湯으로써 和解而 峻補之니라

6-11 논하기를 이와 같은 증세에 환자가 여광(如狂)한다는 것은 신양(腎陽)이 열을 받았기 때문에 곤궁에 빠진 상태이고 소복(小腹)이 경만(硬滿)하다는 것은 대장(大腸)이 한기(寒氣)를 받고 벌벌 떠는 상태이다. 이렇게 두 證이 함께 나타날 때에는 마땅히 그 급한 증부터 먼저 치료하는 법이다. 만약 신양이 곤열(困熱)한 것이 더 급하면 우선 천궁계지탕(川芎桂枝湯), 황기계지탕(黃芪桂枝湯), 팔물군자탕(八物君子湯)을 써서 승보(升補)를 하고, 만약 대장이 한기를 받고 벌벌 떠는 것이 급하면 마땅히 곽향정기산(藿香正氣散), 향사양위탕(香砂養胃湯)을 써서 화해(和解)케 하고, 만약 외열(外熱)이 리냉(裏冷)을 에워싸고 있으면 내(內)에 독기(毒氣)가 거듭 맺혀서 혹 장차 호랑이를 길러 화를 당하는 폐단이 있는 것인 즉 마땅히 파두단(巴豆丹)을 써서 설사를 1, 2차 시키고 곧 곽향정기산, 팔물군자탕으로써 화해를 시키면서 크게 보하는 약을 써 주어야 한다.

참조 ① 『東醫壽世保元·甲午本』
6-12

今考更定已上諸證 不當用 抵當湯 桃仁承氣湯 當用 人蔘桂枝湯. 藥不可以不盡善擇美則別爲增附.

此證 其人如狂者 脊間陽氣困熱也.

少腹硬滿者 胸間胃氣怕寒也.

二證俱見 當先其急,

脊間陽氣困熱而煩惱則 當用 川芎桂枝湯 黃芪蘇葉湯 升陽八物湯 升補之.

胸間胃氣怕寒而淸爽則 當用 藿香正氣散 香砂養胃湯 薑朮破積湯 和解之.

若外熱包裡冷而毒氣重結於內 或將有養虎有患之弊則

當用 巴豆丹 下利二度 因藿香正氣散 升陽八物湯 和解而峻補之.

6-12

張仲景所論에 下焦血證은 卽少陰人의 脾局陽氣가 爲寒邪所掩抑而 腎局陽氣가 爲邪所拒하야 不能直升하고 連接於脾局하야 鬱縮膀胱之證이니라

其人如狂者는 其人이 亂言也오

如見鬼狀者는 恍惚譫語也오

太陽病 表證因在者는 身熱煩惱而 惡寒之證이 間有之也오

太陽病 外證 除者는 身熱煩惱而 惡寒之證이 都無之也니

此證에 益氣而升陽則 得其上策也어니와 破血而解熱則 出於下計也라

太陽病 外證未除而數下之면 遂下利不止 云云者는 亦可見 古人之於此證에 用承氣湯則下利不止故로 遂變其方而 用抵當桃仁湯耳라

太陽病 外證未除則 陽氣其力이 雖有鬱抑이나 猶能振寒而 與寒邪相爭於表也어니와 若外證盡除則 陽氣其力이 不能振寒而 遂爲窮困縮伏之勢也니

攻下之藥이 何甚好藥而 必待陽氣窮困縮伏之時而 應用耶아 人蔘桂枝湯 不亦晩乎아

6-12 장중경이 말한 하초혈증(下焦血證)이란 것은 즉 소음인의 비국(脾局)의 양기(陽氣)가 한사(寒邪)에 억눌린 바가 되고 신국(腎局)의 양기가 그 한사의 저항을 받아 위로 곧장 올라가 비국(脾局)과 연접(連接)하지 못하고 방광에 울축(鬱蓄)되는 증세이다. 또 그 사람이 미친 것 같다는 것은 그 사람이 횡설수설하는 것이요, 귀신을 보았다는 것은 헛것을 보고 중얼거리는 것이다. 태양병 표증(太陽病 表證)이 아직 있다는 것은 신열(身熱)로 몹시 괴로워하며 정신이 혼미하고 오한(惡寒)이 간간이 있는 것이다. 그러나 태양병에 외증(外證)이 없는 자는 신열로 괴로워하며 정신이 혼미하고 오한이 간간이 있는 증세는 전혀 없는 것이다. 이런 증후에 기운을 도우며 양기를 끌어올리면 상책을 얻었다고 할 것이요, 파혈(破血)을 하면서 열을 푸는 것은 졸렬한 계책에서 나온 것이다. 태양병 외증이 아직 다 제거되지 않았는데 자주 설사를 시키면 결국 설사가 그치지 않는다고 운운한 것은 역시 옛 사람들이 이런 증세에 승기탕(承氣湯)을 쓰면 설사(泄瀉)가 그치지 않기 때문에 그 처방을 고쳐서 저당도인탕(抵當桃仁湯)을 썼을 따름이었던 것이다. 태양병 외증이 모두 제거되지 않았을 때에는 양기(陽氣)의 힘이 비록 울체(鬱滯)되어 막히긴 하였으나 오히려 한(寒)을 떨치고 표(表)에서 한사(寒邪)와 서로 싸울 수가 있지만 만일 외증이 다 없어졌다면 양기의 힘이 한(寒)을 떨치지 못하고 곤궁(困窮)에 빠져 위축되어 엎드려진 형세이다. 공하(攻下)하는 약이 얼마나 좋은 약이길래 반드시 양기가 곤궁에 빠져서 위축되어 엎드려질 때까지 기다려 약을 써야 하는 것인가? 그렇다면 인삼계지탕(人蔘桂枝湯)이 또한 늦지 않겠는가?

참조 ① 『東醫壽世保元·甲午本』

6-13

論曰 張仲景所論 太陽病下焦血證 卽少陰人脊間陽氣未能透表 而鬱畜膀胱之證也…(이하 동일).

강설 6-6 發熱無汗

① 鬱狂證으로 보게 하는 증상으로, 코피가 나면 낫는다고 하였다. 코피는 鬱狂證에서 汗解와 같은 의미이다.

6-7 表證因在 其人如狂

　① 表證은 發熱 惡寒을 의미한다.

　② 熱이 나서 답답해 안절부절 못하는 것으로 "其人如狂者 其人亂言(어지럽게 말을 늘어놓는다,
　　6-12)"의 표현과 함께 熱의 증상을 의미한다.

6-8 發狂

　① 其人如狂과 유사한 증상이다.

6-9 小腹急結

　① 小腹滿 증상이다. 小腹當滿(7-7), 小腹硬滿(6-8)과 동일한 증상에 해당된다.

　② 衄血(6-6)과 下血(6-7, 6-9) : 스스로 울체된 熱을 풀어내는 증상(衄血, 下血)이 있으면 升陽益氣
　　의 작용을 하는 약물을 사용하지 않아도 된다. 衄血과 下血은 破血하면서 熱이 풀어지는 현상이
　　다. 下血은 大腸怕寒이 破血로 인해 풀어지는 것으로, 巴豆를 써서 腎局의 寒氣가 풀어지는 것과
　　같다.

6-10 太陽病外證

　① 發熱, 惡寒의 증상을 의미한다.

　　＊ 人蔘桂枝湯(6-10) : 理中湯에 桂枝를 가한 처방

6-11 其人如狂 小腹硬滿

　① 其人如狂 : 腎陽困熱로 熱의 증상이 아주 심할 때 나타나는 증상이다.

　② 小腹硬滿 : 大腸怕寒으로 腎黨의 大腸부위가 寒이 두려워 벌벌 떨고 있는 증상이다.

　이 두 증상이 모두 나타났을 때는 급한 것부터 먼저 다스려야 한다.

腎陽困熱이 급한 경우	川芎桂枝湯, 黃芪桂枝湯, 八物君子湯으로 升補
	腎陽困熱 : 腎局이 陽氣에 꽉 둘러싸여 압박당하는 것으로 熱의 증상이 발생 → 陽氣를 도와 위로 올라갈 수 있게 해주는 升補의 치법을 사용한다. * 黃芪桂枝湯은 亡陽初症의 처방으로 誤記로 보인다.
大腸怕寒이 급한 경우	藿香正氣散, 香砂養胃湯으로 和解
	小腹硬滿 : 아랫배가 단단하게 불러오는 증상으로, 大腸의 寒氣가 점점 더 커지는 것을 의미한다. 大腸怕寒은 外熱包裏冷(6-11, 속은 차면서 겉으로는 열이 나는 증상)을 의미하며 和解의 치법을 사용한다. 大腸怕寒이 매우 심한 경우 巴豆로 下利시키고, 1) 下利 후 남아있는 大腸怕寒을 해소하기 위해 곽향정기산을 사용한다. (大腸怕寒≫腎陽困熱) 2) 下利 후 大腸怕寒의 증상은 해결이 되고, 腎陽困熱의 증상만 남아있으면 팔물군자탕을 사용하여 升補한다.

6-12 鬱狂證의 병리

　① 소음인의 脾局 陽氣와 腎局 陽氣가 모두 寒邪에 억눌려서 腎局의 陽氣가 脾局으로 오르지 못하
　　고 膀胱에 鬱縮된 것.(鬱縮膀胱之證) 여기서 陽氣는 陽煖之氣를 의미하며, 寒邪는 과도해진 水穀
　　寒氣를 의미한다.

　② 鬱縮膀胱之證 : 益氣升陽이 상책

　③ 陽氣가 膀胱(腎局)에 울체되었으므로 益氣升陽하여 陽氣가 脾局으로 오르는 것을 도와주면 되
　　나, 表證에 下法을 써서 變證이 됨은 陽氣가 곤궁에 빠져 위축되어 있는데 攻下法을 사용하는 것
　　과 같다.

5. 鬱狂證 中症

6-13

張仲景曰 婦人傷寒發熱하고 經水適來適斷하며 晝日明了夜則譫語하야 如見鬼狀은 此爲熱入血室이니
無犯胃氣及上二焦면 必自愈니라

6-13 장중경이 말하기를 부인이 상한에 발열하고 경수(經水)가 적래적단(適來適斷)하며 낮에는 정신이 맑았다가 밤이 되면 헛소리를 하기를 귀신같은 것이 보인다고 하는 것은 열이 자궁에 들어있기 때문이다. 그러나 위기(胃氣)와 상초(上焦) 중상초(中上焦)를 범하지 않으면 반드시 저절로 낫는다.

참조 ① 『傷寒論』辨太陽病脈證幷治法 153條
婦人傷寒 發熱 經水適來 晝日明了 暮則譫語 如見鬼狀者 此爲熱入血室 無犯胃氣及上二焦 必自愈
② 『東醫寶鑑』雜病 寒 熱入血室證
婦人以血爲主 血室卽衝脈血海也 婦人傷寒 發熱 經水適來適斷 晝日明了 夜則譫語 如見鬼狀 此爲熱入血室 無犯胃氣及上二焦 必自愈 活人書云 小柴胡湯加生地黃主之 犯胃氣 謂下之 犯上二焦 謂發汗也〈仲景〉
③ 『東醫壽世保元・甲午本』6-11

6-14

陽明病에 口燥 嗽水 不欲嚥은 此必衄이니 不可下니라

6-14 양명병(陽明病)에 입이 말라서 양치질을 하고도 그 물을 넘기고자 하지 않는 것은 반드시 코피가 터지려는 징조이다. 설사를 시켜서는 안 된다.

참조 ① 『傷寒論』辨陽明病脈證幷治法 211條
陽明病 口燥 嗽水 不欲嚥 此必衄
② 『東醫寶鑑』雜病 寒 陽明病禁忌
陽明病 口燥 嗽水 不欲嚥 此必衄 不可下 宜犀角地黃湯〈仲景〉
③ 『東醫壽世保元・甲午本』6-34

6-15

陽明病 不能食에 攻其熱하면 必噦이니 傷寒 嘔多에 雖有陽明病이나 不可攻이오
胃家實不大便과 若表未解 及有半表者는 先以桂枝・柴胡和解라사 乃可下也니라

6-15 양명병에 음식을 먹지 못하는 증에 열을 공격하면 반드시 딸꾹질을 하는 것이니 상한에 구역(嘔逆氣)이 많은 증에는 비록 양명증이 있어도 공격하는 약을 써서는 안 된다. 양명병 위가실(胃家實)로 대변을 보지 못하는 증과 표증(表證)이 풀리지 않거나 표증이 반쯤 풀린 증에는 먼저 계지(桂枝), 시호(柴胡)를 써서 화해(和解)를 시킨 후에 설사를 시켜야 한다.

참조 ① 『傷寒論』辨陽明病脈證幷治法 203條 / 213條 / 395條
陽明病 不能食 攻其熱 必口歲 所以然者 胃氣虛冷故也 以其人本虛 故攻其熱 必口歲 / 傷寒 嘔多 雖有陽明病 不可攻之 / 吐利止而身痛不休者 當消食 和解其外 宜桂枝湯 少和之
② 『東醫寶鑑』雜病 寒 陽明病禁忌
陽明病 不能食 攻其熱 必噦 所以然者 胃氣虛冷故也. / 傷寒 嘔多 雖有陽明病 不可攻也.

/ 胃家實 不大便 若 表未解 及有半表者 先以桂枝柴胡 和解 乃可下也.
③『東醫壽世保元·甲午本』6-35

6-16

論曰 右諸證에 當用 藿香正氣散 香砂養胃湯 八物君子湯이니라

6-16 위의 모든 증세에는 곽향정기산(藿香正氣散), 향사양위탕(香砂養胃湯), 팔물군자탕(八物君子湯)을 써야 한다.

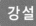 **강설**

6-13 發熱 經水適來適斷 晝日明了 夜則譫語 如見鬼狀

　① 經水適來適斷 : 小腹硬滿(6-11)과 같은 의미이다.

　② 譫語 如見鬼狀 : 鬱狂證 中症에서는 鬱狂證 初症에서 나타나는 惡寒이 없어지고 熱이 더 심해진
　　다. 譫語 如見鬼狀는 熱이 더 심해진 것을 대변하는 증상이다.

6-14 口燥 嗽水 不欲嚥

6-15 不能食 噦 嘔多 胃家實 不大便

　① 보통 大熱, 大渴, 大食을 특징으로 하는 陽明病에서는 나타날 것 같지 않은, 입은 마른데 물을 마
　　시지 못하며, 不能食, 딸꾹질, 구역의 증상을 언급하고 있다. 이는 소음인에게서 熱症이 나타나
　　지만 脾小한 臟局의 특징으로 인해 나타나는 증상을 의미하는 것이다.

6-16 藿香正氣散 香砂養胃湯 八物君子湯

　① 惡寒이 없이 發熱만 있기 때문에 鬱狂證 中症에 해당하는 내용이다.

　② 陽明病에 熱入血室하거나 血熱한 증상은 鬱狂證 中症에 해당되는데, 腎陽困熱證과 大腸怕寒證의
　　범주로 구분하여 治法과 處方을 제시하고 있다. 大腸怕寒證에는 藿香正氣散, 香砂養胃湯을 사용
　　하여 和解하고, 腎陽困熱證에는 八物君子湯으로 峻補하는 방법을 제시하였다.

6. 鬱狂證 末症

6-17

張仲景曰 陽明之爲病은 胃家實也니라

　問曰 緣何得陽明病고

　答曰 太陽病에 發汗 若下 若利小便者는 此가 亡津液하니 胃中乾燥하야 因轉屬陽明하야 不更衣 內實 大便難者를 此名陽明病也니라

6-17 중경(張仲景)이 말하기를 양명병이 되면 위가실(胃家實)로 되는 것이다. 묻기를 어떠한 까닭으로 양명병을 얻게 되는가. 대답하기를 태양병이 되었을 때 땀을 너무 많이 내었거나 설사를 많이 하였거나 이뇨(利尿)를 많이 시키면 진액이 없어져서 위중(胃中)이 건조하게 되어 양명병으로 전속(轉屬)하게 되는데 옷을 입으려고 하지 않고 위(胃), 대장(大腸)이 내실(內實)하여 대변이 통하기 어려운 증을 양명병이라고 한다.

참조
① 『傷寒論』辨陽明病脈證幷治 188條 / 189조
　陽明之爲病 胃家實也. / 問曰 緣何得陽明病. 答曰 太陽病 發汗 若下 若利小便者 此亡津液 胃中乾燥 因轉屬陽明 不更衣 內實 大便難者 此名陽明病也.
② 『東醫寶鑑』雜病 寒 陽明病有三
　陽明之爲病 胃家實也. 問曰 緣何得陽明病. 答曰 太陽病 發汗 若下 若利小便者 此 亡津液 胃中乾燥 因轉屬陽明 不更衣 內實 大便難者 此名陽明病也.〈仲景〉
③ 『東醫壽世保元・甲午本』6-22

6-18

傷寒 轉屬陽明에 其人이 濈然微汗出也니라

6-18 상한(傷寒)에 양명병(陽明病)으로 전속(轉屬)하면 그 사람은 땀이 축축하게 난다.

참조
① 『傷寒論』辨陽明病脈證幷治 197條
　傷寒 轉屬陽明 其人濈然微汗出也.
② 『東醫寶鑑』雜病 寒 陽明外證
　傷寒 轉屬陽明 其人濈然微汗出也〈仲景〉
③ 『東醫壽世保元・甲午本』6-23

6-19

傷寒 若吐 若下後 不解하야 不大便 五六日至十餘日하며 日晡所發潮熱 不惡寒 狂言하야 如見鬼狀하고 若劇者는 發則 不識人하며 循衣摸床 惕而不安하며 微喘直視하니 脈弦者生하고 脈澁者死니라

6-19 상한에 만약 토하고 하리(下利)를 한 후에도 병이 풀리지 않고 대변을 5～6일 내지 10여 일을 보지 못하면서 해질 무렵에 발열하며 오한이 없으면서 미친 소리를 하고 귀신같은 것이 보인다고 한다. 몹시 심한 자는 사람을 알아보지 못하고 옷을 어루만지며 침상을 더듬으며 불안해하고 약간 숨이 가빠지면서 눈동자를 곧추 세운다. 이렇게 된 증에는 맥(脈)이 현(弦)한 사람은 살고 맥이 삽(澁)한 사람은 사망하는 것이다.

참조
① 『傷寒論』辨陽明病脈證幷治 197條

傷寒 轉屬陽明 其人濈然微汗出也.

② 『東醫寶鑑』 雜病 寒 陽明外證

傷寒 轉屬陽明 其人濈然微汗出也 〈仲景〉

③ 『東醫壽世保元・甲午本』6-24

6-20

論曰 秦漢時 醫方治法에 大便秘燥者를 有大黃治法하고 無巴豆治法

故로 張仲景이 亦用大黃大承氣湯하야 治少陰人 太陽病轉屬陽明하야 其人 濈然微汗出 胃中燥煩實 不大便 五六日 至十餘日 日晡發潮熱 不惡寒 狂言 如見鬼狀之時而 用之則 神效라하고

若劇者는 發則 不識人 循衣摸床 惕而不安 微喘直視니 用之於此則 脈弦者生하고 脈濇者死라하니

蓋 此方은 治少陰人 太陽病이 轉屬陽明하야 不大便五六日 日晡發潮熱者에 可用而 其他則不可用也니 仲景이 知此方 有可用 不可用之時候 故로 亦能昭詳 少陰人 太陽陽明病證候也라

蓋仲景이면 一心精力이 都在於探得 大承氣湯可用時候 故로 不可用之時候도 亦昭詳知之也니

仲景太陽陽明病藥方中에 惟桂枝湯·人蔘桂枝湯이 得其彷彿而 大承氣湯則 置人死生於茫無津涯之中하고 必求大承氣湯 可用時候而 待其不大便五六日 日晡發潮熱狂言時면 是 豈美法也哉아

蓋 少陰人病候는 自汗不出則 脾不弱也오

　　　　　　大便秘燥則 胃實也니

少陰人 太陽陽明病에 自汗不出 脾不弱者는 輕病也라 大便이 雖硬이나 用藥則易愈也니 故로 大黃·枳實·厚朴·芒硝之藥도 亦能成功於此時而 劇者는 猶有半生半死라도

若用八物君子湯 升陽益氣湯 與巴豆丹則 雖劇者라도 亦無脈弦者生 脈濇者死之理也리라

又 太陽病 表證因在時에 何不早用溫補升陽之藥 與巴豆하야 預圖其病而 必待陽明病 日晡發潮熱 狂言時 用承氣湯하야 使人 半生半死耶아

6-20 진나라 한나라 때에는 의방치법(醫方治法)에 대변이 비조(秘燥)한 자에게 대황(大黃)으로 치료하는 방법은 있어도 파두(巴豆)로 치료하는 방법은 없었기 때문에 장중경(張仲景)도 대황이 포함된 대승기탕(大承氣湯)을 써서 소음인의 태양병이 양명병으로 전속된 병증을 치료하였다. 그 환자의 병증은 끈끈하게 땀이 나와서 위중(胃中)이 조번실(燥煩實)하여 대변을 5,6일 내지 10여일을 보지 못하고 매일 해질 무렵이면 조열을 발하며 오한증은 없고 미친 소리를 하면서 귀신 같은 것이 보인다고 할 때 대승기탕(大承氣湯)을 쓰면 신효(神效)하다 하고, 병증이 몹시 심한 자는 사람을 알아 보지 못하고 옷을 어루만지며 침상을 더듬고 두려워하면서 불안해하고 약간 숨이 차고 눈동자를 곧추 세우는 것이다. 이렇게 되어 있는 병증에는 대승기탕(大承氣湯)을 쓰는데 맥(脈)이 현(弦)한 자는 살고 맥이 삽(澁)한 자는 죽는다고 하였으니 대개 이 처방은 소음인의 태양병이 양명병으로 전속하여 대변이 5,6일 불통(不通)하고 매일 해질 무렵이면 반드시 일어나는 조열(潮熱)에는 쓸 수 있으나 그 외에는 쓸 수 없는 것이다.

장중경이 이 처방을 쓰고 못쓰는 때와 증후(證候)를 잘 알기 때문에 또한 소음인의 태양병이 양명병으로 전속된 증후도 잘 알 수 있었다. 대개 중경의 일심정력(一心精力)이 대승기탕을 쓸 수 있는 시기와 증후를 찾아내는데 있기 때문에 또한 써서는 안되는 시기와 증후도 소상히 잘 알았던 것이다.

장중경의 상한론 태양양명병증(太陽陽明病證) 처방중에 오직 계지탕, 인삼계지탕이 그 효력이 근사한 처방이지만 대승기탕은 사람의 생사(生死)를 아득히 끝없는 바닷가에 내버려두고, 반드시 대승기탕을 쓸 수 있는 시기와 증후를 구하고자 하여 대변을 5,6일 보지 못하고 해질 무렵에 조열(潮熱)이 나타나고 헛소리 할 때를 기다리고 있다면 이것이 어찌 좋은 치료법이라고 하겠는가? 대체로 소음인의 병증에는 땀이 저절로 나지 않으면 비(脾)가 약(弱)하지 않은 것이고 대변이 비조(秘燥)하면 위(胃)가 실(實)한 것이다. 소음인의 태양증이 양명병으로 전속되었어도 저절로 땀이 나지 않으면 비가 약한 것이 아니고 오히려 경병(輕病)이다. 대변이 비록 굳다고 하더라도 약을 쓰면 잘 낫기 때문에 대황(大黃) 지실(枳實) 후박(厚朴) 망초(芒硝) 같은 약도 또한 성공하는 것이 이 때이다. 그러나 병이 극심하여 반생반사(半生半死)하게 되어 있는 때라도 팔물군자탕(八物君子湯), 승양익기탕(升陽益氣湯)을 파두(巴豆)와 함께 쓰면 비록 극심한 자라도 또한 맥이 현한 사람은 살고 맥이 삽한 사람이 죽을 이치가 없다. 또 태양병의 표증이 그대로 있을 때 어찌하여 일찍부터 온보승양(溫補升陽)하는 약과 巴豆를 함께 써서 미리 그 병을 다스리지 않고 꼭 양명병으로 전속되어서 오후가 되면 고열을 발하고 헛소리 할 때를 기다려 대승기탕을 써서 사람으로 하여금 반생반사하게 하는가?

참조

① 『東醫壽世保元·甲午本』

6-25

論曰 太陽病發汗若下若利小便者 醫人者誤用麻黃承氣猪苓藥湯之謂也.

　　不更衣者 身不着衣 煩躁發狂之謂也.

　　內實大便難者 腹滿大便硬之謂也.

6-26

胃家實病形證 腹滿大便硬發狂者 爲主證而 其始焉 身熱汗不出不惡寒也.

若其病尤險則 濈然微汗出潮熱也. 濈然微汗出潮熱者 表寒振發之力 永渴故也.

6-27

今考更定 身熱汗不出不惡寒反惡熱腹滿大便硬發狂者 謂之胃家實病 而其病爲重險證.

　　　若其病 又濈然微汗出潮熱微喘則 危證也.

此證 不更衣內實大便難者　當用 川芎桂枝湯 黃芪蘇葉湯 升陽八物湯.

　　濈然微汗出潮熱微喘者 當用 獨蔘八物湯 補中益氣湯 健脾壯胃湯.

已上諸證 不更衣內實大便難者　用承氣湯則 其病能解.

　　　濈然微汗出潮熱微喘者 用承氣湯則 其病半生半死.

6-28

論曰 張仲景所論 胃家實病 卽少陰人太陽病 外證盡除而陽氣其力不能振寒 遂爲窮困縮伏之證也.

太陽外邪深入外束而 鬱陽內困則 胃中燥煩大便難而發者 其勢然也.

此病 無惡寒者 非寒邪退却也 乃寒邪深入外束也. 此病 當謂之太陽病.

강설

6-17 亡津液 胃中乾燥 不更衣 內實 大便難

6-18 濈然微汗出

　　① 濈然微汗出 : 땀이 끈적한 양상으로 나는 것으로 鬱狂證 末症의 대표적인 증상이다.

6-19 潮熱不惡寒 狂言如見鬼狀 若劇者 發則不識人 循衣摸床 惕而不安 微喘直視

　　① 其人如狂과 같은 맥락으로 熱症이 극심한 증상이다.

6-20 鬱狂末症의 치법과 처방, 鬱狂證과 亡陽證의 비교

　　① 少陰人 鬱狂證에 自汗이 없으면 脾가 弱하지 않고, 대변이 秘燥하면 胃가 實하므로 대승기탕이
　　　효과가 있을 수도 있다. 그러나 鬱狂末症과 같이 병세가 심한 경우에는 半生半死하게 되므로 巴
　　　豆 治法을 사용하거나 八物君子湯 등으로 溫補升陽해야 한다.

　　② 鬱狂證의 初症, 中症은 기존 치법으로 가능하나, 末症은 한계가 있어 溫補升陽의 八物君子湯, 升
　　　陽益氣湯, 巴豆丹을 제시하였다.

　　* 여기서 언급된 升陽益氣湯은 『東醫壽世保元·甲午本』 6-27 조문의 升陽八物湯을 개초하는 과정
　　　에서 誤記한 것으로 보인다. 升陽益氣湯은 亡陽證 처방으로 鬱狂證에 사용하지 않는다.

6-21

許叔微 本事方曰 一人이 病傷寒하야 大便不利하며 日晡發潮熱하며 手循衣縫하며 兩手撮空하며 直視喘急이어늘 諸醫皆
走하니 此誠惡候라

　仲景이 雖有證而無法하고 但云脈弦者生 脈濇者死라함을 愛且救之하야 與小承氣湯 一服而 大便利하고 諸疾漸退하야 脈
且微弦하더니 半月愈하니라

6-21 허숙미(許叔微) 본사방(本事方)에 말하기를 한 사람이 상한병을 앓는데 대변이 불통(不通)하고 해질 무렵 조열이 나고 손으로 의복을 꿰매는 형용을 하며 두 손으로 허공을 저어 잡고자 하고 눈동자가 곧추 서고 몹시 숨차하는 증세이다. 의사들이 모두 달아나 버리니 진실로 나쁜 병이다. 장중경(張仲景)의 방(方)에 비록 그 증세는 있어도 치법은 없고 단지 말하기를 맥현자(脈弦者)는 살고 맥삽자(脈澁者)는 죽는다고 한 것뿐이다. 이때 속은 셈치고 소승기탕(小承氣湯) 한 첩을 달여 먹이니 대변이 통하고 모든 증세가 점점 물러가고 맥도 또한 미현(微弦)해지더니 15일 만에 나은 것이다.

참조
① 『傷寒論』辨陽明病脈證幷治 222條

傷寒 若吐 若下後 不解 不大便五六日 至十餘日 日晡所發潮熱 不惡寒狂言 如見鬼狀 若劇者 發則不識人 循衣摸床 惕而不安 微喘直視 脈弦者生 脈濇者死. 微者 但發熱譫語者 大承氣湯主之. 若一服利 止後服.

② 『普濟本事方』傷寒時疫 下之而脈弦者生論證

又有人病傷寒 大便不利 日晡發潮熱 手循衣縫 兩手撮空 直視喘急 更數醫矣 見之皆走. 予曰 此誠惡候 得之者 十中九死 仲景 雖有證而無法 但云 脈弦者生 澁者死 已經吐下 難於用藥 漫且救之 若大便得通而脈弦者 庶可治也 與小承氣湯一服 而大便利 諸疾漸退 脈且微弦 半月愈

或人問曰 下之而脈弦者生 且何意也. 子曰 金匱玉函云 循衣妄撮 怵惕不安 微喘直視 脈弦者生 澁者死 微者但發熱譫語 承氣湯主之. 予嘗觀錢仲陽小兒直訣云 手尋衣領及捻物者 肝熱也. 此證 在玉函列於陽明部 蓋陽明者 胃也. 肝有熱邪 淫於胃經 故以承氣瀉之 且得弦脈 則肝平而胃不受剋 此所以有生之理也. 讀仲景論不能博通諸醫書 以發明其隱奧 專守一書者 吾未見其能也.

③ 『東醫寶鑑』雜病 寒 陽明病惡候

一人 病傷寒 大便不利 日晡發潮熱 手循衣縫 兩手撮空 直視喘急 諸醫皆走 此誠惡候 仲景 雖有證而無法 但云 脈弦者生 脈濇者死 謾且救之 與小承氣湯一服 而大便利 諸疾漸退 脈且微弦 半月愈 或問曰 脈弦者生何也. 子曰 錢仲陽云手尋衣領及捻物者 肝熱也. 此證 在玉函列於陽明部 蓋陽明者 胃也. 肝有熱邪 淫于胃經 故以承氣瀉之 且得脈弦則 肝平而胃不受剋 此有生之理也.〈本事〉

④ 『東醫壽世保元・甲午本』6-36

6-22
王好古 海藏書曰 一人이 傷寒에 發狂欲走하며 脈虛數하거늘 用柴胡湯 反劇하야
以蔘·芪·歸·朮·陳皮·甘草로 煎湯一服에 狂定하고 再服에 安睡而愈하니라

6-22 왕호고(王好古)의 해장서(海藏書)에 말하기를 한 사람이 상한병(傷寒病)을 앓는데 발광(發狂)을 하면서 밖으로 달아나고자 하며 맥은 허삭(虛數)하여 시호탕(柴胡湯)을 썼더니 병이 도리어 더한다. 곧 인삼(人蔘) 황기(黃芪) 당귀(當歸) 백출(白朮) 진피(陳皮) 감초(甘草) 등을 한 첩 달여서 먹이니 발광병(發狂病)이 멎고 또 한 첩을 먹이니 편안히 잠이 들면서 나은 것이다.

참조
① 『海藏書』확인되지 않았다.
② 『東醫寶鑑』雜病 寒 陽明虛證宜補

一人傷寒 發狂欲走 脈虛數 用柴胡湯 反劇 以蔘芪歸朮陳皮甘草 煎湯一服 狂定 再服 安睡而愈〈海藏〉

③ 『東醫壽世保元・甲午本』6-37

6-23
醫學綱目曰 嘗治循衣摸床者 數人할새 皆用大補氣血之劑하니
惟一人이 兼瞤振脈代어늘 遂於補劑中에 略加桂호니 亦振止 脈和而愈하니라

6-23 의학강목(醫學綱目)에 말하기를 일찍이 손으로 옷깃을 어루만지며 침상을 더듬는 환자 몇 사람을 치료한 경험이 있었다. 모두 기혈(氣血)을 대보(大補)하는 약을 썼더니 그 중 한 사람만이 눈꺼풀에 경련이 일어나고 대맥(代脈)이 나오는 증을 겸하였다. 그리하여 보제(補劑)중에 계지(桂枝), 관계(官桂)를 가하여 다스렸더니 또한 눈의 경련이 멎고 맥이 화(和)하여지고 나았다.

참조
① 『醫學綱目』 循衣摸牀續病

嘗治循衣摸牀者 數人 皆用大補氣血之劑 惟一人 兼瞤振脈代 遂於補劑中略加桂 亦振止脈和而愈.

② 『東醫寶鑑』 雜病 寒 陽明虛證宜補

嘗治循衣摸床者 數人 皆用大補氣血之劑 惟一人 兼瞤振脈代 遂於補劑中略加桂 亦振止脈和而愈〈綱目〉

③ 『東醫壽世保元・甲午本』6-38

6-24

成無己 明理論曰 潮熱은 屬陽明하니 必於日晡時發者 乃爲潮熱也라

陽明之爲病은 胃家實也니 胃實則 譫語이오 手足濈然汗出者는 此 大便已硬也니

譫語有潮熱이어든 承氣湯下之하고 熱不潮者는 勿服이니라

6-24 성무기(成無己)의 명리론(明理論)에 말하기를 조열(潮熱)은 양명증에 속하는 것이니 반드시 해질무렵 고열을 발하는 것을 조열이라 한다. 양명병이라고 하는 것은 위(胃)가 실(實)하여지는 것이다. 위(胃)가 실(實)하게 되면 헛소리를 하고 손발에서 끈끈하게 땀이 흐르는데 이것은 대변이 이미 굳어 있는 것이다. 조열이 있고 헛소리를 하면 승기탕(承氣湯)으로 하리를 시키고 조열이 없으면 승기탕을 써서는 안 된다.

참조
① 『傷寒明理論』 潮熱

潮熱屬陽明 必於日晡時發者 乃爲潮熱

② 『東醫寶鑑』 雜病 寒 傷寒潮熱 / 陽明實證宜下

潮熱屬陽明 必於日晡時發者 乃爲潮熱也 陽明之爲病 胃家實也 胃實則譫語 / 手足濈然汗出者 此大便已硬也

譫語有潮熱 承氣湯下之 熱不潮者 勿服〈明理〉

③ 『東醫壽世保元・甲午本』6-39

6-25

朱震亨 丹溪心法曰 傷寒壞證에 昏沈垂死는 一切危急之證이니 好人蔘一兩을 水煎一服盡하니 汗自鼻梁上出하야 涓涓如水하더라

6-25 주진형(朱震亨)의 단계심법(丹溪心法)에 말하기를 상한괴증(傷寒壞證)에 정신이 혼미하여 거의 죽게 된 것은 다 위급한 증이니 좋은 인삼 1냥을 물에 달여 단번에 먹게 하였더니 땀이 콧등에서 물방울 흐르듯 떨어지는 것이다.

참조
① 『丹溪心法附餘』 外感門 溫熱病 壞證奪命散

治傷寒 汗下後不解 或投藥錯誤 治患人困重 垂死昏沈 或陰陽二證不明 七日以後皆可服 好人蔘一兩去蘆 右爲片 水二鍾於銀石器內 煮之一鍾 溫服 病人喜冷 以新水沈冷服之 渣再煎服 連進數服 服之鼻尖上潤汗出 是其應也.

② 『東醫寶鑑』 雜病 寒 奪命散

治傷寒壞證 昏沈垂死 或陰陽一證 不明過經不解及 或因誤服藥 困重垂死 一切危急之證 好人參一兩 到作一服 水二升於銀石器內煎 至一升去滓 以新水沈冷 一服而盡 汗自鼻梁上出 涓涓如水 是藥之效也 一名獨參湯〈丹心〉

③ 『東醫壽世保元・甲午本』6-40

6-26

論曰 右論은 皆以張仲景 大承氣湯이 始作俑而 可用不可用之候를 難知故로 紛紜多惑而 始知 張仲景之不可信也라

張仲景의 大承氣湯은 元是殺人之藥而 非活人之藥則 大承氣湯을 不必擧論이오

此胃家實病 不更衣 發狂證에 當用 巴豆全粒커나 或用 獨蔘八物君子湯이오 或先用 巴豆하고 後用 八物君子湯 以壓之니라

6-26 위에서 말한 모든 사람의 논술한 바가 모두 장중경(張仲景)의 대승기탕(大承氣湯)을 허수아비로 세워놓고 가히 쓸 수 있는 시후(時候)와 쓰지 못하는 시후(時候)를 잘 알기 어려워 여러가지로 의혹이 분분하다가 비로소 장중경의 이론을 믿을 수 없음을 깨닫게 된 것이다. 장중경의 대승기탕은 원래 소음인에게 살인하는 약이고 사람을 살리는 약이 아니므로 대승기탕을 말할 필요도 없는 것이다. 이렇게 위(胃)가 실(實)하여 대변을 보지 못하고 발광을 하는 증에는 마땅히 파두(巴豆)를 한 알 쓰거나 혹은 독삼팔물탕(獨蔘八物湯)을 쓰는 것이고 혹은 먼저 파두를 쓰고 후에 팔물군자탕(八物君子湯)을 써서 병을 눌러야 한다.

참조

① 『東醫壽世保元 · 甲午本』

6-41

論曰 承氣湯 自古稱名方者 以胃實發狂病能效故也. 若狂言微喘者用之則 半生半死.

　　蓋此藥 可以用之於胃實大發狂證也 不可用於他也.

6-42

少陰人太陽病 有惡寒證而腹中硬滿者 用巴豆全粒.

　　　　　　無惡寒證而腹中硬滿者 用巴豆半粒 因以補中益氣湯壓之 三四服又連日服.

6-43

巴豆 太陰證之要藥也.

太陽證或用之者 少腹硬滿之證兼太陰積滯故也.

大忌陽明證 若亡陽誤用則危.

6-44

重病危證 藥不三四服則 藥力不壯也. 又不連日服則 病愈後不快健也.

連日服者 或日再服 或日一服 或二三日連日服 或三四日連日服 觀其病勢圖之.

강설

6-21~26

① 鬱狂末症에 해당하는 증상에 대한 치법이 장중경의 승기탕을 이용한 下法에서 후세의가들에 의해 補法으로 발전하고 있다. 즉 鬱狂末症에 升陽益氣의 治法을 제시하고, 巴豆全粒, 獨蔘八物君子湯 또는 先用巴豆 後用八物君子湯의 3가지 처방을 사용하였다.

巴豆全粒	胃家實 不更衣가 심한 경우(大腸怕寒)	和解
獨蔘八物君子湯	發狂증이 심한 경우(腎陽困熱)	升補
先用巴豆 後用 八物君子湯	大腸怕寒과 腎陽困熱이 모두 심한 경우 巴豆를 먼저 사용해 固冷積滯를 풀어주고 八物君子湯으로 升補	和解 후 升補

7. 亡陽證

6-27

張仲景曰 陽明病은 外證이 身熱 汗自出 不惡寒 惡熱이니라

6-27 장중경(張仲景)이 말하기를 양명병 외증(陽明病 外證)은 신열(身熱)이 나고 땀이 저절로 나면서 오한증은 없고 도리어 열을 싫어한다.

참조
① 『傷寒論』辨陽明病脈證幷治法 190條
　　問曰 陽明病 外證云何 答曰 身熱 汗自出 不惡寒 反惡熱也.
② 『東醫寶鑑』雜病 寒 陽明外證
　　陽明外證云何 答曰 身熱 汗自出 不惡寒反惡熱也〈仲景〉
③ 『東醫壽世保元・甲午本』6-14

6-28

傷寒 陽明病에 自汗出하며 小便數則 津液이 內竭하야 大便必難이오 其脾가 爲約이니 麻仁丸主之라

6-28 상한 양명병에 땀이 저절로 나고 소변이 잦으면 진액이 안에서 마르기 때문에 대변을 보기가 어렵게 되는 것이다. 그것은 비(脾)가 약(約)해진 것이니 마인환(麻仁丸)을 쓴다.

참조
① 『傷寒論』辨陽明病脈證幷治法 242條/ 256條
　　陽明病, 自汗出, 若發汗, 小便自利者, 此爲津液內竭, 雖硬不可攻之, 當須自欲大便, 宜蜜煎導而通之, 若土瓜根及大猪膽汁, 皆可爲導. / 趺陽脈浮而濇 浮則胃氣强 濇則小便數 浮濇相搏 大便則硬 其脾爲約 麻子仁丸主之.
② 『東醫寶鑑』雜病 寒 陽明病禁忌 / 陽明脾約證
　　陽明病 自汗出 小便自利者 此爲津液內竭 大便雖硬 不可攻之 宜用蜜導法通之. / 趺陽脈浮而濇 浮則胃氣强 濇則小便數 浮濇相搏 大便必難 其脾爲約 麻仁丸主之 一名脾約丸.〈仲景〉
③ 『東醫壽世保元・甲午本』6-15

6-29

陽明病에 自汗出하며 小便自利者는 此爲津液內竭이니 大便雖硬이나 不可攻之오 宜用蜜導法 通之니라

6-29 양명병에 땀이 저절로 나면서 소변이 잦은 것은 진액이 안에서 말랐기 때문이다. 비록 대변이 굳어 있을지라도 공격하는 약을 써서는 안 되고 마땅히 밀도법(蜜導法)을 써서 통변(通便)하게 해야 한다.

참조
① 『傷寒論』辨陽明病脈證幷治法 242條
　　陽明病 自汗出 若發汗 小便自利者 此津液內竭 雖硬 不可攻之 當須自欲大便 宜用蜜導法通之 若土瓜根及大猪膽汁 皆可爲導
② 『東醫寶鑑』 雜病 寒 陽明病禁忌
　　陽明病 自汗出 小便自利者 此津液內竭 大便雖硬 不可攻之 宜用蜜導法通之
③ 『東醫壽世保元・甲午本』6-16

6-30

陽明病에 發熱汗多者는 急下之니 宜大承氣湯이니라

6-30 양명병에 발열(發熱)하면서 땀이 몹시 흐르면 급히 설사를 시켜야 한다. 마땅히 대승기탕을 쓴다.

참조
① 『傷寒論』辨陽明病脈證幷治法 262條
   陽明病 發熱汗多者 急下之 宜大承氣湯.
② 『東醫寶鑑』雜病 寒 陽明外證
   陽明病 發熱汗多者 急下之 宜大承氣湯.〈仲景〉
③ 『東醫壽世保元・甲午本』6-17

6-31

李梴 醫學入門曰 汗多不止를 謂之亡陽이니 如心痞胸煩하고 面靑膚瞤者는 難治오 色黃手足溫者는 可治라
凡 汗漏不止하야 眞陽이 脫亡 故로 謂之亡陽이니 其身必冷이오 多成痺寒하며 四肢拘急하나니 桂枝附子湯主之라

6-31 이천(李梴)의 의학입문(醫學入門)에 말하기를 땀이 많이 나고 그치지 않는 것을 망양증(亡陽證)이라고 하니 가슴이 번열(煩熱)로 답답하고 심하(心下)를 꽉 틀어막는 것 같고 얼굴빛이 푸르고 부육(膚肉)이 경련하는 증은 치료하기 어려운 것이고, 면색(面色)이 누렇고 수족이 따뜻한 자는 치료할 수 있다. 무릇 땀이 몹시 흐르고 그치지 않으면 진양(眞陽)이 빠져 나가기 때문에 이것을 망양증이라고 한다. 그 몸이 반드시 얼음같이 차고 대개는 다리가 차고 저리며 사지가 굳고 까부라지는 것이다. 주로 계지부자탕(桂枝附子湯)을 쓴다.

참조
① 『醫學入門』傷寒門 雜證
   體虛者 漏汗不止 眞陽脫亡 凡汗不得者 謂之亡陽 汗多不止者 亦謂之亡陽 如心痞胸煩 面靑膚瞤者 難治 色黃手足溫者 可治 因太陽證者 桂枝湯加附子
② 『東醫寶鑑』內景 津液 亡陽證
   凡汗多不止 謂之亡陽 又汗不得出 亦謂之亡陽 如心痞胸煩 面靑膚瞤者 難治 色黃手足溫者 可治〈入門〉凡汗漏不止 則眞陽脫亡 故謂之亡陽 其身必冷 多成痺寒矣〈入門〉凡發汗過多 則陽虛不固 汗出多 則津液亡 而小便難 四肢者 諸陽之本 液脫者 骨屬屈伸不利 是以四肢拘急 桂枝附子湯主之〈入門〉
③ 『東醫壽世保元・甲午本』6-18

강설
6-27
① 陽明病의 外證은 熱이 나고, 땀이 나며, 不惡寒 反惡熱하는 증상으로 亡陽證 中症에 해당된다.
6-28
① 陽明病에 땀이 나면서 소변이 頻數해지고 대변이 難해지는 것으로, 이는 脾가 約(弱)해진 것이다. 진액이 이미 渴하였기 때문에 大承氣湯이 아닌 麻子仁丸을 사용한다.
6-29
① 陽明病에 땀이 나면서 소변이 自利한 것는 진액이 內渴한 것이다. 이 경우, 대변이 硬해지면 下法 대신 蜜導法을 사용한다.
6-30
① 陽明病에 發熱, 汗多는 진액의 손상 없이 熱만 나는 경우이므로 大承氣湯을 사용한다.
② 6-27~30 조문은 장중경의 견해로서 陽明病, 大便難의 증상에 下法을 사용하였다.

6-31

① 身必冷 痺寒 四肢拘急：發熱 惡寒(亡陽初症) → 惡寒은 없어지고 發熱하고 汗出(亡陽中症) → 惡寒 발생(亡陽末症)

② 亡陽末症에서 생기는 惡寒은 脾의 기운이 끊어져서 생기는 증상이다. 이 조문의 身必冷 痺寒 四肢拘急 은 모두 亡陽 末症에서 나타나는 惡寒을 대변하는 증상이라고 볼 수 있다.

③『醫學入門』에서 亡陽이라는 용어가 인용되었으며, 東武는 이 용어를 적극적으로 사용한다.

④ 張仲景의 麻子仁丸, 蜜導法과 같은 下法에서 李梴에 이르러서는 桂枝附子湯을 쓰는 치법으로 발전하게 된다. 이후 東武는 이러한 亡陽證에 적극적인 升陽益氣의 치법을 적용하고, 下法이 필요한 경우에는 巴豆治法으로 발전하게 된다.

6-32

嘗治 少陰人 十一歲兒 汗多亡陽病할새

此兒가 勞心焦思하야 素證이 有時以泄瀉爲憂而每飯時에 汗流滿面矣하니

忽一日에 頭痛 發熱 汗自出하며 大便秘燥하니 以此兒 素證泄瀉爲憂故로 頭痛·身熱·便秘·汗出之熱證을 以其反於泄瀉寒證而 曾不關心하고 尋常治之하야 以黃芪·桂枝·白芍藥等屬으로 發表矣호니

至于四五日하야 頭痛·發熱이 不愈어늘

六日平明 察其證候則 大便燥結이 已四五日이오 小便이 赤澁二三匙而 一晝夜間에 小便度數가 不過二三次오 不惡寒而發熱하며 汗出度數則 一晝夜間二三四次不均而 人中則 或有時有汗하며 或有時無汗하고 汗流滿面體하니 其證可惡이 始覺 汗多亡陽證候하니 眞時危證也호라 急用 巴豆一粒하고 仍煎黃芪桂枝附子湯 用附子一錢하야 連服二貼 以壓之하였는데 至于末刻하야 大便通하고 小便稍淸而稍多라

其翌日은 即 得病七日也라 以小兒 附子太過之慮故로 以黃芪桂枝附子湯一貼으로 分兩日服矣하니

兩日後에 其兒 亡陽證이 又作하야 不惡寒 發熱汗多而 小便赤澁하며 大便秘結如前하고 面色帶靑하며 間有乾咳하고 病勢 比前太甚하니 其日은 即 得病九日也오 時則 巳時末刻이라 急用 巴豆一粒하고 仍煎人蔘桂枝附子湯 用人蔘五錢 附子二錢하야 連二貼 壓之하니 至于日晡하야 大便이 始通하고 小便이 稍多而 色赤則 一也어늘 又用人蔘桂枝附子湯 人蔘五錢 附子二錢하야 一貼服矣호니 至于二更夜하야 其兒가 側臥而 頭不能擧하고 自吐痰一二匙而 乾咳仍止라

其翌日에 又用人蔘桂枝附子湯 人蔘五錢 附子二煎 三貼하니 食粥二三匙하고 每用藥後則 身淸凉無汗하고 小便稍多而 大便必通이라

又翌日에 用此方二貼하니 食粥半碗하고

又翌日에 用此方二貼하니 食粥半碗有餘하고 身淸凉하야 自起坐房室中하니 此日은 即 得病十二日也라 此三日內에 身淸凉 無汗하며 大便通하며 小便淸而多者는 連用附子二錢 日二三貼之故也호라

至于十三日하야 又起步門庭而 擧頭 不能仰面이어늘 懲前小兒附子太過之慮하야 用黃芪桂枝附子湯하되 用附子一錢 每日二貼服하야

至于七八日하니 頭面을 稍得仰擧而 面部에 浮腫이어늘 又 每日二貼服하야

至于七八日하니 頭面을 又得仰擧而 面部浮腫도 亦減이라

其後에 用此方 每日 二貼服하니 自得病初로 至於病解히 前後에 一月餘에 用附子 凡八兩矣니라

6-32 일찍이 11세 소음인 아이가 한다망양병(汗多亡陽病)을 앓는 것을 치료한 일이 있다. 이 아이가 마음을 수고롭게 하고 생각이 골똘하여 평소에 때때로 설사하는 것을 근심하면서 밥을 먹을 때마다 온 얼굴에 구슬같은 땀을 흘리는 것이다. 그러다가 하루는 갑자기 두통 발열하면서 땀이 저절로 흐르고 대변도 굳어서 불통(不通)하는 것이다. 그리하여 이 아이가 본디 있는 설사증을 걱정했기 때문에 두통 신열 변비 한출(汗出)을 하는 열증(熱證)은 한증 설사(寒證泄瀉)와 반대되므로 열증에는 관심을 두지 않고 대수롭지 않게 예사로 치료하여 황기(黃芪) 계지(桂枝) 백작약(白芍藥)으로 발표(發表)만 해 주었더니 4,5일이 되었어도 두통 발열이 낫지 않는 것이다. 6일이 되던 날 아침에야 그 병세를 자세히 살펴보니 대변이 굳어서 못 본지가 이미 4,5일이 되었고 또 소변 빛이 붉고 깔깔하여서 잘 나오지 않아 한 번에 두세 숟갈 밖에 되지 않는데다가 소변을 보는 횟수도 24시간 동안에 두세 번

밖에 되지 않는다. 또 오한증은 없으면서 발열을 하고 땀이 흘러나오는 횟수는 일주야(一晝夜)간에 2,3,4차로서 불규칙하다. 인중(人中)에는 혹 땀이 있는 때도 있고 혹은 땀이 없는 때도 있고 땀이 얼굴과 온 몸에 줄줄 흐르고 있으니 그 병이 과연 나쁘다. 비로소 한다망양병(汗多亡陽病)의 증후란 것을 깨닫고 보니 진실로 위급한 병증인 것이다. 급히 파두(巴豆) 한 알을 거각(去殼)하여 먹고 거듭 황기계지부자탕(黃芪桂枝附子湯)을 쓰는데 부자(附子)를 1돈 넣고 달여서 2첩을 연복(連服)케 해서 병을 눌러 놓았더니 오후 1시부터 3시 사이에 대변이 통하고 소변도 맑아지고 양도 조금 많아졌다. 그 다음날은 병을 얻은 지 7일이 되는 날이다. 그 동안에 소아에게 부자(附子)를 너무 과하게 쓰지 않았는가 걱정이 되므로 황기계지부자탕(黃芪桂枝附子湯) 1첩을 2일간 나누어 먹게 하였더니 이틀 후에 그 아이가 망양증(亡陽證)이 다시 발작하여 오한증은 없이 발열하면서 땀을 몹시 흘리고 소변은 빛이 붉고 깔깔하여 조금씩 똑똑 떨어진다. 대변은 굳어서 전번과 같이 통하지 않고 온 얼굴에 푸른 빛을 띠고 간간히 마른 기침을 한다. 병세는 전번에 비하여 극히 심하게 된 것이다. 그 날은 그 아이가 병을 얻은 지 9日이 되는 날이고 시간은 상오 11시경이다. 그리하여 급히 파두 한 알을 껍질을 까서 먹이고 이번에는 인삼계지부자탕(人蔘桂枝附子湯)을 써야 되겠기에 인삼(人蔘) 5돈 부자(附子) 2돈을 넣어 물에 달여서 2첩을 연복시켜서 병을 눌러 놓았더니 오후 3시 4시쯤 되어서 대변이 비로소 통하고 소변은 조금 많아졌으나 빛깔이 붉은 것은 전과 같다. 또 다시 인삼계지부자탕(人蔘桂枝附子湯)에 인삼 5돈 부자 2돈을 물에 달여서 1첩을 먹이니 그날 밤 2경쯤 되어서 그 아이가 모로 눕기는 하나 머리를 들지 못하고 저절로 가래를 한두 숟갈쯤 토하더니 기침도 곧 멎는다. 그 다음날 또 다시 인삼계지부자탕(人蔘桂枝附子湯)을 인삼 5돈 부자 2돈하여 3첩을 썼더니 죽을 2,3숟갈을 먹고 매번 약을 먹은 후에 몸이 개운해지고 땀이 없어지고 소변도 조금씩 많아지면서 대변도 잘 통한다. 또 그 다음날에도 이 처방으로 2첩을 쓰니 죽을 반사발이나 먹는다. 또 그 다음날에도 이 처방으로 2첩을 썼더니 죽을 반사발도 더 먹었다. 몸이 맑아지고 개운해지니 기분이 좋아서 방안에서 일어나 앉기도 하고 일어서기도 하는데 바로 이날은 병이 생긴지 12日이 되는 날이다. 이렇게 3일 동안에 몸이 맑고 개운해지면 땀이 없어지고 대변이 잘 통하고 소변이 맑으면서 많아지게 된 것은 부자를 2돈씩 넣고 하루에 2,3첩씩 연 3일 동안에 계속 썼기 때문이다. 13일이 되는 날에는 또 일어나서 문 밖에 걸어가서 걷기도 하나 힘이 없어서 머리와 얼굴을 잘 들지 못한다. 이것은 이전에 소아에게 부자를 너무 과하게 쓰지 않았으나 하는 염려 때문에 황기계지부자탕(黃芪桂枝附子湯)을 쓰되 부자를 1돈씩 넣고 매일 2첩을 썼다. 위의 처방으로 7,8일을 썼더니 머리와 얼굴은 조금은 들기는 하지만 얼굴이 부어 있어 또 매일 2첩씩 7,8일을 썼더니 머리와 얼굴을 더욱 잘 들고 얼굴의 붓기도 가라앉았다. 그 후에도 이 처방대로 매일 2첩씩 썼다. 이 한다망양병이 생긴 날로부터 병이 다 낫기까지 1개월이 조금 지났는데 그 동안 부자를 8냥을 썼던 것이다.

참조

① 『東醫壽世保元·甲午本』

6-19

論曰 少陰人汗 當觀於人中之汗不汗也.

　　全體雖不汗而人中發汗則 眞汗也.

　　全體雖汗而人中不發汗則 亡陽也.

少陰人病 亡陽最可惡也. 當用蔘芪桂急救之 不可等閑任置也.

6-20

脾約病形證 全體有汗人中不汗小便利者 爲主證 而其始焉 身熱汗自出不惡寒也.

若其病垂危則 發熱汗多而惡寒也. 發熱汗多而惡寒者 裏熱撑支之勢 已窮故也.

6-21

今考更定 身熱汗自出不惡寒反惡熱小便利者 謂之脾約病而 其病爲重險證.

　　若其病 又發熱汗多而惡寒則 危證也.

此證 自汗出小便利者 當用 補中益氣湯 升陽八物湯 回陽大補湯 健脾壯胃湯.

　　發熱汗多者　　當用 人蔘黃芪附子湯 獨蔘八物湯 補中益氣湯.

已上諸證 自汗出小便利者 用麻仁丸蜜導法則 其病益重.

　　發熱汗多者　　用大承氣湯則 其病必死.

● 『東醫壽世保元』병증약리의 치험례 전개방식

東武의 치험례는 환자의 평소상태(平居, 素證, 素有, 素病)를 설명한 후, 現證을 언급하고, 병의 경과를 서술하는 방식으로 구성되어 있다. 素證은 病證의 발현에 있어서 중요한 역할을 하고, 현재 그 사람이 어떠한 위치에 있는가를 보여주는 지표가 된다. 또한 치험례에서 나타나는 素證에는 신체적 증상 뿐 아니라, 정신적인 측면 또한 포함되어 있다. 이는 사상의학의 心身醫學的 측면이 강조되고 있음을 보여 준다. 그 특징을 정리하면 다음과 같다.

① 素證을 중심으로 하여 발병, 경과, 치료반응 등의 순서로 치험례를 전개하고 있다.
② 嘗治, 平居 등의 용어로 素證을 언급하고 있다.
③ 병의 경과 서술에서는 주소 뿐 아니라 신체적 증상(수면, 소화, 대변, 소변, 땀)와 정신적인 상태 등에 관하여 상술되어 있다.

亡陽證 치험례
素證
① 勞心焦思 : 勞心은 욕심을 자꾸 내서 마음을 수고롭게 한다는 것이고, 焦思는 오랫동안 골똘히 생각하여 마음을 태운다는 것이다. 소음인 특유의 표현을 하지 않고 생각만 하는 아이임을 설명하고 있다.
② 때때로 설사를 심하게 한다. : 胃弱으로 인한 胃受寒裏寒病의 증상이다.
③ 밥 먹을 때마다 얼굴에서 땀이 줄줄 흐른다. : 汗出은 脾弱을 의미한다.

現證
① 發熱과 汗出 : 亡陽證의 증상이다.
② 大便秘燥 : 腎受熱表熱病에서의 熱의 현상을 대변하는 증상이다.

辨證
素證이 脾弱인 상태에서 發熱 증상을 위주로 한 腎受熱表熱病이 나타난 경우

경과	
治方 ①	황기, 계지, 백작약 (갑오본의 黃芪蘇葉湯으로 추정된다)
경과	4-5일이 되도록 頭痛, 發熱이 낫지 않다가, 6일째는 大便燥結, 小便赤澁, 惡寒이 없어지고 發熱, 汗出이 더욱 심해지며, 人中에는 땀이 나지 않았다. ※ 汗多亡陽證이 險危證임을 인식하며 亡陽의 개념을 정립하고 처방을 黃芪桂枝附子湯으로 바꾸게 된다.
治方 ②	黃芪桂枝附子湯 (신축본)
경과	약의 용량을 줄이니, 發熱의 증상이 다시 심해지고, 얼굴이 파랗게 질리면서(亡陽 末症의 惡寒에 준하는 증상) 乾咳(진액이 소진되는 열의 현상)가 발생하였다. ※ 이 때 약의 용량을 늘리지 않고 처방을 변경하면서 亡陽 初中末症에 대한 체계적 인식이 생기게 된다.
治方 ③	人蔘桂枝附子湯
경과	黃芪桂枝附子湯은 黃芪桂枝湯에서 白何烏가 빠지고 黃芪 一錢이 증량된 처방으로 人蔘桂枝附子湯에 비해 亡陽證의 險危가 경한 경우에 사용한다. ※ 新定方에 亡陽末症 처방을 4가지로 분류하고, 附子를 사용하는 같은 亡陽末症에서도 경중이 있음을 설명하고 있다.

* 병이 나기 이전의 평소 증상을 나열한 것은 素證을 의미하는 것으로, 사상의학에서 임상적 접근을 하는데 있어서 매우 중요한 개념이다. 평소에 설사를 한다는 것은 胃受寒裏寒病, 즉 胃氣가 약해져서 大腸속에 찬 기운이 아주 많기 때문에 나타나는 증상을 의미한다. 또한 脾가 약하면 나타나는

증상은 汗出로, 평소 밥 먹을 때 땀이 줄줄 난다는 것은 평소에 脾의 기운이 약하다는 것을 의미한다. 이런 아이가 어느 날 갑자기 頭痛 發熱 汗自出 大便秘燥하다는 것은, 頭痛 發熱 및 大便秘燥의 表熱證의 증상과 함께 脾弱을 의미하는 汗出의 증상이 있기 때문에 의심의 여지없이 亡陽證으로 보아야 한다. 그러나 처음에는 심한 증상으로 보지 않고 황기, 계지, 백작약으로 용약하였다. 그러나 4-5일이 되도록 頭痛, 發熱이 낫지 않다가 6일째는 大便秘燥, 小便赤澁이 생기고 惡寒이 없어지고 發熱, 汗出이 더욱 심해지고 人中에는 땀이 나지 않았다.

이에 汗多亡陽證이 險危證임을 인식, 갑오본적 시각으로는 해결하기 힘들다는 것을 깨닫고 신축본의 黃芪桂枝附子湯으로 처방을 바꾸게 되는 계기가 된다. 즉, 이 치험례로 인해 亡陽證에 대한 개념이 정립된 것이다. 이미 痼冷積滯가 있기 때문에 파두를 먼저 쓰고 黃芪桂枝附子湯을 사용하니, 대변이 통하면서 소변이 맑아지고 양이 많아지게 된다. 亡陽證 처방으로 脾의 기운이 회복되면서 내부적으로 진액이 회복되는 것이다.

이 때, 아이에게 부자를 너무 많이 쓴 것이 아닐까 걱정되어 약의 용량을 줄였더니 發熱의 증상이 다시 심해지고 얼굴이 파랗게 질리면서(亡陽末症의 惡寒에 준하는 증상) 乾咳(진액이 소진되는 熱의 현상)가 발생하게 된다. 이는 전의 亡陽中症보다 더 심하게 병증이 진행된 것을 의미하는 증상이다.

약의 용량을 줄였기 때문에 증상이 심해진 것이므로, 黃芪桂枝附子湯을 적용할 수 있는 병증보다 더욱 상태가 위중하다고 판단하여 人蔘桂枝附子湯으로 처방을 바꿔 사용한다. 人蔘桂枝附子湯을 썼더니 대변도 통하고 소변도 많아지고 乾咳도 없어지고 熱이 내리면서 땀도 줄어들게 되었다. 그러나 아직 아이가 거동을 하며 목을 가누긴 하는데 힘이 없어 얼굴을 들지 못하게 된다. 어느정도 몸이 회복되었다고 판단하여 다시 黃芪桂枝附子湯으로 바꾸어 사용한다. 다시 얼굴에 부종이 발생하였으나, 이에 連用하였더니 부종이 줄면서 병이 낫게 되었다. 이 기간 동안 사용한 부자가 8냥이었다.

* 이 치험례는 鬱狂證과 亡陽證이 구분되지 않은 갑오본적 병증구분의 시각으로 黃芪蘇葉湯(황기, 계지, 작약)을 적용하여 치료가 되지 않았고 오히려 병세가 더욱 악화가 되었다. 이것을 계기로 기존의 소음인 表病을 太陽病, 陽明病으로 구분하던 갑오본적 인식에서 鬱狂證, 亡陽證의 구분으로 병증인식의 발전이 이루어지고, 처방 또한 初中末症을 구분하고, 附子의 용량을 달리하는 등 보다 더 정교하게 구분하여 사용하게 된다.

* 현재 나타나는 증상은 같을지라도 素證이 어떠한가에 따라 처방이 달라지는 것으로, 치료의 방향에 있어서 素證이 중요한 역할을 하는 것이다. 東武가 처음에 黃芪桂枝附子湯, 人蔘桂枝附子湯을 사용한 것은 현재 증상 뿐 아니라 素證에도 초점을 맞춰 사용한 것으로 보인다.

(참고) 7-36 조문 : ①少陰證과 亡陽證의 연관성, ②脾弱의 素證

8. 鬱狂證과 亡陽證 비교

6-33

張仲景曰 陽明病 有三病하니
　太陽陽明者는 脾約이 是也오
　正陽陽明者는 胃家實이 是也오
　少陽陽明者는 發汗利小便 胃中燥煩實 大便難이 是也니라

6-33 장중경이 말하기를 양명병에는 세 가지 증세가 있으니 첫째는 태양양명(太陽陽明), 즉 비약(脾約)이 이것이다. 둘째는 정양양명(正陽陽明), 즉 위가실(胃家實)이 이것이다. 셋째는 소양양명(少陽陽明), 즉 땀을 많이 내거나 이소변(利小便)을 많이 해서 위중(胃中)이 조번(燥煩)하고 내실(內實)이 되어 대변불통(大便不通)이 된 것이다.

참조
① 『傷寒論』 辨陽明病脈證幷治法 187條
　　問曰 病有太陽陽明 有正陽陽明 有少陽陽明 何謂也 答曰 太陽陽明者 脾約是也 正陽陽明者 胃家實是也 少陽陽明者 發汗利小便已 胃中燥煩實 大便難是也
② 『東醫寶鑑』 雜病 寒 陽明病有三
　　病有太陽陽明 有正陽陽明者 有少陽陽明 何謂也 答曰 太陽陽明者 脾約是也 正陽陽明者 胃家實是也 少陽陽明者 發汗利小便 胃中燥煩實 大便難是也.〈仲景〉
③ 『東醫壽世保元·甲午本』6-29

6-34

論曰 張仲景所論 陽明三病에
　一曰 脾約者는 自汗出 小便利之證也오
　二曰 胃家實者는 不更衣 大便難之證也오
　三曰 發汗利小便 胃中燥煩實者는 此亦胃家實也니
　其實非三病也오 二病而已라
仲景이 意脾約云者는　津液이 漸竭하야 脾之潤氣 漸約之謂也오
　　　　胃家實云者는 津液이 已竭하야 胃之全局이 燥實之謂也라
中古戰國秦漢之時에 醫家單方經驗이 其來已久하야 汗吐下三法이 始爲盛行하야
　太陽病 表證因在者를 或以麻黃湯 發汗하며 或以猪苓湯 利小便하며 或以承氣湯 下之하니
　承氣湯下之則 下利不止之證이 作矣오
　麻黃湯 猪苓湯 發汗 利小便則 胃中이 燥煩實大便難之證이 作矣할새
　仲景이 有見於此故로 以脾約之自汗出·自利小便者로 脾之潤氣 漸約하야 亦 將爲胃燥煩實之張本矣라하니
然이나 脾約이 自脾約也오
　　　　胃家實이 自胃家實也니
寧有其病이 先自脾約而後에 至於胃家實之理耶아

6-34 장중경(張仲景)이 말한 바 양명병에 세 가지 증이 있다고 하였는데 첫째, 비약(脾約)이라 함은 땀이 저절로 나고 소변을 많이 보는 증이고 둘째, 위가실(胃家實)이라 한 것은 대변을 보고자 하여도 굳어서 나오지 않는 증이고 셋째, 발한(發汗)과 이소변(利小便)을 너무 많이 시켜서 위중(胃中)이 말라서 실(實)하게 된다는 것은 이것 또한 위가실이다. 그 실상인즉 양명병이 세 가지 증이 아니고 두 가지 증일 따름이다. 장중경(張仲景)이 비약(脾約)이라고 말한 뜻은 진액이 점점 말라 비장(脾臟)의 윤기(潤氣)마저 점점 약(約)하여지는 것을 말하는 것이고, 위가실이라 말한 것은 진액이 이미 말라서 위의 전체가 조실(燥實)하게 된 것을 말하는 것이다. 옛날 중국 전국(戰國) 진한시대(秦漢時代)에는 의가(醫家)에 단방(單方) 경험이 전해온지 오래 되었기 때문에 한토하(汗

吐下)의 3법(法)이 가장 성행하기 시작하였다. 그리하여 그 때의 치료법이 대개 다음과 같았던 것이다. 태양병 표증이 그대로 있을 때 혹자는 마황탕(麻黃湯)으로 발표(發表)시키고 혹자는 저령탕(猪苓湯)을 써서 이소변(利小便)시키고 혹자는 승기탕(承氣湯)을 써서 설사를 시킨다. 승기탕을 써서 설사를 시키면 설사가 멎지 않는 증이 생기고 마황탕 저령탕을 써서 발한과 이소변시키면 위중(胃中)이 조번실(躁煩實)하고 대변이 불통하는 증이 생기는 것이다. 중경이 과연 이렇게 되는 것을 실제로 보았기 때문에 비(脾)가 약(約)함으로써 땀이 저절로 나오고 자리소변(自利小便)하는 것은 비장의 윤기가 점점 약(約)하여져 또한 장차 위가 조실(燥實)하게 되는 근원이 된다고 하였으나 비약(脾約)은 비약이고 위가실(胃家實)은 위(胃)가 실(實)한 증이다. 정녕 그 병이 먼저 비가 약하여지고 후에 얼마 있다가 위가실이 될 이치가 있겠는가?

참조　①『東醫壽世保元·甲午本』6-30

6-35

胃家實 脾約 二病은 如陰證之太陰·少陰病하야 虛實證狀 顯然不同하니
自太陽病 表證因在時로 已爲兩路分岐하야 元不相合이라
　太陽病 表證因在而 其人如狂者는 鬱狂之初證也오
　陽明病 胃家實 不更衣者는 　　　　鬱狂之中證也오
　陽明病 潮熱 狂言 微喘直視者는 　鬱狂之末證也오
　太陽病 發熱惡寒 汗自出者는 　　　亡陽之初證也오
　陽明病 不惡寒 反惡熱 汗自出者는 亡陽之中證也오
　陽明病 發熱汗多者는 　　　　　　亡陽之末證이니
蓋 鬱狂證은 都是 身熱 自汗不出也오
　亡陽證은 都是 身熱 自汗出이니라

6-35　위가실과 비약은 두 가지 병이다. 음증병(陰證病)으로서 마치 태음증(太陰證)과 소음증(少陰證)이 다른 것과 같다. 드러나는 허실증상이 같지 않으므로 처음에 태양병 표증이 있을 때부터 이미 두 길이 나누어져 있기 때문에 원래 서로 합할 도리가 없는 것이다. 태양병(太陽病) 표증(表證)이 아직 남아 있어서 그 사람이 미친자와 같은 것은 울광증 초증(鬱狂證 初證)이요, 양명병(陽明病)에 위가(胃家)가 실(實)하게 되고 대변을 보고자 하여도 불통(不通)되는 자는 울광증 중증(鬱狂證 中證)이고, 양명병(陽明病)에 해질 무렵이 되면 고열이 나타나서 헛소리를 하고 약간 헐떡거리며 눈동자를 곧추 세우는 자는 울광증 말증(鬱狂證 末證)이 된 것이다.
태양병(太陽病)에 발열하고 오한증을 일으키면서 땀이 저절로 흘러나오는 자는 망양증 초증(亡陽證 初證)인 것이고, 양명병(陽明病)에 있어서 오한은 없고 오히려 오열(惡熱)하며 땀이 저절로 흘러나오는 것은 망양증 중증(亡陽證 中證)인 것이고, 양명병에 발열하고 땀이 몹시 많이 흘러나오는 자는 망양증 말증(亡陽證 末證)이 된 것이다. 울광증(鬱狂證)은 모두 신열이 있고 땀이 나오지 않는 것이고 망양증(亡陽證)은 모두 신열이 있고 땀이 저절로 많이 흘러나오는 것이다.

참조　①『東醫壽世保元·甲午本』6-31
②『東醫壽世保元·甲午本』
6-32
膀胱者 陰之分局也. 陰氣者 寒氣也.
脊膜者 陽之分局也. 陽氣者 熱氣也..
膀胱表局 外禦之陽不足而 正邪相爭於膀胱之表局者 以正犯邪故惡寒也.
　惡寒不作者 正不退邪也. 正不退邪者 太陽力屈之病也.
脊膜裏局 內守之陽不足而 正邪相爭於脊膜之裏局者 以邪犯正故煩熱也.
　煩熱虛張者 邪益逼正也. 邪益逼正者 卽陽明勢孤之病也.
　二證俱爲重險證 當用藥急救之 不用藥急救之則 重者必危 危者必傾.

6-36

陰證에 口中和而　　腹痛泄瀉者는 太陰病也오

　　口中不和而有 腹痛泄瀉者는 少陰病也며

陽證에 自汗不出而有 頭痛身熱者는 太陽陽明病 鬱狂證也오

　　自汗出而　　頭痛身熱者는 太陽陽明病 亡陽證也라

陰證之太陰病과 陽證之鬱狂病은 有輕證·重證也오

陰證之少陰病과 陽證之亡陽病은 有險證·危證也니

亡陽·少陰病은 自初痛으로 已爲險證타가 繼而爲危證也니라

6-36 음증(陰證)에 구중(口中)이 화(和)하면서 복통 설사하는 것은 태음증(太陰證)이고, 구중이 부드럽지 못하고 복통 설사를 하는 것은 소음증(少陰證)이다. 양증(陽證)에 땀이 나오지 않고 두통 신열이 있는 것은 태양양명병 울광증(太陽陽明病 鬱狂證)이고 땀이 저절로 나면서 두통 신열이 있는 것은 태양양명병 망양증(太陽陽明病 亡陽證)이다.

음증에 태음증과 양증에 울광증은 경증(輕證) 중증(重證)이고, 음증에 소음증과 양증에 망양증은 험증(險證) 위증(危證)이다. 망양증과 소음증은 병이 시작되면서부터 험증이 되고 이어서 위증이 되는 것이다.

6-37

亡陽病證은 非但 觀於汗也라 必觀於小便多少也니

　若 小便이 淸利而 自汗出則 脾約病也니 此險證也오

　　小便이 赤澁而 自汗出則 陽明病 發熱汗多也니 此는 危證也라

然이나 少陽人裏熱證과 太陰人表熱證도 亦有汗多而 小便赤澁者하니 宜察之오 不可誤藥이니라

6-37 망양병증은 비단 땀만을 볼 것이 아니라 반드시 소변이 많고 적은 것도 보아야 한다. 만일 소변이 맑고 많으면서 땀이 저절로 나오면 비약병(脾約病)이 되는 것이니 이는 험증이다. 소변이 붉고 텁텁하게 나오면서 저절로 땀이 나게 되면 양명병에 발열한다증(發熱汗多證)이니 이는 위증이다. 그러나 소양인 이열병증(裏熱病證)과 태음인 표열병(表熱病)에도 또한 땀이 많이 나오면서 오줌이 붉고 텁텁한 자가 있으니 잘 판단하여 함부로 약을 잘못 써서는 안 된다.

참조 ①『東醫壽世保元·甲午本』

　　6-21

　　　　今考更定, 身熱汗自出不惡寒反惡熱小便利者, 謂之脾約病而, 其病爲重險證.

　　　　若其病又發熱汗多而惡寒則危證也.

　　　　此證 自汗出小便利者, 當用 補中益氣湯 升陽八物湯 回陽大補湯 健脾壯胃湯.

　　　　　　發熱汗多者, 當用 人蔘黃芪附子湯 獨蔘八物湯 補中益氣湯.

　　　　已上諸證, 自汗出小便利者, 用麻仁丸蜜導法則, 其病益重.

　　　　　　發熱汗多者, 用大承氣湯則, 其病必死.

6-38

胃家實病이 其始焉 汗不出 不惡寒但惡熱而 其病이 垂危則 濈然 微汗出 潮熱也니

　濈然微汗出 潮熱者는 表寒振發之力이 永竭故니 胃竭之候也오

脾約病이 其始焉 身熱汗自出 不惡寒而 若其病이 垂危則 發熱汗多而 惡寒也니

　發熱汗多而 惡寒者는 裏熱撑支之勢가 已窮故니 脾絶之候也니라

6-38 위가실병은 처음 시작할 때에는 땀이 나지 않고 오한증도 없다. 다만 열이 심하다가 거의 죽게 되면 끈끈하게 땀이 약간 나고 열이 조수(潮水)처럼 올랐다 내렸다 하는 것이니 위와 같이 되는 것은 한사(寒邪)를 표로 떨쳐 내보내는 힘이 아주 고갈되었기 때문에 나타나는 것이므로 위기(胃氣)가 아주 말라버린 증후인 것이다. 비약병(脾約病)은 시초에 신열이 있고 땀이 저절로 나오나

오한증은 없다가 그 병으로 거의 죽게 되면 발열하고 땀을 많이 흘리면서 오한증을 일으키는 것이다. 이렇게 발열하고 땀을 많이 흘리면서 오한증을 일으키는 것은 리열(裏熱)을 지탱해내는 세력이 이미 다하였기 때문에 비기(脾氣)가 끊어지는 증후인 것이다.

참조 ① 『東醫壽世保元・甲午本』

6-20

脾約病形證 全體有汗人中不汗小便利者 爲主證 而其始焉 身熱汗自出不惡寒也.

若其病垂危則 發熱汗多而惡寒也. 發熱汗多而惡寒者 裏熱撑支之勢 已窮故也.

6-26

胃家實病形證 腹滿大便硬發狂者 爲主證. 而其始焉 身熱汗不出不惡寒也.

若其病尤險則 濈然微汗出潮熱也. 濈然微汗出潮熱者 表寒振發之力 永渴故也.

강설 6-33 張仲景의 3가지 陽明病

6-34 東武의 2가지 陽明病

① 脾約은 脾의 윤기가 점점 줄어들어서 생기는 것이고, 胃家實은 胃가 燥實해져 생기는 병이다. 두 가지 모두 진액이 渴하는 것이지만 출발점이 다르기 때문에 이제마는 陽明病을 脾約과 胃家實 두 가지로 나누어 설명하였다. 따라서 脾約이 胃家實로 전변하는 기존 개념은 성립되지 않는다.

6-35

① 胃家實과 脾約은 陰證(胃受寒裏寒病)이긴 하나 虛實이 다르다. 여기서 虛實은 八綱辨證에서의 虛實이 아니라 소음인의 保命之主인 陽煖之氣의 虛實을 말하는 것이다. 鬱狂證과 亡陽證은 병이 시작할 때부터 陽煖之氣의 虛實이 다르기 때문에 양 갈래로 나뉘어져 합해질 수 없다는 것이다. 즉, 鬱狂證이 아무리 심해져도 亡陽證으로 변하는 것이 아니고, 亡陽證이 아무리 회복되어도 鬱狂證이 되는 것이 아니다. 鬱狂證, 亡陽證 각각의 병증 안에서 輕重險危가 있게 되는 것이다. 병이 처음에 생기는 시점에서 陽煖之氣가 어느 정도 강하냐 약하냐에 따라서 서로 다른 병으로 진행하게 되는 것이다.

② 鬱狂의 初中末證 / 亡陽의 初中末證

	鬱狂證	亡陽證
初症	發熱惡寒의 太陽病 + 其人如狂者	發熱惡寒의 太陽病 + 汗出
中症	惡寒이 없어지고 發熱만 있는 陽明病+大便 燥	惡寒이 없어지고 發熱만 있는 陽明病+ 汗出
末症	陽明病, 潮熱, 狂言, 微喘直視	發熱 汗多 + 惡寒

[참고] * 汗出의 구분

鬱狂證은 發熱 惡寒하다가 병이 나을 때는 땀이 적당히 나면서 發熱 惡寒이 줄어든다. 따라서 시점에 따라 鬱狂證에서도 회복기에는 땀이 날 수 있다. 때문에 이러한 시점에서의 汗出을 亡陽證이라고 판단하면 안 된다. 반면, 亡陽의 경우에도 땀을 너무 많이 흘려 더 이상 나갈 진액이 없는 경우가 있다. 이 경우에도 역시 땀이 없다고 鬱狂證이라고 판단하면 안 된다. 그러므로 항상 병이 출발할 때의 증상(素證)이 중요한 執證 요소가 된다. 평소 건강상태(保命之主의 유지 정도)에 대한 정보를 素證에서 얻어서, 향후 병이 생기면 어떤 병증에서 시작하게 될 지를 판단할 수 있게 된다.

즉, 素證에 근거하여 現證이 발생하기 때문에 鬱狂證과 亡陽證은 병의 출발점이 다르다. 따라서

鬱狂證과 亡陽證은 시간의 연속선상에서는 전변이 될 수는 없지만, 일정한 시간의 간극이 있고 급격한 保命之主의 손상이 있게 되면, 鬱狂證에 걸렸던 사람이 亡陽證에 걸릴 수 있다.

6-36 * 陰證 陽證의 구분

① 陰證(胃受寒裏寒病)에는 腹痛, 泄瀉는 공통으로 있으나 口中和, 口中不和의 차이가 있고, 陽證(腎受熱表熱病)에는 頭痛, 身熱이 공통으로 있으나 汗不出, 汗出의 차이가 있다. 太陰證과 鬱狂證은 輕重證이고, 少陰證과 亡陽證은 險危證이다. 亡陽證과 少陰證은 병이 시작할 때부터 이미 險證이고 이어서 바로 危證이 된다. 이와 같이 사상의학의 병증은 輕重險危의 4가지 단계가 있다. 鬱狂證은 아무리 심해져도 亡陽證보다는 개념적으로 가벼운 병이다. 가볍다, 중하다는 '증상이 심하다' 가 아니라 병의 단계를 의미하는 것이다. 이러한 輕重險危의 구분은 판단되는 병증에 따라 병의 경중 뿐만 아니라 처방, 용약법, 예후 등이 결정되기 때문에 중요한 과정에 해당된다.

② 예를 들어 亡陽證과 少陰證은 시작할 때부터 險證에서 시작하여 危證으로 빠지므로 의사는 병증에 맞는 처방을 구성하여 급히 약을 써야 한다(急用藥). 鬱狂證과 太陰證은 극렬한 병세가 나타나지만 이는 輕重證에 해당되는 가벼운 상태이기 때문에 오히려 극심하게 나타나는 것이다. 병세를 꺾기 위해서 병증에 맞는 처방을 구성하여 대용량으로 써야 한다(大用藥).

6-37

① 亡陽證에서 小便赤澁은 병증이 심해져 진액이 고갈되는 것으로 亡陽 初症, 中症보다는 末症에서 나타나는 증상이다.

② 小便淸利하고 땀이 나는 것은 脾約病으로 亡陽 中症에 해당한다. (險證)

③ 小便赤澁하고 땀이 나는 것은 危證으로 亡陽 末症이다. (危證)

> ***[참고]**
> 發熱 汗多 小便赤澁 : 소양인 裏熱病, 태음인 表熱病에서도 나타나는 증상이다.
> 少陽人 胸膈熱證, 上消證의 胃受熱裏熱病에서 나타날 수 있다.
> 단, 태음인 表熱病은 갑오본적 병증인식이다.
> 13-30 태음인 表熱證 설사에 葛根蘿卜子湯을 사용하는 것도 갑오본의 병증인식이다.
> - 갑오본의 表裏구분 기준
> 　　　　　　惡寒 發熱이 있으면 表病으로 인식하여 長感病에서 발열이 있으면 葛根解肌湯 사용함
> - 신축본의 表裏구분 기준
> 　　　　　　胃脘受寒表寒病, 肝受熱裏熱病의 寒熱의 증상으로 구분
> 태음인 表熱病은 갑오본 기준으로 表病이나, 신축본에서는 裏熱病으로 병증인식이 바뀐다.
> 그러므로 태음인 表熱病의 갑오본적 표현은 신축본 기준으로 肝受熱裏熱病 肝熱證 體熱腹滿自利에 사용하는 葛根解肌湯을 사용하는 병증으로 해석하여여야 한다.

④ 黃芪桂枝附子湯, 人蔘桂枝附子湯, 升陽益氣附子湯, 人蔘官桂附子湯 이 4처방이 亡陽 危病藥이다. 소변이 괜찮으면(소변白多) 위험하지만 여지가 있으므로 附子 一錢, 소변이 赤少해지면 여지가 없으므로 附子 二錢을 쓴다. 즉 亡陽 危證이면 기본으로 附子 一錢, 소변이 赤澁해지면 附子 二錢을 쓴다.

6-38 *亡陽證 少陰證의 비교

① 脾約 : 脾約이란 亡陽中症, 末症이 되어 惡寒이 다시 생기는 것으로, 裏熱撑支之勢가 궁해졌다고

표현한다. 脾絶은 裏熱을 지탱하는 힘, 즉 脾陽(陽煖之氣)이 거의 곤궁해진 상태를 말한다.

[참고]

　6-36

　7-11 健脾降陰

　7-28 : 亡陽證, 少陰證에서 脾의 문제에 관한 설명

　7-36의 少陰證 치험례와 관련해서 설명

② 胃家實 : 鬱狂中症을 의미한다.

9. 太陽病厥陰證

6-39
張仲景曰 厥陰證은 手足厥冷 小腹痛 煩滿囊縮 脈微欲絶이니 宜當歸四逆湯이라

6-39 장중경(張仲景)이 말하기를 궐음증(厥陰證)은 수족(手足)이 냉(冷)하여지고 아랫배가 아프며 가슴이 답답하고 불알이 쪼그라 들어가고 맥이 가늘어서 끊어지려고 하는 것이니 마땅히 당귀사역탕(當歸四逆湯)을 써야 한다.

참조
① 『仲景全書』傷寒例
　　尺寸俱微緩者 厥陰受病也 當六七日發 以其脈循陰器 絡於肝 故煩滿而囊縮
② 『傷寒論』辨厥陰病脈證幷治法 358條
　　手足厥寒 脈細欲絶者 當歸四逆湯 主之
③ 『東醫寶鑑』雜病 寒 厥陰病煩滿囊縮
　　厥陰證 手足厥冷 小腹痛 煩滿囊縮 脈微欲絶 宜當歸四逆湯〈仲景〉
③ 『東醫壽世保元・甲午本』6-45

6-40
凡厥者는 陰陽氣가 不相順接하야 便爲厥이니 厥者는 手足逆冷이 是也니라

6-40 대개 궐(厥)이라 하는 것은 음기와 양기가 서로 순접하지 못하고 한편으로 기울어져 궐이 되는 것이니, 궐한다고 하는 것은 수족으로부터 거슬러 냉하여 지는 것이다.

참조
① 『傷寒論』辨厥陰病脈證幷治法 344條
　　凡厥者 陰陽氣不相順接 便爲厥 厥者 手足逆冷 是也
② 『東醫寶鑑』雜病 寒 厥陰病手足厥冷
③ 『東醫壽世保元・甲午本』6-46

6-41
傷寒 六七日에 尺寸脈이 微緩者는 厥陰에 受病也라 其證이 小腹煩滿而囊縮이니 宜用承氣湯 下之니라

6-41 상한병이 6,7일이 되어서 촌척맥(寸尺脈)이 미완(微緩)하면 궐음경(厥陰經)에 병이 든 것이다. 그 증세는 소복(小腹)이 번만(煩滿)하면서 불알이 쪼그라 들어가는 것이니 마땅히 승기탕(承氣湯)으로 설사를 시키는 것이다.

참조
① 『仲景全書』傷寒例
　　尺寸俱微緩者 厥陰受病也 當六七日發 以其脈循陰器 絡於肝 故煩滿而囊縮
② 『東醫寶鑑』厥陰病煩滿囊縮
　　傷寒六七日 尺寸脈微緩者 厥陰受病也 其證 小腹煩滿而囊縮 宜用承氣湯 下之〈仲景〉
③ 『東醫壽世保元・甲午本』6-47

6-42
傷寒病 六七日에 脈至皆大하며 煩而口噤 不能言하며 躁擾者는 必欲解也니라

6-42 상한병이 6,7일이 되어서 맥이 크게 뛰고 번민(煩悶)하면서 입이 굳어져서 말을 못하고 안절부절 못하는 자는 병이 반드시 풀리고자 하는 것이다.

> **참조** ① 『傷寒論』辨少陽病脈證幷治法 276條
>   傷寒六七日 無大熱 其人躁煩者 此謂陽去入陰故也
> ② 『東醫寶鑑』雜病 寒 傷寒欲解
>   六七日 脈至皆大 煩而口燥 不能言 躁擾者 必欲解也〈仲景〉
> ③ 『東醫壽世保元・甲午本』6-48

6-43
朱肱活人書曰 厥者는 手足逆冷이 是也라
手足指頭微寒者는 謂之淸이니 此疾은 爲輕이오 陰厥者는 初得病에 便四肢厥冷하며 脈沈微而不數하며 足多攣이니라

6-43 주굉(朱肱)의 활인서(活人書)에 말하기를 궐(厥)은 수족으로부터 역냉(逆冷)하는 것이다. 수족지두(手足指頭)가 약간 찬 것을 청(淸)이라 하는데 이 병은 경증(輕證)이고 음궐증(陰厥證)은 병을 처음 얻을 때부터 오로지 사지가 궐냉(厥冷)하고 맥은 침(沈)하고 미약(微弱)하며 또 빠르지 않다. 흔히 다리에 경련을 일으키는 예가 많다.

> **참조** ① 『增注類證活人書』二十八問 / 十八問 / 二十八問
>   問手足厥冷 此名厥也 厥者逆也 陰陽不相順接 手足厥冷也 / 手足指頭 微寒冷謂之淸 / 冷厥者 初得病 日便四肢逆冷 脈沈微而不數 足多攣 臥而惡寒 或自引衣 蓋覆不飮水 或下利淸穀 或淸便自調 或小便數 外證多惺惺而靜 脈 雖沈實按之遲而弱者 知氣冷厥也
> ② 『東醫寶鑑』雜病 寒 傷寒陰厥
>   厥者 手足逆冷 是也 手足指頭微寒者 謂之淸 此疾 爲輕〈活人〉陰厥者 初得病 便四肢厥冷 脈沈微而不數 足多攣 臥時惡寒 或 引衣自覆不飮水 或 下利淸穀 或 淸便自調 外證多惺惺而靜 宜四逆湯 通脉四逆湯 當歸四逆湯〈活人〉
> ③ 『東醫壽世保元・甲午本』6-49

6-44
傷寒 六七日에 煩滿囊縮하며 尺寸이 俱微緩者는 足厥陰經이 受病也라
其脈微浮는 爲欲愈오 不浮는 爲難愈코 脈浮緩者는 必囊不縮이라
外證에 必發熱惡寒은 爲欲愈니 宜桂麻各半湯이니라
若 尺寸이 俱沈短者는 必囊縮이오 毒氣入腹이니 宜承氣湯 下之니 速用承氣湯하면 可保五生一死니라
六七日에 脈微浮者는 否極泰來하며 水升火降이니 寒熱作而 大汗解矣니라

6-44 상한병이 6,7일에 번만낭축(煩滿囊縮)하고 촌척맥(寸尺脈)이 모두 미완(微緩)한 것은 족궐음경(足厥陰經)에 병을 받은 것이다. 그 맥이 약간 부(浮)하면 병이 낫고자 하는 것이고 부맥(浮脈)이 없으면 난치(難治)인 것이다. 맥이 부완(浮緩)하면 반드시 낭축(囊縮)하지 않고 외증(外證)에 오한 발열이 있으면 병이 낫고자 하는 것이다. 마땅히 계마각반탕(桂麻各半湯)을 쓴다. 만약 촌척맥이 모두 침단(沈短)하면 반드시 낭축(囊縮)하는 것이고 독기(毒氣)가 복중(腹中)으로 들어가는 것이니 마땅히 승기탕(承氣湯)을 써서 설사를 시켜야 한다. 승기탕을 빨리 서둘러서 쓰면 5명은 살고 1명 정도 죽는 것을 보장할 수 있는 것이다. 상한병이 6,7일에 맥이 약간이라도 부맥(浮脈)이 있는 자는 운수가 꽉 막혔다가 극에 이르면 태평한 날이 돌아오는 수가 있으니 수기(水氣)는 상승하고 화기(火氣)는 하강하여 한열이 발작하여 많은 땀을 흘리고 병이 풀리는 것이다.

> **참조** ① 『增注類證活人書』六問
>   問傷寒六七日 煩滿囊縮 其脈尺寸俱微緩者 此足厥陰經受病也 厥陰病 其脈微浮 爲欲愈 不浮 爲未愈 宜小建中湯

脈浮緩者 必囊不縮 外證 必發熱惡寒似瘧 欲愈 宜桂麻各半湯 若尺寸俱沈短者 必是囊縮 毒氣入腹 宜承氣湯下
之 大抵傷寒臟腑傳變陽經先受病 故次第傳入陰經 以陽主生 故太陽水傳足陽明土 土傳足少陽木 爲微邪也 陰主
殺 故木傳足太陰土 土傳足少陰水 水傳足厥陰木 至六七日 當傳厥陰肝木 必移氣剋於脾土 脾再受賊邪 則五藏
六府皆因而危殆 榮衛不通 耳聾 囊縮 不知人而死矣 速用承氣湯 下之 可保五死一生 故人云脾熱病則五臟危 又
云土敗木賊則死 若第六七日傳厥陰 脉得微緩微浮爲脾胃脉也 故知脾氣全不受剋邪無所容 否極泰來榮 衛將復
水 升火降則 寒熱作而大汗解矣

② 『東醫寶鑑』 雜病 寒 厥陰形證用藥

傷寒六七日 煩滿囊縮 其脉尺寸俱微緩者 足厥陰肝經受病也 其脉微浮 爲欲愈不浮爲難愈 脉浮緩者 必囊不縮
外證 必發熱惡寒似瘧 爲欲愈 宜桂枝麻黃各半湯 若尺寸俱沈短者 必是囊縮 毒氣入腹 宜承氣湯下之〈活人〉大
抵傷寒病 藏府傳變 陽經先受病 故次傳入陰經 以陽主生 故太陽水傳足陽明土 土傳足少陽木 爲微邪也 陰主殺
故木傳足太陰土 土傳足少陰水 水傳足厥陰木 至六七日 當傳厥陰肝木 必移氣剋於脾土 脾再受邪 則五藏六府皆
因而危殆 榮衛不通 耳聾 囊縮 不知人而死 速用承氣湯 下之 可保五生一死〈活人〉若第六七日傳厥陰 脉得微緩
微浮爲脾胃脉也 故知脾氣全不受剋邪無所容 否極泰來榮 衛將復水 升火降則 寒熱作而大汗解矣〈活人〉

③ 『東醫壽世保元・甲午本』6-50

6-45

諸手足逆冷은 皆屬厥陰하니 不可汗下나 然이나 有須汗須下者하니
謂手足이 雖逆冷하나 時有溫時하야 手足掌心이 必煖은 非正厥逆이니 當消息之니라

6-45 모든 병이 수족이 역냉(逆冷)하는 것은 다 궐음경(厥陰經)에 속하는 것이니 땀을 내거나 설사를 시켜서는 안 되지만 잠깐 땀을
내거나 설사를 시켜야 할 자가 있으니 비록 수족이 역냉하는 것을 말하는 것이지만 때로 따뜻한 때도 있기 때문이다. 손바닥과
발바닥에 더운 기운이 있으면 그것은 정궐역(正厥逆)이 아니다. 마땅히 잘 가려서 치료하여야 한다.

참조

① 『增注類證活人書』 二十八問

諸手足逆冷 皆屬厥陰 不可下 不可汗 然 有須汗須下證者 謂手足雖逆冷 時有溫時 手足掌心 必煖 非正厥逆也
當消息之

② 『東醫寶鑑』 雜病 寒 厥陰手足厥冷

諸手足逆冷 皆屬厥陰 不可汗下 然 有須汗須下者 謂手足雖逆冷 時有溫時 手足掌心 必煖 非正厥逆 當消息之〈
活人〉

③ 『東醫壽世保元・甲午本』6 51

6-46

李梴이 曰 舌卷厥逆하야 冷過肘膝하며 小腹絞痛이어든 三味蔘萸湯 四順湯으로 主之하고
囊縮하며 手足이 乍冷乍溫하며 煩滿者는 大承氣湯 主之라

6-46 이천(李梴)이 말하기를 혀가 굳어지고 사지가 궐역(厥逆)하여 한랭(寒冷)한 기가 팔꿈치와 무릎을 지나서 아랫배가 급하게 잡아
트는 것과 같이 아프면 삼미삼유탕(三味蔘萸湯) 사순탕(四順湯)을 주로 쓰고, 낭축하며 수족이 잠깐 차졌다 잠깐 더워졌다 하면
서 속에는 번열(煩熱)이 꽉차서 번민(煩悶)하는 자에게는 대승기탕(大承氣湯)을 주로 쓴다.

참조

① 『醫學入門』 傷寒門標本

厥陰心包絡爲標 故舌卷厥逆 冷過肘膝 吐沫嘔逆不渴 小腹絞痛爲寒 三味蔘萸湯 四順湯 肝爲本 主男子囊縮 女
人陰梃 乳縮 或手足乍冷乍溫 大便實 消渴煩滿者 屬熱 大承氣湯

② 『東醫寶鑑』 雜病 寒 厥陰形證用藥

厥陰心包絡爲標 故舌卷厥逆 冷過肘膝 小腹絞痛 三味蔘萸湯 四順湯主之 肝爲本 故男則囊縮 女則乳縮 手足乍
冷乍溫 煩滿者 大承氣湯主之〈入門〉
③『東醫壽世保元·甲午本』6-52

6-47

論曰 張仲景所論 厥陰病은 初無腹痛下利等證而 六七日에 猝然而厥하야 手足이 遂逆冷則 此 非陰證之類也오
乃 少陰人 太陽傷風 惡寒發熱汗自出之證이 正邪相持日久하야 當解不解而 變爲此證也니 此證을 當謂之 太陽病厥陰
證也라
此證에 不必用 當歸四逆湯 桂麻各半湯而 當用 蔘萸湯 人蔘吳茱萸湯 獨蔘八物湯이오
不當用 大承氣湯而 　　　　　當用 巴豆니라

6-47 장중경(張仲景)이 말한 궐음병(厥陰病)은 처음에는 복통 설사같은 증상이 없다가 6,7일이 되면 갑작스럽게 궐증(厥證)을 일으
키고 손발이 궐랭(厥冷)하여진다면 이는 음증(陰證)의 종류가 아닌 것이다. 이것은 곧 소음인의 태양상풍증(太陽傷風證)에 오한
발열하며 땀이 저절로 나는 증이 정기(正氣)와 사기(邪氣)가 여러 날 풀리지 못하고 변하여 이와 같은 증이 된 것이다. 이 병증은
태양병의 궐음증(厥陰證)이라 말하는 것이 마땅하다. 이와 같은 증에는 당귀사역탕(當歸四逆湯) 계마각반탕(桂麻各半湯) 등의
약은 필요가 없는 것이고 마땅히 삼유탕(三萸湯) 인삼오수유탕(人蔘吳茱萸湯) 팔물군자탕(八物君子湯) 처방을 써야 한다. 그리
고 대승기탕을 써서는 안 되고 마땅히 파두(巴豆)를 써야 한다.

참조

①『東醫壽世保元·甲午本』
　6-53
　今考更定此厥陰證卽, 太陽病危證也. 此證 當用 獨蔘官桂理中湯 薑朮壯胃湯.
　囊縮毒氣入腹者, 當用 巴豆半粒, 因以薑朮壯胃湯, 三四服以壓之,
　汗出人中, 兼用 黃芪蘇葉湯 又連日服.
　此證 當歸四逆湯, 桂麻各半湯, 藥力單薄, 重病危證, 快無可恃元不當用.
　6-55
　膂氣衛外 膂氣者 陽氣也.　　　胃氣榮內 胃氣者 穀氣也.
　陽氣 自膀胱而上升於膂膜也.　穀氣 自胃中而下達於大腸也.
　膀胱之氣 受溫氣於大腸,　　　胃中之氣 禦外寒以膂膜.
　少陰人傷寒病, 正邪相爭累日不快則,
　　陽氣之上衛於膂膜者 寒滯, 故胃氣之外以禦寒氣而中以所自立者 亦單弱也.
　　胃氣單弱則, 穀氣之下達於大腸者 亦微薄, 故膀胱之受溫氣於大腸 又微薄也.
　膂膜之衛氣寒滯者, 桂枝之屬, 可以補之也.
　大腸之溫氣微薄者, 理中之屬, 可以補之也.
　盖太陽病厥陰證, 正邪相持累日之餘, 胃氣單弱而大腸溫氣微薄, 故猝然而厥也.

6-48

凡 少陰人이 外感病 六七日에 不得汗解而死者는 皆死於厥陰也니
四五日에 觀其病勢하야 用黃芪桂枝湯 八物君子湯 三四貼 豫防可也라

6-48 무릇 소음인의 외감병(外感病)에 6,7일이 되어 땀을 내지 못하고 죽는 자는 모두가 궐음증(厥陰證)으로 죽는 것이다. 그렇기 때
문에 외감병이 4,5일이 될 때에 그 병세를 자세히 관찰하고 황기계지탕(黃芪桂枝湯) 팔물군자탕(八物君子湯) 3,4,5첩을 써서 미
리 예방하여 주면 되는 것이다.

참조

①『東醫壽世保元·甲午本』

6-56

凡少陰人外感病六七日, 不得眞汗而死者, 皆死於厥陰也.

若四五日間, 用黃芪蘇葉湯三四服則, 非但免六七日厥陰之患也. 脾約胃家實變證, 亦可豫防.

6-57

少陰人外感惡寒發熱之病, 至四日則必用 川芎桂枝湯 黃芪蘇葉湯, 三貼服翌日又二貼服.

內觸泄瀉之病, 至三日則必用 白何首烏理中湯 香砂理中湯, 三貼服翌日又二貼服, 永爲常法可也.

7-32

論曰 太陰病之有陰毒證, 猶太陽病之有厥陰證也.

太陽病 惡寒汗出則當解而, 惡寒汗出病不盡解而半解者日久當解而不解則, 其病變爲厥陰證也.

太陰病 腹痛下利則當解而, 腹痛下利病不盡解而半解者日久當解而不解則, 其病變爲陰毒證也.

此二證 四五日間用藥則必不至危殆.

太陽病 惡寒汗出而病不解者, 四五日當用 桂枝湯.

太陰病 腹痛下利而病不解者, 四五日當用 理中湯.

6-49
朱肱曰 厥陰病 消渴은 氣上衝心하야 心中疼熱하며 飢不欲食이니 食則吐蛔니라

6-49 주굉(朱肱)이 말하기를 궐음병 소갈(厥陰病 消渴)은 열기(熱氣)가 위로 심장(心臟)을 충격하여 심중(心中)이 뜨겁고 아프며 배가 고프나 먹고자 하지 않고 만일 먹으면 회(蛔)를 토하는 것이다.

참조

① 『增注類證活人書』 十八 問陰證

何謂厥陰證 厥陰肝之經主消渴 氣上衝 心中疼熱 飢不欲食 食則吐蛔 下之利不止也.

② 『東醫寶鑑』 雜病 寒 厥陰形證用藥

厥陰之爲病消渴 氣上衝心 心中疼熱 飢不欲食 食則吐蛔. 〈活人〉

③ 『東醫壽世保元·甲午本』6-58

6-50
龔信曰 傷寒에 有吐蛔者는 雖有大熱이나 忌下니 凉藥이 犯之면 必死니라

蓋 胃中有寒則 蛔不安所而 上膈하나니 大凶之兆也니 急用理中湯이니라

6-50 공신(龔信)이 말하기를 상한에 회(蛔)를 토하는 증은 비록 대열(大熱)이 있어도 하제(下劑)를 써서는 안 된다. 만일 양약(凉藥)이 위(胃)를 범(犯)하면 반드시 죽는다. 대개 위중(胃中)에 냉한기(冷寒氣)가 있으면 회(蛔)가 있을 바를 찾지 못하여 흉격으로 올라가는 것이니 대단히 흉한 징조이다. 급히 이중탕(理中湯)을 써야 한다.

참조

① 『古今醫鑑』 傷寒 六經證

治傷寒 若有吐蛔者 雖有大熱 忌下凉藥 犯之必死. 蓋胃中有寒 則蛔上膈 大凶之兆 急用炮乾薑理中湯一服 加烏梅二箇 川椒十粒 煎服 待蛔定 却以小柴胡湯退熱.

② 『東醫寶鑑』 雜病 寒 傷寒吐蛔

傷寒 有吐蛔者 雖有大熱 忌下凉藥 犯之必死. 蓋胃中有寒 則蛔不安 其所而上膈 大凶之兆也 急用理中湯 加烏梅二箇 紅椒十粒 煎服 待蛔定 却以小柴胡湯退熱 〈醫鑑〉

③ 『東醫壽世保元·甲午本』6-59

6-51

論曰 此證에 當用 理中湯 日三四服 又連日服이오 或 理中湯 加陳皮 官桂 白何首烏니라

6-51 이러한 토회증(吐蛔證)에는 반드시 이중탕(理中湯)을 1일에 3,4첩을 써야 하고 매일 복용시켜야 한다. 혹은 이중탕에 진피(陳皮) 관계(官桂) 백하수오(白何首烏)를 가하여 쓰면 더욱 좋다.

참조 ① 『東醫壽世保元 · 甲午本』
6-60
今考更定此證 當用 薑朮壯胃湯 獨蔘官桂理中湯 日三四服又連日服. 若遲滯時刻 恐生他證.

6-52

重病危證에 藥不三四服則 藥力이 不壯也오 又 不連日服則 病加於少愈也오 或 病愈而不快也라

連日服者는 或日再服하며 或日一服 或日三服하며 或二三日連日服 或五六日連日服 或數十日連日服이니 觀其病勢圖 之니라

6-52 중병(重病)에 위증(危證)에는 약을 하루에 3, 4첩씩 쓰지 않으면 약력(藥力)이 굳세지 못하고 또한 약을 연일 복용하지 않으면 병이 조금 나았다가 더하기도 하고 혹은 병이 나았어도 상쾌하지 못한 것이다. 연일복용이라 함은 혹은 1일에 2첩 혹은 1일에 1첩 혹은 1일에 3첩 혹은 2~3일간 연복(連服)하고 혹은 5~6일간 연복하고 혹은 수십일간 계속하여 복용하는 것이다. 그 병의 병세를 잘 헤아려서 다스려야 한다.

참조 ① 『東醫壽世保元 · 甲午本』
6-44
重病危證, 藥不三四服則, 藥力不壯也. 又不連日服則, 病愈後不快健也.
連日服者, 或日再服, 或日一服, 或二三日連日服, 或三四日連日服, 觀其病勢圖之.

강설

● 太陽病厥陰證 개괄

太陽病厥陰證은 처음에는 腹痛과 下利의 裏病의 증상이 없고, 發熱惡寒, 自汗 등의 병증이 오래도록 풀리지 않다가 돌연 手足厥冷하는 병증으로 정의된다. 본래 소음인 병증에서 寒證은 胃受寒裏寒病에서 특징적으로 나타나지만 腎受熱表熱病에서도 手足厥冷이라는 寒證이 나타나는 병태를 '太陽病厥陰證'이라고 구분하였다. 太陽病이라는 용어는 갑오본적인 시각에서 나왔기 때문에 신축본적인 시각으로 재해석이 필요하다. 즉, 太陽病厥陰證은 소음인 腎受熱表熱病의 變證으로, 鬱狂證과 亡陽證 중 어디서 출발한 變證 형태인가에 대해 인식하여야 용약과 예방을 할 수가 있다.

發熱惡寒에 自汗이 있으면 亡陽初證의 증세[105]로 생각할 수도 있지만 太陽病 厥陰證에서 병의 경과를 설명할 때 땀이 나면서 증세가 풀리는 것으로 보아[106] 亡陽初證의 것으로 해석하기는 다소 무리가 있다. 또한 땀이 나면서 병이 완전히 풀려야 하는데 반 정도 풀리고 반 정도 안 풀린 상태로 있는 것이 厥陰證

---

105 『東醫壽世保元·辛丑本』6-5 發熱惡寒而有汗者 此亡陽初證也
106 『東醫壽世保元·辛丑本』6-44 脈微浮者 否極泰來 水升火降 寒熱作而 大汗解矣
　　　『東醫壽世保元·辛丑本』6-48 少陰人 外感病六七日 不得汗解而死者 皆死於厥陰也

으로 진행되는 과정을 설명[107]하는 것은 鬱狂證이 완전히 풀리지 못하고 變證이 되어 厥陰證으로 나타나는 것으로 판단할 수 있다. 또한 厥陰證에 쓰인 처방을 보면 黃芪桂枝湯을 제외하고는 八物君子湯이나 獨蔘八物湯 그리고 人蔘吳茱萸湯과 蔘茰湯 등도 鬱狂證에 사용되는 처방의 범주임을 처방구성으로부터 볼 수 있으므로 東武는『辛丑本』에서 太陽病厥陰證을 鬱狂證에서 출발한 變證으로 보았음을 생각해 볼 수 있다.

『辛丑本』少陰人 腎受熱表熱病論 중 太陽病 厥陰證 관련 증상

手足厥冷 小腹痛 煩滿 囊縮 脈微欲絕
便爲厥 手足逆冷
尺寸脈微緩 小腹煩滿而囊縮
脈至皆大 煩而口噤 不能言 躁擾
手足指頭微寒 足多攣
必囊縮 毒氣入腹
舌卷厥逆 冷過肘膝 小腹絞痛
囊縮 手足乍冷乍溫 煩滿

『辛丑本』少陰人 腎受熱表熱病論 중 太陽病 厥陰證 병기 관련 조문

6-47
論曰 張仲景所論厥陰病 初無腹痛下利等證而六七日猝然而厥 手足逐冷則此非陰證之類也.
　乃少陰人 太陽傷風 惡寒發熱 汗自出之證 正邪相持日久 當解不解 而變爲此證也.
　此證 當謂之太陽病 厥陰證也.
　此證 不必用當歸四逆湯 桂麻各半湯而 當用蔘茰湯 人蔘吳茱萸湯 獨蔘八物湯.
　　　不當用大承氣湯而　　　　　　當用巴豆.
6-48
凡少陰人 外感病六七日 不得汗解而死者 皆死於厥陰也.
四五日 觀其病勢 用黃芪桂枝湯 八物君子湯 三四五貼豫防 可也.
6-49
朱肱曰 厥陰病 消渴 氣上衝心 心中疼熱 飢不欲食 食則吐蚘.
6-50
龔信曰 傷寒 有吐蚘者 雖有大熱 忌下 涼藥犯之必死.
　　蓋胃中有寒 則蚘不安所而上膈 大凶之兆也 急用理中湯.
6-51
論曰 此證 當用理中湯 日三四服 又連日服 或理中湯加陳皮 官桂 白何首烏
8-6
惡寒汗出 則病必盡解也 而惡寒汗出 而其病 半解半不解者 厥陰之漸也
8-8
太陽太陰之厥陰陰毒也 皆六七日之死境也 尤不可不謹也.

6-39

① 太陽病 厥陰證은 상한론에서는 陰病으로, 이제마 선생은 厥陰證 중의 일부분은 원래 厥陰證이 아니라, 太陽病에서 출발한 厥陰의 형태를 띠고 있는 병증, 즉 表熱病이라고 재해석하고 있다. 증상으로 手足厥冷, 小腹痛, 囊縮, 煩滿이 있다.

6-40 厥證

6-41 小腹煩滿, 囊縮

6-42 煩證(煩滿), 口噤, 不能言, 躁擾(불안해서 몸을 움직이는 증상)

6-43 주굉의 활인서에서 厥은 手足厥冷을 의미한다.

6-44 煩滿 囊縮은 足厥陰經에 병이 들어온 것이다. 囊縮이 심해지면 承氣湯. 惡寒發熱이 왔다 갔다 하는데 크게 땀이 나면서 병이 풀린다.

6-45 手足厥冷

6-46 舌卷, 小腹痛, 囊縮, 煩滿
　① 承氣湯, 桂麻各半湯을 제시하나, 동의수세보원에서는 이천의 三味蔘萸湯, 四順湯을 기본 처방으로 삼았다.

6-47
　① 장중경이 말한 厥陰病은 처음에 腹痛, 下利 증상이 없다가 갑자기 厥症이 생겨 手足厥冷이 생긴 것으로 陰證의 류(裏病)가 아니다.
　② 소음인이 惡寒發熱에 땀이 나는 것이 오랫동안 시일을 끌어서 풀리지 않고 變證이 생긴 것으로 太陽病厥陰證이라 이른다. 當歸四逆湯, 桂麻各半湯을 쓰지 말고, 蔘萸湯, 人蔘吳茱萸湯, 獨蔘八物湯을 쓰고, 大承氣湯을 쓰지 말고 巴豆를 써야 한다.

6-48
　① 4-5일 전에 黃芪桂枝湯, 八物君子湯 3,4,5첩으로 미리 예방하라.(8-6조문 참조)
　② 찬 증상으로는 手足厥冷, 小腹痛, 囊縮, 四肢厥冷이 심해져 다리 떠는 현상이 있다.
　③ 열 증상으로는 煩滿(속이 답답해지면서 열이 있다는 것), 舌卷(혀 자체가 오랫동안 열을 받아 진액이 모손되어 길이가 줄어든 것)이 있다.
　④ 太陽病厥陰證은 처음에 腹痛, 下利라는 증상이 없으면서 생겼으므로 胃受寒裏寒病이 아니라 腎受熱表熱病이다. 처음에 發熱, 惡寒이 있고 腹痛, 下利는 없었는데, 이후에 腹痛, 下利가 생기는 變證으로 발전되었다. 즉 太陽病厥陰證은 鬱狂證처럼 上熱, 煩滿, 口乾 등의 熱症이 위주인 상태에서 手足厥冷, 少腹滿 등의 裏寒症狀이 겸하여 나타난 상태이므로 表裏兼病이라 부른다.

※ **表裏兼病, 表裏俱病의 개념**[108]
　　表病과 裏病이란 신축본의 表裏病證 편명 내에 존재하는 병증들의 집합이고, 表病證과 裏病證은 表病이나 裏病에 속하는 개개 병증이며, 表病症狀과 裏病症狀은 表病證과 裏病證을 구성하는 체질별 증상이다. 이 중 病因의 출발점이 表病에서 시작했으나 오랫동안 해소되지 않아 腹裏부위까지 保命之主의 순환이 이루어지지 않은 경우 表裏兼病이라고 개념규정을 한다. 반면 시간의 차이가 없이 表病의 발생기전과 裏病의 발생기전에 동시에 문제가 생겨 表, 裏 모두 병이 드는 것을 表裏俱病이라고 한다. 즉 表裏兼病과 表裏俱病은 먼저 병이 발생하고 시간이 지남에 따라 병발하는 개념인지, 시간적인 차이가 없이 동시에 표리에 병이 드는 것인지의 차이점이 있으며, 두 개념 모두 전변의 개념은 아니다.
　　예를 들면, 少陰人의 경우 腎受熱表熱病은 表病에 해당되고, 胃受寒裏寒病은 裏病에 해당된다.
　　鬱狂證 및 亡陽證은 表病證에 해당되고, 太陰證 및 少陰證은 裏病證에 해당된다.
　　鬱狂證 및 亡陽證의 表病證 내에서 발생하는 개개 증상은 모두 表病症狀에 해당되고, 太陰證 및 少陰證의 裏病證 내에서 발생하는 개개 증상은 모두 裏病症狀에 해당된다.
　　鬱狂證의 '大腸怕寒'은 발병은 膀胱에서 背膂로 陽氣가 상승하지 못하여 시작되므로 表病證에 해당되지만, 病勢가 완만하여 大腸局에 小腹硬滿이라는 裏病症狀이 발생하게 되는데, 이를 表裏兼病이라고 한다.
　　少陰證은 裏病證에 해당되지만 발병시부터 表病症狀이 병발하여 나타나므로, 이를 表裏俱病이라고 한다.

6-49 吐蛔證

108　곽창규, 손은혜, 이의주, 고병희, 송일병. 四象人體質病證 中 表病과 裏病의 개념규정에 대한 연구. 2004;16(1):1-11.

6-50

    ① 太陽病厥陰證의 범주이다.

    ② 消渴, 氣上衝心, 心中煩熱이라는 熱症이 나타나지만, 소화가 잘 안되고 토하는 증상이다.

    ③ 胃가 차서 吐蛔證이 발생한다.

6-51 腎陽困熱, 大腸怕寒의 현상이 동시에 있다. 大腸怕寒이 급한 경우에는 何烏官桂理中湯(『東醫四象新編』)을 사용하여 和解를 시킨다.

6-52 重病 危證에는 약을 3~4첩 먹지 않으면 약력이 미치지 못한다.

胃受寒裏寒病

주요내용

1. 胃受寒裏寒病의 의미, 발생기전, 치법을 이해한다.
2. 太陰證과 少陰證의 병리, 증상, 치법의 차이를 이해한다.
3. 太陰證의 증상, 치법, 처방을 이해한다.
4. 太陰證 浮腫之屬의 개념, 증상, 치법, 처방을 이해한다.
5. 少陰證의 증상, 치법, 처방을 이해한다.
6. 太陰病陰毒證의 증상, 병리, 처방에 대해 이해한다.

1. 胃受寒裏寒病의 의미

胃受寒	胃	「臟腑論」의 胃의 의미로서 脾黨의 일부이다.
	寒	脾局의 陽煖之氣가 약해져 大腸에서 脾局으로 침범하여 병리적으로 작용하게 되는 과도해진 水穀寒氣를 의미한다.
	\"胃受寒\" 脾局의 陽氣(陽煖之氣)가 약해지고 腎局의 寒氣가 과도해져 陽氣가 胃에서 大腸으로 내려가지 못하게 된다. 이러한 병리기전으로 인해 나타나는 胃寒과 胃弱 현상을 의미한다.	
裏寒病	裏	\"腹背表裏(5-4)\" : 사상의학에서 인체의 전면부와 후면부를 구분하는 개념 \"裏\" : 인체의 전면부에 해당되는 \"腹裏\" ⇨ 頷臆臍腹의 부위로 脾腎의 水穀之氣 病證으로 설명하는 少陰人에서는 胃와 大腸 부위를 의미
	寒病	과도해진 水穀寒氣로 인하여 병리적으로 발생하는 寒의 특징이 나타나는 병이다. cf. 胃受寒의 \"寒\"이 胃의 과도해진 寒氣로 인하여 생기는 병리기전을 설명하기 위한 추상적인 개념이라면, 裏寒의 \"寒\"은 실제 腹裏부위에 寒證으로 나타나는 구체적인 개념이라 할 수 있다.

胃受寒의 病機를 거쳐 腹裏 부위에 寒證이 생기는 病

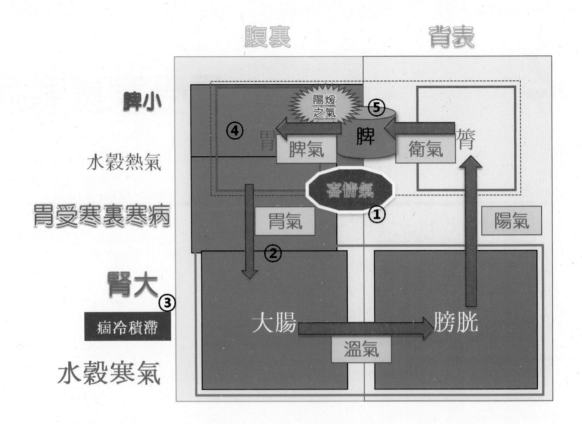

① 喜情氣의 작용으로 脾胃의 陽煖之氣의 손상이 생김. 이로 인하여 脾局의 水穀熱氣가 약해지고, 腎局의 水穀寒氣가 과도해짐

② 胃에서 大腸으로 작용하는 胃氣가 과도해진 腎局의 水穀寒氣로 인하여 내려가지 못함

③ 胃氣가 大腸에 작용하지 못함으로 인하여 大腸에 水穀寒氣가 과도해져 痼冷積滯가 발생함. 이로 인하여 腹滿을 중심으로 한 寒症이 외부로 발현됨

④ 胃弱한 太陰證의 경우 과도해진 腎局의 水穀寒氣가 胃 부위를 압박함

⑤ 脾弱한 少陰證의 경우 과도해진 腎局의 水穀寒氣가 胃 뿐만 아니라 脾 부위까지 압박함

　大腸局의 痼冷積滯 현상으로 인한 腹滿은 胃受寒裏寒病의 공통 병리기전이므로 太陰證, 少陰證에서 모두 나타난다. 腹裏 부위에 해당하는 胃에서 大腸으로 胃氣가 내려가지 못하는 병리적인 현상으로부터 출발하기 때문에 裏病에 해당된다. 그러므로 胃受寒裏寒病의 치법은 胃氣의 기능을 회복시키는 방향으로 降陰의 치법을 사용한다.

　太陰證, 少陰證은 모두 裏病의 범주에 해당되며 모두 腹裏에 寒症이 발현되기 때문에 裏寒病이라고 한다. 太陰證은 脾弱하지 않고 胃弱한 상태에서 발생하는 順證인 반면, 少陰證은 脾弱한 상태에서 발생하는 逆證이다. 太陰證에는 溫胃降陰의 치법을, 少陰證에는 健脾降陰의 치법을 사용한다.

2. 胃受寒裏寒病 Preview

조문번호	내용	
7-1~5	胃受寒裏寒病 提綱	
7-6~12	太陰證 ①	: 痞滿
7-13~16	太陰病陰毒證 ①	
7-17	太陰病陰毒證 ②	: 乾霍亂關格病
7-18~22	少陰證 ①	
7-23~30	少陰證 ②	: 太陰證과 少陰證의 비교
7-31~36	少陰證 ③	
7-37~46	少陰證 ④	: 藏厥, 陰盛格陽
7-47~67	太陰證 ②	: 浮腫之屬

3. 胃受寒裏寒病 提綱

7-1
張仲景曰 太陰之證은 腹滿而吐하야 食不下하며 自利益甚時에 腹自痛이니라

7-1 장중경(張仲景)이 말하기를 태음증(太陰證)은 배가 더부룩하면서 토하고 먹은 것이 소화가 되지 않고 설사가 더욱 심할 때 복통이 때때로 일어난다.

참조
① 『傷寒論』 辨太陰病脈證幷治法 280條
　　太陰之爲病 腹滿而吐 食不下 自利益甚 時腹自痛 若下之 必胸下結硬.
② 『東醫寶鑑』 雜病 寒 太陰形證用藥
　　太陰之爲病 腹滿而吐 食不下 自利益甚 時腹自痛 〈仲景〉
③ 『東醫壽世保元·甲午本』7-1

7-2
腹滿時痛하며 吐利不渴者는 爲太陰이니 宜四逆湯 理中湯이오
腹滿不減 減不足言하면 宜大承氣湯이니라

7-2 복만(腹滿)하고 때때로 아프면서 토하고 설사를 하면서도 갈증이 없는 것은 태음증(太陰證)이 된 것이다. 사역탕(四逆湯), 이중탕(理中湯)을 쓰고 배가 더부룩한 것이 꺼지지 않거나 꺼졌어도 뱃속이 답답하다고 말하면 대승기탕(大承氣湯)을 쓴다.

참조
① 『傷寒論』 辨太陰病脈證幷治法 286條 / 284條 / 辨陽明病脈證幷治法 264條
　　本太陽病 醫反下之 因爾腹滿時痛者 屬太陰也 桂枝加芍藥湯 主之 大實痛者 桂枝加大黃湯 主之. / 自利不渴者 屬太陰 以其藏有寒故也 當溫之 宜服四逆輩. / 腹滿不減 減不足言 當下之 宜大承氣湯.
② 『東醫寶鑑』 雜病 寒 太陰形證用藥
　　腹滿時痛 吐利不渴者 爲太陰 宜四逆湯 理中湯 腹滿不減 減不足言 宜大承氣湯 〈仲景〉
③ 『東醫壽世保元·甲午本』7-2

7-3
傷寒에 自利不渴者는 屬太陰하니 以其臟有寒故也라 當溫之 宜用四逆湯이니라

7-3 상한에 설사를 하면서도 갈증이 없는 것은 태음증에 속한다. 그것은 장(臟)에 한기(寒氣)가 있기 때문이니 마땅히 속을 뜨겁게 하여야 하므로 사역탕(四逆湯)을 쓴다.

참조
① 『傷寒論』 辨太陰病脈證幷治法 284條
　　自利不渴者 屬太陰 以其藏有寒故也 當溫之 宜服四逆輩.
② 『東醫寶鑑』 雜病 寒 太陰形證用藥
　　傷寒 自利不渴者 屬太陰 以其藏有寒故也 當溫之 宜用四逆湯 〈仲景〉
③ 『東醫壽世保元·甲午本』7-9

7-4
太陰證은 腹痛自利不渴이니 宜理中湯 理中丸이오 四順理中湯丸도 亦主之니라

7-4 태음증은 복통(腹痛) 설사를 하면서도 갈증이 없는 것이다. 마땅히 이중탕(理中湯), 이중환(理中丸)을 쓰고 사순이중탕(四順理中湯)과 환(丸)도 또한 쓴다.

참조
　① 『傷寒論』辨太陰病脈證幷治法 284條
　　 自利不渴者 屬太陰 以其藏有寒故也 當溫之 宜服四逆輩.
　② 『東醫寶鑑』雜病 寒 太陰形證用藥
　　 太陰證 腹痛自利不渴 宜理中湯 理中丸 四順理中湯丸 亦主之〈仲景〉
　③ 『東醫壽世保元・甲午本』7-3

7-5
論曰 右證에 當用 理中湯 四順理中湯 四逆湯而 古方草刱하야 藥力不具備하니
此證에 當用 白何烏理中湯 白何烏附子理中湯이오
腹滿不減 減不足言者는 有痼冷積滯也니 當用 巴豆而 不當用 大承氣湯이니라

7-5 이러한 증에 마땅히 이중탕, 사순이중탕, 사역탕을 써야 하지만 고방(古方)이 초창(草刱) 시대의 처방이기에 약력(藥力)이 갖추어지지 못하므로 이러한 증에는 마땅히 백하오이중탕(白何烏理中湯), 백하오부자이중탕(白何烏附子理中湯)을 써야 한다. 배가 더 부룩한 것이 꺼지지 않거나 꺼졌어도 뱃속이 답답하다고 말하는 자는 고랭적체(痼冷積滯)가 되어 있는 것이니 마땅히 파두(巴豆)를 써야 하며 대승기탕(大承氣湯)을 써서는 안 된다.

강설
　7-2 腹滿不減 減不足言
　　 ① 腹滿이 줄어들지 않고 남아있는 것으로, 痼冷積滯라는 병리현상으로 생긴 것이다.
　　 ② 痼冷積滯는 胃弱으로 인하여 大腸局의 水穀寒氣가 완고하게 오랫동안 쌓인 것을 의미한다.
　　 ③ 腹滿이 심하지 않은 경우의 腹痛自利症에는 白何烏理中湯을 사용하고 腹滿이 심한 경우에는 파두를 사용한다.
　7-5 痼冷積滯
　　 ① 痼冷積滯는 腹滿, 吐, 食不化, 自利, 腹痛 등의 증상으로 드러나며, 이는 모두 胃受寒의 병리로 인한 위장관 증상에 해당된다.

【참고】太陰證 처방
※ 白何烏理中湯
白何烏理中湯과 理中湯의 차이
白何烏理中湯에서 白何首烏는 人蔘의 의미이다. 桂枝湯의 일부가 들어간 것은 背表 부위에서 陽氣가 上升하지 못함으로 인하여 熱症을 겸하고 있다는 의미이다.

※ 파두 용법 : 반알 化積, 한알 下利

	적응증	복용법	주의사항 및 금기
東醫壽世保元 四象草本卷	少陰人 急症 (乾霍亂으로 얼굴색이 푸르고 위아래로 통하지 않는 경우)		
東醫壽世保元 甲午舊本	太陰證 간혹 太陽證 口燥, 心煩, 腹脹, 便閉, 下利靑水, 腹痛, 便澁	腹中硬滿+有惡寒:全粒 腹中硬滿+無惡寒:半粒 全粒을 사용하는 경우는 설사를 한 차례 한 후에 補藥을 투여 半粒을 사용하는 경우는 바로 補藥을 투여	陽明證, 少陰證에는 금기 表裏氣가 지탱할 수 있을 때 사용
東醫壽世保元 辛丑本	鬱狂證(外熱包裏冷, 胃家實) 亡陽證(危證) 太陽病厥陰證 太陰證(痼冷積滯, 乾霍亂關格, 黃疸, 寒實結胸, 瘧) 少陰證(下利靑水, 黑水泄瀉)	去殼取粒 溫水呑下 全粒 或半粒 仍煎湯藥 以煎藥時刻 巴豆 獨行腸胃間 太半用力 然後 服湯藥則 湯藥 可以與巴豆 同行 通快腸胃 升提其氣也 再煎湯藥 大便通後 又 連服之 巴豆 全粒 下利 半粒 化積	蓋 巴豆 少陰人病之必不可不用 而又不可輕用 必不可浪用 而又不可疑用之藥
東醫四象新編	少陰人 大便秘燥 胃家實 發狂 배가 그득한 黃疸 熱이 없는 結胸證 中風二便閉, 中腑中臟, 痞氣, 結胸, 霍亂通治, 積聚通治, 黃疸通治, 便閉, 下死胎 潰後(巴豆膏)	巴豆丹: 巴豆 一粒을 껍질을 벗겨 따뜻한 물에 삼키거나, 익히거나 구워서 먹어도 된다 巴豆膏: 巴豆의 껍질을 벗긴 후 연기가 날 정도로 볶아 부드럽게 갈아서 膏藥처럼 헌데에 붙이는데, 모든 부스럼을 치료한다	
海東 東武遺稿	除胃寒積, 破癥消痰, 大能通利 脾의 關格을 通하게 함 少陰人의 重한 便秘 脾의 痰藥 少陰人 關格	關格, 乾霍亂, 濕霍亂: 1~2개 腸中硬脹 面色點靑: 1~3개 脇痛: 0.5~1개	
普濟演說	少陰人 泄瀉藥 水結胸	巴豆如意丹 全粒은 下利, 半粒은 化積	

4. 太陰證 ① : 痞滿

7-6
張仲景曰 病發於陰而反下之면 因作痞니라
傷寒에 嘔而發熱者가 若心下에 滿而不痛하면 此爲痞니 半夏瀉心湯 主之하고 胃虛氣逆者에도 亦主之니라

7-6 장중경(張仲景)이 말하기를 병이 음증(陰證)으로 발(發)한 것을 도리어 설사를 시키면 이로 인하여 비증(痞症)을 일으킨다. 상한에 구역(嘔逆)하고 발열하면서 가슴이 꽉 막혀 답답해 하면서도 통증이 없다면 이는 비증(痞症)이 된 것이다. 주로 반하사심탕(半夏瀉心湯)을 쓰고, 위(胃)가 허(虛)하여 기역(氣逆)하는데도 또한 반하사심탕을 주로 쓴다.

참조
① 『傷寒論』辨太陽病脈證幷治法 137條 / 157條
　病發於陽 而反下之 熱入因作結胸 病發於陰而反下之 因作痞也 所以成結胸者 以下之太早故也 / 傷寒五六日 嘔而發熱者 柴胡湯證具 而以他藥下之 柴胡證仍在者 復與柴胡湯 此雖已下之 不爲逆 必蒸蒸而振 却發熱汗出 而解 若心下滿而硬痛者 此爲結胸也 大陷胸湯主之 但滿而不痛者 此爲痞 柴胡不中與之 宜半夏瀉心湯
② 『東醫寶鑑』雜病 寒 傷寒痞氣
　病發於陰而反下之因作痞 / 傷寒嘔而發熱者若心下滿而不痛此爲痞半夏瀉心湯主之胃虛氣逆者亦主之〈仲景〉
③ 『東醫壽世保元・甲午本』7-5

7-7
下後에 下利 日數十行하야 穀不化腹雷鳴하며 心下痞硬 乾嘔心煩은 此 乃結熱이라
乃胃中이 虛하야 客氣가 上逆故也니 甘草瀉心湯을 主之니라

7-7 설사를 시킨 후에 설사를 하루 수십차례를 하는데, 곡물(穀物)이 소화되지 않은 그대로 배설되며 복중에서는 천둥소리가 울리며 명치 밑이 더부룩하고 단단하게 뭉치며 마른 구역질을 하면서 속이 답답한 것은 속에 열이 맺힌 것이다. 이는 위중(胃中)이 허(虛)하여 객기(客氣)가 거슬러 올라오기 때문이며 감초사심탕(甘草瀉心湯)을 주로 쓴다.

참조
① 『傷寒論』辨太陽病脈證幷治法 166條
　傷寒中風 醫反下之 其人下利 日數十行 穀不化 腹中雷鳴 心下痞硬而滿 乾嘔 心煩不得安 醫見心下痞 謂病不盡 復下之 其痞益甚 此非結熱 但以胃中虛 客氣上逆 故使硬也 甘草瀉心湯主之
② 『東醫寶鑑』雜病 寒 傷寒痞氣
　下後下利日數十行穀不化腹雷鳴心下痞硬乾嘔心煩此乃結熱乃胃中虛客氣上逆故也甘草瀉心湯主之〈仲景〉
③ 『東醫壽世保元・甲午本』7-7

7-8
太陰證에 下利淸穀을 若發汗則 必脹滿이오 發汗後 腹脹滿에는 宜用厚朴半夏湯이니라

7-8 태음증(太陰證)에 음식물이 삭지 않고 그대로 맑은 설사를 하는 증에 만약 발한(發汗)을 시키면 반드시 배가 창만(脹滿)하여진다. 발한 후에 배가 창만해진 데는 마땅히 후박반하탕(厚朴半夏湯)을 써야 한다.

참조
① 『傷寒論』辨厥陰病脈證幷治法 372條 / 辨太陽病脈證幷治法 67條
　下利淸穀 不可攻表 汗出必脹滿 / 發汗後 腹脹滿者 厚朴生薑半夏甘草人蔘湯主之
② 『東醫寶鑑』雜病 寒 太陰病腹脹滿

太陰證下利淸穀若發汗則必脹滿 / 發汗後腹脹滿宜用厚朴半夏湯〈仲景〉
③ 『東醫壽世保元・甲午本』7-4

7-9
汗解後 胃不和하야 心下痞硬하며 脇下有水氣하며 腹中雷鳴 下利者는 生薑瀉心湯을 主之니라

7-9 땀을 내고난 후에 위(胃)가 불화(不和)하여 명치 밑이 더부룩하고 단단하게 뭉치며 옆구리에 수기(水氣)가 있고 복중(腹中)에 복명(腹鳴)소리가 요란하면서 설사를 하는 증에는 생강사심탕(生薑瀉心湯)을 주로 쓴다.

참조
① 『傷寒論』辨太陽病脈證幷治法 165條
　　傷寒 汗出解之後 胃中不和 心下痞硬 乾噫食臭 脇下有水氣 腹中雷鳴 下利者 生薑瀉心湯主之.
② 『東醫寶鑑』雜病 寒 傷寒痞氣
　　汗解後 胃不和 心下痞硬 脇下有水氣 腹中雷鳴 下利者 生薑瀉心湯主之〈仲景〉
③ 『東醫壽世保元・甲午本』7-6

7-10
傷寒에 下利 心下痞硬이어늘 服瀉心湯하고 後以他藥下之하니 利不止라 與理中湯하야 利益甚하면 赤石脂禹餘粮湯을 主之라

7-10 상한에 하리(下利)를 하고 명치 밑이 더부룩하고 단단하게 뭉치는 병증에 사심탕(瀉心湯)을 복용시키고 후에 다른 약방(藥方)으로 설사 시켰더니 설사가 그치지 않으므로 이내 이중탕(理中湯)을 썼으나 설사가 더욱 심하다. 이렇게 될 때에는 적석지우여량탕(赤石脂禹餘糧湯)을 주로 써야 한다.

참조
① 『傷寒論』辨太陽病脈證幷治法 167條
　　傷寒 服湯藥 下利不止 心下痞硬 服瀉心湯已 復以他藥下之 利不止 醫以理中與之 利益甚 理中者 理中焦 此利在下焦 赤石脂禹餘粮湯主之 復利不止者 當利其小便.
② 『東醫寶鑑』雜病 寒 少陰病自利
　　傷寒下利 心下痞硬 服瀉心湯後 以他藥下之 利不止 與理中湯 利益甚 理中者 理中焦 此利在下焦 赤石脂禹餘粮湯主之〈仲景〉
③ 『東醫壽世保元・甲午本』7-8

7-11
論曰 病發於陰而反下之云者는 病發於胃弱이니 當用 藿香正氣散而 反用 大黃下之謂也라
　麻黃・大黃은 自是太陰人藥이오 非少陰人藥則 少陰人病에 無論表裏하고 麻黃大黃은 汗下 元非可論이라
少陰人病에 下利淸穀者는 積滯自解也니
　太陰證 下利淸穀者는 當用 藿香正氣散 香砂養胃湯 薑朮寬中湯하야 溫胃而降陰하고
　少陰證 下利淸穀者는 當用 官桂附子理中湯하야　　　　　　　健脾而降陰이니라

7-11 병이 음증(陰證)으로 발(發)한 것을 도리어 하리(下利)시킨다고 말한 것은 곧 위가 약하여 병이 발한 것으로, 마땅히 곽향정기산(藿香正氣散)을 써야 할 것인데 도리어 대황(大黃)으로 하리시킨 것을 말하는 것이다. 마황(麻黃)과 대황(大黃)은 본래 태음인의 약이고 소음인의 약이 아니다. 그러므로 소음인의 병에는 표증 리증을 막론하고 마황, 대황으로 땀을 내거나 하리를 시킨다는 것은 원래 말할 필요가 없는 것이다. 소음인 병에는 곡물이 삭지 않고 맑게 그대로 설사를 하는 것은 적체(積滯)가 스스로 풀리는 것이다. 태음증(太陰證)에 곡물이 삭지 않고 맑게 그대로 설사를 하면 곽향정기산(藿香正氣散), 향사양위탕(香砂養胃湯) 또는 강출관중탕(薑朮寬中湯)을 써서 온위강음(溫胃降陰)해야 하고, 소음증(少陰證)에 곡물이 삭지 않고 맑게 그대로 설사를 하면 관

계부자이중탕(官桂附子理中湯)으로 건비강음(健脾降陰)해야 할 것이다.

참조

① 『東醫壽世保元·甲午本』

7-56

下利淸穀者, 雖日數十行 口中必不燥乾而冷氣外解也, 當用 香砂養胃湯 薑朮破積湯, 以助溫煖好也.

下利淸水者, 雖日一二行 口中必益燥乾而冷氣內侵也, 當用 芎歸葱蘇理中湯 桂附藿陳理中湯, 以制陰寒可也.

7-12

藿香正氣散 香砂六君子湯 寬中湯 蘇合元은 皆 張仲景瀉心湯之變劑也니

此 所謂 靑於藍者 出於藍이라 噫라 靑雖自靑이나 若非其藍이면 靑何得靑이리오

7-12 곽향정기산(藿香正氣散) 향사육군자탕(香砂六君子湯) 관중탕(寬中湯) 소합원(蘇合元)은 모두 장중경 사심탕(瀉心湯)의 변제(變劑)이니, 이것을 이른바 쪽보다 푸른 것이 쪽에서 나온 것이다. 청(靑)이 비록 청(靑)하나 그 남초(藍草)가 아니었으면 푸른 것이 어찌 푸른 것을 얻었겠는가?

참조

① 『東醫壽世保元·甲午本』

7-13

今考更定已上諸證, 卽少陰人下達臍腹大腸之胃氣虛弱,

食物塞滯而一二三日內 新氣添積漸得快健則, 終能變革消化下利之證也.

此證 當用 理中湯 四順理中湯 厚朴半夏湯 四逆湯, 而四逆之附子, 不宜生用.

赤石脂禹餘粮湯之赤石脂禹餘粮, 不宜單用. 茵蔯蒿湯, 當去大黃梔子. 瀉心湯, 當去黃芩黃連.

藥不可以不盡善擇美則別爲增附.

已上諸證, 當用 藿香正氣散 香砂理中湯 香砂養胃湯 薑朮破積湯 桂附藿陳理中湯.

腹滿不減 減不足言, 身黃小便不利腹微滿汗出劑頸而還, 此二證有積滯也,

當用 巴豆丹 下利二度, 因以 薑朮破積湯 香砂養胃湯, 和解之.

강설

太陰證은 胃弱해서 오는 병이다. 太陰證에서 藿香正氣散, 香砂養胃湯은 차이는 있으나 둘 다 溫胃降陰 하는 역할을 한다. 少陰證은 官桂附子理中湯을 써서 健脾降陰 한다. 下利淸穀은 같으나 太陰證과 少陰證은 각각 溫胃와 健脾의 목적으로 치법을 운용한다.

7-6~7

① 발병 후 下法을 써서 痞滿, 腹滿, 乾嘔 등의 위장관 증상이 모두 생긴 것이다.

② 조문의 下法과 汗法은 각각 대황, 마황으로 誤治한 것이다. 소음인의 下利 淸穀이 있는 것은 積滯가 뭉쳐 있는 것으로, 가벼운 병이면 下利후 자연스럽게 낫게 되나, 太陰證과 少陰證은 下利를 여러번 해도 腹痛, 下利症이 계속 남아 있는 것이다. 즉, 이 때의 下利는 積滯가 해소되는 下利가 아니라 병이 심하여 발생하는 병증이다.

7-10

① 病發於陰(胃弱)한데 오히려 下法을 쓴 것은, 병이 胃가 약해서 생긴 것이므로 胃弱을 풀어야 한다. → 下法 後 痞滿症이 발생하였다. (7-6,7,10)

7-8, 7-9 發汗을 했더니 脹滿, 心下痞滿이 생기는 것이다.

7-11 太陰證과 少陰證의 下利淸穀

① 太陰證：藿香正氣散, 香砂養胃湯, 薑朮寬中湯 → 溫胃降陰

② 少陰證 : 官桂附子理中湯 → 健脾而降陰

③ 太陰證, 少陰證은 모두 胃弱이라는 공통적인 병리현상을 갖는다. 太陰證은 胃弱만 있으나, 少陰證은 胃弱 뿐 아니라 脾弱까지 겸한 병증이다. 그러므로 태음증의 치법은 溫胃降陰으로 胃弱에, 少陰證의 치법은 健脾降陰으로 脾弱에 초점이 맞추어져 있다.

7-12

① 太陰證 처방의 약물구성

藿香正氣散, 寬中湯, 香砂養胃湯에서 공통으로 들어가는 약물은 乾薑, 甘草이다. 특히 乾薑이 太陰證에 활용되는 대표 약물에 해당된다.

胃弱의 정도가 심해질수록 白朮 → 白何烏 → 人蔘의 순으로 구성되는데, 人蔘은 太陰證이라 하더라도 일부 脾의 손상이 있는 경우에 사용한다. 少陰證으로 넘어가면 人蔘을 기본으로 사용하고, 附子가 사용된다. 附子는 脾局을 핍박하고 있는 腎局의 과도해진 水穀寒氣를 몰아내는 역할을 하고, 人蔘은 脾를 강하게 도와주는 역할을 한다. 소음인병에서 단지 人蔘을 多用하여 健脾한다고 해서 모든 병이 낫는 것이 아니다. 胃가 약할 때는 溫胃를 해서 병증에 적중하여 효과를 볼 수 있다.

5. 太陰病陰毒證 ①

7-13
張仲景曰 傷寒陰毒之病은 面靑 身痛하야 如被杖하니 五日은 可治오 七日은 不治니라

7-13 장중경이 말하기를 상한음독병은 얼굴이 푸르고 온 몸이 몽둥이로 얻어맞은 것처럼 쑤시며 아프다. 이러한 병증은 5일이 된 것은 치료할 수 있지만 7일 된 것은 치료할 수 없다.

참조
① 『金匱要略』 百合狐虫或陰陽毒病證治第三
陽毒之爲病 面赤斑斑如錦紋 咽喉痛 唾膿血 五日可治 七日不可治 升麻鼈甲湯主之. / 陰毒之爲病 面目靑身痛 如被杖 咽喉痛 五日可治 七日不可治 升麻鼈甲湯去雄黃蜀椒主之.
② 『東醫寶鑑』 雜病 寒 傷寒陰毒
傷寒陰毒之病 面靑身痛 如被杖 咽喉痛 五日可治 七日不治 甘草湯主之.〈仲景〉
③ 『東醫壽世保元・甲午本』 7-29

7-14
李梃曰 三陰病이 深하면 必變爲陰毒이니 其證이 四肢厥冷하며 吐利不渴하며 靜蹐而臥하고
甚則 咽痛鄭聲하고 加以頭痛 頭汗하며 眼睛內痛하야 不欲見光하며 面脣指甲이 靑黑하며 身如被杖하고
又 此證에 面靑白黑하면 四肢厥冷 多睡니라

7-14 이천(李梃)이 말하기를 삼음병증(三陰病證)이 심해지면 반드시 음독증(陰毒證)으로 변하게 된다. 그 증상은 수족이 궐냉(厥冷)하며 토하고 설사를 하여도 갈증이 나지 않고 몸을 구부리고 조용히 누워서 잠자기를 좋아하고 극히 심하면 인통(咽痛)이 있으며 나귀가 우는 소리를 내고 여기에 두통과 머리에서 땀 흐르는 증상이 나타나고 눈동자가 쏘고 아파서 빛을 싫어하며 얼굴 입술

손톱이 푸르고 검으며 몸에는 몽둥이로 얻어맞은 것처럼 되어 있다. 또 이 증세에는 면색(面色)이 청백흑(靑白黑)하며 사지가 궐랭하고 잠을 많이 자는 것이 특징이다.

참조

① 『醫學入門』傷寒用藥 變證 陰毒

三陰病深 必變爲陰毒 有初證 遽然而成者 有誤服寒藥 或吐下後 變而成者 盖以房勞損腎 生冷傷脾 內已伏陰 外于感寒 治之 內外 皆陰陽氣暴絶故耳. / 外證 此常陰證 厥冷 吐利不渴 靜踡 甚則咽痛鄭聲 加以頭痛頭汗 眼睛內痛 不欲見光 面脣指甲靑黑 手背冷汗 心下結硬 臍腹築痛 身如鞭朴 外腎氷冷 或便膿血 診其脈附骨取之則有 按之則有 按之則無 宜甘草湯 正陽散 或玄武湯加人蔘選用 陽氣乍復而大汗解矣. / 陽氣乍復 或生煩躁者 返陰丹 復陽丹 金液丹 不可冷藥.

② 『東醫寶鑑』雜病 寒 傷寒陰毒

傷寒三陰病深 必變爲陰毒 其證 四肢厥冷 吐利不渴 靜踡而臥 甚則咽痛鄭聲 加以頭痛頭汗 眼睛內痛 不欲見光 面脣指甲靑黑 手背冷汗 心下結硬 身如被杖 外腎氷冷 其脈附骨取之則有 按之則無 宜甘草湯 正陽散 陽氣乍復 或生煩躁者 返陰丹 復陽丹用之 不可冷藥. 〈入門〉

又此證 面靑舌黑 四肢厥冷 多睡. 〈入門〉

③ 『東醫壽世保元 · 甲午本』7-30

7-15

論曰 右證에 當用 人蔘桂皮湯 人蔘附子理中湯이니라

7-15 위의 증세에는 마땅히 인삼계피탕(人蔘桂皮湯), 인삼부자이중탕(人蔘附子理中湯)을 써야 한다.

참조

① 『東醫壽世保元 · 甲午本』

7-31

今考更定 已上諸證 卽少陰人食滯下利表氣陰寒之證. 半下半滯日久不解而變爲此證也.

此證 當用 獨蔘附子理中湯.

面靑白黑多睡之證 尤重證也.

大便滑利者 當用 獨蔘附子理中湯 或加生附子五分.

大便秘閉者 當用 獨蔘附子理中湯 兼用巴豆半粒 或全粒.

7-32

論曰 太陰病之有陰毒證 猶太陽病之有厥陰證也.

太陽病 惡寒汗出則當解而 惡寒汗出 病不盡解而半解者日久 當解而不解則 其病變爲厥陰證也.

太陰病 腹痛下利則當解而 腹痛下利 病不盡解而半解者日久 當解而不解則 其病變爲陰毒證也.

此二證 四五日間 用藥則必不至危殆.

太陽病 惡寒汗出而 病不解者 四五日當用 桂枝湯.

太陰病 腹痛下利而 病不解者 四五日當用 理中湯.

7-16

張仲景曰 傷寒直中陰經은 初來 無頭痛 無身熱 無渴이오

怕寒踡臥하야 沈重欲眠하며 脣靑厥冷하며 脈微而欲絶하며 或脈伏이니 宜四逆湯이라

四逆者는 四肢逆冷也니라.

7-16 장중경이 말하기를 상한병에 한사(寒邪)가 음경(陰經)에 직입(直入)한 것은 처음부터 두통 신열 갈증과 같은 증세는 없고 추워서 떨며 허리를 구부리고 누워서 침중(沈重)한 모양으로 거듭 잠에 빠지고자 하며 입술이 파랗고 사지가 차가워지며 맥이 가늘어서

끊어지려고 하고 혹 맥이 숨어서 나타나지 않는다. 마땅히 사역탕(四逆湯)을 써야 한다. 사역(四逆)이란 것은 사지가 차갑다는 것이다.

참조　① 『東醫壽世保元 · 甲午本』7-44

강설　陰毒은 靑紫色인 피부증상을 나타내는 것으로, 맞은 것처럼 검거나 푸르게 변색이 되어 있는 어두운 색의 피부증상을 의미한다. 寒症을 바탕으로 한다는 의미도 포함되어 있다.

☞ 陽毒은 태음인 肝受熱裏熱病 13-1, 13-4에 陽毒(붉은반점)으로 肝熱證 범주로 언급되어 있다.

面靑 四肢厥冷 吐利 靜踡而臥- 裏寒症

身體痛 咽痛 頭痛 頭汗 眼痛- 表熱症

太陰陰毒證이란 太陰證에서 시작하지만 太陰證이 오래 낫지 않고 병이 깊어져서 背表까지 병이 생겨 表熱症이 나타나는 變證이다.

임상에서 太陰陰毒證과 太陽病厥陰證은 나타난 증상자체로 寒症과 熱病이 모두 나타나기 때문에 表裏症 구분이 어렵다. 그러므로 素證을 근거로 表裏病 구분을 해야 한다.

즉, 太陽病厥陰證은 表熱病의 증상이 있다가 四肢厥冷 小腹硬滿 등의 寒症이 동반되는 것으로 表病에 해당한다. 太陰陰毒證은 吐, 利와 같은 裏寒病의 증상이 있다가 갑자기 극심한 身體痛, 咽痛 등과 같은 表熱症이 동반되는 것으로 병의 출발점이 裏病이므로 裏病에 해당된다. 따라서 太陽病厥陰證과 太陰陰毒證 두 가지 모두 表裏轉變이나 半表半裏와 같은 개념이 아니라 表裏兼病이다.

7-15

① 갑오본의 陰毒證 병리 : 胃에서 大腸으로 내려가는 胃氣가 약해진 상태에서 병이 오래도록 풀리지 않으면, 膀胱에서 背膂로 올라가는 陽氣가 같이 약해져서 발생한다. 순서상으로 裏病으로 분류하고, 太陽病厥陰證은 반대로 설명하여 表病으로 분류하였다.

7-16

① 人蔘桂皮湯 :「新定少陰人病應用要藥」의 人蔘陳皮湯에서 生薑 대신 炮乾薑으로 바꾸고 桂皮 一錢을 가한 처방으로 溫胃逐冷之力이 강화된 처방이다. 치법에서 溫胃를 한다고 설명한 것으로 보아 太陰陰毒證은 넓은 범주의 太陰證으로 볼 수 있다. 『東醫四象新編』에 人蔘桂皮湯이라는 처방명이 나와 있다.

② 初來 無頭痛 無身熱 無渴 : 소음인병에서 表熱病이 아니라는 의미와 발병 이후 頭痛, 身熱, 渴症 등의 증상이 생겼다는 것을 의미한다.

6. 太陰病陰毒證 ② : 乾霍亂關格病

7-17

論曰 嘗治 少陰人 直中陰經 乾霍亂關格之病하니 時屬中伏節候라

少陰人 一人이 面部氣色이 或靑或白하야 如彈丸圈 四五點成團하고 起居如常而 坐於房室中 倚壁하야 一身이 委靡無力而 但欲寐어늘

問其這間原委則 曰 數日前에 下利淸水一二行하고 仍爲便閉하야 至今爲兩晝夜오 別無他故云어늘

問所飮食則 曰 食麥飯云호라

急用 巴豆如意丹한대 一半時刻에 其汗이 自人中穴出而 達于面上하고

下利一二度어늘 時當日暮하야 觀其下利則 淸水中에 雜穢物而出하더니 終夜 下利十餘行하고

翌日 平明至日暮에 又十餘行下利而 淸穀麥粒이 皆如黃豆大라

其病이 爲食滯故로 連三日 絶不穀食하고 日所食을 但進好熟冷一二碗호니

至第三日平明하야 病人面色則 無不顯明而 一身皆冷하며 頭頸墜下하야 去地二三寸 而不能仰擧하고 病證이 更重하니 計出無聊하야

仔細點檢病人一身則 手足膀胱腰腹이 皆如氷冷하고 臍下全腹이 硬堅如石而

胸腹上中脘에 熱氣熏騰하야 炙手可熱하니 最爲可觀이라

至第五日平朝하야 一發吐淸沫而 淸沫中에 雜米穀一朵而出하더니 自此로 病勢大減하야 因進米飮 聯服數碗하고

其翌日에 因爲粥食하니 此病이 在窮村故로 未暇溫胃和解之藥이라

其後에 又有少陰人 一人이 日下利數次 而仍下淸水하고 全腹이 浮腫이어늘

初用桂附藿陳理中湯하되 倍加人蔘 官桂 各二錢 附子二錢 或一錢 日四服하고 數日後 則日三服하야 至十餘日한대

遂下利淸穀하야 連三日三四十行 而浮腫이 大減하니라

又少陰人 小兒一人이 下利靑水하고 面色靑黯하며 氣陷如睡어늘

用獨蔘湯하되 加生薑二錢 陳皮 砂仁 各一錢 日三四服한대 數日後에 下利十餘行하고 大汗解하니라

蓋少陰人 藿亂關格病에 得人中汗者는 始免危也오

食滯大下者는 次免危也오

自然能吐者는 快免危也오

禁進粥食하고 但進好熟冷하며 或米飮者는 扶正抑邪之良方也라

宿滯之彌留者는 得好熟冷 乘熱溫進 則消化에 無異於飮食이니 雖絶食二三四日이라도 不必爲慮니라

7-17 일찍이 소음인이 음경(陰經)에 직중(直中)하여 건곽란관격병(乾霍亂關格病)이 된 것을 치료한 경험이 있었는데, 때는 중복절후(中伏節候)였다.

소음인 한 사람이 얼굴색이 청색 혹은 백색이 되면서 몸에는 마치 탄환 크기의 반점이 4, 5개씩 둥글게 이루어져 있고 기거(起居)는 평시와 같으나 실내의 벽에 기대어 앉아 온 몸이 힘이 없고 늘어지면서 잠만 자려 하는 것이다. 그 동안의 원인을 물어본 즉 대답하기를 며칠 전에 하리청수(下利淸水) 1,2회 하고 이내 변폐(便閉)가 되어서 지금까지 2주야(晝夜)가 되었고 그 밖에 다른 이상은 없었다고 한다. 또 음식은 무엇을 먹었는가 물으니 보리밥을 먹었다고 한다. 급히 파두여의단(巴豆如意丹)을 썼더니 한 시간 반쯤 지나서 땀이 인중혈(人中穴)에서부터 나와서 면상(面上)에까지 흐르고 하리(下利)를 한두번 하는 것이다. 때는 해가 저물 때였다. 그 하리(下利)한 것을 자세히 살펴본 즉, 청수(淸水) 중에 찌꺼기가 섞여 나오더니 그날 밤 밤새도록 하리를 10여차를 하고 또 다음날 새벽부터 해가 저물 때까지 하리를 10여차 하는데 맑은 보리알이 마치 콩알만 하게 불어 있었다.

그 병이 식체(食滯)로 된 것이기 때문에 계속하여 3일 동안 음식을 먹지 못하게 하고 매일 먹는 것이라고는 다만 좋은 숭늉을 한두 사발 먹게 하였더니 3일째 되던 날 새벽에 이르러서는 환자의 얼굴빛이 밝게 나타나지 않음이 없으나 몸 전체가 얼음같이 차고 머리와 목을 땅에서 2,3촌까지 떨어뜨린 채 고개를 들지 못한다. 병증이 더욱 위중하게 되었으니 병인을 구출해 낼 방법이 없는것 같았다. 병자의 온몸을 자세히 점검해 보니 손발과 엉덩이와 요복(腰腹)이 모두 얼음같이 차고 배꼽아래 복부는 돌같이 딴딴하며 흉부와 복부의 상중완(上中脘)에는 열기가 찌는듯 하여 손이 구워질 정도로 뜨거운 것이니 병세가 매우 심각하였다.

125

5일 새벽에 이르러 한번 맑은 거품을 토하였는데, 그 맑은 거품 가운데에 잡미곡(雜米穀)이 한 움큼이나 섞여 나오더니 이때부터 병세가 크게 줄어들어 미음을 몇 사발 연이어 먹고 그 이튿날에는 죽을 먹을 수 있었다. 이 병자는 빈궁한 촌에 살고 있었기 때문에 온위(溫胃)하는 약과 화해(和解)하는 약을 미처 쓸 겨를이 없었다.

그 후에 소음인 한 사람이 하루에 몇 차례 설사를 하다가 이내 맑은 물만 설사하고 온 배가 浮腫이 된 것이다. 처음에는 계부곽진이중탕(桂附藿陳理中湯)을 쓰되 거기에 더하여 인삼(人蔘) 관계(官桂) 각 2돈하고 부자(附子) 2돈 혹 1돈하여 1일 4복하고 수일 후에는 1일 3복을 하여 10여일에 이르러서 마침내 청곡설사(淸穀泄瀉)를 연이어 3일간을 하는데 3일에 3,40차 쯤 하고서 부종이 크게 줄었다.

또, 소음인 소아가 물설사를 하고 얼굴색이 검고 푸르며 기운이 빠져서 졸고 있는 것이다. 독삼탕(獨蔘湯)을 쓰되 생강(生薑) 2돈 진피(陳皮) 사인(砂仁) 각 1돈을 가하여 1일에 3, 4복하였더니 수일 후에 설사를 10여 번하고 크게 땀을 흘리고 병이 풀린 것이다.

소음인은 곽란(霍亂) 관격병(關格病)에 1) 인중에서 땀이 나면 비로소 위험을 면하게 된 것이고, 2) 식체(食滯)가 뚫려서 크게 설사를 하면 다음으로 위험을 면한 것이고, 3) 저절로 토하는 것은 쾌히 위험을 면하게 되는 것이다. 소음인의 병증이 위와 같을 때는 밥이나 죽을 가까이 하는 것을 금하고 다만 좋은 숭늉이나 미음을 먹게 하는데, 이는 정기(正氣)를 복돋아 주고 사기(邪氣)를 억누르는 좋은 방법이 된다. 체증(滯症)이 오래 되어서 병이 위중할 때는 좋은 숭늉을 따뜻하게 하여 마시게 하면 소화가 잘 되고 영양이 되기 때문에 다른 음식을 먹는 것과 다르지 아니하니 비록 절식을 2, 3, 4일쯤 하여도 걱정할 필요가 없는 것이다.

참조

① 『東醫壽世保元 · 甲午本』
7-56

　下利淸穀者, 雖日數十行 口中必不燥乾而冷氣外解也, 當用 香砂養胃湯 薑朮破積湯, 以助溫煖好也.
　下利淸水者, 雖日一二行 口中必益燥乾而冷氣內侵也, 當用 芎歸葱蘇理中湯 桂附藿陳理中湯, 以制陰寒可也.

② 『東醫壽世保元 · 甲午本』7-64

강설

7-17 乾霍亂關格之病

乾霍亂關格之病 치험례 1
素證
언급 없음
現證
① 面部氣色 或靑或白 如彈丸圈 四五點成團 : 陰毒의 현상 ② 霍亂:토하고 설사. 乾霍亂:吐泄이 없는 霍亂
辨證
病因은 평소 胃弱의 상태에서 食滯로 인해 급증으로 陰毒證이 발생한 것.
경과

治方 ①	巴豆
	其汗 自人中穴出 而達于面上 下利一二度 : 人中汗,下利 - 적중을 한 것. 連三日 絶不穀食 日所食 但進好熟冷 一二碗 (숭늉) [참고] 好熟冷 숭늉은 쌀에 계속 열을 가한 후에 다시 물에 끓이는 것으로 열을 보태주는 의미가 있어 溫胃逐冷하는 방법이라고 볼 수 있다.(扶正抑邪之良方)
경과	病人面色 則無不顯明 而一身皆冷 頭頸隆下, 손발, 방광(엉덩이), 허리, 배가 차다. 상복부로는 열기가 가득하였다. 토하지도 않고 설사하지도 않고 위아래 기운이 막힘 → 關格證 너무 궁촌이라 파두만 쓰고 溫胃和解之藥을 쓰지 못하였다.(薑朮寬中湯을 이어서 써야 한다)

乾霍亂關格之病 치험례 2
素證
언급 없음
現證
① 下利數次 而仍下淸水 全腹浮腫 : 가벼운 下利는 下利 후에 痼冷積滯가 풀리는 것이지만, 太陰證은 下利를 해도 시원하게 나가지 않고 腹滿 浮腫이 계속 남아있는 것이다.
辨證
평소 胃弱의 소증을 가진 소음인 아이가 陰毒證이 발한 것.
경과

治方 ①	갑오본에서는 乾霍亂關格病을 少陰證으로 분류했기 때문에 附子가 들어간 桂附藿陳理中湯을 사용하였다. 신축본 시각에서 溫胃而降陰하는 太陰病陰毒證 처방으로 변경해야 한다.
경과	逐下利淸穀 連三日三四十行 而浮腫 大減 약을 준 뒤 설사를 하며 부종이 풀어지는 것은 痼冷積滯가 해소되는 과정으로 병이 낫는 과정이다.

乾霍亂關格之病 치험례 3
素證
언급 없음
現證
① 下利淸水 面色靑黯 氣陷如睡 下利를 해도 痼冷積滯가 풀리지 않는 병리적 상태로, 寒症이 극심하여 얼굴색이 푸르고 어두우며 기운이 없는 상태이다.
辨證
언급 없음
경과

治方 ①	獨蔘湯 加生薑二錢 陳皮 砂仁 各一錢 (人蔘陳皮湯)
경과	下利十餘行 大汗解 → 땀이 나고 설사를 하면서 병이 낫게 된다. 소음인 霍亂關格病에서 병이 낫는 과정은 人中汗, 食滯大下, 自然能吐의 순서로 회복된다.

* 갑오본에서는 乾霍亂關格之病을 少陰證 범주에서 설명하며 附子가 들어간 桂附藿陳理中湯을 사용하였다. 그러나 신축본에서는 乾霍亂關格之病을 太陰病陰毒證의 범주에서 설명하며 人蔘陳皮湯, 人蔘桂皮湯을 사용하였다. 극심한 寒證과 痼冷積滯가 풀어지지 않는 下利가 있지만 腎局의 寒氣가 극심할 뿐이지 脾局 陽氣까지 손상되지 않은 병증으로 분류한 것이다. 즉, 太陰證, 少陰證을 나누는 기준은 외부로 드러나는 증상(下利, 극심한 寒症)이 아니라 腎局의 寒氣만 커져 있는 상황인지, 脾局 陽氣까지 손상된 상황인지에 대한 執證을 바탕으로 이루어지게 되는 것이다. 이러한 執證의 요점이 되는 것이 바로 素證이다.

● 少陰人 藿亂에 관한 고찰[109]

1. 『東武遺稿』와 『東醫壽世保元四象草本卷』에 나타난 藿亂 病證認識 考察

『東武遺稿』와 『東醫壽世保元四象草本卷』에서는 모두 香蘇散, 藿香正氣散을 外感病에 사용할 수 있음을 제시하면서, 濕藿亂에 사용할 수 있는 처방으로『東武遺稿』에선 藿香正氣散加味方,『東醫壽世保元四象草本卷』에서는 香蘇散加味方(二香散)을 각각 제시하였다.

藿香正氣散은『東醫寶鑑』「寒門」의 傷寒陰證과「藿亂門」에 등장하고, 香蘇散은「暑門」暑風에 등장하는 처방으로 두 처방 모두 기존 한의학에서 吐瀉하는 병증에 사용하였음을 생각해 볼 때『東武遺稿』와『東醫壽世保元四象草本卷』저술 당시에는 아직 草本卷의 처방들의 이론적 근거는 기존의학의 內傷과 外感의 病因病機 이론에 가까운 것을 알 수 있다. 이후 藿香正氣散은 辛丑本과 甲午本에서 不分表裏證[110]에 사용할 수 있는 處方으로 제시되어 있으며, 辛丑本에서 表病 鬱狂病과 裏病 太陰病에 모두 사용하는 處方으로 제시되고 있다. 草本卷에서는 처방의 내용이 주로 질병중심으로 구성되었던 것이『東醫壽世保元』으로 가서는 體質病證을 다루는 포괄적인 病證運用을 목표로 하는 처방들로 바뀌게 된다.

2. 藿亂에 대한 『東醫壽世保元』 甲午本과 辛丑本의 비교

辛丑本에서 藿亂關格之病의 편제가 少陰病 뒷부분에서 太陰病과 少陰病 사이로 바뀌면서도 甲午本의 임상례들로 개초없이 제시하여 臨床證狀이나 사용 藥方도 변화가 없었다는 점에서 다소 혼란이 있을 수 있다. 즉 辛丑本에서는 乾藿亂關格之病의 편제 변화를 통해 太陰病에 더욱 가깝게 배속시키고 있으나, 사용 처방으로 少陰病 處方으로 생각할 수 있는 桂附藿陳理中湯加味方[111]과 太陰病 重證 處方으로 생각할 수 있는 獨蔘湯加味方[112]을 그대로 제시하고 있다는 점이다.

처방사용에서 실제 桂附藿陳理中湯은 甲午本에서는 結胸, 黃疸, 少陰病, 乾藿亂關格之病, 下利淸水, 臟厥 등에 제시되나, 辛丑本에 오면서 乾藿亂關格之病 및 少陰人 泛論에만 등장하며 그 외의 사용례는 삭제되었다. 辛丑本 少陰人 泛論은 少陰人 藏結病에 관한 내용 3조를 빼고는 甲午本 少陰人 泛論과 동일한 것을 생각해 볼 때, 辛丑本에 오면서 桂附藿陳理中湯의 사용은 거의 배제되었다고 할 수 있다. 즉 桂附藿陳理中湯과 芎歸葱蘇理中湯 등의 사용례는 사라지고, 그 자리에 官桂附子理中湯의 사용[113]으로 요약된다. 獨蔘湯加味方은 辛丑本 少陰人新定方에 제시된 人蔘陳皮湯의 母方인데, 人蔘陳皮湯의 처방설명에 溫胃逐冷之力이 있다고 하여 太陰證 重證에 사용되는 처방으로 서술하고 있다. 이는 辛丑本에 오면서 藿亂病證 및 약방 사용에 대한 東武 李濟馬의 인식에 변화가 있었음을 시사하고 있다.

辛丑本에서 藿亂關格病이후 下利淸水病이 생길 수 있다고 제시하면서 이런 경우 下利淸水가 발하기 전

---

109 석재화, 함통일, 황민우, 고병희, 송일병, 이수경. 少陰人 藿亂 病證에 대한 考察. 사상체질의학회지. 2005;17(2):92-98.

110 『東醫壽世保元』「腎受熱表熱病論」: "龔信 醫鑑曰 傷寒 頭痛 身疼 不分表裏證 當用藿香正氣散"

111 桂附藿陳理中湯은 官桂附子理中湯에 藿香, 砂仁을 가한 처방.『東醫壽世保元 甲午本 卷之二 新定少陰人病應用要藥二十二方』참조.

112 獨蔘湯 加 生薑, 陳皮, 砂仁은 辛丑本 新定方인 人蔘陳皮湯으로 볼 수 있는데, 溫胃逐冷之力이 있다고 하여 太陰病에 사용할 수 있는 處方으로 생각할 수 있다.

113 『東醫壽世保元』「胃受寒裏寒病論」: "少陰證 下利淸穀者 當用 官桂附子理中湯 健脾而降陰"

에 먼저 巴豆를 사용하여 積滯痼冷을 제거했어야 한다고 제시한다[114]. 그리고 下利淸水病에 便閉가 생기면 巴豆를 급히 사용한 후 薑朮寬中湯을 사용함을 제시[115]하는데 이는 少陰病의 운용과 다소 차이가 난다. 또한 乾藿亂關格之病에 巴豆如意丹을 먼저 사용후에 溫胃和解之藥을 사용함을 제시한다[116]. 이는 필요시 巴豆의 사용으로 積滯를 제거하는 것이 少陰病과 太陰病에 있어 모두에 적용되는 것임을 알 수 있다.

辛丑本은 藿亂病을 太陰病의 重證으로 제시하고 있는데, 藿亂關格 이후 下利淸水증상이 발하여 少陰病 處方(附子理中湯)을 사용하였다[117]는 임상례에서 乾藿亂關格病은 太陰病 重證이지만, 초기에 巴豆를 사용하지 않고 치료가 미흡하여 積滯痼冷으로 인해 保命之主의 손상이 점점 커지게 되면 보다 강력한 裏陰降氣를 위해 少陰病 處方에 가까운 약을 사용할 수도 있음을 제시하고 있다고 생각할 수 있다. 이는 藿亂에 있어서 乾藿亂, 濕藿亂을 구분하지 않고, 증상과 保命之主의 상태에 따라 太陰病, 少陰病에 따른 치료를 시행한다고 할 수 있다.

---

114 『東醫壽世保元』「胃受寒裏寒病論」: "以此觀之 則下利靑水者 病人 有藿亂關格而後 成此證也 此證 當用巴豆 破積滯痼冷 自是無疑"
115 『東醫壽世保元』「胃受寒裏寒病論」: "下利靑水 仍爲便閉者 先用巴豆 後用薑朮寬中湯"
116 『東醫壽世保元』「胃受寒裏寒病論」: "急用巴豆如意丹·此病 在窮村故 未暇溫胃和解之藥.
117 『東醫壽世保元』「胃受寒裏寒病論」: "急用附子理中湯 六貼 靑水變爲黑水 又二貼 黑水泄瀉 亦愈 又二三貼調理"

7. 少陰證 ①

7-18
張仲景曰 少陰病에 脈微細 但欲寐니라

7-18 장중경이 말하기를 소음병증(少陰病證)은 맥이 미세(微細)하고 다만 잠만 자려고 하는 것이다.

참조 ①『東醫壽世保元 · 甲午本』
7-48
… 但欲寐者, 非眞就睡也. 膈氣抵陷, 精神困短肢體昏蹉之謂也…
②『東醫壽世保元 · 甲午本』7-33

7-19
傷寒에 欲吐不吐하며 心煩 但欲寐라가
五六日에 自利而渴者는 屬少陰하니 小便色白이어든 宜四逆湯이니라

7-19 상한병에 토하고자 하여도 토하지 못하고 마음이 번민(煩悶)하면서 잠만 자려 하다가 5,6일에 이르러서 설사를 하면서 갈증이 있으면 소음증(少陰證)에 속하니 소변이 백색이면 마땅히 사역탕(四逆湯)을 써야 한다.

참조 ①『東醫壽世保元 · 甲午本』7-41

7-20
少陰病에 身體痛 手足寒 骨節痛 脈沈者는 附子湯 主之라

7-20 소음병증에 전신이 아프면서 수족(手足)이 한랭(寒冷)하고 골절(骨節)이 쑤시고 맥이 침(沈)하면 부자탕(附子湯)을 써야 한다.

참조 ①『東醫壽世保元 · 甲午本』7-34

7-21
下利 腹脹滿 身體疼痛하면 先溫其裏 乃攻其表니 溫裏에는 宜四逆湯이오 攻表에는 宜桂枝湯이라

7-21 하리(下利)를 하고 복창만(腹脹滿)하면서 신체가 쑤시고 아프다고 하면 그 리(裏)를 먼저 따뜻하게 하고서 그 표(表)를 다스려야 한다. 온리(溫裏)를 하려면 마땅히 사역탕(四逆湯)을 써야 하고 표를 다스리려면 마땅히 계지탕(桂枝湯)을 써야 한다.

참조 ①『東醫壽世保元 · 甲午本』7-42

7-22
論曰 右證에 當用 官桂附子理中湯이니라

7-22 위와 같은 증에는 마땅히 관계부자이중탕(官桂附子理中湯)을 써야 한다.

강설

7-18 脈微細 但欲寐

7-19 心煩 渴

7-20 身體痛 骨節痛

7-21 下利腹脹滿 身體疼痛 先溫其裏 乃攻其表 溫裏 宜四逆湯 攻表 宜桂枝湯.

7-22 官桂附子理中湯

   ① 脈微細, 但欲寐, 手足寒은 寒症을 의미한다. 기운이 매우 저하되어 있음을 의미한다.

   ② 心煩, 渴症은 熱症을 의미한다.

   ③ 身體痛, 骨節痛은 背表 부위의 통증을 의미한다.

   ④ 증상들에서 寒/熱을 판단하기 어려우면 脈微細, 脈沈의 脈診을 중시하여 판단한다.

○ 이상의 조문은 少陰證에서 일반적으로 나타나는 병증에 대한 언급이다. 少陰證 症狀 외에 身體痛, 骨節痛 등의 背表 부위의 통증이 주로 나타나는 경우에 官桂附子理中湯을 적용한다.

8. 少陰證 ② : 太陰證과 少陰證의 비교

7-23

張仲景曰 少陰病을 始得之에 反發熱하며 脈沈者는 麻黃附子細辛湯을 主之니라

7-23 장중경이 말하기를 소음병을 처음 시작할 때 도리어 열을 발(發)하고 맥이 침(浸)한 것은 마황부자세신탕(麻黃附子細辛湯)을 주로 쓴다.

참조   ①『東醫壽世保元 · 甲午本』7-35

7-24

少陰病이 一二日에 口中이 和하며 背惡寒이면 宜附子湯이니라.

7-24 소음병이 1,2일 되었어도 구중(口中) 부드럽고 (입이 쓰지 않고 燥渴하지 않으며) 등이 오싹오싹 하면 마땅히 부자탕(附子湯)을 써야 한다.

참조   ①『東醫壽世保元 · 甲午本』7-36

7-25

少陰病에 二三日에 用麻黃附子甘草湯하야 微發之니 以二三日 無證故로 微發汗也니 無證은 謂無吐利厥證也니라.

7-25 소음병이 2,3일이 될 때에 마황부자감초탕(麻黃附子甘草湯)을 써서 약간 땀이 나게 하는데, 이는 2,3일이 되었어도 증상이 없기 때문에 약간 발한(發汗)을 시키는 것이다. 증상이 없다 함은 토하거나 설사를 하거나 수족이 궐랭(厥冷)하는 증세가 없다는 것이다.

참조   ①『東醫壽世保元 · 甲午本』7-37

7-26

下利 脈沈而遲하며 其人이 面小赤하며 身有微汗하며 下利淸穀이면 必鬱冒汗出而解라
病人이 必微厥이니 所以然者는 其面이 戴陽 下虛故也니라

7-26 하리(下利)를 하고 맥이 침지(沈遲)하며 그 사람의 얼굴이 약간 붉으면서 몸에서 땀이 약간 나고 청곡(淸穀)을 설사하면 반드시 가슴이 막히어 답답해 하다가 땀이 나면서 풀리는 것인데 이 때 환자의 손발이 반드시 약간 차가워진다. 그 이유는 얼굴에 양기(陽氣)가 떠 있고 하초(下焦)는 허(虛)해졌기 때문인 것이다.

참조   ①『傷寒論』辨厥陰病脈證幷治法 374條
       下利 脈沈而遲 其人 面小赤 身有微熱 下利淸穀者 必鬱冒汗出而解 病人必微厥 所以然者 其面戴陽 下虛故也
②『東醫寶鑑』雜病 寒 少陰形證用藥

下利 脈沈而遲 其人 面小赤 身有微汗 下利淸穀 必鬱冒汗出而解 病人必微厥 所以然者 其面戴陽 下虛故也〈仲景〉

③『東醫壽世保元・甲午本』7-43

7-27

少陰病에 脈細沈數은 病爲在裏니 不可發汗이오

少陰病에 但厥 無汗而 强發之면 必動其血하야 或從口鼻하며 或從目出하나니 是爲下厥上渴이니 難治니라

7-27 소음병에 맥이 세침삭(細沈數)하면 병이 리(裏)에 있는 것이니 발한(發汗)을 시켜서는 안 된다. 소음병에 다만 궐랭증(厥冷證)만 있고 땀이 없는 증상을 강제로 발한을 시키면 그 피가 동(動)하여서 입, 코 또는 눈에서 출혈한다. 이렇게 되는 것은 하초(下焦)는 궐랭(厥冷)하여지고 상초(上焦)에만 갈증이 있는 것이니 난치인 것이다.

참조 ①『東醫壽世保元・甲午本』7-38

7-28

論曰 張仲景所論 太陰病 少陰病은 俱是 少陰人 胃氣虛弱 泄瀉之證而

太陰病泄瀉는 重證中 平證也어니와

少陰病泄瀉는 危證中 險證也라

人이 但見泄瀉할새 同是一證而 易於尋常做圖하니 少陰病泄瀉를 尋常做圖則 必不免死리라

蓋 太陰病泄瀉는 大腸之泄瀉也오   少陰病泄瀉는 胃中之泄瀉也니

太陰病泄瀉는 溫氣逐冷氣之泄瀉也오 少陰病泄瀉는 冷氣逼溫氣之泄瀉也니라

7-28 장중경이 논한 바의 태음증(太陰證)과 소음증(少陰證)은 모두 소음인의 위기(胃氣)가 허약하여 설사하는 증세이다. 태음증의 설사는 중증(重證)중에서도 보통의 증세이지만 소음증의 설사는 위증(危證)중에서도 험증(險證)인 것이다. 사람들이 다만 설사만을 보고서 동일한 것으로 쉽게 여기고 대수롭지 않게 다스려주는 것이니 소음병의 설사를 대수롭지 않게 다스리면 반드시 죽음을 면치 못할 것이다. 태음증 설사는 대장(大腸)의 설사이고, 소음증 설사는 위중(胃中)의 설사이다. 태음증 설사는 온기(溫氣)가 냉기(冷氣)를 쫓아내는 설사이고, 소음증 설사는 냉기가 온기를 핍박하는 설사인 것이다.

참조 ①『東醫壽世保元・甲午本』

7-13

今考更定已上諸證, 卽少陰人下達臍腹大腸之胃氣虛弱, 食物塞滯而一二三日內 新氣添積漸得快健則,
    終能變革消化下利之證也…

7-48

今考更定已上諸證, 卽少陰人內守胸膈胃中之胃氣虛弱, 冷氣內侵, 下利不止之證也…

7-50

少陰人 胸膈之證 當觀於口與心也. 口不燥心不煩則太陰證也

                口燥心煩則少陰證也.

    臍腹之證 當觀於大便也.   下利黃水則太陰證也

                下利靑水則少陰證也.

②『東醫壽世保元・甲午本』7-49

7-29

少陰病이 欲自愈則 面小赤하며 身有微汗하고 必鬱冒汗出而解故로

古人이 有見於此하야 少陰病에 但厥無汗者를 亦以麻黃으로 强發汗하야 欲其自愈而 反動其血하야 從口鼻出故로 於是乎 始爲戒懼하야

凡少陰病에 不敢輕易用麻黃而 少陰病 始得之一二日二三日初證에 以麻黃附子甘草湯으로 微發之也라

然이나 麻黃이 爲少陰病害藥則 雖二三日初證이라도 必不可用麻黃發之也니

此證에 當用 官桂附子理中湯이오 或以桂枝로 易官桂니라.

7-29 소음병이 스스로 낫고자 하면 얼굴빛이 조금 붉어지고 몸에는 미한(微汗)이 있고 반드시 가슴이 답답하다가 땀이 나면서 병이 풀리기 때문에 고인(古人)들이 이것을 보고 소음병에 다만 궐증(厥證)만 있고 무한자(無汗者)에게 마황(麻黃)을 써서 억지로 발한을 시키므로 병이 저절로 낫고자 하는 것을 도리어 그 혈(血)을 동하게 하여 입과 코로부터 출혈을 하는 까닭에 그때서야 비로소 삼가고 두려워한 것이다. 모든 소음병에 마황을 감히 손쉽게 써서는 안 된다. 소음병이 시작한 지 1, 2일이 되었거나 2, 3일이 된 초증(初證)에 마황부자감초탕(麻黃附子甘草湯)으로 약간 땀을 내게 하였으나 그러나 마황은 본디 소음병에 해로운 약인즉 비록 2, 3일이 되는 초증이라도 마황을 써서 발한을 시키면 안 되는 것이다. 마땅히 관계부자이중탕(官桂附子理中湯)을 써야 한다. 혹 계지(桂枝)로 관계(官桂) 대신 바꾸기도 한다.

7-30

少陰病은 初證에 因爲險證하야 繼而爲危證하니 此病은 初證에 早不辨證而 措置則 危境也라

凡 腹痛自利하며 無口渴하며 口中이 和者는 爲太陰病이오

腹痛自利而 有口渴하며 口中이 不和者는 爲少陰病이니

少陰病에 有身體痛 骨節痛 表證하니 此則 表裏俱病而　　　大腸寒氣가 必勝胃中溫氣而　　　上升也오

太陰病에 無身體痛 骨節痛 表證하니 此則 裏病 表不病而　　　胃中溫氣　　　猶勝大腸寒氣而　　　下降이니라

7-30 소음병은 초기에 병을 얻을 때부터 험증(險證)이고 이어서 위증(危證)이 되는 것이니 이 병은 초증에 일찍 병증을 잘 관찰하여 조치하지 않으면 나중에 위험한 처지에 빠지는 것이다. 복통이 있으면서 하리를 하며 구갈(口渴)이 없고 구중(口中)이 부드러우면 태음병이고 복통 자리(自利)하면서 구갈이 있고 구중이 깔깔하면 소음병이다. 소음병에 신체통(身體通)이 있고 골절통(骨節痛)이 있으니 표증(表證)인데 이것은 즉 표리(表裏)가 다 병이 된 것으로서 대장한기(大腸寒氣)가 반드시 위중(胃中)의 온기(溫氣)를 이기고 위로 올라가는 것이다. 태음병에는 신체통과 골절통과 같은 표증이 없다. 다만 리증(裏證)만이 있고 표증이 없으며 이는 위중의 온기가 오히려 대장의 한기를 이기고서 내려가는 것이다.

강설

7-23 反發熱 脈沈

　① 7-23조문부터는 少陰證에서 熱病이 더 심해지는 병증을 설명하고 있다.

　② 熱이 나는데도 맥이 沈하다 : 마황으로써 熱을 해소하고 沈脈이니 부자를 사용하였다.

7-24 背惡寒

　① 惡寒이니까 寒의 증상으로 볼 수도 있지만 背痛으로 볼 수도 있다.

7-25 麻黃附子甘草湯, 無證 謂無吐利厥證.

　① 마황이 들어가는 약을 썼다는 것은 기본적으로 熱症이 있었음을 의미한다.

　② 吐利, 厥冷證이 없기 때문에 麻黃附子甘草湯을 사용했다.

　③ 吐利, 厥冷證이 심하다면 아무리 發熱이 있다 하더라도 이 약을 쓰면 안 된다는 의미이기도 하다.

7-26 面小赤 身有微汗 其面戴陽

　① 얼굴이 약간 붉다는 것, 몸에 약간의 땀이 있다는 것은 熱症이 있다는 것을 의미한다.

7-27

 ① 소음병에서 汗法을 사용하면 안 되며, 난치임을 설명하고 있다.

7-28 太陰證과 少陰證

 ① 太陰證, 少陰證은 모두 胃氣가 허약(胃弱)해서 발생한다.

 ② 腹裏라고 하는 것은 소음인에서는 胃, 大腸 부위에 해당하는데 胃氣가 정상적으로 작용을 하면 大腸에 痼冷積滯가 생기지 않지만, 그렇지 못한 경우 찬기운이 점점 뭉쳐져 痼冷積滯가 되고 대표적인 증상인 腹滿이 발생하는 것이다.

 ③ 太陰證-大腸의 설사 : 胃氣(陽煖之氣)가 차가운 기운을 밀어내는 설사(溫氣逐冷氣之泄瀉), 輕重證

 ④ 少陰病-胃中의 설사 : 차가운 기운이 胃氣와 脾氣(陽煖之氣)를 핍박하는 설사(冷氣逼溫氣之泄瀉), 險危證

 ④ 太陰病도 溫氣가 冷氣를 모두 밀어내는 것은 아니므로 寒氣의 영향을 받는다는 관점에서 胃受寒이라고 하는 것은 少陰證과 같은 기전이다. 즉, 胃弱으로 인해 大腸局의 찬기운의 영향을 받는 것이 胃受寒裏寒病의 공통병리이다.

 ※ 太陰證과 少陰證 설사

 少陰病은 병이 발생하면 險危證이다.

 少陰病은 表裏俱病으로, 胃受寒의 기본병리에 신체통, 골절통 등 원래 表病의 증상이 동시에 나타나는 것이다. 表裏俱病은 腹裏, 背表가 모두 병리현상이 생긴다.

 하지만 太陰證은 裏病이지 表病은 없다.

 少陰病은 大腸의 寒氣가 胃中의 溫氣를 이겨서 찬기운이 위로 올라가 핍박하는 상태이고, 太陰病은 胃中의 溫氣가 어느 정도 유지가 되어 찬기운을 일부 밀어내는 상태이다.

 ※ 胃와 脾의 관계

 脾와 胃는 장부론에서 脾黨에 해당하고, 脾에서 胃로 직접적으로 陽煖之氣를 전달한다. 15-8조문에 의하면, 수곡이 胃에 들어가면 脾가 이것을 도와준다(衛之)고 되어 있는데, 脾와 胃의 관계는 脾가 우선이 되는 중요한 부위이고 脾가 충실하면 胃가 기능을 하도록 도와주는 것이다. 脾가 튼튼하다는 것은 胃는 정상적인 기능이 유지되는 것을 말한다.

 太陰病과 少陰病은 병의 출발은 둘 다 胃弱인데, 脾氣는 아직 여유가 있고 胃氣만 약한 것은 太陰病이고, 脾胃氣 모두 약해진 것이 少陰病이다.

 太陰證에서는 脾氣는 튼튼하기 때문에 胃氣만 도와주면 大腸의 찬기운을 밀어낼 수 있으므로 溫胃降陰 하는 것이고, 少陰證은 脾氣가 약해져 있으므로 脾氣를 도와야 胃氣가 약한 것이 해결이 되면서 大腸의 찬기운을 밀어내는 것이므로 健脾降陰 하는 것이다. 치법상 太陰證은 胃病, 少陰證은 脾病이라고 하는 개념이 들어 있는 것이다.

 같은 개념으로 表裏는 다르지만 鬱狂證, 太陰證은 胃氣만 약해져 있으므로 輕重證이며 亡陽證, 少陰證은 胃氣뿐 아니라 脾氣도 약해져 있으므로 險危證이다.

7-29

 ① 7-23~28 조문에서 설명되고 있는 少陰病은 熱症(얼굴 붉고, 궐증도 있고, 땀도 약간씩 있는)이 많이 나타나는 경우이다.

② 이러한 少陰病에 麻黃 등을 사용하여 發汗하는 것을 경계하고 官桂附子理中湯을 제시하였다.

③ 少陰證 가운데 表熱症狀인 發熱, 汗出, 戴陽 등의 증상이 위주로 나타나는 경우에는 官桂附子理中湯을 그대로 사용하여도 가능하지만 表熱症狀의 해소에 초점을 맞추기 위하여 官桂附子理中湯에서 官桂를 桂枝로 바꿔 사용하기도 한다.

7-30

※ 太陰證과 少陰證의 비교

	太陰病	少陰病
證	腹痛自利 無口渴 口中和	腹痛自利 而有口渴 口中不和
表證 有無	無身體痛 骨節痛 表證	有身體痛 骨節痛 表證
表裏病	裏病 表不病	表裏俱病
輕重	重證中平證	危證中險證
病變部位	大腸之泄瀉	胃中之泄瀉
病機	溫氣逐冷氣之泄瀉	冷氣逼溫氣之泄瀉
	胃中溫氣 猶勝大腸寒氣 而下降	大腸寒氣 必勝胃中溫氣 而上升
治法	溫胃降陰	健脾降陰

※ 太陰陰毒證과 少陰證의 차이점

두 병증은 寒證과 熱證이 모두 나타난다.

하지만 太陰陰毒證은 表裏兼病(太陰證에서 출발해서 오랫동안 병이 풀어지지 못한 상태에서 背表의 陽氣에도 문제가 나타나는 緩病)이고,

少陰證은 表裏俱病(이미 表裏가 모두 약한 상태이기 때문에 병이 시작할 때 裏寒症, 表熱症이 동시에 나타나는 急病)이다.

9. 少陰證 ③

7-31

張仲景曰 少陰病에 自利純靑水하고 心下痛하며 口燥乾者는 宜大承氣湯이니라

7-31 장중경이 말하기를 소음병에 순전히 푸른빛 물설사를 하고 명치 밑이 아프며 입가에 물기가 없고 마르는 자에게는 마땅히 대승기탕(大承氣湯)을 쓴다.

참조　① 『東醫壽世保元・甲午本』7-40

7-32

朱肱曰 少陰病에 口燥咽乾而渴은 宜急下之니 非若陽明이면 宜下而可緩也니라

7-32 주굉이 말하기를 소음병에 입과 목안이 마르고 갈증이 있으면 급히 설사를 시켜야 한다. 그러나 만약에 양명병이 아니면 마땅히 설사를 시키더라도 완하제(緩下劑)를 써야 한다.

참조　① 『東醫壽世保元・甲午本』7-45

7-33

李杲 東垣書曰 少陰證은 口中辨이니 口中和者는 當溫이오 口中乾燥者는 當下하며
　　　　　　少陰證에 下利辨이니 色不靑者는 當溫이오 色靑者는 當下니라

7-33 이고(李杲)가 동원서(東垣書)에 말하기를 소음증은 구중(口中)을 보고서 판단하여야 할 것이니. 입안이 부드러운 자는 마땅히 온약(溫藥)을 써야 하고 입안이 말라서 물기가 없는 자는 마땅히 하리를 시켜야 한다. 또 소음증은 하리를 보고서 판단해야 하는 것이니 대변빛이 푸르지 않으면 마땅히 온(溫)한 약을 써야 하고 대변이 청색(靑色)이면 마땅히 설사를 시켜야 한다.

참조　① 『東醫壽世保元・甲午本』7-46

7-34

李梴曰 舌乾口燥하며 或下利淸水하다가 譫語 便閉어든 宜小承氣湯이오
　　　脣靑하며 四肢厥冷하며 指甲이 靑黑이어든 宜薑附湯이니라

7-34 이천(李梴)이 말하기를 혀가 마르고 입안에 물기가 없으며 혹은 맑은 물 설사를 하다가 급히 막히고 헛소리를 하거든 마땅히 소승기탕(小承氣湯)을 쓰고 입술이 푸르고 사지가 궐랭(厥冷)하면서 손톱이 청흑(靑黑)하면 마땅히 강부탕(薑附湯)을 써야 한다.

참조　① 『東醫壽世保元・甲午本』7-47

7-35
論曰 下利青水者를 欲下之則 當用 巴豆오
　　　　欲溫之則 當用 官桂附子理中湯하며
下利青水하고 仍爲便閉者는 先用 巴豆하고 後用 薑朮寬中湯이니라

7-35 푸른 물 설사를 하는 것을 하리시키고자 한다면 마땅히 파두(巴豆)를 써야 하고 따뜻하게 하고자 한다면 마땅히 관계부자이중탕(官桂附子理中湯)을 써야 한다. 또 맑은 물 설사를 하고 이내 대변이 막히면 먼저 파두를 쓰고 후에 강출관중탕(薑朮寬中湯)을 써야 한다.

참조

① 『東醫壽世保元 · 甲午本』
7-48
今考更定已上諸證, 卽少陰人內守胸膈胃中之胃氣虛弱, 冷氣內侵, 下利不止之證也.
此證 口中和者, 其勢緩. 口中不和者, 其勢急.
　　下利不青者, 其證輕. 下利青者, 其證重.
此少陰病但欲寐心煩下利之證, 無論輕重緩急, 俱是重證, 不可不重治也.
但欲寐者, 非眞就睡也. 膈氣抵陷, 精神困短肢體昏蹉之謂也.
已上諸證 不當用 麻黃附子細辛甘草湯, 而當用 獨蔘蘇葉理中湯 芎歸葱蘇理中湯,
　　　　不必用 單薑附四逆湯, 而當用 獨蔘附子理中湯 桂附藿陳理中湯,
　　　　不當用 大承氣湯, 而當用 巴豆丹.
若口燥心煩下利腹脹滿則 當用 桂附藿陳理中湯 獨蔘附子理中湯.
兼身體痛疼譫語則 當用 芎歸葱蘇理中湯 獨蔘蘇葉理中湯.
若口燥心煩腹脹便閉或下利青水腹痛便澁則 當用 巴豆丹, 繼之以他藥.
7-58
巴豆 用全粒則下利, 用半粒則化積. 有積滯而大便塞滯則可用, 有積滯而大便通利則不可用.
少陰人下利青水之始證者, 藥未用病未解而, 大便無故自閉一晝夜有餘則, 當用 巴豆全粒下利一度, 因用 薑朮破積湯.
若一晝夜間只一度則, 當用 巴豆半粒, 聯壓芎歸葱蘇理中湯.
若二度則, 連用 桂附藿陳理中湯 獨蔘附子理中湯, 日三四服又連日服.

7-36
嘗見 少陰人 十歲兒이가 思慮耗氣하야 每有憂愁하고 一二日則 必腹痛泄瀉어늘
一二日에 用白何烏理中湯 二三四貼하며 或 甚則 附子理中湯 一二貼則 泄瀉가 必愈矣호니
忽一日에 此兒가 心有憂愁하야 氣度가 不平 數日故로
　預治次로 用白何烏理中湯 二貼則 泄瀉가 因作하야 下利青水어늘 連用六貼하여도 青水不止라
　急用附子理中湯 六貼하니 青水가 變爲黑水하고 又二貼하니 黑水泄瀉가 亦愈하고 又二三貼 調理하니
以此觀之則 下利青水者는 病人이 有霍亂關格而後에 成此病也니
此證에 當用 巴豆하야 破積滯痼冷은 自是無疑라
此兒가 十歲 冬十二月에 有下利青水病하고 十一歲 春二月에 又得亡陽病하니라

7-36 일찍이 소음인 10세 아이가 생각이 많아 기(氣)가 소모되고, 매번 근심걱정을 하면 하루 이틀 반드시 복통을 일으키고 설사를 하는 증을 보았다. 그리하여 하루 이틀은 백하오이중탕(白何烏理中湯)을 2,3,4첩을 쓰거나, 심할 때는 부자이중탕(附子理中湯)을 1,2첩을 쓰면 설사가 반드시 낫는 것이었다.
그러다가 하루는 갑자기 이 아이가 근심걱정으로 기가 고르지 못하게 된 지가 몇 날이 지났기 때문에 예방치료로 백하오이중탕

(白何烏理中湯)을 몇 첩 썼더니 설사가 나오는데 곧 하리청수(下利淸水)를 하는 것이다. 계속하여 6첩을 더 써도 청수가 그치지 않았다. 그리하여 급히 부자이중탕(附子理中湯) 6첩을 쓰니 청수가 변하여 흑수(黑水)가 나오고 또 2첩을 쓰니 흑수설사(黑水泄瀉)가 치유되었다. 또 2,3첩을 써서 조리를 시킨 것이다. 이로서 살펴보면 청수를 설사하는 것은 환자가 곽란 관격(霍亂 關格)된 후에 이런 증세가 일어나는 것이다. 이런 증세에는 마땅히 파두(巴豆)를 써서 고랭적체(固冷積滯)를 뚫어버리는 것이 스스로 옳은 법이기에 의심할 필요가 없다. 이 아이가 10세 12월에 청수하리병을 앓았고 또 11세 되던 해 2월에 망양병(亡陽病)을 얻었다.

참조

① 『東醫壽世保元·甲午本』

7-48

今考更定已上諸證, 卽少陰人內守胸膈胃中之胃氣虛弱, 冷氣內侵, 下利不止之證也.

此證 口中和者, 其勢緩. 口中不和者, 其勢急.

　　　下利不靑者, 其證輕. 下利靑者, 其證重.

此少陰病但欲寐心煩下利之證, 無論輕重緩急, 俱是重證, 不可不重治也.

但欲寐者, 非眞就睡也. 膈氣抵陷, 精神困短肢體昏踡之謂也.

已上諸證 不當用 麻黃附子細辛甘草湯, 而當用 獨蔘蘇葉理中湯 芎歸葱蘇理中湯,

　　　　不必用 單薑附四逆湯, 而當用 獨蔘附子理中湯 桂附藿陳理中湯,

　　　　不當用 大承氣湯, 而當用 巴豆丹.

若口燥心煩下利腹脹滿則 當用 桂附藿陳理中湯 獨蔘附子理中湯.

兼身體痛疼譫語則 當用 芎歸葱蘇理中湯 獨蔘蘇葉理中湯.

若口燥心煩腹脹便閉或下利靑水腹痛便澁則 當用 巴豆丹, 繼之以他藥.

강설

7-31~32

　① 口燥咽乾와 동일한 표현으로 口渴, 口中不和 등이 있다.

　② 陽明病으로 보았다면 大承氣湯을 바로 썼을 텐데, 그렇지 않기 때문에 약하게 용약하라는 것이다.

7-33

　① 少陰證을 下利와 口中의 상태에 따라 치법을 달리한다.

　② 새로이 溫法을 제시하였으나 구체적인 처방은 제시하지 못하였다.

7-34

　① 입이 건조하면서 下利淸水하고 譫語하면서 대변이 막히면 小承氣湯을 투여하고, 입술이 푸르면서 사지가 厥冷하면 薑附湯을 사용한다. (小承氣湯-下法/ 薑附湯-溫法)

　② 下利淸水하고 입이 마른 少陰病에 張仲景은 大承氣湯으로 攻下하였고, 주굉을 거쳐 이천에 이르러 小承氣湯으로 攻下하며 厥證이 있으면 薑附湯을 사용하였으나, 『東醫壽世保元』에서는 7-38과 같이 巴豆로 下利하고 官桂附子理中湯을 사용하였다. 이는 少陰證의 治法이 下法에서 溫法으로 접근하는 병증 인식의 변화를 보여주는 것이다.

7-35

　① 여기서 巴豆를 먼저 사용하고 太陰證 처방인 薑朮寬中湯(溫胃和解之藥)을 사용하는 것은 논란의 여지가 있다. 少陰證 치법에 해당하지 않기 때문이다. 7-17 조문의 乾霍亂關格之病 치험례 1의 용례에 적용되는 경우로 보인다.

　② 少陰證으로 自利의 증상이 위주로 나타나는 병증에 대해 설명하고 있다. 自利가 위주로 나타나

는 경우는 官桂附子理中湯을 사용한다. 口中乾燥가 있거나 便閉가 되어 下法을 사용하고자 하는 경우에 巴豆를 사용해야 함을 설명하고 있다.

7-36

少陰證 치험례	
素證	
思慮耗氣 每有憂愁 一二日 則必腹痛泄瀉 **白何烏理中湯** 二三四貼 或甚則**附子理中湯** 一二貼 則泄瀉必愈矣	
現證	
① 心有憂愁 氣度不平 數日故 豫治次 用**白何烏理中湯** 二貼 則泄瀉因作 下利靑水 連用六貼 靑水不止	
辨證	
喜情氣가 작용하여 脾의 기운을 손상시켜 少陰證이 발생한 것. 下利靑水者 病人 有霍亂關格而後 成此證也	
경과	
治方 ①	白何烏理中湯
경과	少陰人 소아가 생각이 많고 근심걱정이 있어서 생긴 복통 설사증에 白何烏理中湯이나 白何烏附子理中湯으로 평소 설사가 그쳤으나, 이 때 발생한 下利症에는 白何烏理中湯을 투여하여도 下利淸水가 그치지 않게 된다. 心有憂愁해서 少陰證이 생긴 것인데 太陰證으로 誤治한 것이다. 霍亂關格病에서 少陰病으로 轉變되었다는 뜻이 아니다. 나았다가 다시 걸린 것으로 봐야 한다. (6-35조문에서 **轉變**되지 않는다고 언급하였다.) 下利하다가 便閉로 빠지는 少陰病도 있는데 그때는 巴豆를 쓸 수 있다.
治方 ②	**附子理中湯**
경과	靑水變爲黑水 又二貼 黑水泄瀉 亦愈 又二三貼調理
예후	少陰證이 나은 이후 다음해 亡陽證이 발병함(6-32) 少陰病을 앓았다는 것은 脾弱을 의미이며, 表病이 발병될 경우에는 脾弱한 병증인 亡陽證이 발생하게 된다. 이는 동일인이 表病과 裏病이 시간차를 두고 발생한 특이한 경우이다. 이를 근거로 少陰人은 表病과 裏病이 모두 발병할 수 있으며(동시에 발병하는 것은 아님), 險危證의 동일한 병증 단계로(少陰證-亡陽證) 발병하는 것을 알 수 있다.

10. 少陰證 ④ : 藏厥, 陰盛隔陽

7-37
朱肱曰 躁無暫定而 厥者는 爲藏厥이니라

7-37 주굉(朱肱)이 말하기를 초조하여 가슴이 답답하여 잠시도 가만히 있지 못하고 사지가 궐랭(厥冷)한 것은 장궐증(藏厥證)이 된 것이다.

참조
① 『傷寒論』辨厥陰病病脈證幷治法 345條
傷寒 脈微而厥 至七八日 膚冷 其人躁無暫安時者 此爲藏厥 非蚘厥也 蚘厥者 其人當吐蚘 今病者靜 而復時煩者 此爲藏寒 蚘上入其膈 故煩 須臾復止 得食而嘔 又煩者 蚘聞食臭出 其人常自吐蚘 蚘厥者 烏梅丸主之 又主久痢
② 『增注類證活人書』二十八問
若傷寒發厥 至七八日膚冷而躁 無時暫安者 爲藏厥 此爲難治
③ 『東醫壽世保元・甲午本』
7-63
今考更定 但躁不煩者, 卽躁無暫定也, 此藏厥也.
先躁後煩者 卽厥逆煩躁也, 此陰盛隔陽也. 陰盛隔陽, 胃氣將絶之候也. 發熱汗多, 脅氣將絶之候也.
發熱汗多之藥, 獨蔘黃芪八物湯, 可以專恃而, 陰盛隔陽之藥, 獨蔘附子理中湯, 難以專恃.
此證當圖之於此證未成之前可也, 病至於此, 豈容易哉.
此證當用獨蔘附子理中湯三貼連服, 少頃又三貼連服而, 其病有回頭之勢則, 翌日單服二貼.
然此證用此法, 他證不可用此法. 連服三貼中一貼加生附子五分.
④ 『東醫壽世保元・甲午本』7-51

7-38
李梴曰 藏厥者는 發躁無休息時이니 發熱七八日에 脈微 膚冷而 躁하며 或吐 或瀉하야 無時暫安者는 乃厥陰眞藏氣絶 故로 曰藏厥이라
仲景이 無治法而 四逆湯을 冷飮救之하고 又 少陰病에 厥而 吐利發躁者는 亦不治而 三味蔘萸湯으로 救之하니라

7-38 이천(李梴)이 말하기를 장궐증은 조증(躁症)이 생겨 잠시라도 멎는 때가 없고, 발열한 지 7, 8일에 맥이 미약(微弱)해지고 가슴이 답답하여 피부는 냉(冷)하여지고 바시대며 혹은 토하고 혹은 설사가 나서 일시라도 안정을 이룰 수가 없는데, 이는 궐음경(厥陰經)의 진기(眞氣)가 끊어졌기 때문이다. 그러므로 장궐(藏厥)이라 이름한 것이다. 중경도 치법이 없어서 사역탕(四逆湯)을 차게 마심으로서 구해 보고자 하였다. 소음병에 사지궐냉(四肢厥冷)하고 토하고 설사를 하면서 조증(躁症)이 있으면 또한 치법이 없으니 삼미삼유탕(三味蔘萸湯)으로 구하여 보라고 하였다.

참조
① 『醫學入門』傷寒門 臟厥
發躁無休息 發熱七八日 脉微 膚冷而躁 或吐或瀉 無時暫安者 乃厥陰 眞藏氣盡 故曰藏厥 仲景無治法 四逆湯冷飮 救之 又少陰厥而吐利發躁者 亦不治 三味蔘萸湯救之
② 『東醫寶鑑』雜病 寒 厥有藏厥蚘厥
藏厥者 發躁無休息時 且發熱七八日 脉微膚冷而躁 或吐或瀉 無時暫安者 乃厥陰 眞藏氣盡 故曰藏厥 仲景無治法 四逆湯冷飮救之 又少陰病 厥而吐利發躁者 亦不治 三味蔘萸湯救之〈入門〉
③ 『東醫壽世保元・甲午本』7-52

7-39

論曰 少陰人이 喜好不定而 計窮力屈則 心煩躁也니

少陰病 傷寒에 欲吐不吐하며 心煩 但欲寐者가 此 非計窮力屈者之病乎아

蓋 喜好者는 所慾也니 何故로 至於計窮力屈而 得此少陰病乎아 何不早用君子寬平心乎아

然이나 初證傷寒에 欲吐不吐 心煩 但欲寐者를 早用藥則 猶可免死也어니와

其病이 至於躁無暫定而厥則 勢在極危也니 豈不可憐乎아

此證에 當用 蔘萸湯 四逆湯 官桂附子理中湯 吳茱萸附子理中湯이니라

7-39 소음인이 희호부정(喜好不定)하고 계궁력굴(計窮力屈)하면 심번조(心煩躁)하게 된다. 소음병 상한에 욕토불토(欲吐不吐)하고 심번조(心煩躁)하고 잠만 자려 하는 자가 있는데, 이는 계책이 궁하고 힘에 부쳐서 생긴 병이 아니겠는가? 대개 희호(喜好)라 함은 지나친 욕심을 말하는 것이니, 어찌하여 계궁력굴(計窮力屈)에 이르러 이런 소음병을 얻었는가? 어찌하여 일찍이 군자의 너그럽고 평온한 마음씨를 쓰지 못하였는가?

그러나 상한 초증(傷寒 初證)에 욕토불토(欲吐不吐)하며 심번(心煩)하면서 다만 자려고만 하는 자에게 일찍부터 약을 쓰면 오히려 죽음을 면할 수 있지만, 그 병이 조증(躁症)이 있어 잠시도 안정을 이루지 못하고 수족이 궐냉(厥冷)하기에 이르러선 병세가 극히 위험한 지경에 놓여 있으니 어찌 가련하지 않겠는가? 이 병증에는 마땅히 삼유탕(三萸湯), 사역탕(四逆湯), 관계부자이중탕(官桂附子理中湯), 오수유부자이중탕(吳茱萸附子理中湯)을 써야 한다.

참조

① 『東醫壽世保元 · 甲午本』

7-53

今考更定 朱肱所論藏厥 以心躁而論之也 少陰病最重證也.

李梴所論藏厥 以證躁而論之也 亦是少陰病重證而非最重證也.

少陰病發熱者 重證中輕證猶在也

少陰病自然能吐者 重證中輕證猶在也而 少陰病厥而吐利發躁者 同是一證也

用蔘附薑朮救之則必無不救之理 實非眞藏氣絶不治之證也

此證 當用 桂附藿陳理中湯 芎歸葱蘇理中湯.

心煩膈躁 爲少陰病主證而 其躁至於無暫定則 其證最重矣.

觀少陰病者 當觀於躁之有定無定也. 欲觀躁之有定不定則當觀心之範圍有定無定也

心之範圍 綽綽者 心之有定而 躁之有定也.

心之範圍 耿耿者 心之無定而 躁之無定也.

心雖耿耿忽忽 一半時刻 有綽綽卓卓時則 其病可治.

7-54

論曰 觀少陰人內傷胃氣病者 必觀於心躁膈躁 占其受病之輕重而 欲知病勢之進退加減則 當觀於泄瀉度數也.

蓋心躁膈躁 綱領也 泄瀉度數 條目也.

凡少陰人泄瀉 日三度重於一二度也 四五度重於二三度也而 日四度泄瀉則太重也

泄瀉 一日輕於二日也　　二日輕於三四日也而　　連三日泄瀉卽太重也.

雖以少陰人平時無病者論之而 大便亦有燥濕分數 溫冷結解之不同而 又必觀其度也.

7-55

少陰人 一日間 或泄瀉二次則 不可謂輕病人也.

一日間 或大便三度則 不可謂輕病兆也

連二日泄瀉則 近於重證也

連三日泄瀉則 近於險證也.

7-56

下利淸穀者 雖日數十行 口中必不燥乾而冷氣外解也 當用 香砂養胃湯 薑朮破積湯 以助溫煖 好也.

下利淸水者 雖日一二行 口中必益燥乾而冷氣內侵也 當用 芎歸葱蘇理中湯 桂附藿陳理中湯 以制陰寒 可也.

7-57

下利淸水者 卽靑水也. 若下利黃水則 非淸水而 又必雜穢物也.

靑水而雜穢物者 比之淸水則 差有輕重而 其爲險證則一也.

下利靑水之證 纔有一二度則 險證也

　　　　　日四五度則　危證也

　　　　　七八度則　　死境也

　　　　　一二度 必用藥 無或遲滯.

7-58

巴豆 用全粒則下利 用半粒則化積.

　有積滯而 大便塞滯則 可用

　有積滯而 大便通利則 不可用.

少陰人 下利靑水之始證者 藥未用病未解而 大便無故自閉一晝夜有餘則

　當用 巴豆全粒 下利一度 因用薑朮破積湯.

　若一晝夜間 只一度則 當用 巴豆半粒 聯壓芎歸葱蘇理中湯.

　　　　　若二度則 連用 桂附藿陳理中湯 獨蔘附子理中湯 日三四服 又連日服.

7-59

凡少陰人病 先觀其心而 次察大便也.

若其心耿耿忽忽而 大便又淸水則 病在極危之地也 急用 獨蔘附子理中湯.

　若人蔘附子理中湯勢在難得則 白何首烏附子理中湯 亦必可用.

病雖危重 自始發治之 必無不治而 藥半功倍.

강설

7-37

　① 躁 : 煩보다 더 조급해지고 답답해져 날뛰는 증상

　② 厥 : 四肢厥冷

　③ 寒熱의 症狀이 모두 나타나는 병증이다.

7-38

　① 李梴은 四逆湯, 三味蔘萸湯을 치방으로 제시하였다.

7-39

　① 喜好不定은 少陰人의 心慾으로 少陰證의 病因에 해당되는 喜情氣를 의미한다. 少陰人의 恒心인 '不安定之心'과도 상통하는 개념이다.

　② 東武는 치방으로 李梴이 제시한 蔘萸湯, 四逆湯 외에 官桂附子理中湯, 吳茱萸附子理中湯을 제시하고 있다.

　③ 藏厥證은 少陰證 내에서도 위중한 병증에 속한다.

7-40

朱肱曰 病人이 身冷 脈沈細而疾하며 煩躁而 不飮水者는 陰盛隔陽也라 若 飮水者는 非此證也니
厥陰病에 渴欲飮水者는 小小與之 愈니라

7-40 주굉(朱肱)이 말하기를 환자의 몸이 차고 맥이 침세(沈細)하고 빠르며 번조를 하면서도 물을 마시지 못하는 것은 음(陰)이 성(盛)하여 양(陽)을 막고 있는 증이다. 만약 물을 마시는 자는 이 증이 아니다. 궐음병(厥陰病)에 목이 말라서 물을 마시고자 하는 자에게는 물을 조금씩 주어 먹게 하면 병이 낫는다.

참조
① 『傷寒論』辨厥陰病病脈證幷治法 336條
　厥陰病 渴欲飮水者 少少與之癒
② 『增注類證活人書』二十七問
　問身冷 脉細沈疾 煩躁而不飮水 此名陰盛隔陽也 傷寒陰盛隔陽者 病人身冷 脉細沈疾 煩躁而不飮水者 是也 若欲引飮者 非也 不慾飮水者 宜服霹靂散
③ 『東醫寶鑑』雜病 寒 陰盛隔陽 / 傷寒煩渴
　病人 身冷 脉沈細而疾 煩躁而不飮水者 陰盛隔陽也〈活人〉/若飮水者 非此證也〈活人〉/ 厥陰病 渴欲飮水者 少少與之愈〈活人〉
④ 『東醫壽世保元 · 甲午本』7-61

7-41
成無己曰 煩은 謂心中鬱煩也오 躁는 謂氣外熱躁也니
　但煩不躁와 及 先煩後躁者는 皆可治오
　但躁不煩와 及 先躁後煩者는 皆不可治라
先躁後煩은 謂怫怫然 更作躁悶이니 此는 陰盛隔陽也라
雖大躁하야 欲於泥水中臥나 但水不得入口 是也니 此는 氣欲絶而爭이니 譬如燈將滅而暴明이니라

7-41 성무기(成無己)가 말하기를 번증(煩症)은 가슴 속이 답답한 것을 말하는 것이고, 조증(躁症)은 진기가 외열(外熱)로 인하여 불안정한 것을 말하는 것이다. 다만 심중이 울번(鬱煩)하고 조증이 없는 것과 선번후조(先煩後躁)하는 증은 다 치료할 수 있고, 조증만 있고 울번증은 없는 것과 선조후번하는 증은 다 치료할 수 없는 것이다. 먼저 조증이 있고 후에 가슴 속이 답답한 것은 마치 벌컥 성을 낸 후 다시 답답하여 괴로워하는 심정과 같으니 이는 음성격양(陰盛隔陽)이 된 것이다. 비록 조증이 심하여서 진흙탕 물에라도 들어가 눕고자 하면서도 물을 입으로 넘기지 못하는 것이 이것이다. 이는 진기가 끊어지려고 다투는 것으로 등잔불이 거의 꺼지려고 할 때 별안간 반짝 밝아졌다가 꺼지는 것과 같다.

참조
① 『傷寒明理論』煩躁
　有不煩而躁者 謂怫怫然更作躁悶 此爲陰盛隔陽也 雖大躁欲於泥水中臥 但水不得入口者 是矣
② 『東醫寶鑑』雜病 寒 煩躁吉凶
　內熱曰煩謂心中鬱煩也 外熱曰躁謂氣外熱躁也 內熱爲有根之火 故但煩不躁 及先煩後躁者 皆可治 外熱爲無根之火 故但躁不煩 及先躁後煩者 皆不可治也〈明理〉/所謂煩躁者 謂先煩漸至躁也 所謂躁煩者 謂先發躁迤邐復煩也 從煩至躁爲熱未有不漸煩而躁者也 先躁後煩謂怫怫然更作躁悶 此爲陰盛隔陽也 雖大躁 欲於泥水中臥 但水不得入口是也 此氣欲絶而爭譬如燈將滅而暴明〈明理〉
③ 『東醫壽世保元 · 甲午本』7-60

7-42
李梴曰 傷寒 陰盛隔陽은 其證이 身冷反躁하야 欲投井中하며 脣靑面黑하며 渴欲飮水復吐하며 大便이 自利黑水하며 六脈이 沈細而疾하며 或無脈이니 陰盛隔陽 大虛證也라 宜霹靂散이오
又曰 厥逆煩躁者는 不治니라

7-42 이천(李梴)이 말하기를 상한에 음성격양은 그 증세가 몸은 얼음같이 차가운데 도리어 번조가 심해서, 우물에라도 뛰어 들려고 하고 입술은 검푸르며 얼굴빛은 검고 목이 몹시 말라서 물을 마시고는 도로 토하며 설사를 하되 그 빛이 검다. 육부맥(六府脈)이

침세(沈細)하면서 빠르며 혹은 맥이 없어진다. 이것은 크게 허(虛)하게 된 음성격양증으로 마땅히 벽력산(霹靂散)을 써야 한다. 또 말하기를 번조를 하고 궐역(厥逆)하면 불치하는 것이다.

참조

① 『醫學入門』傷寒門 臟厥

發躁無休息 發熱七八日 脉微 膚冷而躁 或吐或瀉 無時暫安者 乃厥陰 眞藏氣盡 故曰藏厥 仲景無治法 四逆湯冷飮 救之 又少陰厥而吐利發躁者 亦不治 三味參萸湯救之

② 『東醫寶鑑』雜病 寒 厥有藏厥蚘厥

藏厥者 發躁無休息時 且發熱七八日 脉微膚冷而躁 或吐或瀉 無時暫安者 乃厥陰 眞藏氣盡 故曰藏厥 仲景無治 法 四逆湯冷飮救之 又少陰病 厥而吐利發躁者 亦不治 三味參萸湯救之〈入門〉

③ 『東醫壽世保元·甲午本』7-62

7-43

論曰 此證에 當用 官桂附子理中湯 吳茱萸附子理中湯하고 或用 霹靂散이라

7-43 위의 병증에 관계부자이중탕(官桂附子理中湯), 오수유부자이중탕(吳茱萸附子理中湯)을 마땅히 써야 하고 혹은 벽력산(霹靂散) 을 쓴다.

참조

① 『東醫壽世保元·甲午本』

7-63

今考更定 但躁不煩者, 卽躁無暫定也, 此藏厥也.

先躁後煩者 卽厥逆煩躁也, 此陰盛隔陽也. 陰盛隔陽, 胃氣將絶之候也. 發熱汗多, 膂氣將絶之候也.

發熱汗多之藥, 獨蔘黃芪八物湯, 可以專恃而, 陰盛隔陽之藥, 獨蔘附子理中湯, 難以專恃.

此證當圖之於此證未成之前可也, 病至於此, 豈容易哉.

此證當用獨蔘附子理中湯三貼連服, 少頃又三貼連服而, 其病有回頭之勢則, 翌日單服二貼.

然此證用此法, 他證不可用此法. 連服三貼中一貼加生附子五分.

7-44

藏厥與陰盛隔陽은 病情이 大同小異하야 俱在極危하니 如存一髮이면 措手難及이라

若論此病之可治엔 上策이 莫如此證未成之前에 早用 官桂附子理中湯 吳茱萸附子理中湯이니라

7-44 장궐병과 음성격양병은 병정(病情)이 대동소이하여 두 증이 모두 지극히 위극한 증세이다. 진기가 마치 머리카락 한 올이 남아 있는 것과 같이 너무 급하여 손을 댈 틈이 없게 된 것이다. 만약에 이 병을 다스리는데 제일 좋은 대책을 말한다면 이와 같이 막 심한 병증이 생기기 전에 일찍부터 관계부자이중탕(官桂附子理中湯), 오수유부자이중탕(吳茱萸附子理中湯)을 쓰는 것이다.

강설

7-40

① 陰盛隔陽 : 몸은 찬데, 煩躁 증상이 있으며, 물을 먹을 수가 없다. 물을 먹을 수 있으면 脾氣의 손상이 심하지 않다는 것을 의미하므로 陰盛隔陽이 아니다.

7-41

① 煩보다는 躁가 예후가 불량한 증상이다.

7-42

① 陰盛隔陽에는 寒熱의 증상이 동시에 나타난다.

② 물을 먹으려고 하면 吐한다 : 실제로는 내부에 熱이 없다(內氷外炭)는 의미로 脾氣의 손상이 심한 상태이다.

③ 霹靂散은 부자로 구성된 처방이다.

7-43~44

① 藏厥과 陰盛隔陽은 脾氣가 다하는 상태에서 나타나는 병으로 藏厥과 陰盛隔陽이 되기 전에 官桂附子理中湯, 吳茱萸附子理中湯을 사용하여 예방하여야 함을 강조하였다.

7-45

凡 觀少陰人病 泄瀉初證者는 當觀於心煩與不煩也니
　心煩則 口渴而 口中이 不和也오
　心不煩則 口不渴而 口中이 和也니라
觀 少陰人病 危證者는 當觀於躁之有定無定也오
欲觀 躁之有定無定則 必占 心之範圍의 有定無定이니
　心之範圍 綽綽者는 心之有定而 躁之有定也오
　心之範圍 耿耿者는 心之無定而 躁之無定也라
心 雖耿耿忽忽이나 猶有一半時刻을 綽綽卓卓則 其病을 可治니 可治者는 用薑附而 可效也니라

7-45 무릇 소음인의 병에 설사를 처음 할 때에 마땅히 잘 살펴 보아야 할 것은 심번증이 있나 없나를 꼭 살펴야 하는데, 심번증이 있으면 입이 말라서 구중(口中)이 불화(不和)하고 심번증이 없으면 입이 마르지 않고 구중이 부드러운 것이다. 또 소음인병의 위증(危證)에 있어서는 마땅히 조증(躁症)이 안정한가 안정되지 못한가를 잘 살펴야 한다. 조증이 안정한가 안정되지 못한가를 살펴보고자 하는 것은 심의 범위가 안정되어 있나 안정하지 못한가를 알아보기 위함이다. 심의 범위가 침착하고 여유가 있는 자는(心之範圍 卓卓者) 그 마음도 안정되고 조증도 안정되어 있는 것이고, 심의 범위가 편안치 못한 자는(心之範圍 耿耿者) 그 마음도 안정되지 못하고 조증도 안정되지 못한 것이다. 비록 심이 편안하지 못하여 깜짝깜짝 놀랄지라도(心雖耿耿忽忽) 오히려 그 마음을 잠깐 동안만이라도 침착하고 여유롭게 한다면 그 병을 치료할 수 있는 것이다. 치료 가능한 자는 건강(乾薑), 부자(附子) 등을 쓰면 효과를 볼 것이다.

참조

① 『東醫壽世保元・甲午本』

7-53

今考更定 朱肱所論藏厥, 以心躁而論之也, 少陰病最重證也.
　　　　李梴所論藏厥, 以證躁而論之也, 亦是 少陰病重證而非最重證也.
少陰病發熱者 重證中輕證猶在也, 少陰病自然能吐者 重證中輕證猶在也而,
少陰病厥而吐利發躁者 同是一證也, 用蔘附薑朮救之則必無不救之理, 實非眞藏氣絶不治之證也,
　此證 當用 桂附藿陳理中湯 芎歸葱蘇理中湯.
心煩膈躁爲少陰病主證而, 其躁至於無暫定則其證最重矣.
觀少陰病者, 當觀於躁之有定無定也. 欲觀躁之有定不定則當觀心之範圍有定無定也,
心之範圍綽綽者 心之有定而躁之有定也.
心之範圍耿耿者 心之無定而躁之無定也.
心雖耿耿忽忽一半時刻, 有綽綽卓卓時則, 其病可治.

7-59

凡少陰人病 先觀其心而次察大便也.
若其心耿耿忽忽而, 大便又淸水則, 病在極危之地也, 急用 獨蔘附子理中湯.
若人蔘附子理中湯勢在難得則, 白何首烏附子理中湯亦必可用. 病雖危重, 自始發治之, 必無不治而藥半功倍.

> **7-46**
>
> 凡 少陰人 泄瀉가 日三度는 重於一二度也오 四五度는 重於二三度也而 日四度泄瀉則 太重也며
>
> 　　　　泄瀉一日은 輕於二日也오 二日은 輕於三日也而 連三日 泄瀉則 太重也라
>
> 少陰人 平人이 一月間에 或泄瀉二三次則 不可謂輕病人也며
>
> 　　　　一日間에 乾便三四度則 不可謂輕病人也오
>
> 下利淸穀者는 雖日數十行이라도 口中이 必不燥乾而 冷氣外解也라
>
> 下利淸水者는 腹中에 必有靑水也오
>
> 若 下利黃水則 非淸水而 又必雜穢物也니라

7-46 무릇 소음인이 설사하는데 1일에 3회 한다면 1,2회 보다는 중하고 1일에 4, 5회 한다면 2, 3회보다 중하다. 설사를 1일 4회 한다면 매우 중한 것이다. 설사를 하루 하는 것은 2일 하는 것보다 경(輕)하고 2일간 하는 것은 3, 4일간 보다는 경하다. 설사를 3일간 계속하는 것은 태중(太重)한 것이다. 소음인으로서 보통 건강한 사람이 1개월에 설사를 2, 3차 한다면 경증환자라 볼 수 없고 또 하루에 굳은 대변이라도 3,4회 본다면 경증환자라 볼 수 없다. 청곡(淸穀)설사를 하는 것은 비록 1일에 수십 번을 하더라도 반드시 구중이 건조하지 않고 냉기가 밖으로 풀리는 것이다. 청수(淸水)설사하는 것은 복중(腹中)에 반드시 청수가 있는 것이고 황수(黃水)설사를 한다면 이것은 청수가 아니고 반드시 찌꺼기가 섞여 있는 것이다.

참조

① 『東醫壽世保元·甲午本』

7-54

論曰 觀少陰人內傷胃氣病者, 必觀於心躁膈躁, 占其受病之輕重而, 欲知病勢之進退加減則, 當觀於泄瀉度數也.

蓋心躁膈躁綱領也, 泄瀉度數條目也.

凡少陰人泄瀉 日三度重於一二度也, 四五度重於二三度也而, 日四度泄瀉則太重也,

　　　　泄瀉 一日輕於二日也, 二日輕於三四日也而, 連三日泄瀉卽太重也.

大便亦有燥濕分數溫冷結解之不同而又必觀其度也.

7-55

少陰人 一日間或雖以少陰人平時無病者論之而, 泄瀉二次則 不可謂輕病人也.

　　　　一日間或大便三度則 不可謂輕病兆也,

　　　　連二日泄瀉則 近於重證也, 連三日泄瀉則 近於險證也.

7-56

下利淸穀者, 雖日數十行 口中必不燥乾而冷氣外解也, 當用 香砂養胃湯 薑朮破積湯, 以助溫煖好也.

下利淸水者, 雖日一二行 口中必益燥乾而冷氣內侵也, 當用 芎歸葱蘇理中湯 桂附藿陳理中湯, 以制陰寒可也.

7-57

下利淸水者 卽靑水也. 若下利黃水則 非淸水而又必雜穢物也.

靑水而雜穢物者, 比之淸水則差有輕重而其爲險證則一也.

下利靑水之證, 纔有一二度則險證也, 日四五度則危證也, 七八度則死境也, 一二度必用藥無或遲滯.

7-63

今考更定 但躁不煩者 卽躁無暫定也 此藏厥也.

　　　　先躁後煩者 卽厥逆煩躁也 此陰盛隔陽也.

　陰盛隔陽 胃氣將絶之候也.

　發熱汗多 膂氣將絶之候也.

　　發熱汗多之藥 獨蔘黃芪八物湯 可以專恃而

　　陰盛隔陽之藥 獨蔘附子理中湯 難以專恃.

此證 當圖之於此證未成之前可也 病至於此 豈容易哉.

此證 當用獨蔘附子理中湯三貼連服 少頃又三貼連服而 其病有回頭之勢則 翌日單服二貼.

然此證 用此法 他證不可用此法. 連服三貼中一貼 加生附子五分.

강설 7-45

① 少陰人病의 경중 구분법을 서술하고 있다. 少陰人의 설사병에는 少陰證의 감별이 중요하므로, 心煩을 살펴야 하고 危證에는 躁症의 有定無定을 살펴야 한다. 心煩, 즉 마음이 번조한지 환자가 표현하지 않더라도 입이 마른지의 여부로 확인할 수 있고, 躁症의 有定無定은 마음 씀씀이의 너그러움 여부로 확인할 수 있다.

7-46

① 少陰人 설사의 횟수와 상태로 병의 경중을 구분하고 있다. 설사의 상태보다도 설사의 횟수에 더 초점을 맞추고 있다.

② 소음인이 설사한다고 해서 무조건 少陰證이 아니다. 병이 풀리는 증상으로서의 泄瀉가 있는데, 이는 치료가 필요없는 泄瀉이고, 이 외에도 太陰證 泄瀉, 少陰證 泄瀉가 있으므로 잘 구분하여야 한다.

③ 설사의 상태는 下利淸穀 → 下利黃水 → 下利淸水 순서로 심한 것으로 보았다.

11. 太陰證 ② : 浮腫之屬

● 黃疸 (7-47~49)

사상의학에서 少陰人 太陰證은 痞症, 自利를 중심으로 하는 張仲景의 太陰證과 더불어 痞滿證, 黃疸證, 浮腫證을 새로이 추가하여 설명하고 있다. 소음인 黃疸證은 傷寒이나 內傷에서 發黃하는 증상이 나타나는 병증만을 의미하는 것이 아니라, 소음인의 保命之主인 陽煖之氣의 이상으로 인하여 完實無病 조건인 飮食善化에 이상이 발생하여 胃氣의 降陰을 필요로 하는 일련의 병증군을 의미한다. 太陰證 내에서 黃疸證의 輕重은 痞滿證과 浮腫證의 사이에 위치한다. 치법에서 裏陰降氣를 위한 방법으로 利小便의 중요성을 파악하고 寬中湯之劑를 통하여 포괄적인 관리가 될 수 있는 병증으로 자리매김하였다.

> ### 7-47
> 張仲景曰 傷寒七八日에 身黃如梔子色하며 小便不利 腹微滿은 屬太陰하니 宜茵蔯蒿湯이오
> 傷寒에 但頭汗出 餘無汗 劑頸而還하고 小便不利하면 身必發黃이니라

7-47 장중경이 말하기를 상한 7, 8일에 몸이 치자빛 같이 노랗고 소변이 나오지 않으며 복부가 약간 부르면 태음증에 속하는 것이니 마땅히 인진호탕을 써야 한다. 다만 머리에서 땀이 흘러나와 목둘레에서 나뉘어 흐르고 다른 데는 땀이 없으며 소변이 잘 나오지 않으면 반드시 몸이 노랗게 황달이 발생하는 것이다.

참조
① 『傷寒論』辨陽明病脈證幷治法 268條 / 辨太陽病脈證幷治法 141條
  傷寒七八日 身黃如橘子色 小便不利 腹微滿者 茵蔯蒿湯主之 / 太陽病 脈浮而動數 浮則爲風 數則爲熱 動則爲痛 數則爲虛 頭痛發熱 微盜汗出 而反惡寒者 表未解也 醫反下之 動數變遲 膈內拒痛 胃中空虛 客氣動膈 短氣躁煩 心中懊憹 陽氣內陷 心下因硬 則爲結胸 大陷胸湯主之 若不結胸 但頭汗出 餘無汗 劑頸而環 小便不利 身必發黃也.
② 『東醫寶鑑』雜病 寒 太陰病發黃
  傷寒七八日 身黃如梔子色 小便不利 腹微滿 屬太陰 宜茵蔯蒿湯〈仲景〉傷寒 但頭汗出 餘無汗 劑頸而還 小便不利 身必發黃〈仲景〉
③ 『東醫壽世保元・甲午本』7-10

> ### 7-48
> 李梴曰 天行疫癘에 亦必發黃하나니 謂之瘟黃이라 殺人最急하니 宜瘴疸丸이니라

7-48 이천(李梴)이 말하기를 유행성 전염병에서 황달이 되는 경우가 있는데 이것을 온황(瘟黃)이라 한다. 사망하는 시기가 가장 빠르고 급하다. 마땅히 장달환(瘴疸丸)을 써야 한다.

참조
① 『醫學入門』外集 雜病用藥 瘴疸丸
  治時行 及瘴瘧疫癘 忽發黃 殺人最急 如覺體氣有異者 急制服之
② 『東醫寶鑑』雜病 黃疸門 疫癘發黃
  天行疫癘 亦必發黃 謂之瘟黃 殺人最急 宜瘴疸丸 茵蔯瀉黃湯 濟生茵蔯湯 苦蔘散〈諸方〉
③ 『東醫壽世保元・甲午本』7-24

7-49

論曰 右證에 當用 茵蔯橘皮湯 茵蔯附子湯 茵蔯四逆湯 瘴疸丸이오 或用 巴豆丹이니라

7-49 위와 같은 황달병에는 마땅히 인진귤피탕(茵蔯橘皮湯), 인진부자탕(茵蔯附子湯), 인진사역탕(茵蔯四逆湯), 장달환(瘴疸丸), 파두단(巴豆丹)을 쓴다.

참조

① 『醫學綱目』傷寒部 太陰病 黃續法

傷寒病遇太陽太陰司天 若下之太過 往往變成陰黃 一則寒水太過 水來犯土 一則土氣不及 水來侵之 多變此疾 一則茵蔯茯苓湯 加當歸 桂枝 二則茵蔯橘皮湯 加薑 朮 半夏 三則茵蔯附子湯 四則茵蔯四逆湯 五則茵蔯薑附湯 六則茵蔯吳茱萸湯

② 『東醫壽世保元 · 甲午本』

7-27

今考更定已上諸證 卽少陰人下達臍腹大腸之胃氣虛弱,

　　　　　　食物塞滯而歷三四日至五六七日, 新氣雖則添積漸不快健, 終不變革消化下利之證也.

此證 當用 茵陳橘皮湯 茵陳四逆湯 瘴疸丸, 又當用 芎歸葱蘇理中湯 桂附藿陳理中湯.

已上諸證, 諸家論中 熱家之黃, 利小便之黃, 女勞之黃, 皆少陽人黃疸病也, 而刪削之則文脈不成, 故並餘之觀者, 詳之.

강설

7-47

① 發熱, 惡寒 등의 상한증이 있다가 몸이 노랗게 치자색이 되고 소변이 잘 나가지도 않고 腹滿이 있는 경우 인진호탕을 썼다.

② 傷寒에 但頭汗出(머리에서만 땀이 삐질삐질 남)하고, 다른 데서는 땀이 나지 않고 小便不利한 경우 몸이 약간 發黃을 띠게 된다.

7-48

① 天行疫癘(瘟病에 해당)와 같은 경우 瘴疸丸을 썼다.

7-49

① 傷寒이나 溫病에서 발생한 黃疸에 茵蔯橘皮湯, 茵蔯附子湯, 茵蔯四逆湯, 瘴疸丸 또는 巴豆丹을 제시하고 있다.

● 水結胸, 寒實結胸 (7-50~52)

水結胸과 寒實結胸을 太陰證 범주로 보아 桂枝半夏生薑湯, 赤白何烏寬中湯을 통치방으로 제시하고, 巴豆를 사용해 痼冷積滯를 풀고자 하였다.

7-50

醫學綱目에 曰 但結胸하고 無大熱者는 此爲水結이오 但頭汗出을 名曰水結胸이니 小半夏湯 主之라

7-50 의학강목(醫學綱目)에 말하기를 다만 결흉증(結胸證)만 있고 대열(大熱)이 없는 것은 수결(水結)이 된 것이고, 다만 머리에서 땀이 흐르는 것을 수결흉(水結胸)이라 한다. 소반하탕(小半夏湯)을 쓴다.

참조

① 『醫學綱目』脾胃部 嘔吐膈氣總論 嘔

諸嘔吐 穀不得下者 小半夏湯主之 嘔家本渴 渴者爲欲解 今反不渴 心下有支飮故也 小半夏湯主之

② 『東醫寶鑑』 雜病 寒 傷寒結胸

但結胸 無大熱者 此爲水結 但頭汗出 名曰 水結胸 小半夏湯 加茯苓主之〈方見入門〉

③ 『東醫壽世保元・甲午本』7-11

7-51

龔信曰 寒實結胸하고 無熱證者는 宜三物白散이니라

7-51 공신(龔信)이 말하기를 한기(寒氣)가 실(實)하여 가슴이 결리고 열이 없는 증에는 마땅히 삼물백산(三物白散)을 쓴다.

참조　① 『東醫寶鑑』 雜病 寒 傷寒結胸

寒實結胸 無熱證者 宜三物白散 小陷胸湯〈醫鑑〉

② 『東醫壽世保元・甲午本』7-12

7-52

論曰 右證에 當用 桂枝半夏生薑湯 赤白何烏寬中湯 三物白散 或用 巴豆丹이니라

7-52 위와 같은 증에는 마땅히 계지반하생강탕(桂枝半夏生薑湯), 적백하오관중탕(赤白何烏寬中湯), 삼물백산(三物白散) 혹은 파두단
(巴豆丹)을 쓴다.

강설　7-50

① 結胸證에서 열이 없는 것을 水結이라고 한다. 7-47조문의 但頭汗出과 같이 머리에서만 땀이 나
는 것, 이를 水結胸이라 하니 小半夏湯을 쓴다. 이는 상부에만 熱症이 있어서 나타나는 증상이
다. 하부에는 寒症으로 인한 腹滿이 있다.

7-51

① 寒實結胸에 熱症이 없는 경우 三物白散을 썼다. 三物白散은 巴豆가 들어 있는 처방이다.

7-52

① 기존의 水結胸, 寒實結胸에 해당되는 太陰證 痞滿의 처방으로 桂枝半夏生薑湯, 赤白何烏寬中湯,
三物白散 혹은 巴豆丹을 제시하고 있다.

● 藏結 (7-53~56)

水結胸, 寒實結胸은 痞滿이지 結胸이 아니다. 心下痞硬은 痞滿이지 心下右邊이 結硬한 藏結病과는 다름을 설명하고 있다. 痞
滿證은 7-67에서 밝히듯이 黃疸證의 동일 범주로 溫胃而降陰하여 해결되는 것이다.

藏結病은 太陰證에 해당되는 병증이나 寒實結胸이나 藏厥과는 다른 것이다.

7-53

少陽人病에 心下結硬者를 名曰 結胸病이니 其病은 可治也오

少陰人病에 心下結硬者를 名曰 藏結病이니 其病은 不治也라

醫學綱目과 醫鑑所論에 水結胸 寒實結胸證藥은 俱是少陰人 太陰病而 與張仲景 茵蔯蒿湯證으로 相類則 此病은 想必 非眞結硬於心下而 卽 痞滿於心下者也라

張仲景 瀉心湯證에 傷寒下利하고 心下痞硬하며 汗解後에 心下痞硬云者는 亦 皆痞滿於心下거나 或 臍上近處에 結硬也 而 非眞結硬於心下者시니

若 少陰人病而 心下右邊에 結硬則 不治니라

7-53 소양인의 병에 명치 밑이 단단하게 굳어 뭉친 것을 결흉(結胸)이라 하는데 그 병은 치료할 수가 있고, 소음인의 병에 명치 밑이 단단하게 굳어 뭉친 것을 장결(藏結)이라고 하는데 그 병은 불치이다.

의학강목(醫學綱目)과 의감(醫鑑)에서 언급된 수결흉(水結胸)과 한실결흉(寒實結胸)의 약물은 모두 소음인의 태음병에 쓰는 약물로 장중경의 인진호탕과 서로 같은 류에 속하는 것이니, 이 병은 반드시 진짜 결경(結硬)이 심하(心下)에 있는 것이 아니고 명치 밑에 비만(痞滿)증이 생긴 것이라 생각이 된다.

장중경의 사심탕증(瀉心湯症)에, 상한에 설사를 하고서 심하(痞硬)가 비경(痞硬)하거나 땀을 많이 내고서 심하가 비경한다고 운운한 것은 모두 심하가 비만(痞滿)하였거나 제상(臍上)부근이 경결이 된 것이고, 진짜로 명치 밑이 단단하게 굳어 뭉친 장결병은 아니다.

만일 소음인의 병에 명치 밑이 오른 쪽으로 단단하게 굳어 뭉친 장결병이라면 그것은 불치인 것이다.

참조

① 『東醫壽世保元·甲午本』

7-13

今考更定 已上諸證 卽少陰人下達臍腹大腸之胃氣虛弱

食物塞滯而一二三日內 新氣添積漸得快健則 終能變革消化 下利之證也.

此證 當用 理中湯 四順理中湯 厚朴半夏湯 四逆湯 而四逆之附子 不宜生用.

赤石脂禹餘粮湯之赤石脂禹餘粮 不宜單用.

茵蔯蒿湯 當去大黃梔子.

瀉心湯 當去黃芩黃連.

藥不可以不盡善擇美則 別爲增附.

已上諸證 當用 藿香正氣散 香砂理中湯 香砂養胃湯 薑朮破積湯 桂附藿陳理中湯.

腹滿不減減不足言 身黃小便不利腹微滿汗出劑頸而還 此二證 有積滯也

當用 巴豆丹 下利二度 因以薑朮破積湯 香砂養胃湯 和解之.

7-14

論曰 結胸者 心下結硬也.

少陽人病 心下結硬者 名曰結胸病 其病可治也.

少陰人病 心下結硬者 名曰藏結病 其病不治也.

醫學綱目醫鑑所論 水結胸寒實結胸證藥 俱是少陰人太陰病而

與張仲景茵蔯蒿湯證相類 則此病想必非眞結硬於心下而 卽痞滿於心下者也.

張仲景瀉心湯證 傷寒下利心下痞硬 汗解後心下痞硬云者

亦皆痞滿於心下 或臍上中元近處 結硬也 而非眞結硬於心下者也.

若少陰人病而 心下結硬則不治.

7-54
張仲景曰 病有結胸하며 有藏結하니 其狀이 如何오
曰 按之痛하며 寸脈이 浮하며 關脈이 沈을 名曰 結胸也라
何謂藏結고
曰 如結胸狀하고 飮食如故 時時下利 寸脈浮關脈細小沈緊을 名曰 藏結이니 舌上白胎가 滑者는 難治라 病人胸中에 素有痞하야 連在臍傍타가 引入小腹하야 入陰筋者를 此名 藏結이니 死니라

7-54 장중경이 말하기를 병에 결흉(結胸)과 장결(藏結)이 있으니 그 증상이 어떻게 다른가? 대답하기를 누르면 아프고 촌맥(寸脈)이 부(浮)하고 관맥(關脈)이 침(沈)한 것을 결흉병이라 한다. 장결증은 어떠한가? 대답하기를 결흉병 증상과 비슷하고 음식은 여전하고 때때로 설사하며 촌맥이 부하고 관맥이 세소침긴(細小沈緊)한 것을 장결병이라고 한다. 위와 같을 때 설상(舌上)에 백태(白苔)가 끼고 뻔질뻔질하면 난치이고, 환자가 평소에 가슴 속이 답답한 증상이 있고 이것이 배꼽 아래로 내려와서 아랫배로 들어가서 당기고 음근(陰根)에까지 들어가는 것을 장결병이라고 하는데 이것은 죽는 병이다.

참조
① 『傷寒論』辨太陽病脈證幷治法 135條 / 175條
問曰 病有結胸 有臟結 其狀何如 答曰 按之痛 寸脈浮 關脈沈 名曰結胸也. 何謂臟結 答曰 如結胸狀 飮食如故 時時下利 寸脈浮 關脈小細沈緊 名曰臟結 舌上白苔滑者 難治. / 病脇下 素有痞 連在臍傍 痛引小腹 入陰筋者 此名臟結 死.
② 『東醫寶鑑』雜病 寒 傷寒臟結
病有結胸 有臟結 其狀何如. 答曰按之痛 寸脈浮 關脈沈 名曰結胸也. 何謂臟結. 答曰如結胸狀 飮食如故 時時下利 寸脈浮 關脈細小沈緊 名曰臟結. 舌上白苔滑者難治〈仲景〉/ 病人胸中素有痞 連在臍傍 引入小腹 入陰筋者 此名臟結 死〈仲景〉
③ 『東醫壽世保元·甲午本』8-12
*갑오본에서 泛論에 위치했던 藏結病 조문이 신축본에는 胃受寒裏寒病 太陰證 범주의 내용으로 이동하였다.(8-12,13,14)

7-55
朱肱曰 藏結은 狀如結胸하고 飮食如故하며 時時下利 而舌上白胎라
歌曰 飮食이 如常 時下利하니 更加舌上白胎時라 連臍腹痛引陰筋하니 此疾이 元來死 不醫라

7-55 주굉(朱肱)이 말하기를 장결은 그 증상이 결흉과 거의 같고 음식은 보통 때와 같으면서 때때로 설사하고 설상에 백태가 낀다. 이를 노래로 하면 음식은 예나 다름없고 때로 설사를 하니 다시금 혀에 백태가 끼는구나. 배꼽 아래 아픈 것이 음근까지 당기니, 아! 이 병은 애당초 죽고마는 병인가 보다.

참조
① 『增注類證活人書』七十五問
又云藏結 無陽證 不往來寒熱 其人反靜 舌上胎滑者 不可攻也 二者 病人脇下舊有痞 連在臍傍 痛引小腹 入陰筋者 亦名藏結 死不治 / 又問藏結者 何也 藏結者死 仲景無治法 大抵 藏結 其證如結胸狀 飮食如故 時時下利 陽脈浮 關脈小細沈緊 名曰藏結 舌上白胎滑者 難治也
② 『東醫寶鑑』雜病 寒 傷寒臟結
歌曰飮食如常 時下利 更加舌上白苔時 連臍腹痛引陰筋者 臟結 元來死不醫 狀如結胸 飮食如故 時時下利而舌上白苔〈活人〉
③ 『東醫壽世保元·甲午本』8-13

7-56

論曰 嘗見少陰人 一人이 心下右邊에 結硬하야 百藥이 無效어늘 與巴豆如意丹한대 反劇하야 搖頭動風하다가 有頃而止더니 數月後에 死하고

　其後에 又有少陰人一人이 有此證者를 用巴豆丹한대 面上身上에 有汗而 獨上脣人中穴左右邊에 無汗하더니 此人이 一週年後에 亦死라

　凡 少陰人이 心下結硬하야 有此證者를 目睹四五人하니 或半年 或一年에 針灸醫藥을 無不周至而 個個 無回生之望하니 此는 卽 藏結病而 少陰人病也니라

7-56 일찍이 소음인 한사람이 명치밑 오른쪽에 단단하게 굳어 뭉친 것이 있어서 백약을 써도 효과가 없었다. 그리하여 파두여의단(巴豆如意丹)을 주었더니 도리어 병이 심하여 머리를 흔들며 풍증을 일으키다가 잠깐 그치더니 몇 달 후에 죽은 것이다.

또 그 후에 소음인 한사람이 이와 같은 병증이 있어 파두단(巴豆丹)을 썼더니 얼굴과 몸에서는 땀이 나나 유독 윗입술 인중혈(人中穴) 좌우에서는 땀이 나지 아니하더니 1년 후에 죽은 것이다.

무릇 소음인이 명치 밑이 단단하게 굳어 뭉쳐 있는 환자 4~5명을 실제로 보았는데, 혹 6개월간 혹 1년간 침구(針灸) 의약(醫藥)을 두루 써 보지 않은 것이 없었으나 낱낱이 회생할 희망이 없었으니 이는 곧 장결병으로 소음인의 병인 것이다.

참조 ① 『東醫壽世保元・甲午本』8-14

강설 7-53

① 心下가 단단해지면서 실제로 아픈 증상이 結胸이다. 그런데 소양인병에서 心下結硬은 結胸病이고 이 병은 치료할 수 있다. 그러나 소음인병에서 心下結硬은 藏結病으로 치료할 수 없다.

② 앞서 7-50, 51조문에서 봤던 水結胸, 寒實結胸은 모두 소음인 太陰證이다. 이 병은 心下에 痞硬이 있다고 봤지만 실제로는 痞滿이다. 寒實結胸, 水結胸은 結胸이라고 언급했지만 이제마 선생은 이것은 진짜 結胸이 아니고 痞滿이라고 하였다. 그리고 장중경 瀉心湯證에서 傷寒下利, 心下痞硬이라고 한 것과 汗解後 心下痞硬이라고 말한 것은 모두 痞硬이 아니라 痞滿이다.

③ 소음인에서 心下에 痞硬이 생긴 것은 痞滿證이 아니라 藏結病이라는 병으로 따로 규정하였다. 그리고 배꼽 위로부터 해서 結硬이 있는 것은 진짜 心下의 結硬이 아니며, 소음인병에서 心下右邊으로 結硬은 불치다.

7-54

① 結胸症은 누르면 아프고 寸脈이 浮하고 關脈이 沈하고, 藏結은 結胸과 비슷하나 마시거나 먹는 것은 예전과 비슷하고 때때로 下利症이 난다. 즉 結胸은 음식이 전과 같지 않고 下利症이 없다.

② 結胸症은 소음인에서는 痞滿證에 해당되는데, 痞滿證에서는 음식이 전과 같지 않고 下利가 없다. 음식이 전과 같지 않다는 것은 무슨 말인가? 먹고 마시는 것이 더 안 좋아졌다는 말이다. 소음인 太陰證은 모두 胃氣가 약해서 오는 병이다. 그러므로 소음인 太陰病인 痞滿證에서는 식욕, 소화기능이 떨어지기 마련이다.

③ 소음인의 痞滿證과 藏結病의 차이

心下 痞滿		소음인병	水結胸 寒實結胸	可治
心下 硬結	結胸	소양인병	누르면 아프다, 음식을 전보다 못 먹고 설사가 없다.	可治
	藏結	소음인병	밥 잘 먹고 때로 설사를 한다.	不治

7-55

① 藏結病은 結胸證과 비슷하지만 마시거나 먹는 것은 예전과 비슷하고 때때로 下利가 있다.

7-56

① 藏結病의 임상례 : 소음인 한명이 心下右邊으로 結硬이 있는 것을 봤는데 百藥이 무효하였다. 巴豆如意丹을 썼더니 오히려 심해져 머리를 흔들고 中風症(일종의 근육강직 내지 마비증상)이 생겼다. 조금 그러더니 멈추고, 수개월 후 죽었다.

② 또 소음인 한명을 보았다. 巴豆丹을 썼더니 몸에서 땀이 쫙 났으나, 人中에서는 땀이 나지 않았다. 그러더니 일 년 후에 죽었다.

③ 그리고 소음인 心下硬結이 있는 환자 4~5명을 봤는데, 전부 반년 혹은 일년 후에 죽었다. 藏結病에 걸린 사람들을 보니 모두 소음인이었다.

④ 그러므로 藏結病은 소음인병이다.

⑤ 人中穴의 汗 : 소음인 人中에서 땀이 나는 것은 吉證이다. 乾霍亂關格病에서도 人中에서 땀이 나면 始免危(처음으로 위험에서 벗어나는 증상)이다. 胃氣가 회복되는 결과가 반영되는 증상이므로 예후를 판단하는데 중요한 경과이다.

● 黃疸 (7-57~67)

7-57

張仲景曰 黃疸之病은 當以十八日로 爲期하니 十日以上 宜差니 反劇은 爲難治라

發於陰部면 其人이 必嘔오 發於陽部면 其人이 振寒而發熱이니라

7-57 장중경이 말하기를 황달병은 마땅히 18일로서 기간을 잡으므로 10일 이상이면 차도가 있어야 하는데 도리어 병이 더욱 심해지면 다스리기 어렵다. 병이 음부(陰部)에서 발(發)하면 그 사람이 반드시 구역을 하고, 병이 양부(陽部)에서 발생을 하면 그 사람이 추워서 떨며 발열을 한다.

참조

① 『金匱要略方論』黃疸病脈證幷治

黃疸之病 當以十八日爲期 治之十日以上差 反劇爲難治 / 疸而渴者其疸難治 疸而不渴者其疸可治 發於陰部 其人必嘔 陽部 其人振寒而發熱也

② 『東醫寶鑑』黃疸 可治不治證

黃疸之病 當以十八日 爲期 十日以上宜差 反劇 爲難治〈仲景〉 / 疸而不渴者可治 疸而渴者難治 發於陰部

③ 『東醫壽世保元・甲午本』7-15

7-58

諸疸에 小便이 黃赤色者는 爲濕熱이니 當作濕熱治오

小便이 色白하야 不可除熱者는 無熱也니 若有虛寒證이면 當作虛勞治니라

7-58 각종 황달병에 소변빛이 노랗고 붉으면 이는 습열(濕熱)로 된 것이니 마땅히 습열로 다스려야 하고, 소변이 맑아서 열을 없애면 안될 경우는 열이 없는 것이다. 만약 허한증(虛寒證)이 있으면 마땅히 허로증(虛勞證)으로 다스려야 한다.

참조

① 『金匱要略方論』黃疸病脈證幷治

黃疸腹滿 小便不利而赤 自汗出 此爲表和裏實 當下之 宜大黃硝石湯主之 / 黃疸病 小便色不變 欲自利 腹滿而

喘 不可除熱 熱除必口歲口歲者小半夏湯主之 男子黃 小便自利 當與虛勞 小建中湯
② 『東醫寶鑑』黃疸門 黃疸治法
諸疸 小便黃赤色者 爲濕熱 當作濕熱治〈仲景〉/ 諸疸 小便色白 不可除熱者 無熱也 若有虛寒證 當作虛勞治之
〈仲景〉
③ 『東醫壽世保元·甲午本』7-16

7-59

腹脹滿하며 面萎黃하며 躁不得睡니라

7-59 배가 부르고 얼굴이 여위고 누르면 조증(躁症)이 나서 잠을 이루지 못하는 것이다.

참조
① 『金匱要略方論』黃疸病脈證幷治
腹滿 舌痿黃 燥不得睡 屬黃家
② 『東醫寶鑑』雜病 黃疸 黃疸之因
腹脹滿 面萎黃 躁不得睡 屬黃家〈仲景〉
③ 『東醫壽世保元·甲午本』7-17

7-60

黃家 日晡時에 當發熱이어늘 反惡寒은 此爲女勞得之니
膀胱急하며 小腹滿하며 一身이 盡黃하대 額上黑하며 足下熱하면 因作黑疸이라
腹脹이 如水狀하며 大便黑하며 或時溏이면 此女勞之病이오 非水也니 腹滿者는 難治니라

7-60 대개 황달병들은 오후 4시쯤 마땅히 발열하는 것인데 도리어 오한이 있는 것은 여로(女勞)를 얻은 것이다. 방광이 아프고 아랫배가 부르며 온몸이 다 누렇게 되어도 이마는 검은빛을 띠고 발바닥에서 발열하면 흑달(黑疸)이 되는 것이다. 배가 부른 것이 마치 물이 찬 것 같고 대변이 검고 혹 때로는 묽으면 이것은 여로(女勞)로 병이 된 것이고 물이 차서 있는 것은 아니다. 배가 부은 증은 치료하기 어렵다.

참조
① 『金匱要略方論』黃疸病脈證幷治
黃家 日晡所發熱而反惡寒 此爲女勞得之 膀胱急 小腹滿 身盡黃 額上黑 足下熱 因作黑疸 腹脹如水狀 大便必黑
時溏 此女勞之病 非水也 腹滿者難治 用硝礬散主之
② 『東醫寶鑑』雜病 黃疸 黃疸難治
黃家 日晡時當發熱而反惡寒 此爲女勞得之 膀胱急 小腹滿 一身盡黃 額上黑 足下熱 因作黑疸 腹脹如水狀 大便
黑 或時溏 此女勞之病 非水也 腹滿者難治〈仲景〉
③ 『東醫壽世保元·甲午本』7-18

7-61

朱肱曰 陰黃은 煩躁하며 喘嘔不渴이니 宜用 茵蔯橘皮湯이니라
一人이 傷寒發黃하고 脈微弱하며 身冷이어늘 次第用藥하야 至茵蔯四逆湯 大效하고
一人이 傷寒發黃하고 脈이 沈細遲無力이어늘 次第用藥하야 至茵蔯附子湯 大效하니라

7-61 주굉이 말하기를 음증(陰證)으로 된 황달증은 마음이 답답하여 조바심하며 숨이 차며 구역이 나서 입안이 마르지 않는다. 마땅이 인진귤피탕(茵蔯橘皮湯)을 써야 한다. 한 사람이 상한병에 황달이 발하여 맥(脈)이 미약(微弱)하고 몸이 냉한 것이다. 차례로 약을 쓰다가 인진사역탕(茵蔯四逆湯)을 쓰고 크게 효과를 보았다. 또 한 사람이 상한병에 황달이 되었는데 맥이 침세무력(沈細

無力)한 것이다. 차례로 약을 쓰다가 인진부자탕(茵蔯附子湯)을 쓰고 대효를 본 것이다.

참조

① 『醫學綱目』傷寒部 太陰病 黃續法

發黃煩躁 喘嘔不渴 茵蔯湯加陳皮白朮生薑半夏茯苓主之 韓氏名茵蔯陳皮湯 …… 趙宗諺 因下之太過生黃 脈沈細遲無力 次第用藥 至茵蔯附子湯大效 …… 趙秀才因下之早 黃病 脈寸微尺弱 身冷 此第用藥 至茵蔯四逆湯大效

② 『東醫寶鑑』雜病 黃疸 陰黃

茵蔯橘皮湯 治陰黃 煩燥 喘嘔不渴 茵蔯一物湯 加陳皮 白朮 生薑 半夏 茯苓 各一錢也〈活人〉/ 一人傷寒 因下之太遲 發黃 脉沈細遲無力 次第用藥 至茵蔯附子湯 大效 一人傷寒 發黃 脉微弱 身冷 次第用藥 至茵蔯四逆湯 大效〈活人〉

③ 『東醫壽世保元・甲午本』7-21

7-62

醫學綱目에 曰 濕家之黃은 色暗不明하며 一身이 不痛하고
　　　　　　熱家之黃은 如橘子하며 一身이 盡痛이니라

7-62 의학강목에 말하기를 濕으로 된 황달은 색이 어둡고 밝지 못하며 온 몸이 아프지 아니하고, 열로 된 황달증은 피부가 귤빛 같이 노랗고 온 몸이 쑤시고 아프다.

참조

① 『醫學綱目』太陰病 傷寒部 黃

黃家之黃也 身黃似薰黃 雖黃而色暗不明也 熱家之黃也 身黃似橘子色 甚者 勃勃出 染着衣 正黃女黃柏 是其正黃色也

② 『東醫寶鑑』雜病 黃疸 黃疸治法

色如烟熏黃 乃濕病也 一身盡痛 色如橘子黃 乃黃病也 一身不痛 濕家之黃 色暗不明 熱家之黃 如橘子色甚者 勃勃出染着衣 如黃柏汁〈綱目〉

③ 『東醫壽世保元・甲午本』7-20

7-63

王好古曰 凡病에 當汗而不汗면커나 當利小便而不利이면 亦生黃이니라

7-63 왕호고(王好古)가 말하기를 모든 병에 있어서 마땅히 땀을 내야 할 것을 땀을 못 내거나 소변을 잘 나가게 하여야 할 것을 하지 못하면 또한 황달이 발생하게 되는 것이다.

참조

① 『海藏書』확인되지 않았다.

② 『東醫寶鑑』雜病 黃疸門 黃疸之因

凡病 當汗而不汗則 生黃 當利小便而不利 亦生黃 盖脾主肌肉 四肢寒濕 與內熱相合故也〈海藏〉

③ 『東醫壽世保元・甲午本』7-19

7-64

朱震亨曰 黃疸에 因食積者는 下其食積하고 其餘는 但利小便이니 小便利白이면 其黃自退니라

7-64 주진형(朱震亨)이 말하기를 황달병이 그 원인이 식적(食積)으로 된 것은 식적을 내려야 하고 그 밖의 황달병에는 소변을 잘 나오게 하여야 한다. 소변이 잘 나오고 색이 맑으면 그 황달이 스스로 물러가는 것이다.

참조
① 『丹溪心法附餘』 濕熱門 疸
五疸者 周身皮膚幷眼如梔子水染 因食積黃者 量人虛實 下其食積 其餘 但利小便爲先 小便利白 其黃卽自退矣
② 『東醫寶鑑』 雜病 黃疸 黃疸治法
黃疸 因食積者 下其食積 其餘 但利小便爲先 小便利白 其黃自退〈丹心〉
③ 『東醫壽世保元 · 甲午本』7-22

7-65
李梴曰 黃疸十日以上에 入腹하야 喘滿煩渴하며 面黑者는 死니라

7-65 이천(李梴)이 말하기를 황달이 10일을 넘어서 배로 들어가면 배가 부어서 숨이 차고 갈(渴)하여 번민(煩悶)하고 얼굴빛이 검어지는 자는 죽는 것이다.

참조
① 『醫學入門』 雜病門 黃疸
黃疸以十八日爲期 黃疸十日以外 入腹 喘滿煩渴 面黑者 死
② 『東醫寶鑑』 雜病 黃疸 可治不治證
黃疸以十八日爲期 黃疸十日以外 入腹 喘滿煩渴 面黑者 死〈入門〉
③ 『東醫壽世保元 · 甲午本』7-24

7-66
王叔和脈經曰 黃家 寸口脈이 近掌無脈하며 口鼻冷하며 黑色이면 竝不可治니라

7-66 왕숙화(王淑和) 맥경(脈經)에 말하기를 황달병은 촌구맥(寸口脈)이 손바닥 쪽에서부터 없어지고 입과 코에서 냉기(冷氣)가 나오고 얼굴빛이 검어진 것은 모두 치료할 수 없다.

참조
① 『脈經』 확인되지 않았다.
② 『東醫寶鑑』 雜病 黃疸門 可治不治證
凡黃家侯其寸口脉 近掌無脉 口鼻冷 黑色 並不可治〈脉經〉
③ 『東醫壽世保元 · 甲午本』7-25

7-67
論曰 陰黃은 卽 少陰人病也니 當用 茵蔯橘皮湯 茵蔯四逆湯이오
女勞之黃 熱家之黃 利小便之黃은 想或非少陰人病而 余所經驗이 未嘗一遇黃疸而治之故로 未得仔細裏許나
然이나 痞滿·黃疸·浮腫이 同出一證而 有輕重하니
若欲利小便則 乾薑·良薑·陳皮·靑皮·香附子·益智仁 能利少陰人小便이오
荊芥·防風·羌活·獨活·茯苓·澤瀉가 能利少陽人小便이니라

7-67 음황(陰黃)은 곧 소음인의 병이니 주씨인진귤피탕(朱氏茵蔯橘皮湯), 인진사역탕(茵蔯四逆湯)을 곧 써야 한다. 여로의 황달증, 열가(熱家)의 황달, 이소변(利小便)을 시켜야 할 황달증은 혹 소음인 병이 아닌 것으로 생각된다. 내가 황달 치료를 한 번도 해본 경험이 없어서 그 내막은 자세히 말하지 못하나 그러나 비만(痞滿) 황달(黃疸) 부종(浮腫)은 같은 병인에서 생긴 증으로 다만 경증(輕證) 중증(重證)이 있을 따름이다.
건강(乾薑) 양강(良薑) 청피(靑皮) 진피(陳皮) 향부자(香附子) 익지인(益智仁)은 소음인의 소변을 잘 나오게 하는 약재들이고, 형개(荊芥) 방풍(防風) 강활(羌活) 독활(獨活) 복령(茯苓) 택사(澤瀉)는 소양인의 소변을 잘 나오게 하는 약재들이다.

참조

① 『東醫壽世保元・甲午本』

7-26

成無已曰 形體如烟熏 直視 搖頭 口黧黑 柔汗發黃 皆不治.

7-27

今考更定 已上諸證 卽少陰人下達臍腹大腸之胃氣虛弱

　食物塞滯而歷三四日至五六七日 新氣雖則添積漸不快健 終不變革消化 下利之證也.

此證 當用 茵陳橘皮湯 茵陳四逆湯 瘴疸丸 又當用 芎歸葱蘇理中湯 桂附藿陳理中湯.

已上諸證 諸家論中 熱家之黃 利小便之黃 女勞之黃 皆少陽人黃疸病也而

　刪削之則 文脈不成 故並錄之 觀者詳之.

7-28

論曰 太陽病 表證因在而小腹硬滿之病　始發於太陽膀胱之陽氣 不能逐寒氣而

　　太陰大腸之氣 亦不通快而凝結則 其病爲胃家實而 危險之勢 終至於潮熱直視也.

　　太陰病 腹滿食不下而表氣壅遏之病 始發於太陰大腸之胃氣 不能逐冷氣而

　　太陽膀胱之氣 亦不通快而凝結則 其病爲黃疸而　危證之勢 終至入腹喘滿也.

　　然 胃家實病 人皆危之而早圖 故十生八九. 黃疸病 人皆易之而緩圖 故十死八九.

　　　胃家實病 有惡寒則 病必解　　　　　　黃疸病 有腹痛則 病必解.

11-9

黃疸 元是少陰人病 而少陽人黃疸亦有之. 少陰人黃疸 卽中消之屬也.

消渴 元是少陽人病 而少陰人食消亦有之. 少陰人食消 卽陰黃之屬也.

강설

7-57

① 張仲景의 黃疸病에서 病發於陰한 사람은 반드시 惡心이나 구역 증상이 있고, 病發於陽한 사람은 오한에 떨면서 열이 나는 증상이 있다.

7-58

① 소음인의 黃疸證에 대해서 말하는 부분은 모두 陰黃에 해당한다.

② 陰黃을 제외한 黃疸은 동무가 언급하고자 하는 黃疸證이 아니다. 즉 7-57조문에서는 發於陰部하여 嘔證이 있는 黃疸에 초점이 있고, 7-58조문에서는 濕熱에 의한 黃疸에 관심이 있는 것이 아니라 소변이 색깔이 희면서 열이 없는 경우로 虛寒證으로 보고 虛勞에 따라 치료하는 黃疸에 초점이 있다.

7-59

① 腹滿이 있으면서 얼굴이 萎黃한 상태를 말한다.

7-60

① 女勞疸은 소음인 黃疸證이 아니다. 黑疸은 소음인 黃疸證의 범주로 보여지는데, 여기서 '腹滿'이나 '얼굴색이 거무칙칙하다'의 증상도 寒症을 바탕으로 하였다.

7-61

① 소음인 黃疸에는 陰黃證, 즉, 陰證의 형태를 나타내는 黃疸, 그러면서 煩躁하고 喘證과 嘔證과 不渴證이 있는 黃疸, 또한 脈이 微弱하고 몸이 차면서 나타나는 증상들의 黃疸, 몸이 누렇게 나타나면서 맥이 沈遲無力하면서 나타나는 黃疸이 모두 포함된다.

② 茵陳橘皮湯, 茵陳四逆湯, 茵陳附子湯 : 모두 소음인약으로 구성된 처방이다. 예전에는 濕熱로 보고 치료하거나 消導劑를 사용했는데, 朱肱은 附子와 같은 따뜻한 약을 사용했다. 이것을 동무는

높이 평가하여 이 조문들을 인용하였다.

7-62

① 濕家之黃은 색이 밝지가 않고, 몸이 아프지 않는 黃疸은 소음인과 관련이 있지만, 熱家之黃은 소음인병이 아니다.

7-63

① 發汗과 利小便의 黃疸 治法을 제시하고 있다.

7-64

① 利小便을 통해 黃疸을 치료할 수 있다는 치법을 제시하고 있다.

7-65

① 黃疸에서 喘症, 滿症, 煩渴症, 얼굴이 시커멓게 되면 죽는다.

7-66

① 黃疸에서 맥이 매우 약하고 입과 코가 아주 냉하고 얼굴이 흑색이면 역시 치료하기 힘들다.

② 陰黃으로 虛寒證이 바탕이 되는 黃疸과 아주 칙칙하면서 어두운 색을 띠고 있는 黃疸은 소음인 黃疸이다. 熱症證이나 陽證의 黃疸은 소음인 黃疸證이 아니다.

7-67

① 陰黃은 소음인병으로 茵蔯橘皮湯이나 茵蔯四逆湯을 쓸 수 있으나, 女勞之黃이나 熱家之黃, 利小便之黃疸은 모두 소음인 黃疸證이 아니다.

② 내가 일찍이 黃疸이라는 병을 만나서 치료해본 적이 없어 말하기 힘들지만, 痞滿, 黃疸, 浮腫이라는 병은 한 가지 증(太陰證)에서 출발한 것이다. 다만 그 안에서 輕重의 차이만이 있을 뿐이다. 만약 利小便을 하고자 한다면(東武는 기존의 利小便의 치법을 소음인 黃疸證에 적용시킨 것이다) 乾薑, 良薑, 陳皮, 靑皮, 香附子, 益智仁은 능히 소음인 소변을 치료할 수 있고, 荊芥, 防風, 羌活, 獨活, 茯苓, 澤瀉는 능히 소양인 소변을 치료할 수 있다. 이 6가지 약물이 들어간 처방은 赤白何烏寬中湯이다.

● 浮腫之屬

胃受寒裏寒病은 ① (장중경의) 太陰證 ② 太陰病陰毒證 ③ (장중경의) 少陰證 ④ 少陰證 藏厥 ⑤ 少陰證 陰盛格陽 ⑥太陰證-浮腫之屬의 순서로 서술되어 있다. 특히 ⑥번 太陰證-浮腫之屬이 가장 마지막에 위치하여 설명되고 있는데, 이는 새로이 정리한 浮腫之屬과 여기에 적용되는 寬中湯에 대한 자부심을 드러내어 강조하고자 한 것으로 추측된다.

즉, ①의 太陰證은 기존의 의가들, 장중경에 의해 거의 밝혀진 太陰證(自利), ⑥의 痞滿, 黃疸, 浮腫의 太陰證의 범주는 東武가 새로이 太陰證으로 규정한 병증이다.

四象醫學에서 제시되는 少陰人의 太陰證은 장중경의 太陰證과 다르다.

少陰人 太陰證은 장중경의 太陰證(自利, 瀉心湯 쓰는 痞證에 해당하는 太陰證)을 포함하고 있고, 이 외에 痞滿, 黃疸, 浮腫이라는 浮腫之屬을 새로이 太陰證으로 포함시켜 설명하고 있다. 여기서 痞滿, 黃疸, 浮腫은 단순한 일개 증상의 개념이 아니라 少陰人 太陰證에 속하는 일련의 병증군을 지칭하는 개념으로 보아야 한다.

장중경 상한론의 太陰證은 기본적으로 설사가 주증상이지만 반드시 동반되는 것은 아니다. 심지어 太陰證에서도 便閉가 된다. 그래서 파두를 쓰는 變證도 있다. 浮腫之屬에 해당되는 병증 또한 설사를 주증상으로 하지 않는 경우가 많다.

痞滿證은 太陰證으로 胃弱한 병증으로 痞滿, 黃疸, 浮腫 가운데 가장 가벼운 병증이다. 흔히 自利는 없으면서 心下痞滿 등의 증상이 대표적으로 드러낸다. 黃疸證은 痞滿證보다 심한 병증으로 만성적인 胃弱으로 인하여 萎黃, 腹滿, 小便不利 등의 증상이 대표적으로 드러난다. 浮腫證은 浮腫之屬에서 가장 심한 병증으로 胃弱으로 인한 소화장애, 腹滿, 浮腫 등의 증상이 대표적으로 드러난다.

특히, 黃疸證은 jaundice의 일개 증상 개념이 아니라 萎黃의 개념과 유사하다. 胃가 약해진 太陰證이라서 오랫동안 식욕소화의 저하로 인하여 色澤이 누렇게 뜬 萎黃의 개념이 적당하다고 생각된다.

그리고 浮腫之屬은 여러 가지 變證이 생겨 실제 임상에서 매우 복잡한 형태로 나타난다. 소음인은 胃가 약해지고 大腸의 寒氣가 많아져서 太陰證이 생긴 것으로 실제 병이 발현되면 寒氣가 우리 온몸을 감싸므로 찬 증상이 생긴 것이다. 대표적으로 대장에 痼冷積滯로 인하여 腹滿이 생기는 것이다. 이것이 지지부진하게 낫지 않고 오랜 시간을 경과하게 되면 아래는 계속 차고, 위는 따뜻한 기운이 아래로 밀고 내려오지 못하여 상부로 熱症이 드러나는 變證이 생기기도 한다. 痞滿, 黃疸에서 나타나는 但頭汗出은 腎受熱表熱病의 表熱病 증상이 아니고 胃의 따뜻한 기운이 아래로 내려가지 못하고 상부로 열이 모이는 증상의 하나이다. 발병 초기 寒症이 위주인 경우에는 色澤이 靑白한 경우가 많다. 그러나 痞滿 黃疸이 오랫동안의 병력을 거치면 색택이 지저분하고 어두컴컴해지면서 누렇게 되거나 가무잡잡한 萎黃의 형태를 띠게 된다.

痞滿證에 쓰는 桂枝半夏生薑湯과 痞滿證과 黃疸證 浮腫證에 쓰는 寬中湯之劑는 활용 범위가 굉장히 넓다. 머리부터 발끝까지 寒症이 심한 경우에서부터 상부로 熱症이 생긴 變證의 경우에 이르기까지 다양하게 적용될 수 있다.

黃疸證이 심해지면 浮腫證이 생긴다. 즉 소변이 잘 나가지 않으면서 浮腫證이 발생된다. 痞滿證, 黃疸證은 浮腫之漸이다.

赤白何烏寬中湯의 적방은 黃疸證에 쓰는 것이지만 浮腫證이 이미 이루어져 있어도 쓸 수 있다. 黃疸證, 浮腫證에 다 寬中湯 활용이 가능하다. 그렇지만 黃疸證에 비해 浮腫證은 심한 병이므로 마음의 수양과 性情의 조절이 강조된다.

단 일개 증상으로 부종이 있다고 해서 太陰證 浮腫證이 아니다. 반드시 少陰人 胃受寒裏寒病 浮腫之屬에 해당되는 경우에만 赤白何烏寬中湯을 쓸 수 있는 太陰證 浮腫證이다.

● 少陰人 黃疸에 관한 고찰[118]

1. 『東醫壽世保元』甲午本과 辛丑本에서의 少陰人 裏病의 전반적 구조

1) 『東醫壽世保元·甲午本』에서의 少陰人 裏病의 전반적 구조

『東醫壽世保元·甲午本』에서 少陰人 裏病篇을 「少陰人內觸胃病論」으로 부르며 外感과 內傷(內觸)으로 表裏病을 구분하고 腹背表裏와 偏小·偏大之臟에 따라 表裏之表裏病으로 구분하였다. 裏病의 기전에 대해 大腸과 胃의 保命之主인 陽煖之氣가 부족하여 발생한 것으로 보고 크게 太陰病과 少陰病으로 2대 분류하였다. 그 중 太陰病은 張仲景의 太陰病 自利腹痛과 心下痞를 主證으로 하는 瀉心湯證, 傷寒發黃, 水結胸, 寒實結胸 등을 太陰病이라는 하나의 병증으로 요약하여 설명하고, 黃疸을 太陰病의 表裏俱病으로, 陰毒證을 풀리지 않고 오래된 太陰病의 변증으로 설명하고 있다. 이어서 少陰病을 제시하고 藏厥, 下利淸水, 陰盛隔陽, 乾霍亂關格病을 예로 들고 있다. 甲午本의 특징적인 점은 少陰人의 裏病이 모두 下利之證을 주요 증상으로 삼고 있다는 것이다. 이는 병리기전을 설명하는 부분에서도 보이며 「少陰人脾胃病篇 尾泛論」의 太陰病과 少陰病은 모두 自利形證이다[119]라는 서술과 六大病證의 비교 서술에서도 찾아볼 수 있다[120].

『東醫壽世保元·甲午本』에서의 少陰人 裏病 분류

	太 陰 病			少 陰 病
	痞滿을 중심으로 하는 太陰病	太陰病 黃疸	太陰病 陰毒證	
範疇	張仲景 太陰病 自利腹痛, 瀉心湯證, 傷寒發黃, 水結胸, 寒實結胸			張仲景 少陰病, 藏厥, 陰盛隔陽, 下利淸水, 乾霍亂關格病
病因	少陰人下達臍腹大腸之胃氣虛弱 食物壅滯而一二三日內 新氣添積 漸得快健則終能變革消化 下利之證也.	少陰人下達臍腹大腸之胃氣虛弱 食物壅滯而歷三四日至五六七日 新氣雖則添積漸不快健 終不變革消化 下利之證也.	少陰人食滯下利 表氣陰寒之證. 半下半滯日久不解而變爲此證也.	少陰人內守胸膈胃中之胃氣虛弱 冷氣內侵 下利不止之證也.
處方	已上諸證 當用 藿香正氣散 香砂理中湯 香砂養胃湯 薑朮破積湯 桂附藿陳理中湯. 腹滿不減減不足言 身黃小便不利腹微滿汗出劑頸而還 此二證 有積滯也 當用 巴豆丹 下利二度 因以薑朮破積湯 香砂養胃湯 和解之.	此證 當用 茵陳橘皮湯 茵陳四逆湯 瘴疸丸 又當用 芎歸葱蘇理中湯 桂附藿陳理中湯.	此證 當用 獨蔘附子理中湯.	若口燥心煩卜利腹脹滿則 當用 桂附藿陳理中湯 獨蔘附子理中湯. 兼身體痛疼譫語則 當用 芎歸葱蘇理中湯 獨蔘蘇葉理中湯. 若口燥心煩腹脹便閉 或下利靑水腹痛便澁則 當用 巴豆丹 繼之以他藥.

118 함통일, 황민우, 김상복, 이수경, 송일병, 고병희. 『東醫壽世保元』甲午本과 辛丑本을 통한 少陰人 黃疸에 대한 考察. 사상체질의학회지. 2005;17(2):85-91.

119 『東醫壽世保元·甲午本』8-1 ...自利而不渴者 爲太陰病 自利而渴者 爲少陰病 太陰少陰之自利形證一也而 渴不渴之間 相去遠甚而 冷氣之聚散輕 重 雲夢之比豬澤也

120 『東醫壽世保元·甲午本』8-6 ...通滯下利則病必解也而 通滯下利而病盆甚者 少陰病也...腹痛下利則 病必盡解也而 腹痛下利而 其病半解半不解者 陰毒之漸也...食滯一下而 病卽解者 太陰之輕病也...食滯三日 不能化下者 太陰之尤病也...食滯六日 不能化下者 太陽太陰之胃家實 黃疸病也

2) 『東醫壽世保元·辛丑本』에서의 少陰人 裏病의 전반적 구조

辛丑本에서 少陰人 裏病을「少陰人胃受寒裏寒病論」으로 부르고 있으며 이의 발생기전을 少陰人이 脾小한 특징을 지니므로 항상 脾陽이 부족하여 陰化되기 쉽기 때문에 발생한다고 보고, 升陽하는 기운이 부족하여 생긴 陰實之氣의 輕重에 따라 太陰病과 少陰病으로 분류하고 있다.

辛丑本에서 病證의 전반적인 구조는 甲午本과 비슷하지만 편제의 순서 및 구성에 있어서는 차이를 보이고 있다. 甲午本에서 少陰病 서술 앞에 위치하였던 寒實結胸, 水結胸, 黃疸 등이 辛丑本에서는 少陰病 서술 뒤로 자리하고 있으며, 甲午本에서 가장 뒤쪽에 위치하고 있었던 乾霍亂關格病 治驗例가 少陰病 서술 앞쪽에 위치하고 있다.

『東醫壽世保元·辛丑本』에서의 少陰人 裏病 분류

	太 陰 病		少 陰 病
	太 陰 病	太陰病 陰毒證	
範疇	張仲景 太陰病 自利腹痛, 瀉心湯證, 傷寒發黃, 水結胸, 寒實結胸, 乾霍亂關格病, 藏結, 黃疸		張仲景 少陰病, 藏厥, 陰盛隔陽
病因	太陰病泄瀉 大腸之泄瀉也 少陰病泄瀉 溫氣逐冷氣之泄瀉也 (黃疸)痞滿 黃疸 浮腫 同出一證 而有輕重	腹痛下利 則病必盡解也 而腹痛下利 其病 半解 半不解者 陰毒之漸也	少陰病泄瀉 胃中之泄瀉也 少陰病泄瀉 冷氣逼溫氣之泄瀉也.
處方	太陰證 下利淸穀者 當用 藿香正氣散 香砂養胃湯 薑朮寬中湯 溫胃而降陰 (黃疸) 論曰 右證 當用 桂枝半夏生薑湯 赤白何烏寬中湯 三物白散 或用 巴豆丹. 然 痞滿 黃疸 浮腫 同出一證 而有輕重 若欲利小便 則乾薑 良薑 陳皮 靑皮 香附子 益智仁 能利少陰人小便	論曰 右證 當用人蔘桂皮湯 人蔘附子理中湯.	少陰證 下利淸穀者 當用 官桂附子理中湯 健脾而降陰.

2. 黃疸에 대한『東醫壽世保元』甲午本과 辛丑本의 비교

1) 病理構造를 통해 본『東醫壽世保元』甲午本과 辛丑本에서의 黃疸 비교

甲午本에서는 太陰病의 病理기전에 대하여 臍腹部의 大腸으로 下達하는 胃氣가 虛弱하게 되어 발생하는 것으로 설명하고 있다[121]. 이에 비하여 黃疸은 처음에는 太陰大腸으로 내려가는 胃氣가 冷氣를 물리쳐 내지 못하였다가 太陽膀胱之氣 또한 通快하지 못하고 凝結하게 되어 발생하게 된다[122]고 하여 裏部에서 病이 발생한 太陰病에서 증상이 진행된 表裏俱病으로 설명하고 있다. 즉, 黃疸은 일반적인 太陰病과는 차이가 있는 病證으로 시작이 되는 원인과 시작부위는 같지만 病의 진행과정에서 表部의 생리적 조건까지 손상을 입은 表裏俱病으로 제시하고 있다.

이에 비하여 辛丑本에서는 太陰病 泄瀉는 大腸의 泄瀉로 溫氣가 冷氣를 몰아내는 病證으로 설명하였

---

121 『東醫壽世保元·甲午本』7-13 今考更定 已上諸證 卽少陰人下達臍腹大腸之胃氣虛弱 食物壅滯而一二三日內 新氣添積漸得快健則 終能變革消化 下利之證也

122 『東醫壽世保元·甲午本』7-28 太陰病 腹滿食不下而表氣壅遏之病 始發於太陰大腸之胃氣 不能逐冷氣而 太陽膀胱之氣 亦不通快而凝結則 其病爲 黃疸

고[123] 黃疸에 대해 따로 病理기전을 직접적으로 언급하지 않은 채 陰黃은 곧 少陰人 病이다[124]라고 표현하고 있다. 이를 통해 少陰人의 保命之主인 陽煖之氣의 不足으로 인하여 飲食善化라는 完實無病의 조건에 영향을 끼친 病證으로, 간접적으로 朱震亨의 글[125]에서 인용된 食積이 원인으로 작용할 수 있음을 생각해 볼 수 있다. 또한 太陰病은 身體痛과 骨節痛의 表證이 없으므로 裏가 病든 것일 뿐 表는 病들지 않은 것으로 설명하며[126] 痞滿과 黃疸, 浮腫은 같은 病因에서 생긴 證으로 다만 輕重의 차이만이 있을 뿐이라고 언급하고 있다[127]. 즉, 痞滿과 같은 病因으로 裏病에서 출발하는 黃疸이 甲午本에서처럼 病의 진행상 表部의 생리적 조건에까지 영향이 나타나는지에 대해서는 명확한 언급이 없다.

2) 處方을 통해 본『東醫壽世保元』甲午本과 辛丑本에서의 黃疸 비교

處方에 있어 甲午本에서는 茵陳橘皮湯, 茵陳四逆湯, 瘴疸丸, 芎歸葱蘇理中湯, 桂附藿陳理中湯을 제시하고 있으며[128] 辛丑本에서는 茵蔯橘皮湯, 茵蔯附子湯, 茵蔯四逆湯, 瘴疸丸, 巴豆丹을 제시하고 있다[129]. 이 중 茵陳橘皮湯, 茵陳四逆湯, 瘴疸丸의 경우에는 두 판본 모두에서 제시되고 있으므로 제외하면 芎歸葱蘇理中湯, 桂附藿陳理中湯의 차이가 있음을 알 수 있다. 이 두 가지 처방은 辛丑本에서는 乾霍亂關格病 治驗例와 食消의 용례를 제외하고는 모습을 찾아볼 수 없으며,「新定 少陰人病 應用要藥 二十四方」에도 존재하지 않는다. 위의 두 治驗例는 모두 甲午本에서 辛丑本으로 넘어오면서 개초되지 않고 남아 있는 조문이다. 甲午本에서 두 處方이 사용된 용례를 살펴보면 桂附藿陳理中湯은 주로 少陰病의 범주에서 제시되고 있으나 心下痞滿을 중심으로 한 太陰病에서도 제시되고 있는 것을 볼 수 있다[130]. 芎歸葱蘇理中湯은 「少陰人內觸胃病論」내에서 少陰病의 兼身體痛疼譫語[131], 臟厥과 陰盛隔陽[132], 下利清水[133]에서 인용되고 있다. 즉 위의 두 處方은 甲午本에서 少陰病의 범주를 다스리는 보다 강한 裏陰降氣를 위한 處方으로 사용되었음을 알 수 있다.

따라서 처방의 용례를 통해 볼 때 甲午本 내에서의 黃疸은 기본적으로는 太陰病의 범주에 속하여 臍腹으로 下達하는 胃氣虛弱을 기본으로 하는 表裏俱病에 속하며 처방의 사용에 있어서는 일부분 강한 裏陰降氣의 작용이 필요할 수 있는 병증이며 그것의 달성을 위하여 少陰病의 用藥과 비슷한 부분이 필요함을 생각했다고 볼 수 있다.

이에 비하여 辛丑本에서는 역대의가의 處方을 그대로 인용하고 裏陰降氣의 방법으로 利小便의 가능성을 언급하며 寬中湯이라는 새로운 處方을 제시하고 있다. 이는 黃疸에 대해 甲午本에서는 일반적인 太陰病에서 진행된 表裏俱病으로 痞滿을 主證으로 하는 일반적인 太陰病보다 더욱 강한 裏陰降氣의 수단이 필요한 病證이라는 인식으로부터 辛丑本에서는 새로운 裏陰降氣의 수단에 대한 고안과 함께 痞滿을 主

123 『東醫壽世保元·辛丑本』7-28 太陰病泄瀉 大腸之泄瀉也...太陰病泄瀉 溫氣逐冷氣之泄瀉也
124 『東醫壽世保元·辛丑本』7-67 論曰 陰黃 卽少陰人病也
125 『東醫壽世保元·辛丑本』7-64 朱震亨曰 黃疸 因食積者 下其食積 其餘 但利小便 小便利白 其黃自退
126 『東醫壽世保元·辛丑本』7-30 太陰病 無身體痛骨節痛表證 此則裏病 表不病
127 『東醫壽世保元·辛丑本』7-67 ...痞滿 黃疸 浮腫 同出一證 而有輕重
128 『東醫壽世保元·甲午本』7-27 此證 當用 茵陳橘皮湯 茵陳四逆湯 瘴疸丸 又當用 芎歸葱蘇理中湯 桂附藿陳理中湯
129 『東醫壽世保元·辛丑本』7-49 論曰 右證 當用 茵蔯橘皮湯 茵蔯附子湯 茵蔯四逆湯 瘴疸丸 或用 巴豆丹
130 『東醫壽世保元·甲午本』7-13 今考更定 已上諸證 卽少陰人下達臍腹大腸之胃氣虛弱 食物壅滯而一二三日內 新氣添積漸得快健則 終能變革消化 下利之證也...已上諸證 當用 藿香正氣散 香砂理中湯 香砂養胃湯 薑朮破積湯 桂附藿陳理中湯
131 『東醫壽世保元·甲午本』7-48 兼身體痛疼譫語則 當用 芎歸葱蘇理中湯 獨蔘蘇葉理中湯
132 『東醫壽世保元·甲午本』7-53 今考更定 朱肱所論藏厥 以心躁而論之也 少陰病最重證也...此證 當用 桂附藿陳理中湯 芎歸葱蘇理中湯
133 『東醫壽世保元·甲午本』7-56 下利清水者 雖日一二行 口中必益燥乾而冷氣內侵也 當用 芎歸葱蘇理中湯 桂附藿陳理中湯 以制陰寒 可也

證으로 하는 太陰病과 함께 처리 될 수 있는 病證으로 자리매김 하였음을 알 수 있다.

3) 諸家 醫論에 대한 東武선생의 견해를 통해 본 『東醫壽世保元』甲午本과 辛丑本에서의 黃疸 비교

甲午本에서는 인용하고 있는 여러 醫論 중에서 熱家의 黃疸, 利小便을 해야 할 黃疸과 女勞의 黃疸은 모두 少陽人의 黃疸이지만 이 문구를 삭제하면 문맥이 이루어지지 않기 때문에 기록하여 둔 것이니 참고하라[134]고 설명하였으나, 辛丑本에서는 陰黃은 곧 少陰人 病으로 자신이 熱家의 黃疸, 利小便 시켜야 할 黃疸, 女勞의 黃疸을 경험하지 못하여 내막을 자세히 알지 못하지만 세 가지 黃疸은 혹 少陰人病이 아닌 것으로 생각된다[135]고 언급하고 있다.

辛丑本에서는 위의 내용에 이어서 少陰人과 少陽人의 利小便之劑에 대해 언급하고 있는데, 이를 통해 볼 때 甲午本 저술 당시에는 黃疸에 대해 少陰人의 경우는 利小便시켜야 하는 黃疸은 少陰人病이 아니라고 생각하였으나 그간의 경험 이후에 辛丑本을 저술하면서 소음인 裏病의 裏陰降氣의 수단으로 利小便이 필요함을 인식하였음을 알 수 있다. 이는 후에 黃疸과 더 진행된 浮腫에까지 쓰이는 寬中湯을 창방하는 동기가 된다. 즉 少陰人의 黃疸에 利小便이 裏陰降氣의 수단으로 사용될 수 있음을 제시하고 있다.

4) 『東醫壽世保元』甲午本과 辛丑本을 통해 본 少陰人 裏病에 있어서 黃疸의 범주

甲午本「少陽人膀胱大腸病篇尾泛論」에서 少陽人 上消는 少陰人 太陰病과, 少陽人 中消는 少陰人 黃疸과 같은 위치에 놓일 수 있음[136]을 언급하며 黃疸은 원래 少陰人病으로 少陽人 黃疸은 中消의 범주에 해당하는 病으로, 消渴은 원래 少陽人病으로 少陰人 食消는 陰黃의 범주에 해당하는 病으로 설명하고 있다[137]. 또한 辛丑本에서는 역대 醫家들이 언급한 陰黃은 少陰人病으로 痞滿, 黃疸, 浮腫이 같은 病因에서 생긴 證으로 다만 輕重의 차이만이 있을 뿐[138]이라고 언급하였다. 이를 통해 볼 때 少陰人 黃疸은 陰黃과 食消를 포함하는 病證으로 인식하였음을 알 수 있다.

한편, 食消에 대한 언급은 甲午本에서 辛丑本으로 넘어오며 개초되지 않았던「少陰人泛論」에서 보이는데, 病程上 末期에 浮腫이 나타나는 病證으로 浮腫의 범주에 속하는 것으로 언급되고 있으며 芎歸葱蘇理中湯을 處方으로 제시하고 있다[139].

이러한 내용을 통해서 볼 때 少陰人 黃疸은 傷寒이나 內傷에서 發黃하는 증상이 나타나는 病證만을 언급하는 것이 아니라, 少陰人의 保命之主인 陽煖之氣 이상으로 인하여 完實無病 조건인 飮食善化에 이상이 생겨난 陰實之氣의 降陰을 필요로 하는 일련의 病證群을 포괄하는 개념으로 볼 수 있을 것이다. 그러한 병증군에는 食積으로 인한 陰黃과 함께 食消와 浮腫의 일부분을 포함하는 것으로 少陰人 太陰病의 진행과정상에서 保命之主인 陽煖之氣의 상태가 太陰病의 痞滿과 浮腫의 사이에 위치한다고 볼 수 있다. 따라서「少陰人泛論」食消의 處方으로 芎歸葱蘇理中湯 대신 寬中湯의 사용을 생각해볼 수 있을 것이다.

---

134 『東醫壽世保元・甲午本』7-27 已上諸證 諸家論中 熱家之黃 利小便之黃 女勞之黃 皆少陽人黃疸病也而 刪削之則 文脈不成 故並錄之 觀者詳之

135 『東醫壽世保元・辛丑本』7-67 論曰 陰黃 卽少陰人病也 當用朱氏茵蔯橘皮湯 茵蔯四逆湯 女勞之黃 熱家之黃 利小便之黃 想或非少陰人病 而余所經驗 未嘗一遇黃疸 而治之故 未得仔細裏許

136 『東醫壽世保元・甲午本』11-5 少陽少陰人病 以陰陽正對而論之則...上消與太陰證 相對也 中消與黃疸 相對也

137 『東醫壽世保元・甲午本』11-9 黃疸 元是少陰人病而 少陽人黃疸亦有之. 少陽人黃疸 卽中消之屬也 消渴 元是少陽人病而 少陰人食消亦有之. 少陰人食消 卽陰黃之屬也

138 『東醫壽世保元・辛丑本』7-67 論曰 陰黃 卽少陰人病也...然 痞滿 黃疸 浮腫 同出一證 而有輕重

139 『東醫壽世保元・辛丑本』8-12 嘗見 少陰人 飮食倍常 口味甚甘 不過一月 其人 浮腫而死 少陰人 食消 卽浮腫之屬也 而危證也 不可不急治 當用芎歸葱蘇理中湯

5)『東醫壽世保元』甲午本과 辛丑本 사이의 少陰人 裏病篇 편제 차이에 대한 小考

辛丑本에서 病證의 전반적인 病證의 구도는 甲午本과 비슷하지만 편제의 순서 및 구성에 있어서는 차이를 보이고 있다. 甲午本에서 少陰病 서술 앞에 위치하였던 寒實結胸, 水結胸, 黃疸 등이 辛丑本에서는 少陰病 서술 뒤로 자리하고 있으며, 甲午本에서 가장 뒤쪽에 위치하고 있었던 乾霍亂關格病 治驗例가 少陰病 서술 앞쪽에 위치하고 있다. 이는 크게 보면 太陰病, 少陰病, 太陰病의 순서로 기술된 것으로 보이지만, 다르게 생각해 본다면 太陰病의 일부와 少陰病을 포함하는 泄瀉를 중심으로 하는 하나의 病證과, 水結胸, 寒實結胸, 藏結, 黃疸을 포함하는 泄瀉보다는 痞滿을 중심으로 하는 病證의 순서로 서술되고 있다고도 볼 수 있을 것이다.

甲午本에서는 모든 病證의 病理를 설명하며 下利之證임을 언급하고 있다. 이러한 점은 앞에서 살펴본 것처럼 辛丑本으로 넘어오면서 개초되지 않은「少陰人泛論」에서도 확인 할 수 있다[140]. 물론 이것만으로 東武先生께서 甲午本 저술 당시에 少陰人 裏病이 모두 泄瀉를 기본으로 하는 病으로 인식하였다고 보기는 힘들지만 甲午本과 辛丑本 사이의 또 다른 차이점인 大便에 대한 기술의 비중을 살펴보면 이에 대한 작은 실마리를 얻을 수 있다. 甲午本에서는 大便상태에 대한 기술이 많고 그것을 중요하게 언급했는데 辛丑本으로 넘어오면서 이러한 내용은 대부분 삭제가 된다. 예를 들어 甲午本에서는 下利淸水와 下利淸穀을 少陰病과 太陰病을 구분하는 중요한 요인으로 보고 있는데[141] 비하여 辛丑本에서는 이 내용이 빠진 게 된다. 이는 大便의 양상을 통해 病證을 분석하려는 시각에서 벗어나 保命之主의 전반적인 상태를 살피는 것의 중요성을 얻어낸 결과인 동시에 기존 甲午本과는 달리 少陰人 裏病은 크게 泄瀉를 중심으로 하는 病證과 泄瀉를 중심으로 하지 않고 痞滿을 중심으로 하는 病證으로 나눌 수 있음을 얻어낸 결과라고 생각된다. 또한 泄瀉를 중심으로 하지 않는 병증에는 裏陰降氣의 수단으로 利小便이 중요한 역할을 할 것이라는 것을 파악하게 된 것으로 생각된다.

---

140 각주 8), 9) 참고

141 『東醫壽世保元・甲午本』7-56 下利淸穀者 雖日數十行 口中必不燥乾而冷氣外解也 當用 香砂養胃湯 薑朮破積湯 以助溫煖好也 下利淸水者 雖日 一二行 口中必益燥乾而冷氣內侵也 當用 芎歸葱蘇理中湯 桂附藿陳理中湯 以制陰寒可也

『東醫壽世保元·甲午本』과『東醫壽世保元·辛丑本』의 소음인 裏病의 편제 비교

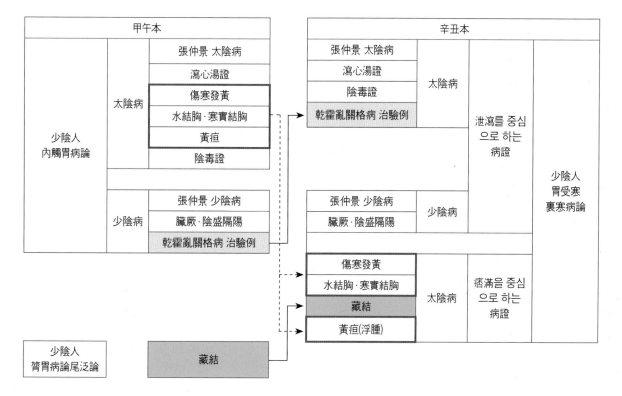

少陰人泛論

주요내용

1. 少陰人 四大病證에 대해 이해한다.
2. 少陰人 病證의 二吉證과 二急證을 이해한다.
3. 少陰人 病證의 六大證, 十大證을 이해한다.
4. 少陰人 病證 각론에 대해서 이해한다.
5. 四象人의 鍼法에 대해 이해한다.

1. 泛論의 의미

『東醫壽世保元』에서 泛論은 앞서 언급된 表裏病證을 일목요연하게 요약하여 설명하는 내용, 아직 表裏病證으로 정리가 되지 않은 단편적인 임상경험 등에 관한 내용을 신고 있다.

「少陰人泛論」은 甲午本 내용의 대부분이 改抄되지 않은 상태로 남아 있기 때문에, 갑오본적 병증 인식의 관점을 염두에 두고 파악되어야 한다.

2. 少陰人泛論 Preview

조문번호	내용
8-1	少陰人 病證 총괄
8-2	太陽病 陽明病의 땀과 太陰證 少陰證의 설사 비교
8-3~4	少陰人病의 吉證, 急證
8-5~6	少陰人病의 六大證
8-7~9	少陰人 病證 비교
8-10	無病者의 服藥에 대한 주의
8-11~22	少陰人 病證各論
8-23	惡藥
8-24	四象人 鍼法

3. 少陰人 病證 총괄

8-1

論曰 發熱惡寒者는　　爲太陽病이오

　　　發熱不惡寒者는 爲陽明病이니

太陽陽明之 發熱形證은 一也而 惡寒不惡寒之間에 相去遠甚而 陽氣之進退强弱은 泰山之比岡陵也며

　　　自利而不渴者 爲太陰病이오

　　　自利而渴者는 爲少陰病이니

太陰少陰之 自利形證은 一也而 渴不渴之間에 相去遠甚而 冷氣之聚散輕重은 雲夢之比滋澤也라

　　　是故로 藿香正氣散·香砂養胃湯之證勢는 平地駿馬之病勢也오

　　　　　獨蔘八物湯·桂附理中湯之證勢는 太行短筇¹⁴²之病勢也라

　　　若使一天下少陰人稟賦者로 自知其病之陽明·少陰證이 如太行之險路하야 得之可畏오 救之不易하야 身療病하며

　　　戒懼謹愼之道에 有若大路 然而不迷則 其庶幾乎저

8-1 발열(發熱)하며 오한(惡寒)하는 증은 태양병(太陽病)이고 발열하면서 오한이 없으면 양명병(陽明病)이다. 태양병과 양명병의 발열상태는 같으나 오한 불오한(不惡寒)하는 거리가 심히 멀기 때문에 양기(陽氣)의 진퇴(進退)가 태산(泰山)과 언덕에 비하는 것과 같다. 설사를 하면서 구갈(口渴)하지 않는 증은 태음병(太陰病)이고 자리(自利)하면서 구갈하는 병은 소음병(少陰病)이다. 태음병과 소음병은 설사하는 증상은 같으나 구갈하고 구갈하지 않는 사이가 서로 심히 멀어서 냉기(冷氣)의 취산(聚散) 경중(輕重)이 큰 호수와 작은 못을 비교하는 것과 같다. 그렇기 때문에 곽향정기산(藿香正氣散) 향사양위탕(香砂養胃湯)을 쓰는 증세는 준마가 평지를 달리는 격이고 독삼팔물탕(獨蔘八物湯) 계부이중탕(桂附理中湯)을 쓰는 병세는 짧은 지팡이를 짚고 크고 높고 험한 산을 넘어가는 형세와 같은 것이다. 만약 온 세상에 少陰人으로 태어난 자로 하여금 양명병과 소음병이 마치 태행산(太行山)의 험한 산길을 가는 사람과 같아서 그 병을 얻으면 과연 두려운 것이고 참으로 구명하기가 쉽지 않은 것을 알게 한다면 섭신하고 병을 치료하는 일에 경계하고 삼가 조심함이 마치 넓은 길을 걷는 것 같이 하여 미혹하지 않게 해야 하지 않겠는가.

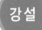
참조 ① 『東醫壽世保元·甲午本』8-1

강설　太陽病, 陽明病에 대한 정의부터 시작하고 있다. 여기서 太陽病, 陽明病은 갑오본에서 改抄되지 않은 채 설명되고 있기 때문에 신축본에서 새롭게 정리된 鬱狂證, 亡陽證을 염두해서 파악되어야 한다.

　　8-1

　　　① 發熱+惡寒과 發熱+不惡寒으로 나누어 太陽病과 陽明病으로 나눈다. 發熱이라는 증상은 똑같지만, 惡寒하냐 不惡寒하냐에 따라 陽氣의 進退强弱에 상당한 차이가 있다.

　　　② 自利+不渴과 自利+渴로 나누어 太陰病과 少陰病으로 나눈다. 自利라는 증상은 똑같지만, 渴하냐 不渴하냐에 따라 冷氣의 聚散輕重에 상당한 차이가 있다.

　　　③ 藿香正氣散, 香砂養胃湯은 가벼운 병세에 쓰는 처방이고, 獨蔘八物湯, 桂附理中湯은 중한 병세에 쓰는 처방이다.

　　　④ 腎受熱表熱病은 크게 鬱狂證, 亡陽證, 太陽病厥陰證으로 나누어지고, 汗出의 유무가 중요한 기준이 된다. 그럼에도 泛論에 이러한 기준이 제시되지 않은 이유는 갑오본에 改抄되지 않은 조문으

로, 신축본의 병에 대한 인식이 반영되지 않았기 때문이다. 갑오본에서 表裏를 구분한 인식을 신축본적인 시각으로 바꾸면, 發熱+不汗出은 鬱狂病이고, 發熱+汗出은 亡陽病이다. 發熱이라는 증상은 똑같지만, 汗出하냐 不汗出하냐에 따라 상당한 차이가 있다. 처방들도 갑오본에서 언급된 것들이다(6-5조문의 강설 참조).

④ '表病에서의 陽氣의 進退强弱이라 하는 것을 신축본에서는 땀이라는 시각으로 본다' 가 중요한 사실이다. 太陰病과 少陰病에서는 渴하냐 不渴하냐가 바로 冷氣가 얼마나 핍박하는가를 판별하는 기준이 된다.

⑤ 表病은 陽氣(陽煖之氣), 裏病은 冷氣(大腸寒氣)에 맞춰 설명되어지기 때문에 서로 다르게 접근된 것으로 보여지지만, 초점은 脾와 胃의 陽氣, 즉 陽煖之氣가 얼마나 잘 유지되는가로 설명되어진다. 즉, 冷氣가 많아졌다는 의미는 곧 脾胃의 陽煖之氣가 그만큼 약해졌다는 의미이기 때문이다.

4. 太陽病 陽明病의 땀과 太陰證 少陰證의 설사 비교

> **8-2**
> 太陽病汗出은 熱氣卻寒氣之汗出也오
> 陽明病汗出은 寒氣犯熱氣之汗出也며
> 太陰病下利는 溫氣逐冷氣之泄瀉也오
> 少陰病下利는 冷氣逼溫氣之泄瀉也니라

8-2 태양병에서 땀이 나는 것은 열기(熱氣)가 한사(寒邪)를 물리치는 땀이고, 양명병에서 땀이 나는 것은 한사가 열기를 침범하는 땀이다. 태음증 하리는 온기(溫氣)가 냉기(冷氣)를 몰아내는 하리이고, 소음증 하리는 냉기가 온기를 핍박하는 하리인 것이다.

참조 ① 『東醫壽世保元 · 甲午本』8-2

 8-2

太陽病, 陽明病은 각각 鬱狂證, 亡陽證으로 대입하여 해석하면 된다.

5. 少陰人病의 吉證, 急證

8-3 소음인병에 두가지 길증(吉證)이 있다. 하나는 인중(人中)에서 땀이 나는 것이요, 또 하나는 물을 능히 마시는 것이다.

참조 ① 『東醫壽世保元・甲午本』8-3

8-4 소음인병에 두가지 급증(急證)이 있다. 하나는 발열하면서 땀이 너무 많이 흐르는 것이요, 또 하나는 맑은 물같은 설사를 하는 것이다.

참조 ① 『東醫壽世保元・甲午本』8-4

강설

■ 소음인병의 2吉證

8-3

① 人中汗이 있으면 吉證이고, 能飲水 하면 吉證이다.

② 人中汗 - 陽煖之氣가 잘 작용했다는 의미이다. 少陰人 霍亂關格病에는 人中汗을 始免危라고 설명하고 있으며(7-17), 少陰人病에서 人中穴에 먼저 땀이 나는 것은 陽氣가 상승한 것으로 병이 낫는 증상이라고 하였다(9-35).

③ 能飲水 - 陽煖之氣가 잘 작용하고 있어서 能飲水해도 胃氣가 회복되어 감당할 수 있다는 것을 의미한다.

■ 소음인병의 2急證

8-4

① 땀과 설사는 소음인 急證으로 땀과 설사의 정황에 따라 六大病證까지 구분한다. 2急證은 陽煖之氣가 불리한 경우에 나타나는 증상이다.

② 發熱汗多는 脾弱한 亡陽證에서 나타는 증상이며, 下利淸水는 脾弱한 少陰證에서 나타나는 증상이다.

땀의 상태를 들어 吉證, 急證의 경우를 하나씩 언급하고, 음수 및 배변이라는 水穀之氣의 대사기능을 들어 吉證, 急證의 경우를 하나씩 언급하고 있다. 대상은 동일하지만 陽煖之氣의 상태에 따라 吉證과 急

證으로 달라지게 된다.

6. 少陰人病의 六大證

8-5

少陰人病에 有六大證하니

　一曰 少陰病이오

　二曰 陽明病이오

　三曰 太陰病 陰毒證也오

　四曰 太陽病 厥陰證也오

　五曰 太陰病 黃疸證也오

　六曰 太陽病 胃家實證也니라

8-5　소음인 병에 육대증(六大證)이 있다. 1) 소음병(少陰病) 2) 양명병(陽明病) 3) 태음병음독증(太陰病陰毒證) 4) 태양병궐음증(太陽病厥陰證) 5) 태음병황달증(太陰病黃疸證) 6) 태양병위가실증(太陽病胃家實證)이 그것이다.

참조　① 『東醫壽世保元·甲午本』8-1

8-6

發熱汗出則 病必解也而　發熱汗出而 病益甚者는 陽明病也오

通滯下利則 病必解也而　通滯下利而 病益甚者는 少陰病也니

　陽明少陰은 以邪犯正之病이니 不可不急用藥也며

惡寒汗出則 病必盡解也而　惡寒汗出而 其病이 半解半不解者는 厥陰之漸也오

腹痛下利則 病必盡解也而　腹痛下利而 其病이 半解半不解者는 陰毒之漸也니

　厥陰陰毒은 正邪相傾之病이니 不可不預用藥也라

發熱一汗而 病卽解者는 太陽之輕病也오

食滯一下而 病卽解者는 太陰之輕病也니

　太陽太陰之輕病은 不用藥而 亦自愈也며

發熱三日에 不得汗解者는 太陽之尤病也오

食滯三日에 不能化下者는 太陰之尤病也니

　太陽太陰之尤病은 已不可謂輕證而 用藥二三貼에 亦自愈也하며

發熱六日에 不得汗解하며

食滯六日에 不能化下者는 太陽 太陰之胃家實 黃疸病也니

　太陽太陰之胃家實 黃疸은 正邪壅錮之病이니 不可不大用藥也니라

8-6　발열하고 땀이 나면 병이 반드시 풀려야 하는데 발열하고 땀이 나고서도 병이 더욱 심하게 되는 것은 양명병이고, 체한 것이 뚫리면서 설사를 하면 병이 반드시 풀려야 하는데 체기(滯氣)가 뚫리고 설사를 하고서도 병이 더욱 심하게 되는 것은 소음병인 것이다. 양명병과 소음병은 사기(邪氣)가 정기(正氣)를 범(犯)하는 병이기 때문에 급하게 약을 쓰지 않을 도리가 없다. 추워 떨고서 땀이 나면 병이 반드시 다 풀려야 하는데 오한하고 땀이 나고서도 그 병이 반만 풀리고 반은 풀리지 않는 것은 점차 궐음병(厥陰病)으로 전변(轉變)하려는 증이다. 복통에 설사를 하면 병이 반드시 다 풀려야 하는데 복통에 하리(下利)를 하고서도 그 병

이 반만 풀리고 반은 풀리지 않는다면 점차 음독병(陰毒病)으로 전변하려는 증이다. 궐음병과 음독증은 정기(正氣)와 사기(邪氣)가 서로 힘을 기울이는 병이니 불가불 미리 약을 써서 정기를 도와 주어야 한다. 발열하고 땀이 한번 나고 병이 풀리는 것은 태양병의 경증(輕證)이고 식체에 한번 설사를 하고서 병이 풀리는 것은 태음병의 경증이다. 태양병과 태음병의 경병(輕病)은 약을 쓰지 않고서도 저절로 낫는 것이다. 발열 3일에 땀이 나지 않아 병이 풀리지 않는 것은 태양병의 심한 병증이고 식체 3일에 소화가 되지 않아 내려가지 않는 것은 태음병의 심한 병증이다. 태양병과 태음병의 심한 병증을 이미 경증이라고 말할 수 없으나 약을 2~3첩을 쓰면 또한 스스로 낫는다. 발열이 있은 지 6일이 되어서도 땀이 나지 않아 열이 풀리지 않는 증과 식체 6일에 소화가 안 되고 하리지 않는 것은 태양병 태음병의 위가실 황달병이다. 위가실 황달병은 정기와 사기가 꽉 막힌 병이기 때문에 약을 크게 쓰지 않을 도리가 없는 병증이다.

참조

① 『東醫壽世保元・甲午本』

7-32

論曰 太陰病之有陰毒證, 猶太陽病之有厥陰證也.

太陽病 惡寒汗出則當解而, 惡寒汗出病不盡解而半解者日久當解而不解則, 其病變爲厥陰證也.

太陰病 腹痛下利則當解而, 腹痛下利病不盡解而半解者日久當解而不解則, 其病變爲陰毒證也.

　　此二證 四五日間用藥則必不至危殆.

太陽病 惡寒汗出而病不解者, 四五日當用 桂枝湯.

太陰病 腹痛下利而病不解者, 四五日當用 理中湯.

② 『東醫壽世保元・甲午本』8-6

강설

8-5

소음인병에는 크게 六大證이 있다. 少陰病, 陽明病, 太陰病陰毒證, 太陽病厥陰證, 太陰病黃疸證, 太陽病胃家實證이다. 여기서 陽明病은 신축본의 亡陽證으로, 太陽病胃家實證은 신축본의 鬱狂證으로 보아야 한다. 그러므로 裏病은 少陰證, 太陰病陰毒證, 太陰證, 表病은 亡陽證, 太陽病厥陰證, 鬱狂證의 六大證으로 구분된다.

8-6

① 發熱汗多하면 병이 반드시 나아야 하는데, 병이 더 심해지면 이는 陽明病이다(신축본의 亡陽證에 해당된다).

滯한 것이 뚫리며 설사를 하면 병이 반드시 풀려야 하는데 병이 더욱 심하게 되는 것은 少陰病이다.

陽明病(亡陽證)과 少陰病은 大腸의 冷氣(邪氣)가 脾胃의 溫氣(正氣)를 핍박하는 병이기 때문에 급하게 약을 써야 한다.

② 惡寒에 땀이 나면 병이 반드시 다 풀려야 하는데, 그 병이 반만 풀리고 반은 풀리지 않는 것은 점차 厥陰病으로 轉變하려는 증이다.

복통에 설사를 하면 병이 반드시 다 풀려야 하는데, 그 병이 반만 풀리고 반은 풀리지 않는 것은 점차 陰毒病으로 轉變하려는 증이다.

厥陰病과 陰毒證은 陽煖之氣와 찬 기운이 서로 버티고 싸우다 쓰러지기 일보직전의 병이니 이런 경우 미리 약을 써야 한다.

③ 發熱하고 땀이 한번 나고 병이 풀리는 것은 太陽病의 輕證(=鬱狂之輕證)이고 食滯에 한번 설사를 하고서 병이 풀리는 것은 太陰病의 輕證이다.

太陽病과 太陰病의 輕病은 약을 쓰지 않고서도 저절로 낫는 것이다.

④ 發熱 3일에 땀이 나지 않아 병이 풀리지 않는 것은 太陽病(鬱狂證)의 심한 病證이고, 食滯 3일에 소화가 되지 않아 내려가지 않는 것은 太陰病의 심한 病證이다.

太陽病(鬱狂證)과 太陰病의 심한 病證을 이미 輕證이라고 말할 수 없으므로 약을 2~3첩을 쓰면 또한 스스로 낫는다.

⑤ 發熱이 있은지 6일이 되어서도 땀이 나지 않고 열이 풀리지 않는 증과 食滯 6일에 소화가 되지 않고 내려가지 않는 증은 太陽病胃家實(鬱狂證), 太陰病黃疸病이다. 胃家實과 黃疸病은 正氣와 邪氣가 싸울 여력은 충분히 있는, 꽉 막힌 병이기 때문에 약을 크게 써야 한다.

⑥ 병에 맞게 처방을 선택하는 것도 중요하지만 얼마만큼의 양, 기간, 횟수로 용약할 것인지 즉, 치료계획을 잡는 것과 병에 대한 경과와 예후를 판단하는 것이 중요하다.

7. 少陰人 病證 비교

8-7

太陽 太陰之病은 六七日에 或成危證하며 或成重證而 十日內에 必有險證이오

陽明 少陰之病은 自始發로 已爲重證而 二三日內에 亦致險證하나니

是故로 陽明 少陰之病은 不可不察於始發也오

　太陽 太陰之病은 不可不察於四五日間也니라

8-7 태양병과 태음병은 6~7일에는 혹 위증(危證)이 되거나 혹 중증(重證)을 일으켜 10일 내에는 반드시 험증(險證)이 되는 것이고 양명병과 소음병은 이미 처음부터 중증이고 2~3일 내에 또한 험증을 일으키는 것이다. 그렇기 때문에 양명병과 소음병은 불가불 병이 시발(始發)할 때부터 잘 살펴야 하고 태양병과 태음증은 불가불 4~5일내에 증세를 잘 살펴야 한다.

참조 ① 『東醫壽世保元・甲午本』8-7

8-8

太陽 太陰之病은 病勢緩而 能曠日持久故로 變證이 多也오

陽明 少陰之病은 病勢急而 不能曠日持久故로 變證이 少也라

蓋 陽明 少陰病은 過一日而 至二日則 不可不用藥也며

　太陽 太陰病은 過四日而 至五日則 不可不用藥也오

　太陽 太陰之厥陰 陰毒은 皆六七日之死境也니 尤不可不謹也니라

8-8 태양병과 태음증은 병세가 완만하므로 능히 여러 날을 끌며 오래 갈 수 있기 때문에 변증(變證)이 많고 양명병 소음병은 병세가 급하므로 여러날을 끌 수 없기 때문에 변증이 적다. 대개 양명병과 소음병은 1일이 지나고 2일이 되면 불가불 약을 써야 하며 태양병과 태음병은 4일이 지나 5일이 되면 불가불 약을 써야 한다. 태양병의 궐음증과 태음증의 음독증은 모두 6~7일이 되면 죽음에 이르게 되므로 불가불 더욱 삼가야 한다.

참조 ① 『東醫壽世保元・甲午本』8-8

8-9

陽明 太陽之危者는 獨蔘八物湯 補中益氣湯이 可以解之而 病勢危時에 若非日三四服而 又連日服則 難解也오

少陰 太陰之危者는 獨蔘附子理中湯 桂附藿陳理中湯이 可以解之而 病勢危時에 若非日三四服而 又連日服則 難解也니라

病勢極危時에는 日四服하며

病勢半危時에는 日三服하며

病勢不減則　　日二服하고

病勢少減則　　二日三服而 一日則一服하며 一日則二服하며

病勢大減則　　日一服하며

病勢又大減則　間二三四五日 一服이니라

蓋有病者가 可以服藥이오 無病者는 不可以服藥하며 重病에 可以重藥이오 輕病者는 不可以重藥이니

若 輕病에 好用重藥커나 無病者가 好服藥하면 臟氣脆弱하야 益招病矣니라

8-9 양명병과 태양병의 위급한 자에게는 독삼팔물탕(獨蔘八物湯), 보중익기탕(補中益氣湯) 이라야 병을 풀 수가 있고 병세가 위급할 때는 하루 3~4첩을 탕복하지 않거나 또 연일복(連日服) 하지 않으면 치료가 어렵다. 소음병과 태음병의 위급한 자는 독삼부자이중탕(獨蔘附子理中湯), 계부곽진이중탕(桂附藿陳理中湯)등이라야 가히 풀릴 수가 있고 병세가 위급할 때에는 매일 3~4첩을 탕복(湯服)하지 아니하거나 또는 연일 복용하지 않으면 난치이다. 또 병세가 극히 위급할 때는 1일에 4첩을 탕복하여야 하고 또 병세가 반 정도로 위급할 때는 1일에 3첩을 복용한다. 병세가 더 감(減)하여지지 않는다면 1일에 2첩을 복용하고 또 병세가 조금 감하여지면 2일간에 3첩을 쓰거나 1일에 1첩을 쓰기도 하고 1일에 2첩을 쓰기도 한다. 또 병세가 대감(大減)하면 1일에 1첩을 쓰고 또 병세가 더욱 대감하면 2, 3, 4, 또는 5일 간에 1첩을 쓰기도 한다. 병이 있는 사람은 약을 써야 하지만 병이 없는 사람이 약을 복용하는 것은 옳지 않다. 중병에는 중약을 써야 하고 경병자에게는 중한 약을 써서는 안 된다. 만약에 병이 가벼운데 중한 약 쓰기를 좋아하거나 또 병이 없는 자가 약을 먹기를 좋아하면 내장의 기가 취약해져서 더욱 병을 불러오게 한다.

참조　① 『東醫壽世保元·甲午本』8-9

강설

8-7

太陽病과 太陰病은 병이 난지 6-7일 이후에 危證 重證이 되며 10일 이내에 險證이 되므로 반드시 병난 후 4-5일을 잘 살펴야 하고 陽明病과 少陰病은 시작부터 重證으로 2-3일 이내에 險證이 되므로 시작부터 잘 살펴야 한다.

8-8

太陽病 太陰病은 병세가 완만해서 여러 날을 끌어갈 수 있기 때문에 變證이 많이 생기고(太陰病陰毒證, 太陽病厥陰證), 陽明病 少陰病은 병세가 급하므로 여러 날을 끌어갈 수 없기 때문에 變證이 적다. 약을 쓸 때 충분히 맞추어 급히 쓰거나 미리 써야 한다.

8-9

病勢가 위급하면 하루에 4번 먹고 반쯤 위급하면 3번 먹고 ~ 병세가 크게 줄면 3일에 한번 먹거나, 4일에 한번 먹거나, 5일에 한번 먹어서, 病勢에 맞추어 약의 용량을 조절해야 한다.

병이 있는 사람에게는 약을 써야 하지만 병이 없는 사람이 약을 복용하는 것은 옳지 않다. 重病에는 重藥을 써야 하고 輕病者에게는 重藥을 써서는 안 된다. 만약에 병이 가벼운데 重한 약 쓰기를 좋아하거나 또 병이 없는 자가 약을 먹기를 좋아하면 臟氣가 점점 약해져 오히려 병을 초래한다.

用藥에 있어서 正氣가 약하면 약할수록 病勢가 위급하다. 그러므로 急用藥을 해야 한다. 그러나 대

용량의 약을 쓰게 되면 약한 正氣가 감당하지 못해 병이 더 심해지므로 주의해야 한다. 亡陽證, 少陰證에서 병증에 맞는 처방을 急用藥해야만 위기를 모면할 수 있다.

急用藥은 시간의 용법이고 大用藥은 용량의 용법이다.

8. 無病者의 服藥에 대한 주의

> **8-10**
> 膏粱이 雖則助味나 常食則損味하고 羊裘가 雖則禦寒이나 常着則攝寒하나니
> 膏粱 羊裘도 猶不可以常食常着어던 況藥乎아
> 若論常服藥之有害則 反爲百倍於全不服藥之無利也니라
> 蓋 有病者는 明知其證則   必不可不服藥이오
>   無病者는 雖明知其證이라도 必不可服藥이니
> 歷觀於世之服鴉片煙 水銀 山蔘 鹿茸者가 屢服則 無不促壽者하니 以此占之則 可知矣니라

8-10 고량진미(膏粱珍味)가 비록 구미(口味)에는 좋으나 늘 먹으면 도리어 입맛을 잃게 되고, 양피나 양털의복이 비록 추위를 잘 막지만 늘 입으면 추위를 타게 된다. 기름진 음식이나 양털 옷도 항상 먹고 입으면 오히려 좋지 않은데 하물며 약이야 이보다 더하지 않겠는가? 만일 늘 약을 먹는 해로움을 논한다면 전혀 약을 먹지 않는 것보다 도리어 백배나 이롭지 못한 것이다. 대개 병이 있는 사람은 그 병증을 밝게 안다면 반드시 약을 먹어야 하고 병이 없는 사람은 비록 병세를 밝게 안다고 할지라도 반드시 약을 먹을 필요는 없다. 지나간 역사와 현세를 살펴 보건대 아편을 먹거나 수은, 산삼, 녹용 같은 것을 자주 먹으면 목숨을 재촉하는 경우가 없지 않으니 이것을 가지고 미루어 보아도 가히 알 수 있을 것이다.

참조 ① 『東醫壽世保元・甲午本』8-10

강설 8-10

膏粱珍味가 비록 口味에는 좋으나 늘상 먹으면 도리어 입맛을 잃는 것이고, 양피나 양털 의복이 비록 추위를 잘 막지만 늘상 입으면 추위를 타게 된다. 기름진 음식이나 양털 옷도 항상 먹고 입으면 오히려 좋지 않은데 하물며 약이야 이보다 더하지 않겠는가? 만일 늘 약을 먹는 해로움을 논한다면 전혀 약을 먹지 않는 것보다 도리어 백배나 이롭지 못한 것이다.

대개 병이 있는 사람은 그 病證을 밝게 안다면 반드시 약을 먹어야 하고, 병이 없는 사람은 비록 병세를 밝게 안다고 할지라도 반드시 약을 먹을 필요는 없다. 지나간 역사와 現世를 살펴 보건대 아편을 먹거나 水銀 山蔘 鹿茸 같은 것을 자주 먹으면 목숨을 재촉하는 경우가 없지 않으니 이것을 가지고 미루어 보아도 가히 알 수 있을 것이다.

蓋有病者 明知其證① 則必不可不服藥
  無病者 雖明知其證② 必不可服藥 에서
證①은 치료가 필요한 病證을 의미하지만, 여기에서의 證②는 四象人 臟局大小에 따라 달리 나타나는 생리적인 素證을 의미한다.

9. 少陰人 病症各論

8-11

少陰人 吐血에　　當用 獨蔘八物湯이오
　　咽喉痛에　當用 獨蔘官桂理中湯이니라

8-11 소음인 토혈증(吐血證)에 마땅히 獨蔘八物湯을 사용한다. 소음인 咽喉病에 마땅히 독삼관계이중탕(獨蔘官桂理中湯)을 사용한다.

참조
① 『東醫壽世保元·甲午本』
11-8
少陰人 瘧疾 亦熱畜膀胱之屬也. 吐血 亦脾約之屬也. 咽喉痛 亦少陰證之屬也.
② 『東醫壽世保元·甲午本』8-1

강설

● 吐血
　獨蔘八物湯은 鬱狂證末症 처방이다. 그러나 이 처방의 출처인 갑오본에서는 陽明病에 獨蔘八物湯을 사용하였다. 갑오본 11-8에 의하면 吐血은 脾約이라고 보고 있다. 鬱狂證의 경우 發熱 惡寒 하다가 코피가 나면 낫는다고 하였다. 즉 鬱狂證은 熱症이 있는데, 땀이 나며 解熱이 되면서 병이 낫는 것과 같은 의미이다. 이와는 달리 亡陽證은 땀이 나도 解熱이 되지 않는다. 熱症이 내부적으로 해결 안 되는 상태인 것이다. 이와 같이 亡陽證처럼 계속 出血이 있어도 병이 풀리지 않으므로 吐血을 亡陽證의 범주로 본 것이다. 그러므로 여기서의 吐血은 신축본의 시각으로는 亡陽證에 해당되므로 亡陽證에 활용되는 처방을 사용하여야 한다(升陽益氣附子湯, 人蔘官桂附子湯 등).

● 咽喉痛
　獨蔘官桂理中湯은 갑오본에서 太陰病陰毒證, 少陰證에 쓰인 처방이다. 여기서 咽喉痛은 表熱症狀을 의미하며, 소음인 병증에서 熱症이 나타날 수 있는 병증에서는 咽喉痛이 다 발생할 수 있다. 여기서 咽喉痛은 갑오본 11-8의 설명과 같이 少陰證의 범주에서 발생하는 경우이다. 少陰證은 表裏俱病이기 때문에 表熱症狀이 동반되어 나타나기 때문이다. 그러나 腎受熱表熱病에서도 당연히 咽喉痛과 같은 表熱症狀이 나타날 수 있으므로 사상의학적인 변증의 과정을 거친 후에야 용약이 가능하다. 「四象人辨證論」에는 咽喉證에 蔘桂八物湯을 사용한다는 내용이 있는데(17-14), 이는 腎受熱表熱病의 鬱狂證범주에서 설명되어지는 증상이다.

8-12

嘗見 少陰人이 飮食이 倍常하고 口味가 甚甘하더니　不過一月에 其人이 浮腫而死하니
　　少陰人의 食消는 卽 浮腫之屬而 危證也라　不可不急治니 當用 芎歸蔥蘇理中湯이니라

8-12 일찍이 소음인이 입맛이 달아서 음식을 평상시보다 배를 더 먹더니 불과 1개월 내에 부종이 생겨서 죽는 것을 보았다. 소음인 식소증(食消證)은 부종병에 속한 것으로서 매우 위험한 병세이다. 불가불 급히 치료를 하여야 한다. 마땅히 궁귀총소이중탕(芎歸蔥蘇理中湯)을 사용한다.

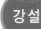 ① 『東醫壽世保元·甲午本』8-15

강설

● **食消**

食消에 대한 설명 또한 갑오본적인 시각으로 설명되어진 부분이다. 신축본의 시각으로 설명하자면, 食消는 浮腫之屬이므로 太陰證의 痞滿, 黃疸, 浮腫의 범주에 해당되는 증상이다. 따라서 赤白何烏寬中湯을 사용해야 한다. 芎歸蔥蘇理中湯은 갑오본에 나오는 처방으로 太陰證黃疸病, 少陰證에 활용되었던 처방이다(P.162 少陰人 黃疸에 관한 고찰).

8-13

嘗見 少陰人이 浮腫에 獐肝一部를 切片作膾하야 一服盡 連用五部하니 其病이 卽效하고

又有 少陰人이 服獐肝一部하니 眼力이 倍常하고 眞氣가 湧出하더라

少陽人이 虛勞病에 服獐肝一部하니 其人이 吐血而死하니라

8-13 일찍이 소음인 부종병에 노루간 1부(部)를 편으로 썰어서 회로 만들어 한 번에 모두 먹고 계속하여 5부(部)를 먹으니 그 부종병이 곧 낫는 것을 보았다. 또 다른 소음인이 노루간 1부를 먹고 시력이 배로 좋아지고 원기가 솟구쳐 나온다고 하였다. 그러나 소양인이 허로병에 노루간 1부를 먹더니 피를 토하며 죽었다.

참조 ① 『東醫壽世保元四象草本卷』

15-4

獐肝爲少陰人藥則眞的無疑 鹿茸爲少陰人藥則猶加疑

少陰人有服鹿茸顯效 其後又見太陰人二人有服鹿血顯效 皆未得其實不敢眞決

② 『東醫壽世保元·甲午本』8-16

8-14

嘗見 少陰人의 浮腫에 有醫가 敎以服海鹽自然汁 日半匙한대 四五日服하니 浮腫이 大減하고 一月服하니 永爲完健하야 病不再發하니라

8-14 일찍이 소음인의 부종병에 어떤 의사가 해염자연즙(海鹽自然汁)을 1일에 반 숟갈씩 먹어보라고 가르쳐 주기에 4~5일 먹였더니 부종이 크게 줄었고 1개월간을 먹고 오래도록 완건하여 병이 재발하지 않는 것을 보았다.

참조 ① 『東醫壽世保元·甲午本』8-17

강설

● **浮腫**

8-13

少陰人 浮腫에 獐肝(노루간)을 사용하며 少陰人이 복용하면 眼力이 倍가 되고 眞氣가 용출하나 少陽人 虛勞病에 복용하면 吐血을 하고 죽는다고 하였다. 소양인인 경우 虛勞한 경우에 조심하여야

한다. 소음인에 있어서도 虛勞病의 경우에만 사용한다. 『東醫四象新編』에서는 獐肝을 鎭陰膽라고 한다.

獐肝은 동의수서보원사상초본권(15-4)에서도 이미 少陰人藥으로 확인하고 있다. 太陰人 浮腫에 사용되는 蠐螬와 같은 맥락의 약물로 생각된다.

8-14

海鹽自然汁은 두부를 만들 때 사용하는 간수이다. 苦汁이라고도 하였다. 『東醫四象新編』에서는 海鹽然汁을 保命飮이라고 한다.

少陰人 浮腫에 海鹽自然汁을 하루에 반 숟가락씩 1개월 복용하여 병이 나았다는 것으로 보아 溫胃降陰의 작용으로 陽煖之氣를 도와주는 약재로 생각된다.

8-15

嘗見 少陰人 咽喉痛이 經年不愈어늘 有醫가 教以服金蛇酒 卽效하니 金蛇酒는 卽 金色黃章蛇釀酒者也라

8-15 일찍이 소음인이 인후통(咽喉痛)이 여러 해를 지나도록 낫지 않는 것을 어떤 의자가 가르쳐 주기를 금사주(金蛇酒)를 먹여보라고 하기에 먹였더니 즉시 나았다. 금사주는 금색 황장사(黃章蛇)로 술을 빚은 것이다.

참조 ① 『東醫壽世保元·甲午本』8-18

● 咽喉痛

8-15

咽喉痛은 表熱症狀이므로 腎受熱表熱病 또는 表裏俱病인 少陰證에서 나타날 수 있다.(8-11, 17-14 조문 참조)

8-16

嘗見 少陰人의 痢疾에 有醫가 教以服項赤蛇煎湯 卽效하니

項赤蛇를 去頭斷尾하야 納二疊紬囊中하고 藥缸內에 別設橫木하야 懸空掛之하고 用水五碗하야 煎取一碗服하라 二疊紬囊에 懸空掛煎者는 恐犯蛇骨故也니 蛇骨이 有毒이니라

8-16 일찍이 소음인의 이질병에 어떤 의사가 가르쳐 주기를 항적사(項赤蛇)를 달여서 먹으라고 하기에 달여서 먹고 낫는 것을 보았다. 항적사의 머리와 꼬리는 잘라 버리고 가는 베 두겹주머니에 넣어서 약항아리 안에 나무를 가로 걸쳐 놓고 거기에 매달아 놓은 뒤에 물을 다섯 사발 붓고 달여 한사발이 되면 이를 복용한다. 두 겹 주머니에 넣고 허공에 달아 달이는 것은 뱀의 뼈가 범할까 두렵기 때문이다. 뱀의 뼈에 독이 있다.

참조 ① 『東醫壽世保元·甲午本』8-19

8-17

嘗見 少陰人 痢疾에 有醫가 教以大蒜三顆와 淸蜜半匙를 同煎 三日服 卽效니라

8-17 일찍이 한 소음인이 이질에 걸렸는데 어떤 의사가 마늘 3통과 꿀 반 숟갈을 함께 달여서 먹으라고 가르쳐 주어 이를 3일간 먹으
니 곧 낫는 것을 보았다.

참조 ① 『東醫壽世保元·甲午本』8-20

강설

● 痢疾

8-17

痢疾에 項赤蛇, 大蒜과 꿀을 복용하였더니 잘 나았다는 경험례이다. 痢疾에 사용되는 처방으로 蒜
蜜湯이 新定方에 수록되어 있다.

8-18

嘗見 少陰人 乳房近脇에 有漏瘡하야 歷七八月한대 瘡口가 不合하며 惡汁이 常流어늘 有醫가 教以山蔘 熊膽末 各一分을
傅之 即效하고

又 少陰人一人이 滿身有瘡에 以人蔘末로 塗傅 即效하니라

8-18 일찍이 한 소음인이 유방 근처 늑골 밑에 누창(漏瘡)이 났는데 7~8개월이 되도록 창구가 유합이 안되고 악즙(惡汁)이 늘상 흘러
내리는 것이었다. 어떤 의사가 가르쳐 주기를 산삼말(山蔘末) 웅담말(熊膽末) 각 1분(分)을 붙이라고 하기에 붙였더니 곧 나았다.
또한 소음인 한사람이 전신에 창(瘡)이 생겼는데 인삼말(人蔘末)을 바르고 곧 나았다.

참조 ① 『東醫壽世保元·甲午本』8-21

8-19

嘗見 少陰人의 乳房近脇에 發內癰어늘 有醫가 教以火針取膿하고

醫曰 內癰은 外證이 惡寒發熱하야 似傷寒而 有痛處也니 察其痛處하야 明知有膿則 不可不用火針이니라

8-19 일찍이 소음인의 유방 근처에 내옹(內癰)이 발생한 것을 어떤 의사가 가르쳐 주기를 화침(火針)으로 고름을 뽑아내도록 하였다.
또 말하기를 내옹의 외증(外證)이 오한발열하는 것이 마치 상한병과 비슷하지만 일정한 곳에 압통점이 있으니 그 아픈 곳을 잘
살펴서 고름이 들어 있는 것이 확실하다면 불가불 화침을 써야 한다.

참조 ① 『東醫壽世保元·甲午本』8-22

8-20

嘗見 少陰人의 背癰에 有醫가 教以火刀裂瘡하고

醫曰 火刀裂瘡을 宜早也니 若疑訝而緩不及事則 全背堅硬하나니 悔之無及이니라

8-20 일찍이 소음인의 배옹에 어떤 의사가 가르쳐 주기를 화도(火刀)로 그 종창을 째도록 하였다. 의사가 말하기를 화도로 등에 난 창
을 째는 것은 가급적 빨리 해야 하며, 만약 의심스럽고 더디어서 때를 놓치면 등 전체가 단단하게 굳어진다. 그 때는 후회해도
소용이 없는 것이다.

참조　①『東醫壽世保元·甲午本』8-23

강설

● 癰疽

8-18

　腫氣에 산삼과 웅담가루를 붙여 나은 치험례와 만성적인 瘡에 인삼가루를 발라 효과를 본 치험례를 소개하였다.

8-19

　少陰人 內癰에 火針으로 치료한 치험례이다.

8-20

　少陰人의 背癰은 일찍 火刀로 瘡을 절개하여야 한다.

　人蔘, 火針, 火刀 모두 소음인의 陽煖之氣를 도와주는 치료법이다.

8-21

嘗見 少陰人의 半身不遂病에 有醫가 敎以服鐵液水 得效하니라

8-21 일찍이 소음인의 반신불수병에 어떤 의사가 가르쳐 주기를 철액수(鐵液水)를 먹으라고 하기에 먹였더니 효험이 있는 것을 보았다.

참조　①『東醫壽世保元·甲午本』8-24

강설

● 半身不遂

　鐵液水는 대장간에서 쇠붙이를 달구어 식힌 물로, 少陰人 반신불수에 鐵液水를 마셔 효과를 보았다는 치험례이다. 이 역시 鐵液水가 陽煖之氣를 도와주는 藥性을 이용한 것이다.

8-22

嘗見 少陰人小兒 腹瘧病에 有醫가 敎以瘧病將發之早朝에 用火煆金頂砒하되 極細末六厘를 生甘草湯에 調下卽效하니

醫曰 砒藥은 必金頂砒然後에 可用而 又火煆然後 可用也오

　必不可過六厘而 又不可不及六厘니 過六厘則 藥毒이 太過也오 不及六厘則 瘧不愈也라

此藥은 屢試屢驗而 有一服愈後에 瘧又再發者 又用之則 其病益甚而危하니 蓋 此藥은 可以一服이오 不可再服云호라

聽醫言而 究其理則 一服愈而 瘧不再發者는 皆少陰人小兒也오

　　　　　　一服愈而 瘧又再發者는 皆非少陰人小兒也니

惟 少陰人兒 腹瘧病 難治者에 用此藥이오

尋常瘧에는 不必用 此不祥之藥이니라

少陰人 尋常間日瘧은 惡寒時에 用川芎桂枝湯二三貼則 亦無不愈오

又 腹中에 實滿而 大便硬하며 瘧發者는 亦可用巴豆니라

8-22 일찍이 소음인 소아의 복학병(腹瘧病)에 어떤 의사가 가르쳐 주기를 학질(瘧疾)이 발(發)하는 이른 아침에 불로 달군 금정비(金頂砒)를 쓰되 극히 세말(細末)하여 6리(厘)를 생감초탕(生甘草湯)에 같이 복용하니 곧 낫는다고 하였다. 의사가 말하기를 비약(砒藥)은 반드시 금정비(金頂砒)를 만들어서 써야 하고 또 화하(火煆)하여야만 쓸 수 있다고 하였다. 반드시 분량은 1회에 6리(厘)가 넘어서도 안되고 6리가 못 되어도 안 된다. 6리가 넘으면 약독이 너무 커지게 되고 6리에 모자라면 학질(瘧疾)이 낫지 않기 때문이다. 이 약은 여러번 시험하고 자주 치험한 바가 있는 것으로 한번 복용한 후 학질이 또 재발하는 자에게 또 쓰면 그 병이 더욱 심하고 위태롭게 된다. 대개 이 약은 한 번만 쓸 것이고 다시 복용할 수 없다고 말하는 의사의 말을 듣고 그 이치를 궁리하여 본 즉 한번 복용한 후 병이 낫고 학질이 다시 재발하지 않는 자는 모두 소음인 소아이고, 복용한 후 학질이 나았다가 또 다시 재발하는 자는 모두 소음인 소아가 아닌 것이다. 오직 소음인 아이 복학병의 난치자(難治者)에 한하여 이 약을 쓸 것이고 보통 학질에는 이런 상서롭지 못한 약을 쓸 필요가 없는 것이다. 보통 하루 걸러 나타나는 소음인의 학질에는 오한증을 일으킬 때 천궁계지탕(川芎桂枝湯) 2~3첩을 쓰면 낫지 않는 것이 없고 복중(腹中)에 가득차서 대변이 굳으면 학질을 발하는 자라도 마땅히 파두(巴豆)를 써야 한다.

① 『東醫壽世保元・甲午本』8-25

강설

● **小兒 腹瘧病**

8-22

腹瘧은 단백질 결핍증인 kwashiorkor와 유사한 증상으로 보여진다. 少陰人 小兒의 腹瘧病에 火煆한 金頂砒[143](비소, As)를 사용하는 임상례를 설명하였다. 이를 生甘草湯과 복용하여 瘧이 재발하지 않으면 소음인 아이이고, 재발하면 소음인 아이가 아니다. 실제 임상에서는 광물성 약재라 흔히 사용되지는 않고 있으나 참조할 만하다.

보통의 소음인 학질에서 惡寒이 있는 경우에 川芎桂枝湯을 사용한다. 좁게는 鬱狂證, 넓게는 腎受熱表熱病의 범주로 보았다. 腹滿하고 大便硬하면서 瘧을 發하면 巴豆(大腸怕寒에 적용)로 치료될 수 있다. 腎陽困熱과 大腸怕寒이 동시에 있으면 그 중 급한 증을 먼저 치료한다.

---

143 鉛 600g을 도가니에 넣고 끓인 후 白砒霜을 75g을 다시 납에 섞어 연기가 나지 않을 때까지 달구어 식은 후에 꺼내면 납 위에 있는 것을 지칭함

10. 惡藥

> **8-23**
> 百藥이 莫非善藥而 惟少陰人 信砒藥과 太陰人 瓜蔕藥이 最爲惡藥也라 何哉
> 少陰人 信砒藥을 百病에 用之 皆殆而 祗有治瘧之一能者나 亦有名無實하야 不無危慮하니
> 萬不如 桂枝 人蔘 白芍藥 三四服之 治瘧則 此 非天下萬害無用之藥乎아
> 太陰人 瓜蔕藥을 百病에 用之 皆殆而 祗有治痰涎壅塞之一能者나 亦有名無實하야 不無危慮이니
> 萬不如 桔梗 麥門冬 五味子 三四服之 治痰涎壅塞則 此 非天下萬害無用之藥乎아
> 此二藥은 外治에 可用이오 內服에는 不可用이니라

8-23 모든 약이 모두 좋지 않은 약이 없지만 오직 소음인의 신석(信石) 비상(砒霜)과 태음인의 과체(瓜蔕)는 가장 惡藥이라고 할 수 있다. 왜 그런가. 소음인의 신석(信石)과 비상(砒霜)을 모든 병에 써 보면 모두 위태롭고 마침내 학질만을 다스리는 성능이 있으니 역시 유명무실하며 더욱이 약독이 항상 위태로워서 걱정이 없는 것이 아니다. 계지(桂枝), 인삼(人蔘), 백작약(白芍藥) 등속으로 3~4첩 연복하여 학질을 치료하는 것만 못해서, 이것이 어찌 해만 있고 소용이 없는 약이 아니겠는가?
또 태음인의 과체(瓜蔕)를 모든 병에 써 보아도 모두가 위태롭고 마침내 담연(痰涎)이 옹색(壅塞)된 증만을 다스리는 성능이 있으니 또한 유명무실하고 더욱 약독이 항상 위태로워서 걱정이 없는 것이 아니다. 桔梗 麥門冬 五味子 등속으로 3~4첩을 복용하여 담연옹색증(痰涎壅塞證)을 치료하는 것만 못하니, 이것이 어찌 해만 있고 소용이 없는 약이 아니겠는가? 이 두가지 약은 외치에 쓸 수 있는 것이고 내복에는 쓰지 못할 약이다.

참조 ① 『東醫壽世保元・甲午本』8-26

강설 8-23
少陰人의 信砒藥과 太陰人의 瓜蔕藥은 한 가지 작용 밖에 없는 약재로, 약성이 강하므로 사용에 신중을 기해야 한다. 그러므로 소음인은 桂枝, 人蔘, 白芍藥을 복용하는 것이 낫고, 太陰人은 桔梗, 麥門冬, 五味子를 복용하는 것이 낫다. 위 두 약은 外用만 하고, 內服하지는 말아야 한다.

11. 四象人 鍼法

> **8-24**
> 嘗見 少陰人이 中氣病에 舌卷不語이어늘 有醫이 針合谷穴而 其效如神하고 其他諸病之 藥不能速效者를 針能速效者가 有之하니
> 蓋 針穴도 亦有太少陰陽四象人 應用之穴而 必有升降緩束之妙니 繫是 不可不察 敬俟 後之謹厚而 好活人者하노라

8-24 일찍이 소음인이 중기병에 혀가 굳어서 말을 못하였다. 한 의자가 합곡혈에 침을 놓으니 그 효능이 신과 같았고 그것 외에 또 다른 여러 가지 병이 약으로 속효를 보지 못하는 것을 침으로 능히 속효를 보는 자가 있으니 대개 침혈도 역시 사상인에 응용하는 혈로써 반드시 升降緩束의 묘리가 있는 것이다. 그런즉 이것은 불가불 잘 살펴서 이어 맺어야 하므로 삼가 후세의 근후하고 활인하기 좋아하는 사람이 나타나기를 기다리고자 한다.

참조 ① 『東醫壽世保元・甲午本』8-27

강설

● 中氣病

8-24

① 소음인 약방에 의하면, 中氣病에 木香順氣散을 쓴다고 하였다. 구성 약물이 十二味寬中湯과 유사하다. 따라서 中氣病은 소음인 太陰證 범주에 속한 것으로 보여진다.

② 少陰人 中氣病에 合谷穴에 침을 놓으니 약을 사용하는 것보다 효과가 빨랐다. 鍼法에도 太少陰陽人의 穴을 응용함에 升降緩束의 묘미를 찾아 四象人에게 적용할 수 있는 鍼法이 後人에 의해 나오기를 기대한다는 東武의 서술이다.

③ 소음인은 水穀之氣가 下降하면 병이 생기므로, 升氣하는 치료를 해야 한다. 이와 반대로 소양인은 水穀之氣가 上升하면 병이 생기므로, 降氣하는 치료를 해야 한다. 태음인은 기액이 吸聚되면 병이 생기므로, 밖으로 通하거나 緩하는 치료를 해야 한다. 이와 반대로 태양인은 기액이 呼散되면 병이 생기므로, 안으로 塞하거나 束하는 치료를 해야 한다. 이러한 소음소양인의 上下升降과 태음태양인의 內外緩束을 의미하는 '升降緩束'은 四象人 治法의 大綱을 의미하며, 궁극적으로 四象人의 保命之主를 회복시키는 치료법을 말한다. 이것이 침법에도 그대로 적용되어 四象人에 따른 운용법이 개발되어야 하며, 더 나아가 사상인의 病證에 따른 운용법도 연구해야 할 과제일 것이다.

少陰人藥方

주요내용

1. 소음인의 新定方의 처방구성과 적용병증을 이해한다.
2. 소음인 腎受熱表熱病의 처방을 이해한다.
3. 소음인 胃受寒裏寒病의 처방을 이해한다.
4. 사상의학의 임상과정을 개괄적으로 이해한다.
5. 素證의 의미와 임상적 의의를 이해한다.

소음인약방은 장중경 상한론 중에 실려 있는 소음인경험 방약 23方, 송원명 3대 의가 저술 중에 실려 있는 소음인경험 방약 13方과 파두 6方, 새로이 만들어 소음인병에 응용할 수 있는 新定方 24方이 순서대로 실려 있다.

장중경 상한론 중에 실려있는 소음인경험 방약 23方은 가감 없이 그대로 기술되어 있는 반면, 송원명 3대 의가 저술 중에 실려 있는 소음인경험 방약 13方과 파두 6方은 東武가 가감하여 사용하도록 제시되어 있다. 실제 임상에 활용되는 중요한 방약은 新定方이다.

1. 張仲景 傷寒論中 少陰人病 經驗設方藥 二十三方

桂 枝 湯	桂枝 三錢 白芍藥 二錢 甘草 一錢 薑 三片 棗 二枚
理 中 湯	人蔘 白朮 乾薑 各二錢 甘草炙 一錢
薑 附 湯	乾薑 一兩 附子立炮 一枚 剉取 五錢 水煎服 附子生用 名曰 白通湯.
四順理中湯	人蔘 白朮 乾薑 甘草炙 各二錢
人蔘桂枝湯	甘草炙 桂枝 各一錢 八分 白朮 人蔘 乾薑 各一錢 五分
四 逆 湯	甘草炙 六錢 乾薑炮 五錢 生附子 一枚 剉分二貼 水煎服
厚朴半夏湯	厚朴 三錢 人蔘 半夏 各一錢 五分 甘草 七分 五厘 薑 七片
半 夏 散	半夏製 甘草炙 桂枝 各二錢
赤石脂禹餘粮湯	赤石脂 禹餘粮 各二錢 五分

附子湯	白朮 四錢 白芍藥 白茯苓 各三錢 附子炮 人蔘 各二錢
麻黃附子細辛湯	麻黃 細辛 各二錢 附子炮 一錢
麻黃附子甘草湯	麻黃 甘草 各三錢 附子炮 一錢
當歸四逆湯	白芍藥 當歸 各二錢 桂枝 一錢 五分 細辛 通草 甘草 各一錢
半夏瀉心湯	半夏製 二錢 人蔘 甘草 黃芩 各一錢五分 乾薑 一錢 黃連 五分 薑 三片 棗 二枚
生薑瀉心湯	生薑 半夏 各二錢 人蔘 乾薑 各一錢五分 黃連 甘草 各一錢 黃芩 五分 棗 三枚
甘草瀉心湯	甘草 二錢 乾薑 黃芩 各一錢 五分 半夏製 人蔘 各一錢 棗 三枚
茵蔯蒿湯	茵蔯 一兩 大黃 五錢 梔子 二錢 先煎茵蔯 減半 納二味煎
	又減半服日二 小便當利 色正赤 腹漸減 黃從小便去也
抵當湯	水蛭 虻蟲 立炒去足翅[144] 桃仁留尖 各十枚 大黃蒸 三錢
桃仁承氣湯	大黃 三錢 桂心 芒硝 各二錢 甘草 一錢 桃仁留尖 十枚
麻仁丸	大黃蒸 四兩 枳實 厚朴 赤芍藥 各二兩 麻子仁 一兩 五錢 杏仁 一兩 二錢 五分 爲末蜜丸 梧子大
	空心 溫湯下 五十丸
蜜導法	老人虛人 不可用藥者 用蜜熬 入皂角末少許 稔作錠子 納肛門卽通
大承氣湯	大黃 四錢 厚朴 枳實 芒硝 各二錢 水二大盞 先煎枳朴 至一盞
	乃下大黃煎 至七分 去滓 入芒硝 再一沸 溫服
小承氣湯	大黃 四錢 厚朴 枳實 各一錢 五分 剉作一貼 水煎服

2. 宋元明 三代醫家 著述中 少陰人病 經驗行用要藥 十三方 巴豆藥 六方

■ 十全大補湯

人蔘 白朮 白芍藥 甘草灸 黃芪 肉桂 當歸 川芎 白茯苓 熟地黃 各 一錢 薑 三片 棗 二枚

○ 此方 出於王好古海藏書中 治虛勞

○ 今考更定 此方 當去 白茯苓 熟地黃 當用 砂仁 陳皮

1) 복령, 숙지황을 빼고 사인 진피를 넣는다. 李氏十全大補湯『東醫四象新編』이라 한다. 新定方 八物君子湯의 母方이다.

■ 補中益氣湯

黃芪 一錢五分 甘草灸 人蔘 白朮 各一錢 當歸 陳皮 各七分 升麻 柴胡 各三分 薑 三片 棗 二枚

○ 此方 出於李杲東垣書中 治勞倦虛弱 身熱而煩 自汗倦怠

○ 今考更定 此方 黃芪 當用 三錢 而當去 升麻 柴胡 當用 藿香 紫蘇葉

1) 황기를 三錢으로 증량하고, 승마(肺藥,) 시호(腎藥)를 빼고 곽향, 소엽을 加해서 쓴다. 李氏補中益氣湯『東醫四象新編』이라 한다. 新定方 補中益氣湯의 母方이다.

---

144 『東醫壽世保元』 7판본에 '翅'로 되어 있다.

■ 香砂六君子湯

香附子 白朮 白茯苓 半夏 陳皮 厚朴 白豆蔲 各 1 錢 人蔘 甘草 木香 縮砂 益智仁 各 5 分 薑 3 片 棗 2 枚

○ 此方 出於龔信醫鑑書中 治不思飮食 食不下 食後倒飽

○ 今考更定 此方 當去 白茯苓 當用 白何首烏

1) 복령 빼고 백하오 가한다. 新定方 香砂養胃湯의 母方이다.

■ 木香順氣散

烏藥 香附子 靑皮 陳皮 厚朴 枳殼 半夏 各一錢 木香 縮砂 各五分 桂皮 乾薑 甘草炙 各 三分 薑 三片 棗 二枚

○ 此方 出於龔信萬病回春書中 治中氣病 中氣者 與人相爭 暴怒 氣逆 而暈倒也 先以薑湯救之 甦後用此藥

■ 蘇合香元

白朮 木香 沈香 麝香 丁香 安息香 白檀香 訶子皮 香附子 蓽撥 犀角 朱砂 各二兩 朱砂半爲衣 蘇合油 入安息香膏內 乳香 龍腦 各一兩 右細末 用安息香膏並煉蜜 搜和千搗 每一兩 分作四十丸 每取 二三丸 井華水 或溫水下

○ 此方 出於局方 治一切氣疾 中氣 上氣 氣逆 氣鬱 氣痛

○ 許叔微本事方 曰 凡人 暴喜傷陽 暴怒傷陰 憂愁怵意 氣多厥逆 當用此藥 若槩作中風治 多致殺人

○ 危亦林得效方 曰 中風 脈浮身溫 口多痰涎 中氣 脈沈身凉 口無痰涎

○ 今考更定 此方 當去 麝香 犀角 朱砂 龍腦 乳香 當用 藿香 茴香 桂皮 五靈脂 玄胡索

1) 이상의 2처방은 모두 中氣病에 사용된 처방으로, 8-24 조문과 관련성이 있다.

■ 藿香正氣散

藿香 一錢 五分 紫蘇葉 一錢 厚朴 大腹皮 白朮 陳皮 半夏 甘草 桔梗 白芷 白茯苓 各五分 薑 三片 棗 二枚

○ 此方 出於龔信醫鑑書中 治傷寒

○ 今考更定 此方 當去 桔梗 白芷 白茯苓 當用 桂皮 乾薑 益智仁

■ 香蘇散

香附子 三錢 紫蘇葉 二錢 五分 陳皮 一錢 五分 蒼朮 甘草 各 一錢 薑 三片 蔥白 二莖

○ 此方 出於危亦林得效方書中 治四時瘟疫

○ 局方曰 昔有一老人 授此方 與一人 令其合施 城中大疫 服此皆愈

■ 桂枝附子湯

附子炮 桂枝 各三錢 白芍藥 二錢 甘草炙 一錢 薑 三片 棗 二枚

○ 此方 出於李梴醫學入門書中 治汗漏不止 四肢拘急 難以屈伸

■ 茵蔯四逆湯

茵蔯 一兩 附子 乾薑並炮 甘草炙 各 一錢

○ 治陰黃病 冷汗不止

■ 茵蔯附子湯

　茵蔯 一兩 附子炮 甘草灸 各 一錢
　○ 治陰黃病 身冷

■ 茵蔯橘皮湯

　茵蔯 一兩 陳皮 白朮 半夏 生薑 各 一錢
　○ 治陰黃病 喘嘔不渴
　右三方 出於朱肱活人書中

■ 三味蔘萸湯

　吳茱萸 三錢 人蔘 二錢 薑 四片 棗 二枚
　○ 治厥陰證 嘔吐涎沫 少陰證 厥冷煩躁 陽明證 食穀欲嘔 皆妙

■ 霹靂散

　附子 一枚 炮過 以冷灰 培半時取出 切半枚 細剉 入臘茶 一錢　水一盞 煎至六分 去渣 入熟蜜半匙 放冷服之 須臾躁止 得睡汗
出 差
　○ 治陰盛隔陽證
　右二方 出於李梴醫學入門書中

■ 溫白元

　川烏炮 二兩 五錢 吳茱萸 桔梗 柴胡 石菖蒲 紫菀 黃連 乾薑炮 肉桂 川椒炒 赤茯苓 皂角灸 厚朴 人蔘 巴豆霜 各 五錢　右爲末
煉蜜和丸 梧子大 薑湯下 三丸 或 五丸 至七丸
　○ 此方 出於局方 治積聚 癥癖 黃疸 鼓脹 十種水氣 九種心痛 八種痞塞 五種淋疾 遠年瘧疾
　○ 龔信醫鑑 曰 婦人 腹中積聚 有似懷孕 羸瘦困弊 或歌哭如邪祟 服此藥 自愈
　久病服之 則皆瀉出蟲蛇 惡膿之物

■ 瘴疸丸

　茵蔯 梔子 大黃 芒硝 各一兩 杏仁 六錢 常山 鱉甲 巴豆霜 各 四錢 豆豉 二錢.
　　右爲末 蒸餠和丸 梧子大 每 三丸 或 五丸 溫水送下.
　○ 此方 出於危亦林得效方書中 一名 茵蔯丸.
　　治時行瘟疫 及 瘴瘧 黃疸 濕熱病.

■ 三稜消積丸

　三稜 蓬朮 神麴 各七錢 巴豆和皮入米同炒黑去米 靑皮 陳皮 茴香 各五錢 丁香皮 益智仁 各三錢.　右爲末 醋糊和丸 梧子大 薑湯
下 三四十丸.
　○ 此方 出於李杲東垣書中 治生冷物不消滿悶

■ 秘方化滯丸

三稜 蓬朮 竝煨 各四錢 八分 半夏麴 木香 丁香 靑皮 陳皮竝去白 黃連 各二錢 五分 巴豆肉醋浸一宿熬乾 六錢.

右爲末 以烏梅末 入麵少許 煮作糊和丸 黍尖大 每服 五七丸 至 十丸 欲通利 則以熱湯下 欲磨積 則陳皮湯下 欲止泄 則飮冷水.

○ 此方 出於朱震亨丹溪心法書中 理一切氣 化一切積 久堅沈痼 磨之自消 暴積乍留 導之立法 奪造化 有通塞之功 調陰陽 有補
　瀉之妙.

■ 三物白散

桔梗 貝母 各三錢 巴豆去皮心熬研如脂 一錢

右爲末 和勻白湯 和服半錢 弱人減半 或吐 或利不利 進熱粥一碗 利不止 進冷粥一碗.

■ 如意丹

川烏炮 八錢 檳榔 人蔘 柴胡 吳茱萸 川椒 白茯苓 白薑 黃連 紫菀 厚朴 肉桂 當歸 桔梗 皂角 石菖蒲 各五錢 巴豆霜 二錢 五分.
右爲末 煉蜜和丸 梧子大 朱砂爲衣 每 五丸 或 七丸 溫水下.

○ 專治瘟疫 及 一切鬼祟

　右二方 出於李梴醫學入門書中

○ 論曰 右巴豆六方 卽 古人之各自置方 各自經驗而此六方 同是一巴豆之力 則所用 亦無異而同歸於一也
　蓋 巴豆 少陰人病之必不可不用 而又不可輕用 必不可浪用 而又不可疑用之藥
　故 聯錄六方 備述經驗 昭明其理者 欲其用之必中 而不敢輕忽也.

1) 이상의 6방은 모두 파두가 사용된 처방들이다.

2) 소음인 병증에 대황을 쓰지 말고 파두치법을 활용할 것을 강조하고 있다.

3. 新定少陰人病 應用要藥 二十四方

■ 黃芪桂枝附子湯

桂枝 黃芪 各三錢 白芍藥 二錢 當歸 甘草灸 各 一錢 附子炮 一錢 或 二錢 薑 三片 棗 二枚

■ 人蔘桂枝附子湯

人蔘 四錢 桂枝 三錢 白芍藥 黃芪 各 二錢 當歸 甘草灸 各 一錢 附子炮 一錢 或 二錢 薑 三片 棗 二枚

■ 升陽益氣附子湯

人蔘 桂枝 白芍藥 黃芪 各二錢 白何首烏 官桂 當歸 甘草灸 各一錢 附子炮 一錢 或 二錢 薑 三片 棗 二枚

■ 人蔘官桂附子湯

人蔘 五錢 或 一兩 官桂 黃芪 各三錢 白芍藥 二錢 當歸 甘草灸 各一錢 附子炮 二錢 或 二錢五分 薑 三片 棗 二枚

○ 右四方 皆亡陽危病藥也

亡陽病人 小便白而多 危有餘地則 用附子 1 錢 日再服

小便赤而少 危無餘地則 用附子 2 錢 日二三服

病在將危 用 1 錢 病在免危 用 1 錢 病在調理 亦 1 錢 日再服

1) 이상 4가지 처방은 모두 亡陽證 末症에 사용되는 처방이다. 이 가운데 가장 輕證에 쓰는 것은 黃芪桂枝附子湯이고 순서대로 가장 重證에는 人蔘官桂附子湯을 사용한다.

2) 人蔘

- 東武遺稿 藥性歌: 補脾和脾라고 설명하고 있다. 소음인 보명지주인 陽煖之氣의 근원이 되는 脾元을 직접적으로 도와주는 약물이다.
- 소음인에게 인삼이라는 약물은 脾弱이 심한 병증에만 사용된다. 鬱狂末症, 亡陽證, 太陰證의 重證, 少陰證에서만 사용하는 약물이다.
- 인삼이 증량될수록 심한 病證에 적용되는 처방이다.

4) 附子

- 東武遺稿 藥性歌: 爲脾元帥之藥 能驅逐脾元虛弱而不能除外冷 冷氣侮脾周匝 凌侵於胃之四圍者
- 猛烈한 약물, 冷氣가 과도한 경우에 사용한다.
- 부자는 소음인에서도 찬기운이 너무 많아서 脾를 압박하는 경우, 즉, 脾만 도와서 해결될 일이 아닐 때 부자로 冷氣를 쳐부수고 인삼을 넣어서 脾를 도와 주어야 병이 해결될 때 사용한다.
- 亡陽證, 少陰證에서만 사용한다.

5) 소변이 줄어들거나 赤澁해지면 부자를 2돈을 쓰라고 언급하고 있다.

6) 亡陽證, 鬱狂證 중에서도 이 처방을 가장 처음에 기재한 것은 가장 위험한 病證으로 생각해서 빨리 찾아볼 수 있도록 하기 위한 것으로 생각된다.

■ 升陽益氣湯

　　人蔘 桂枝 黃芪 白芍藥 各二錢 白何首烏 官桂 當歸 甘草灸 各一錢 薑 三片 棗 二枚

■ 補中益氣湯

　　人蔘 黃芪 各三錢 甘草灸 白朮 當歸 陳皮 各一錢 藿香 蘇葉 各三分 或 五分 薑 三片 棗 二枚

■ 黃芪桂枝湯

　　桂枝 三錢 白芍藥 黃芪 各二錢 白何首烏 當歸 甘草灸 各一錢 薑 三片 棗 二枚

　　1) 이상 3가지 처방은 亡陽證 中症, 初症에 쓰는 처방이다.

■ 川芎桂枝湯

　　桂枝 三錢 白芍藥 二錢 川芎 蒼朮 陳皮 甘草灸 各一錢 薑 三片 棗 二枚

■ 芎歸香蘇散

　　香附子 二錢 紫蘇葉 川芎 當歸 蒼朮 陳皮 甘草灸 各一錢 葱白 五莖 薑 三片 棗 二枚

■ 藿香正氣散

　　藿香 一錢五分 紫蘇葉 一錢 蒼朮 白朮 半夏 陳皮 靑皮 大腹皮 桂皮 乾薑 益智仁 甘草灸 各五分 薑 三片 棗 二枚

■ 八物君子湯

　　人蔘 二錢 黃芪 白朮 白芍藥 當歸 川芎 陳皮 甘草灸 各一錢 薑 三片 棗 二枚

　　本方 以白何首烏 易人蔘 則 名曰 白何首烏君子湯
　　本方 用蔘芪 各一錢 加白何首烏 官桂 各一錢 則 名曰 十全大補湯
　　本方 用人蔘 一兩 黃芪 一錢 則 名曰 獨蔘八物湯

　　1) 八物君子湯은 白何烏君子湯 十全大補湯 獨蔘八物湯으로 처방을 변형하여 사용하기도 한다.

■ 香附子八物湯

　　香附子 當歸 白芍藥 各二錢 白朮 白何首烏 川芎 陳皮 甘草灸 各一錢 薑 三片 棗 二枚
　　嘗治 婦人思慮傷脾 咽乾舌燥 隱隱有頭痛 神效.

　　1) 임상에서 활용도가 광범위한 처방이다.

　　2) 부인이 걱정이 많아서 思慮傷脾 咽乾舌燥 隱隱有頭痛 할때 사용하면 神效하다.

　　3) 咽乾舌燥 隱隱有頭痛: 鬱狂證의 表熱證 증상에 해당되는 熱症과 背表의 痛症이다.

　　4) 이상의 5가지 처방은 모두 鬱狂證에 활용되는 처방이다. 川芎桂枝湯, 芎歸香蘇散, 香附子八物湯, 八物君子湯 순으로 重證에
　　　　적용한다. 이 가운데 藿香正氣散은 大腸怕寒의 경우에 사용된다.

■ 桂枝半夏生薑湯

　　生薑 三錢 桂枝 半夏 各二錢 白芍藥 白朮 陳皮 甘草灸 各一錢

治虛寒嘔吐 水結胸 等證.

■ 香砂養胃湯

人蔘 白朮 白芍藥 甘草灸 半夏 香附子 陳皮 乾薑 山查肉 砂仁 白豆蔲 各一錢 薑 三片 棗 二枚

■ 赤白何烏寬中湯

白何首烏 赤何首烏 良薑 乾薑 靑皮 陳皮 香附子 益智仁 各一錢 棗 二枚

治四體倦怠 小便不快 陽道不興 將有浮腫之漸者 用之

本方 加 厚朴 枳實 木香 大腹皮 各五分 則又有通氣脈之功力

　雖浮腫已成者 安心靜慮一百日 而日再服則 自無不效之理

本方 以人蔘 易赤何首烏 則 名曰 人蔘白何烏寬中湯

　　以當歸 易赤何首烏 則 名曰 當歸白何烏寬中湯

古方 有乾薑 良薑 靑皮 陳皮 等分 作湯丸 名曰 寬中湯

　嘗治 少陰人 小便不快 陽道不興 四體倦怠 無力者 用之 必效 百發百中

又 寬中丸 本方 加 五靈脂 益智仁 各一錢 則治腹痛 神效.

1) 이상의 3가지 처방은 太陰證 痞滿-黃疸-浮腫(浮腫之屬)에 활용되는 처방이다.

2) 赤白何烏寬中湯은 5가지 變方이 있다.

　- 十二味寬中湯, 人蔘白何烏寬中湯, 當歸白何烏寬中湯, 五靈脂寬中湯, 薑朮寬中湯

　- 각 變方의 활용도는 變證에 따라 달리 적용된다.

■ 蒜蜜湯

白何首烏 白朮 白芍藥 桂枝 茵蔯 益母草 赤石脂 罌粟殼 各一錢 薑 三片 棗 二枚 大蒜 五根 淸蜜 半匙

治痢疾.

■ 鷄蔘膏

人蔘 一兩 桂皮 一錢 鷄 一首

濃煎服 或以胡椒 淸蜜 助滋味 無妨

此方 自古有方 治瘧疾 痢疾 神效

嘗治久瘧 先用 巴豆 通利大便 後數三日連用 鷄蔘膏 快效 桂皮 或以桂心 代用.

■ 巴豆丹

巴豆 一粒

去殼取粒 溫水呑下 全粒 或半粒 仍煎湯藥

以煎藥時刻 巴豆 獨行腸胃間 太半用力 然後 服湯藥則 湯藥 可以與巴豆 同行

通快腸胃 升提其氣也 再煎湯藥 大便通後 又連服之

巴豆 全粒 下利 半粒 化積

■ 人蔘陳皮湯

人蔘 一兩 生薑 砂仁 陳皮 各一錢 棗 二枚

本方 以炮乾薑 易生薑 又加桂皮 一錢 則 尤有溫胃逐冷之力

以本方 嘗治 未周年 小兒陰毒慢風 連服數日 病快愈矣 病愈後 更不服藥 再發不治.

　1) 太陰病陰毒證에 활용되는 처방이다. 生薑을 炮乾薑으로 바꾸고 桂皮를 가한 처방은 人蔘桂皮湯 『東醫四象新編』이라 한다.

■ 人蔘吳茱萸湯

人蔘 一兩 吳茱萸 生薑 各三錢 白芍藥 當歸 官桂 各一錢

　1) 太陽病厥陰證

■ 官桂附子理中湯

人蔘 三錢 白朮 乾薑炮 官桂 各二錢 白芍藥 陳皮 甘草灸 各一錢 附子炮 一錢 或 二錢

■ 吳茱萸附子理中湯

人蔘 白朮 乾薑炮 官桂 各二錢 白芍藥 陳皮 甘草灸 吳茱萸 小茴香 破故紙 各一錢 附子炮 一錢 或 二錢

■ 白何烏附子理中湯

白何首烏 白朮炒 白芍藥微炒 桂枝 乾薑炮 各二錢 陳皮 甘草灸 附子炮 各一錢

■ 白何烏理中湯

白何首烏 白朮 白芍藥 桂枝 乾薑炮 各二錢 陳皮 甘草灸 各一錢

　1) 附子가 들어가는 3가지의 理中湯은 모두 少陰證에 사용한다.
　2) 白何烏理中湯: 인삼과 백하오는 같은 의미이다.
　3) 白芍藥, 桂枝
　- 白芍藥과 桂枝가 동시에 들어가는 처방은 桂枝湯의 의미이다.
　- 桂枝湯이 들어가 있는 처방은 表熱症狀이 있는 병증에 활용된다.
　- 太陰證이 表病症狀을 겸하고 있을 때 白何烏理中湯을 사용한다. 이 처방은 기존의 理中湯에 桂枝湯이 합방된 처방구성으로 太陰證의 重證에 쓰는 처방이다.

有人蔘則 用人蔘 無人蔘則 用白何首烏

白何首烏 與 人蔘 性味相近而 清越之力 不及 溫補之力 過之 不無異同之處

險病 危證 人蔘二錢以上 不可全恃白何首烏代用 古方 經驗不多 藥材生疏 故也

然 此一味 必不可遺棄於補藥中而 古方 何人飲 用白何首烏五錢 治瘧病

　1) 백하수오와 인삼은 性味가 비슷한데,
　2) 清越之力은 인삼이, 溫補之力은 백하오가 좋다.
　3) 險證, 危證: 亡陽證, 少陰證
　4) 백하오 2돈은 사용해도 의미가 없다. 즉 백하오를 2돈 이상 써야 될 경우에는 반드시 인삼을 사용해야만 한다.

右 少陰人藥 諸種 附子 炮用 甘草 灸用 乾薑 炮用 或 生用 黃芪 灸用 或 生用

- 소음인의 약은 修治를 할 경우 불을 충분히 사용한다. 保命之主인 陽煖之氣를 도와주는 약력을 높이기 위함이자 臭氣를 줄여 脾氣의 손상을 줄이기 위함이다.

窮港僻村 病起倉卒 雖單方 猶百勝於束手無策

　陽明病 雖單黃芪·桂皮·人蔘·芍藥 亦可用

　少陰病 雖單附子·芍藥·人蔘·甘草 亦可用

　太陽病 雖單蘇葉·蔥白·黃芪·桂枝 亦可用

　太陰病 雖單白朮·乾薑·陳皮·藿香 亦可用

　爲先用單方而 一邊求得全方則 必無救病失機之理

　　然 當用 全方中 所有之藥

　　　不當用 全方中 所無之藥

1) 산간 벽지에 가서는 이러한 약물을 활용해 볼 것을 적어 놓았다.

2) 太陽病 陽明病으로 언급하였으므로 갑오본의 병증 인식으로 씌여진 내용이다.

[附] 補遺方

桂附藿陳理中湯

人蔘 白朮 白芍藥 乾薑 官桂 各二錢 灸甘草 炮附子 藿香 砂仁 陳皮 各一錢 大棗 二枚 或倍用 附子

獨蔘官桂理中湯

人蔘 五錢 白朮 乾薑 白芍藥 官桂 各二錢 陳皮 甘草灸 各一錢 棗 二枚

本方 加附子 2錢 名曰獨蔘附子理中湯

芎歸葱蘇理中湯

人蔘 白芍藥 白朮 乾薑 各二錢 官桂 灸甘草 附子 川芎 當歸 桂枝 紫蘇葉 各一錢 葱白 三莖 棗 二枚

獨蔘湯

人蔘 一兩 乃至 五六兩 水煎去滓 安新汲水中取冷服 功難盡述

4. 腎受熱表熱病 처방

천궁계지탕	궁귀향소산	향부자팔물탕	팔물군자탕	황기계지탕	승양익기탕	보중익기탕	황기계지부자탕	승양익기부자탕	인삼계지부자탕	인삼관계부자탕	동무선사 사상약성상험고가
			인삼2		인삼2	인삼3		인삼2	인삼4	인삼5	淸越之力/補脾和脾
			황기1	황기2	황기2	황기3	황기3	황기2	황기2	황기3	
		백하오1		백하오1	백하오1			백하오1			溫補之力
		백출1	백출1			백출1					健脾直脾
창출1	창출1										
감초1	감초1	감초1	감초1	감초1	감초1	감초1	감초1	감초1	감초1	감초1	固脾立脾
	당귀2	당귀1	당귀1	당귀1	당귀1	당귀1	당귀1	당귀1	당귀1	당귀1	壯脾而有內守之力
천궁1	천궁1	천궁1	천궁1								壯脾而有外攘之勢
					관계1			관계1		관계3	壯脾而有充足內外之力
계지3				계지3	계지2		계지3	계지2	계지3		
진피1	진피1	진피1	진피1			진피1					錯綜脾氣 參伍勻調
작약2		작약2	작약1	작약2	작약2		작약2	작약2	작약2	작약2	收斂脾元
	향부자2	향부자2									開脾之胃氣 而消食進食
						곽향0.5					安氣定魄
	소엽1					소엽0.5					解脾之表邪
							부자1	부자1	부자1	부자1	爲脾元帥之藥 能驅逐脾元虛弱而不能除外冷 冷氣侮脾周匝 凌侵於胃之四圍者
	총백										解脾之表邪
생강	생강	생강	생강	생강	생강	생강	생강	생강	생강	생강	
대조	대조	대조	대조	대조	대조	대조	대조	대조	대조	대조	

단위 : 錢

1) 鬱狂證

鬱狂證은 소음인 表病의 輕重病證에 해당된다. 鬱狂證은 背表에서 陽氣가 鬱滯되어 상승하지 못하는 문제점은 있으나 아직은 陽煖之氣 손상이 심하지 않은 상태이다. 輕證의 단계에서는 鬱滯된 陽氣의 상승을 돕는 약물들을 위주로 구성되나 重證으로 진행됨에 따라 보다 강력한 升陽과 陽煖之氣를 직접적으로 도와줄 수 있는 약물이 추가된다. 鬱狂證의 가장 가벼운 증상에 사용되는 처방은 川芎桂枝湯으로 川芎, 芍藥, 甘草, 陳皮, 蒼朮, 桂枝 등으로 구성되어 鬱滯된 陽氣의 상승을 돕는 작용을 위주로 한다. 하지만 병증이 重證으로 진행되면 보다 적극적으로 升陽 및 陽煖之氣의 작용을 돕기 위해 蒼朮이 白朮로 바뀌고 당귀가 가미되며 重證인 八物君子湯으로 진행되면 人蔘과 黃芪가 사용된다.
- 初症에는 桂枝, 蒼朮 등이 활용되고,
- 中症에는 香附子, 白何烏, 白朮 등이 활용되고,
- 末症에는 人蔘, 黃芪 등이 활용된다.
- 白朮 들어가기 이전에는 병이 가벼울 때는 蒼朮이 활용되지만 심해지면 白朮로 바꾸어 사용한다.
- 白何烏 一錢 이상으로 사용될 심한 병증에는 人蔘으로 바꾸어 사용한다.

- 川芎, 當歸, 甘草, 白芍藥, 陳皮, 生薑, 大棗 등이 鬱狂證 처방의 기본골격을 이루고 있다.

2) 亡陽證

亡陽證은 소음인 表病의 險危病證에 해당된다. 亡陽證은 背表의 陽氣 鬱滯 뿐만 아니라 初症에서부터 陽煖之氣가 직접적으로 손상을 받는 상태이다. 險證의 단계에서는 陽氣의 손실을 막기 위하여 解鬱과 固表작용을 하는 약물을 위주로 구성되지만 병증이 점점 危證으로 진행됨에 따라 陽煖之氣를 보다 강력하게 도와줄 수 있는 약물과 가장 강력한 溫補之劑인 附子가 사용된다. 亡陽證의 가장 가벼운 증상에 사용되는 처방은 黃芪桂枝湯으로 黃芪, 甘草, 當歸, 陳皮, 芍藥, 白何烏 등으로 구성되어 있다. 병증이 진행됨에 따라 陽煖之氣를 돕기 위하여 白何烏 대신 人蔘을 사용하게 되며 桂枝 대신 官桂가 사용된다. 危證의 단계로 진행되면 人蔘의 용량이 증가하게 되고 강력한 溫補之劑인 附子가 사용된다.

- 亡陽初症부터 黃芪, 白何烏가 활용되며, 심한 병증일수록 人蔘, 黃芪가 증량된다.
- 鬱狂證에서 사용되던 川芎, 陳皮는 활용하지 않는다.
- 亡陽末症인 경우에는 附子를 사용한다.

5. 胃受寒裏寒病 처방

곽향 정기산	계지반하 생강탕	십이미 관중탕	향사 양위탕	백하오 이중탕	백하오 부자이중	관계부자 이중탕	오수유 부자이중	계부곽진 이중탕	궁귀총소 이중탕	동무선사 사상약성 상험고가
			인삼1			인삼3	인삼3	인삼2	인삼2	淸越之力/補脾和脾
		백하오1		백하오2	백하오2					溫補之力
		적하오1								
백출0.5	백출1		백출1	백출2	백출2	백츨2	백츨2	백출2	백출2	健脾直脾
창출0.5										
감초0.5	감초1		감초1	감초1	감초1	감초1	감초1	감초1	감초1	固脾立脾
									당귀1	壯脾而有內守之力
									천궁1	壯脾而有外攘之勢
						관계2	관계2	관계2	관계2	壯脾而有充足內外之力
	계지2			계지2	계지2					
계피0.5										
진피0.5	진피1	진피1	진피1	진피1	진피1	진피1	진피1	진피1		錯綜脾氣 參伍勻調
청피0.5		청피1								
	작약1		작약1	작약2	작약2	작약1	작약1	작약2	작약2	收斂脾元
		향부자1	향부자1							開脾之胃氣 而消食進食
곽향1.5								곽향1		安氣定魄
소엽1									소엽1	解脾之表邪
					부자1	부자1	부자1	부자1	부자1	爲脾元帥之藥 能驅逐脾元虛弱而不能除外冷 冷氣侮脾周帀 凌侵於胃之四圍者
반하0.5	반하2		반하1							消脾痰
대복피0.5		대복피0.5								
건강0.5		건강1	건강1	건강2	건강2	건강2	건강2	건강2	건강2	溫內裏
		양강1								
익지인0.5		익지인1								
			산사1							
			사인1						사인1	安氣定魄
			백두구1							
		지실0.5								
		후박0.5								
		목향0.5								開脾之胃氣 而消食進食
							오수유1			
							소회향1			
							파고지1			
									총백	解脾之表邪
생강	생강3		생강							
대조		대조	대조							

단위：錢

1) 太陰證

太陰證은 소음인 裏病의 輕重病證에 해당된다. 太陰證은 腹裏부위에 固冷積滯가 형성되고 이로 인하여 胃, 大腸의 溫氣가 감소되는 상태이다. 輕證의 단계에서는 위, 대장의 胃氣를 회복시킬 수 있는 약물들이 위주로 구성되지만 병증이 重證으로 진행됨에 따라 보다 강력하게 固冷積滯를 해소하고 손상된 陽煖之氣를 도와줄 수 있는 약물이 사용된다. 太陰證의 가장 가벼운 병증에 사용되는 처방은 藿香正氣散으로 白朮, 陳皮, 芍藥, 甘草, 乾薑 등의 약물과 背表 부위의 鬱滯 등을 해소하는 약물들로 구성되어 있다. 병증이 진행됨에 따라 白朮, 芍藥, 甘草, 乾薑 등의 용량이 증가하게 되고 人蔘과 白何烏 등의 약물이 추가된다.

- 乾薑, 白朮, 陳皮 등의 약물이 太陰證에서 溫胃의 작용을 하는 중요한 약물이다.
- 十二味寬中湯, 香砂養胃湯, 白何烏理中湯을 활용하는 太陰證 重證에서 白何烏, 赤何烏, 人蔘 등이 활용된다.

	태음증 처방
곽향정기산	1. 울광증 초증의 소증이 있는 상태에서 현증으로 울광증 초증(오한, 발열, 무한)에서 대장파한증이 생기는 경우(표병에 이병 증상이 협한 병증) : 승양익기를 목적으로 사용 2. 태음증 경증의 소증이 있는 상태에서 현증으로 태음증에서 표열증상이 생기는 경우(이병에 표병증상이 협한 병증) : 온위강음을 목적으로 사용
계지반하생강탕	태음증 비만의 소증이 있는 상태에서 비만을 중심으로 현증이 생기는 경우 결흉증상, 즉 두통, 현훈, 이명, 구건, 항강, 배통, 오심, 구역 등의 증상이 흔하다. 완병이기 때문에 변증으로 표열증상이 일부 나타날 수 있다.
적백하오관중탕	태음증 황달 또는 부종의 소증이 있는 상태에서 황달을 중심으로 현증이 생기는 경우 복만 등의 배변장애, 소변빈삭 등의 배뇨장애를 동반하는 경우가 흔하다. 완병이기 때문에 다양한 변증이 생길 수 있다.
향사양위탕	1. 울광증 중증의 소증이 있는 상태에서 현증으로 울광증 중증(무오한, 발열, 유한)에서 대장파한증이 생기는 경우(표병에 이병증상이 협한 병증) : 승양익기를 목적으로 사용 2. 태음증 중증 또는 태음증 부종의 소증이 있는 상태에서 현증으로 태음증에서 표열증상이 생기는 경우(이병에 표병증상이 협한 병증) : 온위강음을 목적으로 사용
백하오이중탕	태음증 중증의 소증이 있는 상태에서 현증이 생기는 경우 복만, 복통, 설사 등의 증상이 흔하다. 완병이기 때문에 변증으로 표열증상이 일부 나타날 수 있다.

2) 少陰證

少陰證은 소음인 裏病의 險危病證에 해당된다. 少陰證은 이미 固冷積滯가 위, 대장의 溫氣를 몰아내고 脾와 腎까지 손상을 입힌 상태이므로 처음부터 附子가 사용된다. 처방마다 거의 같은 약물로 구성되어 있으나 병증이 險證에서 危證으로 진행됨에 따라 桂枝 대신 官桂, 白何烏 대신 人蔘이 사용되며 陽氣의 소통을 돕기 위하여 吳茱萸, 小茴香, 破古紙 등의 약물이 추가된다.

- 白何烏, 人蔘을 二錢 이상 사용하며, 附子가 사용된다.
- 太陰證과 少陰證 처방의 차이

太陰證	少陰證
건강, 진피, 백출 등을 중요하게 사용	백하오, 인삼을 중요하게 사용
胃弱한 상태를 溫胃하는데 초점	脾弱한 상태를 健脾하는데 초점 脾元을 침범하는 冷氣를 몰아내기 위하여 附子를 활용

○ 사상의학의 임상개괄

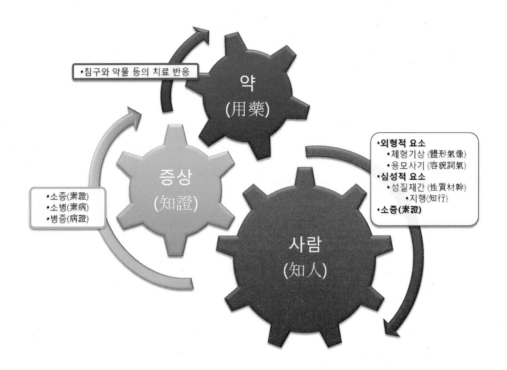

사상의학은 知人-知證-用藥의 임상과정을 거친다. 외형적 요소인 체형기상과 용모사기, 심성적 요소인 성질재간과 지행, 소증을 참고하여 사상인을 구분하고(知人), 소증, 소병 및 병증을 집증을 통하여 얻은 다음 변증의 과정을 거치고(知證), 이후에 적절한 침구치료, 약물치료와 양생법을 시행한다(用藥). (17-18. 明知其人 而又明知其證 則應用之藥 必無可疑.) 최종적으로 [○○인 ○○증]을 진단해내는 것이 임상적 목표라고 할 수 있다.

○ 사상의학의 임상과정

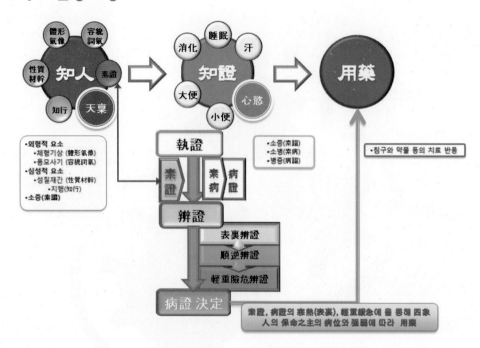

知人-知證-用藥의 순서로 진행되는 사상의학의 임상과정을 상술하면 다음과 같다.

① 知人은 四象人, 즉 太少陰陽人을 진단하는 과정으로, 체형기상 및 용모사기 등의 외형적 요소, 성질재간 및 지행의 심성적 요소, 소증 등을 중심으로 진단한다.

② 知證은 수면, 식욕&소화, 대변, 소변, 땀 등의 주요 지표를 집증의 과정, 표리-순역-경중험위를 구별하는 변증의 과정을 거쳐 병증 진단이 이루어진다.

③ 用藥은 침구치료 또는 약물치료를 결정하고 치료반응을 확인하는 과정이다. 素證&病證의 寒熱 및 病證의 輕重險危의 辨證을 통해 각 四象人의 保命之主의 病位와 强弱에 따라 용약이 결정되며, 용약후 기대되는 치료반응을 확인하여 知人-知證의 과정이 잘 이루어졌는지를 평가하는 과정이다.

※ 지인, 지증 및 용약의 개념 및 방법

구분	개념	방법
知人	天禀으로 타고난 臟理를 파악. 性情의 작용으로 형성된 臟局大小를 파악하여 太少陰陽人으로 규정함	體形氣像, 容貌詞氣, 性質材幹, 性情氣, 知行, 素證 病證 등을 바탕으로 파악함
知證	心慾의 상태를 파악. 四象人에서 知行을 中節하지 못함으로 인해서 哀怒喜樂의 性氣와 情氣가 暴動浪動하여 장부를 손상시켜 나타나는 病證을 파악하여 분석함으로써 證을 구분하여 알아냄. 保命之主의 단계를 파악.	집증, 변증, 병증결정의 과정을 거침 집증 : 사상인의 생리병리적 현상을 대변하는 5대지표(수면, 음식, 대변, 소변, 땀)를 중심으로 소증과 병증에 접근하며, 그 외 세부적인 기타증상과 맥진, 설진, 복진 등을 이용하여 집증한다. 변증: 표리, 순역, 경중험위 변증을 시행함
用藥	침이나 약물(武法), 양생법(文法)의 치료 개념 素病과 病證을 근거로, 이의 개선을 목표로 함. 藥으로써 性情氣의 편재된 기운을 조절하여 保命之主가 제 기능을 발휘하도록 도와줌.	用藥을 表裏, 輕重, 保命之主의 단계에 맞춰서 정확하게 사용해야 한다. 양생을 통해서 스스로 심욕(性氣와 情氣)을 조절해야 몸을 직접 회복할 수 있다.

6. 소음인 병증약리 요약

少陰人	胃受寒裏寒病			腎受熱表熱病		
逆(險危)	少陰證	吳茱萸附子理中湯 官桂附子理中湯 白何烏附子理中湯	危險	亡陽證	人蔘官桂附子湯 升陽益氣附子湯 人蔘桂枝附子湯 黃芪桂枝附子湯 補中益氣湯 升陽益氣湯 黃芪桂枝湯	危險
	太陰病陰毒證	人蔘桂皮湯	重	太陽病厥陰證	人蔘吳茱萸湯	重
順(輕重)	太陰證	白何烏理中湯 香砂養胃湯 赤白何烏寬中湯 桂枝半夏生薑湯 藿香正氣散	輕	鬱狂證	獨蔘八物湯 八物君子湯 香附子八物湯 芎歸香蘇散 川芎桂枝湯	輕

- 少陰人 病證은 腎受熱表熱病과 胃受寒裏寒病으로 구성되어 表熱病과 裏寒病의 특징이 있으며 각 병증은 順逆病證과 輕重險危病證으로 세분화된다.

- 腎受熱表熱病은 腎局 陽氣가 상승하여 脾局 陽氣에 접속되지 못하는 것이 병리적 출발점이기 때문에 益氣而升陽하여 치료한다. 腎受熱表熱病에는 順證으로 鬱狂證, 逆證으로 亡陽證, 變證으로 太陽病厥陰證의 병증들이 있다.
① 鬱狂證은 發熱惡寒하면서 땀이 안 나면 鬱狂初症이고, 腎陽困熱, 大腸怕寒, 傷寒蓄血證, 陽明血熱의 嘔 등은 鬱狂證變證이다. 陽明病 胃家實證은 津液已竭 胃之全局燥實한 鬱狂中症이며, 陽明病에 潮熱이 있으면서 濈然微汗出하고 譫語하면 表寒振發之力이 永竭한 鬱狂末症이다. 用藥은 輕重에 따라 川芎桂枝湯, 芎歸香蘇散, 香附子八物湯, 八物君子湯, 獨蔘八物湯을 사용한다. 太陽病厥陰證은 手足遂冷의 극심한 寒症이 주증으로 나타나지만, 평소 腹痛 下利가 없어 裏病으로 구분하지 않으며 鬱狂證이 正邪相持日久하여 발생하는 것으로 人蔘吳茱萸湯을 사용한다.
② 亡陽證은 發熱惡寒하면서 땀이 나면 亡陽初症이고, 陽明病 不惡寒 小便淸利하면 津液漸竭 脾之潤氣가 漸約한 脾約으로 亡陽中症이다. 陽明病 發熱汗多 小便赤澁하면 裏熱撑支之勢 已窮한 脾絶之候로 亡陽末症이다. 用藥은 險危에 따라 黃芪桂枝湯, 升陽益氣湯, 補中益氣湯, 黃芪桂枝附子湯, 人蔘桂枝附子湯, 升陽益氣附子湯, 人蔘官桂附子湯을 사용한다.

- 胃受寒裏寒病은 胃氣虛弱하여 泄瀉하는 병증으로 溫胃, 健脾하면서 降陰하여 치료한다. 胃受寒裏寒病에는 順證으로 太陰證, 逆證으로 少陰證, 變證으로 太陰病陰毒證의 병증이 있다.
① 太陰病은 胃의 溫氣가 大腸의 寒氣를 쫓아내는 大腸의 泄瀉로 腹痛, 自利하나 口渴이 없는 병증으로 溫胃而降陰하는 방법으로 치료한다. 다른 병증보다 太陰病의 범주는 넓어 四肢厥冷 吐利不渴 靜蹃而臥하는 陰毒, 下利淸水 面色靑黯 氣陷如睡하는 乾藿亂關格病, 腹滿하면서 身黃하는 陰黃, 熱證이 없는 水結胸, 心下右邊結硬 飮食如故하나 時時下利하는 藏結 등이 모두 太陰病에 속한다. 用藥은 輕重에 따라 藿香正氣散, 桂枝半夏生薑湯, 赤白何烏寬中湯, 香砂養胃湯, 白何烏理中湯을 사용한다. 太陰病陰毒證(乾藿亂關格病 포함)은 變證으로 人蔘桂皮湯을 사용한다.
② 少陰病은 大腸寒氣가 胃中溫氣를 핍박하여 胃에서 泄瀉하는 것으로 表裏俱病하여 腹痛, 自利하고 口渴이 있으며 身體痛 骨節痛의 表證이 있는 병증으로 健脾而降陰하는 방법을 사용한다. 또한 心煩躁를 主證으로 喜好不定하여 발생한 藏厥과 煩躁하면서 身冷한 陰盛隔陽도 少陰病의 범주이다. 用藥은 險危에 따라 白何烏附子理中湯, 官桂附子理中湯, 吳茱萸附子理中湯을 사용한다.

※ 少陰人 병증 요약

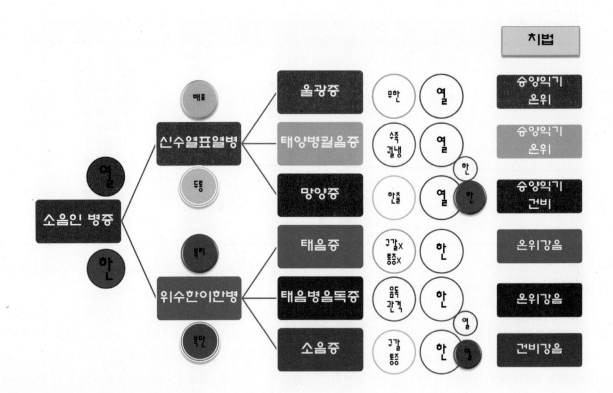

- **腎受熱表熱病 vs 胃受寒裏寒病**

　腎受熱表熱病과 胃受寒裏寒病을 구별함에 있어 우선 病情에 있어 寒熱의 차이가 있다. 腎受熱表熱病은 熱症이 있고, 胃受寒裏寒病은 寒症이 있다. 또한 병이 발현되는 부위에 있어서도 腎受熱表熱病은 背表에서, 胃受寒裏寒病은 腹裏에서 병이 발현된다. 대표증상에 있어서도 腎受熱表熱病은 頭痛 위주로, 胃受寒裏寒病은 腹滿 위주로 드러난다. 치법에 있어서도 腎受熱表熱病은 升陽 위주로, 胃受寒裏寒病은 降陰 위주로 치료한다.

- **鬱狂證 vs 亡陽證**

　腎受熱表熱病의 대표병증인 鬱狂證과 亡陽證을 구별함에 있어 우선 鬱狂證의 대표 증상은 땀이 나지 않는 것이고(無汗), 亡陽證은 땀이 나는 것이다(自汗). 또한 病程에 있어서도 鬱狂證은 주로 熱證 위주로 나타나지만, 亡陽證은 初症과 末症에서 熱症에 寒症이 동반되어 나타난다.

- **太陰證 vs 少陰證**

　胃受寒裏寒病의 대표병증인 太陰證과 少陰證을 구별함에 있어 口渴과 背表痛症의 有無가 중요하다. 太陰證은 口渴과 痛證이 잘 나타나지 않으나, 少陰證은 口渴과 痛證이 나타난다. 病情에 있어서도 太陰證은 주로 寒證 위주로 나타나나, 少陰證은 寒症과 熱症이 동시에 나타난다.

▣ 소음인 표리변증 & 순역변증

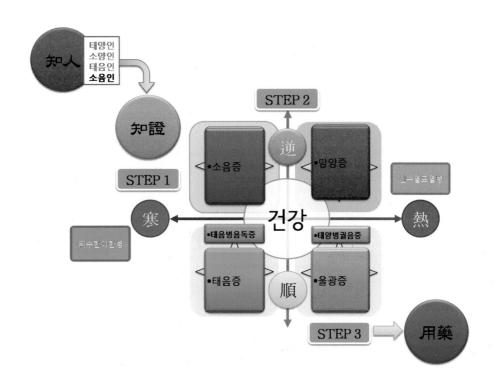

STEP 1

표리변증 : 한열의 구분을 통하여 腎受熱表熱病, 胃受寒裏寒病으로 구분

STEP 2

순역변증 : 병증의 경중증과 험위증의 구분하게 되면 표리*순역에 따라 4개의 병증군으로 나뉨, 즉 鬱狂證, 亡陽證, 太陰證, 少陰證으로 구분됨(단, 太陽病厥陰證, 太陰病陰毒證은 表裏兼病에 속함)

▣ 소음인 경중험위변증 & 용약

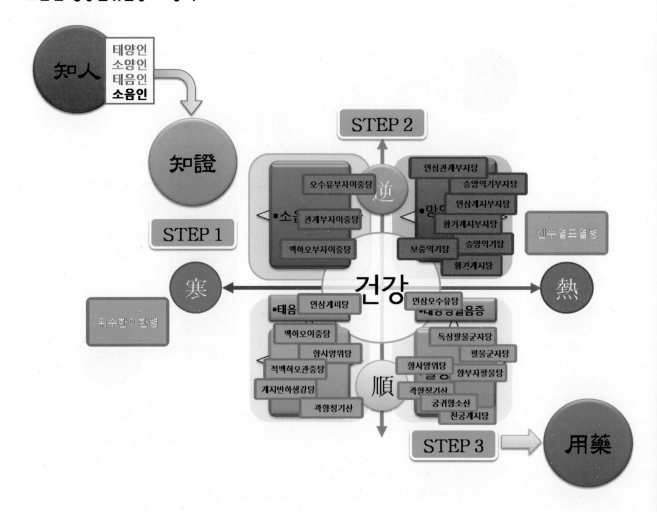

STEP 3

경중험위변증 : 寒熱順逆을 기준으로 용약을 결정

※ 소증 [素證, Original Symptoms]

(1) 소증의 정의

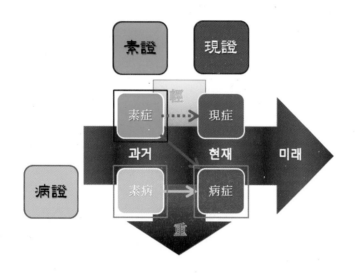

素證의 정의

　素證 (Original Symptoms) : 四象人의 臟腑性理를 바탕으로 한 臟局大小로 인해 肺脾肝腎
기운의 편재로 인하여 나타나는 생리적 또는 병리적 증상

證의 구분 (시간과 경중)
　素證 : 素症, 素病
　現證 : 現症, 病症
　病證 : 病症, 素病

① 素證 : 개체의 특성을 지니고 있고, 일정기간 이상의 시간을 유지하면서 나타나는 것을 소증이라고 한다. 생리적, 병리적
　인 면을 모두 포함한다. 素症(생리적), 素病(병리적)
　■ 素症 : 현재의 소증 상태인 現症으로 이어져올 수도 있고, 과거에 이미 병으로 발전되어 素病이 될 수도 있으며, 素症
　　상태에서 현재 병으로 발생하면 病症이 될 수도 있다.
② 現證 : 소증과 연속선상에 있으면서 소증과 시간적으로 대대 관계를 갖는다. 생리적, 병리적인 면을 모두 포함한다. 現症
　(생리적), 病症(병리적)
　■ 現症 : 素症은 性情(폐대간소 등)으로 인해 장국의 대소가 이미 정해진 정상적(생리적)인 부분이고, 이것이 현재까지
　　이어진 것을 現症이라고 한다. 즉 素症과 現症은 거의 동일한 개념으로서 병이 아닌 상태로 시간의 경과라는 측면에서
　　만 차이가 있다.
③ 病證 : 현재 나타나는 병증의 한열경중 뿐 아니라 과거로부터 지속된 素病의 한열경중을 포함하는 개념이다. (素病+病
　症)

> ■ 태음인 위완한증
> 태음인이 평소 怔忡 無汗 氣短 結咳(素病)가 있다가 설사(病症)가 발생
> 怔忡 이하의 증상은 태음인의 보명지주인 호산지기가 약해져 있는 상태 - 素病으로 한열경중 판단
> 이러한 素病이 유지되다가 발생한 설사(病症)는 素病이 한 단계 발전하여 발생한 위완한증 범주(病證)의 설사이므로 太陰調胃湯 加 樗根皮를 용약한다.
> 위와 같이 素病과 病症을 함께 고려해야 현재 발생한 病症의 한열경중을 정확히 판단하여 病證을 진단할 수 있다.

④ 病症을 지인의 근거로 활용하지 않도록 주의가 필요하다. 예를 들어 소화불량은 사상인의 모든 病證에 나타날 수 있는 현재 증상일 뿐이며(病症)이며 소화불량=소음인이라는 지인의 요소로 일반화하게 되면 사상인의 표리병증을 진단하여 용약할 수 없다. 소증이 소양인 흉격열증에 해당하는 경우에도 病症으로 소화불량이 발생할 수 있으며 이러한 경우 소증의 한열경중을 함께 고려하여 역시 흉격열증 처방을 사용해야 한다. 즉, 사상의학에서는 현재 나타나는 특정 증상(病症)에 따른 처방은 정해져 있지 않으며 반드시 소증을 바탕으로 한 병증진단 과정을 거쳐 용약을 해야 한다.

(2) 素證의 의의

① 진단적 측면 (知人)	- 사상인에 따라 소증 또는 병증이 다르게 나타나므로 소증을 통해 진단이 가능함
② 변증의 측면 (知證)	- 소증을 바탕으로 소병과 병증으로 발전하므로 변증의 지표로 사용됨 - 소증의 한열에 따라서 병증의 한열이 그대로 이어짐 - 소증의 경중이 한 단계 심해져서 병증이 발생함
③ 치료의 측면 (用藥)	- 용약 후 반응을 볼 수 있는 지표로서 소병과 병증의 변화를 통해 경과와 예후를 판단할 수 있음

> ■ 소증의 한열경중에 따라서 병증의 한열경중이 결정된다.
> 현재 발열이 위주인 병증이지만, 망음증의 소병으로 한증을 바탕으로 발병된 경우에 현재의 열증에 초점을 맞춰 용약하는 것이 아니라 소증의 한열경중에 따라서 형방지황탕을 기본처방으로 해서 활용하고 있는 치험례(9-44)가 있다. 현재의 병증이 어떠한 소증의 바탕에서 발병한 것인지 알아야만 변증과 용약이 가능하기 때문에 사상의학에서는 소증의 개념과 이를 바탕으로 한 임상적용이 그만큼 중요한 것이다.
>
> ■ 소증과 용약
> 용약 후의 치료반응을 볼 수 있는 지표를 주소 외에 수면, 소화, 대변, 소변, 땀 등의 소증과 병증을 모두 활용한다. 이를 근거로 치료효과를 판정하거나 용법, 치료기간을 결정하는 치료계획에 활용할 수 있는 장점이 있다.

(3) 소증에 대한 인식의 발전

①『東醫壽世保元四象草本卷』

『草本卷』에서는 체질별로 평소의 증상에 있어서 고유특징이 있다는 인식에 기반을 두어 太少陰陽人의 生理證과 病證을 포함한 증상들을 나열하였다.

1) 사상인에 따라 증상이 다르게 나타난다.

2) 같은 증상에서도 사상인마다 병리가 다르다.

3) 편소지장의 기능정도(保命之主)를 파악하여 질병의 예후와 경중을 가늠하고자 하였다.

4) 질병이란 건강한 상태에서 갑자기 내인, 외인에 의해서 발생하는 것이 아니라 평소 正氣의 상태와 상호작용한 결과라는 사상의학적 병인 인식이 있었다.

그러므로 발병하기 이전의 신체 상태인 素證을 고려해야 한다.

②『東醫壽世保元·甲午本』

『甲午本』으로 발전하면서 체질병리와 생리에 대한 인식이 깊어져 단순한 증상의 나열에서 벗어나 질병의 계통을 분류하고자 하였다.

③『東醫壽世保元·辛丑本』

『東醫壽世保元』에서는 太少陰陽人의 증상특징을 평면적으로 나열한 것이 아니라 현병증과 대비되는 시간적 전후개념이 포함된 개념으로 素證을 인식하였다.

1) 평소의 증상에 근거하여 질병의 경향성을 판단하고 있다.

2) 동일한 사상인 내에서 서로 다른 병증간의 관련성을 판단하고 있다.

3) 素證은 신축본에서만 언급되는 용어이다.

- 保命之主(正氣)의 상태가 나타나는 증후이다.

- 질병의 양상과 예후를 결정하는 단서이다.

- 병증발현에 차이를 유발하여 병증구분의 출발점이 된다.

- 신축본에서는 正氣의 관점에서 접근한 소증이 중요한 병증구분의 지표로서 사용된다.

[동의수세보원 보기] 證

8-9 蓋有病者 明知其**證** 則必不可不服藥. 無病者 雖明知其**證** 必不可服藥	위의 證은 病證으로 치료의 대상이 된다. 아래의 證은 素症으로 사상인의 장국대소에 따라 나타나는 생리적 증상이므로·치료의 대상이 되지 않는다.
17-19 人物形容 仔細商量 再三推移 如有迷惑 則參互**病證** 明見無疑然後 可以用藥 最不可輕忽 而一貼藥 誤投重病險證 一貼藥 必殺人.	체형기상, 용모사기를 통해 판단하기 어려울 경우, 병증을 참조하여 판단하여야 한다. 병증이 체형기상, 용모사기보다 좀 더 정확한 정보를 제공해 주기 때문이다.
17-9 太陰少陰人 體形 或略相彷佛 難辨疑似 而觀其**病證** 則必無不辨	태음인, 소음인의 체형이 비슷하여 구분이 어려울 경우에는 병증을 참조하여 변증하라.

[동의수세보원 보기] 素證

7-36 嘗見 少陰人 十歲兒 思慮耗氣 每有憂愁 一二日 則必腹痛泄瀉. (중략)	소음인 10살 아이가 평소 늘 생각 많고, 어떨 때 고민하고 잠 못 자고 복통설사증이 나타난다. = 素病
6-32 嘗治 少陰人 十一歲兒 汗多亡陽病 此兒 勞心焦思 素證 有時以泄瀉爲憂而 每飯時 汗流滿面矣. 忽一日 頭痛發熱 汗自出 大便秘燥… (중략)	현재 증상은 熱證인데 素證이 寒證이므로 현재 主證에는 크게 관심을 두지 않았다가 뒤늦게 亡陽證임을 알고 치료한 경우이다. 평소에 소증으로 설사와 한출의 素病이 있었다.
9-44 其後 又有一 少陽人 十七歲 女兒 素證 間有悖氣 食滯腹痛矣. (중략)	평소 가끔 딸꾹질을 하고 잘 체하고 복통이 빈발하는 素證을 가진 여아로 망음증이 발병하였다. 평소 망음증의 素病을 가지고 있었다.
9-34 平居 少陰人 平居 裡煩汗多者 得病 則必成亡陽也 少陽人 平居 表寒下多者 得病 則必成亡陰也	소음인 : 평소 늘 가슴 답답, 땀 많이 나는 素病을 가진 사람은 亡陽證이 발병한다. 소양인 : 늘 추위 많이 타고 설사 자주하는 素病을 가진 사람은 亡陰證이 발병한다.
12-10 嘗治 太陰人 胃脘寒證 瘟病 有一太陰人 素有怔忡 無汗 氣短 結咳矣. (중략)	태음인으로 素病이 정충, 무한, 기단, 결해가 있는 사람은 胃脘寒證이 발병한다.
13-13 嘗治 太陰人 肝熱熱證瘟病 有一太陰人素病 數年來 眼病 時作時止矣 此人 得瘟病.	태음인으로 素病이 눈병이 자주 생기는 사람은 肝熱證이 발병한다.
12-13 有一太陰人素病 咽嗌乾燥 而面色靑白 表寒或泄 蓋咽嗌乾燥者 肝熱也 面色靑白 表寒或泄者 胃脘寒也 此病 表裏俱病 素病之太重者也. (중략)	태음인으로 素病이 목이 건조한 간열증상과 면색청백, 추위를 타고, 가끔 설사하는 사람은 長感病이 발병한다.
12-12 大凡瘟疫 先察其人素病如何 則表裏虛實 可知已. 素病寒者 得瘟病 則亦寒證也. 素病熱者 得瘟病 則亦熱證也. 素病輕者 得瘟病 則重證也. 素病重者 得瘟病 則險證也.	素病의 한열경중에 따라 病證의 한열경중이 결정된다. - 소병 한증 ➜ 병증 한증 - 소병 열증 ➜ 병증 열증 - 소병 경증 ➜ 병증 중증 - 소병 중증 ➜ 병증 험증
13-18 論曰 太陰人 面色靑白者　多無燥證. 　　　　　面色黃赤黑者 多有燥證.	소증의 한열경중은 증상 외에도 얼굴의 색택으로 드러난다. 면색청백 ➜ 寒症 면색황적흑 ➜ 熱症

(4) 소증과 현증의 관계

病證		素證	現病症
少陰人	亡陽證	① 勞心焦思 素證 有時以泄瀉爲憂而 每飯時 汗流滿面	頭痛發熱 汗自出 大便秘燥
	少陰證	② 每有憂愁 一二日 則 必腹痛泄瀉 一二日	心有憂愁 氣度不平 數日故,下利靑水
少陽人	亡陰證	③ 恒有腹痛患苦	腹痛
		④ 十餘年 腹痛患苦	腹痛
		⑤ 素證 間有悖氣 食滯腹痛	頭痛寒熱食滯, 泄瀉 日數十行 十餘日不止 引飮不眠 間有譫語證
太陰人	胃脘寒證	⑥ 素有 怔忡 無汗 氣短 結咳	泄瀉 數十日不止, 染瘟病瘟證 粥食無味 全不入口
		⑦ 素病 咽嗌乾燥 而面色靑白 表寒或泄	得瘟病 其證 自始發日至于病解 二十日 大便初滑或泄 中滑末乾 每日二三四次 無日不通
	肝熱證	⑧ 素病 數年來 眼病 時作時止	得瘟病

- 소증을 바탕으로 현증이 발생한다.

　소음인의 망양증과 소음증은 보명지주인 脾의 陽煖之氣가 매우 약해진(脾弱) 逆證으로서 복통, 설사의 素病을 가지고 있다가 背表 부위에서 益氣升陽이 되지 않는 表病의 병리가 작용하게 되면, 울광증이 아닌 汗出(脾弱), 대변비조의 망양증이 발생한다(①). 역시 腹裏 부위에서 降陰不利의 裏病의 병리가 작용하게 되면, 溫氣가 寒氣를 밀어내는 태음증 설사가 아닌 寒氣가 溫氣를 핍박하는 下利靑水(소음증)가 발생한다(②).

　소양인의 망음증은 보명지주인 腎의 陰淸之氣가 매우 약해진(腎弱) 逆證으로서 평소 식체, 복통, 설사의 素病을 가지고 있다가 이러한 素病이 더욱 심해져 現症으로 나타나기도 하고(③,④), 腎弱한 상황이기 때문에 오치로 인하여 커진 胃熱을 제어할 수 없어 이러한 설사가 더욱 심해지게 된다(⑤).

　태음인은 보명지주인 肺의 呼散之氣(胃脘의 上達而呼散之力)가 약해진 위완한증인 경우 평소 怔忡, 無汗, 氣短, 結咳라는 呼散之氣의 약화로 나타나는 素病이 있다가 現症으로 설사가 발생하거나(⑥), 瘟病에 걸렸을 경우 현병(瘟病) 고유의 열증이라는 특징 이외에 胃脘의 上達而呼散之力이 약해져 식사를 잘 할 수 없게 된다(⑦). 반면, 肝受熱裏熱病證에서 나타나는 瘟病은 평소 肝熱로 인해 안구 충혈이 잘 된다던지, 안동증이 오랫동안 素病으로 있다가 現症으로 극심한 열증(昏憒不省)의 瘟病이 나타나게 된다(⑧).

　따라서 素證의 寒熱輕重을 정확히 변증하게 되면 현재 발생한 질환의 특징이나 현재 나타나는 증상에 상관없이 용약의 기본 방향을 결정할 수 있다.

Part

III

소양인 병증약리

脾受寒表寒病

주요내용

1. 脾受寒表寒病의 의미, 발생기전, 치법을 이해한다.

2. 少陽傷風證의 증상, 치법, 처방을 이해한다.

3. 結胸證의 증상, 치법, 처방을 이해한다.

4. 亡陰證을 身熱頭痛亡陰證, 身寒腹痛亡陰證으로 구분하고, 이에 따른 증상, 치법, 처방을 이해한다.

5. 譫語壞證의 치험례를 통하여 素證의 寒熱輕重에 따른 운용의 중요성을 이해한다.

1. 脾受寒表寒病의 의미

脾受寒	脾	⇨ 「臟腑論」의 脾黨의 의미로서 胃, 背膂, 脾 등을 포괄하는 개념. ⇨ 脾局으로 표현되기도 함.
	寒	脾局의 陰淸之氣에 해당되는 陰氣가 腎局으로 하강하여 連接하지 못하여 凝聚膂間함으로 인하여 脾局에 과도해진 陰氣가 병리적으로 작용하게 되는 현상
	\"脾受寒\" 脾局 부위에 병리적인 寒이 과도하여 생기는 병리기전을 통해 나타나는 \"降陰不利\"의 현상	
表寒病	表	⇨ \"腹背表裏(5-4)\" 　사상의학에서 인체의 전면부와 후면부를 구분하는 개념 ⇨ \"表\" : 인체의 후면부에 해당되는 \"背表\" 즉 頭腦背膂腰脊膀胱(頭肩腰臀)의 부위 ⇨ 脾腎의 水穀之氣 病證으로 설명하는 少陽人에서는 背膂와 膀胱 부위를 의미
	表寒	⇨ 脾局 부위에 과도해진 陰氣로 인하여 背膂 부위에 병리적으로 발생하는 寒의 증상이 나타나는 현상. 　cf. 脾受寒의 \"寒\"을 脾局의 과도해진 陰氣로 인하여 생기는 병리기전을 설명하기 위한 추상적인 개념이라면, 表寒의 \"寒\"은 실제 背膂부위에 寒證으로 나타나는 구체적인 개념이다.

脾受寒의 병기를 거쳐 背表 부위에 寒證이 나타나는 병증

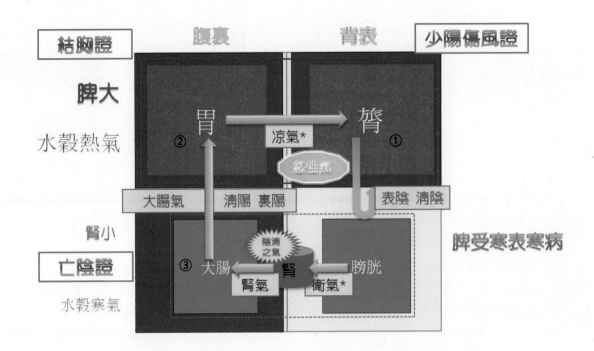

모든 表病은 性氣가 작용하여 큰 장부를 더 크게 만들어서 병이 생긴다. 裏病은 情氣가 작용하여 작은 장부를 더 작게 만들어서 병이 생긴다.

소양인의 保命之主는 腎에서 생겨난 陰淸之氣이다. 陰淸之氣가 작은 장부인 腎局의 水穀寒氣를 키워주고 큰 장부인 脾局의 水穀熱氣를 조절해 주어야 하는데 이를 하지 못해서 소양인이 병이 발생한다.

表病의 병리는 怒性氣가 작용하여 큰 장부인 脾局의 熱氣가 더 커진다. 그에 따라서 陰淸之氣가 大腸, 胃, 背膂, 膀胱 순으로 순환해야 하는데 背膂에서 表陰降氣가 되지 않아 陰淸之氣가 膀胱으로 순환하지 못하고 背膂를 둘러싸게 된다. 그래서 원래 脾黨이 가지고 있는 水穀熱氣를 陰淸之氣가 둘러싸버려서 안은 뜨겁고 겉은 찬 外冷包裏熱이 된다. 이 기전 중에 陰淸之氣가 올라가지도 못하고 내려가지도 못하고 왔다 갔다 하고 있는 상태가 少陽傷風證이다. 올라갔다 내려갔다 왔다 갔다 하기 때문에 寒熱往來 증상이 나타난다.

腹裏(胃 부위)까지 外冷包裏熱하게 된 상태가 結胸證이며 腎局에 해당하는 陰淸之氣가 약한 상태(腎弱)에서 表陰降氣가 안 되어 腹裏부위(大腸 부위)까지 外冷包裏熱 상태가 지속되면 亡陰證이다.

① 少陽傷風證 : 表陰이 降陰하지 못하여 背膂 부위에서 外冷包裏熱의 현상이 생기는 병증

② 結胸證 : 表陰이 강음하지 못하여 背膂 부위 뿐만 아니라 胃 부위에서 外冷包裏熱의 현상이 생기는 병증

③ 亡陰證 : 腎氣의 기운이 약한 '腎弱'의 상태에서 表陰이 降陰하지 못하여 大腸 부위가 차가워지는 현상이 생기는 병증으로 身熱頭痛亡陰證과 身寒腹痛亡陰證의 구분이 있음

※ 소양인 병리의 기본개념

表, 裏	表·裏는 소음·소양인에서 모두 背表, 腹裏라는 부위적 개념이 강하다. 즉, 인체의 전면부는 腹裏, 후면부는 背表이다.	11-8 少陽人 中消者 腹脹 則必成鼓脹 鼓脹不治 少陽人 鼓脹病 如少陰人 藏結病 皆經歷五六七八月 或周年而竟死 蓋 少陰人 藏結 表陽溫氣 雖在幾絶 裏陰溫氣 猶恃完壯 少陽人 鼓脹 裏陽淸氣 雖在幾絶 表陰淸氣 猶恃完壯故 皆經歷久遠 而死也. ○ 表陽溫氣 : 소음인은 방향성의 주어가 陽煖之氣이다. 表는 背表를 의미하고, 陽은 방향성으로서 위로 상승하는 것을 의미하므로 表陽溫氣는 背表부위로 상승하는 陽煖之氣이다.
陰, 陽	陰·陽은 방향성을 설명하는 것이다.	○ 裏陽淸氣 : 소양인은 방향성의 주어가 陰淸之氣이다. 淸氣는 소양인 陰淸之氣, 裏는 腹裏부위로 작용하는 것을 의미하며, 陽은 방향성으로서 위로 상승하는 것을 의미하므로 裏陽淸氣는 腹裏부위로 상승하는 陰淸之氣이다.
脾局 陰氣, 腎局 陰氣	陰氣는 陰淸之氣를 의미하며, 脾局을 순환하는 陰淸之氣를 脾局陰氣, 腎局을 순환하는 陰淸之氣를 腎局陰氣라고 한다.	
熱邪	소양인 脾受寒表寒病은 脾局(胃, 背膂)의 熱氣가 太過한 상태이므로 병리적으로 작용한다는 의미로 '熱邪'라는 용어를 사용한다.	

2. 脾受寒表寒病 Preview

조문번호	내용
9-1~2	脾受寒表寒病 提綱
9-3~8	少陽傷風證
9-9~11	少陽人의 땀, 통증
9-12~17	結胸證
9-18	甘遂와 石膏 비교
9-19	少陰人 小腹硬滿證과 少陽人 心下結胸證
9-20~22	亡陰證 ①
9-23~28	亡陰證 ② : 身熱頭痛亡陰證
9-29~30	亡陰證 ③ : 身寒腹痛亡陰證
9-31~38	亡陰證과 亡陽證의 비교
9-39~44	譫語壞證 치험례

3. 脾受寒表寒病 提綱

9-1

張仲景曰 太陽病 脈浮緊 發熱惡寒 身痛 不汗出而 煩躁者는 大靑龍湯 主之라

9-1 장중경(張仲景)이 말하기를 태양병에 맥이 부(浮)하고 긴(緊)하며 열이 나고 추위를 싫어하며 몸이 아프고 땀이 나지 않으면서
번조(煩躁)하면 대청룡탕(大靑龍湯)을 쓴다고 하였다.

참조
① 『傷寒論』辨太陽病脈證幷治法 39條
　太陽中風 脈浮緊 發熱惡寒 身疼痛 不汗出而煩躁者 大靑龍湯主之 若脈微弱 汗出惡風者 不可服 服之卽厥逆 筋
　尺肉瞤 此爲逆也.
② 『東醫寶鑑』雜病 寒 太陽兩傷風寒
　脈浮緊 發熱惡寒 身痛 不汗出而煩躁者 大靑龍湯主之.
③ 『東醫壽世保元 · 甲午本』9-1

9-2

論曰 發熱 惡寒 脈浮緊 身痛 不汗出而 煩躁者는 卽 少陽人 脾受寒 表寒病也니
此證에 不當用 大靑龍湯이오 當用 荊防敗毒散이니라

9-2 나는 말하기를 열이 나고 추위를 싫어하며 맥이 부하고 긴하며 몸이 아프며 땀이 나지 않으면서 번조한 것은 곧 소양인의 비국
(脾局)이 한기를 받아 겉이 찬 병이니 이 증에는 대청룡탕(大靑龍湯)을 쓰지 말고 형방패독산(荊防敗毒散)을 써야 한다.

참조
① 『古今醫鑑』六經證 方
　治傷寒 頭痛 壯熱惡風 及風痰咳嗽, 鼻塞聲重, 四時溫疫熱毒, 頭面腫痛, 痢疾發熱, 諸般瘡毒, 柴胡, 甘草, 桔梗,
　人參, 羌活, 獨活, 川芎, 茯苓, 枳殼, 前胡, 上銼 每服一兩 生薑 薄荷煎服. … 風熱 加 荊芥, 防風, 名曰荊防敗毒散
② 『東醫寶鑑』雜病 寒 傷寒表證
　人蔘敗毒散 治傷寒時氣發熱 頭痛項强 肢體煩疼 及傷風 咳嗽 鼻塞聲重 羌活 獨活 柴胡 前胡 枳殼 桔梗 川芎
　赤茯苓 人參 甘草 各一錢 右剉作一貼 入薑三片 薄荷少許 水煎服 〈醫鑑〉本方加天麻地骨皮等分 名曰人參羌
　活散 加荊芥穗防風等分 名曰荊防敗毒散
③ 『東醫壽世保元 · 甲午本』9-2
　今考更定 發熱惡寒 脈浮緊 身痛不汗出而 煩躁者 卽少陽人外感表證也.
　此證 發熱惡寒而寒多者 當用 荊防敗毒散.
　　　　發熱惡寒而熱多者 當用 防風通聖散.
　此證 大靑龍湯不當用.

강설　9-1
　　　① 發熱惡寒 身痛 : 表病의 주요 증상이다.
　　　② 소음인의 表病과 대비해서 다른 점은 煩燥이다. 煩燥는 소양인의 경우 脾大腎小한 장국의 특징
　　　　으로 인하여 과도한 胃熱로 인하여 나타난다.
　　　9-2
　　　① 少陽傷風證의 대표처방인 荊防敗毒散으로 淸裏熱, 降表陰시켜 주어야 한다.

4. 少陽傷風證

9-3

張仲景曰 少陽之爲病은 口苦 咽乾 目眩이니라

9-3 장중경(張仲景)이 말하기를 소양(少陽)의 병이 되면 입이 쓰고 목안이 마르며 눈앞이 어릿어릿하다.

참조

① 『傷寒論』 辨少陽病脈證幷治法 271條
　　少陽之爲病 口苦咽乾目眩也.
② 『東醫寶鑑』 雜病 寒 少陽形證用藥
　　少陽之爲病 口苦咽乾目眩〈仲景〉
③ 『東醫壽世保元・甲午本』9-6

9-4

眩而 口苦 舌乾者는 屬少陽이니라

9-4 눈앞이 어릿어릿하고 입이 쓰며 혀가 마르는 것은 소양(少陽)에 속한다.

참조

① 『傷寒論』 辨少陽病脈證幷治法 271條
　　少陽之爲病 口苦咽乾目眩也.
② 『東醫寶鑑』 雜病 寒 少陽形證用藥
　　眩而口苦舌乾者 屬少陽〈仲景〉脇滿乾嘔 往來寒熱者 屬少陽〈仲景〉.
③ 『東醫壽世保元・甲午本』9-7
　　眩而口苦舌乾者 屬少陽. 脇滿乾嘔往來寒熱者 屬少陽.

9-5

口苦 耳聾 胸滿者는 少陽傷風證也니라

9-5 입이 쓰고 귀가 먹고 가슴이 그득한 것은 소양의 상풍증(傷風證)이다.

참조

① 『傷寒論』 辨少陽病脈證幷治法 272條
　　少陽中風 兩耳無所聞 目赤 胸中滿而煩者 不可吐下 吐下卽悸而驚.
② 『東醫寶鑑』 雜病 寒 少陽形證用藥
　　口苦耳聾胸滿者 少陽傷風也〈仲景〉
③ 『東醫壽世保元・甲午本』9-8

9-6

口苦 咽乾 目眩 耳聾 胸脇滿하며 或 往來寒熱而嘔는 屬少陽하니
忌吐下오 宜小柴胡湯和之니라

9-6 입이 쓰고 목안이 마르고 눈이 어릿어릿하고 귀가 먹고 가슴과 옆구리가 그득하며 혹은 추웠다 더웠다 하며 구역질하는 것은 소양에 속하니 토법(吐法)과 하법(下法)은 경계해야 하고 소시호탕(小柴胡湯)으로 화해시켜야 한다.

참조
① 『傷寒論』辨太陽病脈證幷治法 99條
傷寒 五六日 中風 往來寒熱 胸脇苦滿 黙黙不欲飮食 心煩喜嘔 或胸中煩而不嘔 或渴 或腹中痛 或脇下痞硬 或
心下悸 小便不利 或不渴 身有微熱 或咳者 小柴胡湯主之.
② 『東醫寶鑑』 雜病 寒 可和不可和證
口苦咽乾目眩耳聾胸脇滿 或往來寒熱而嘔 屬少陽 忌吐下 宜小柴胡湯和之.
③ 『東醫壽世保元·甲午本』9-9

9-7
論曰 此證에 不當用 小柴胡湯이오
當用 荊防敗毒散 荊防導赤散 荊防瀉白散 이니라

9-7 나는 말하기를 이와 같은 증에는 소시호탕(小柴胡湯)을 써서는 안 되고 형방패독산(荊防敗毒散), 형방도적산(荊防導赤散), 형방사백산(荊防瀉白散)을 써야 한다.

9-8
張仲景所論 少陽病에 口苦 咽乾 胸脇滿 或 往來寒熱之證은
卽 少陽人 腎局陰氣가 爲熱邪所陷而 脾局陰氣가 爲熱邪所壅하야 不能下降하야 連接於腎局而 凝聚脊間하야 膠固囚滯之病也라
此證에 嘔者는 外寒이 包裏熱而 挾痰上逆也오
　寒熱이 往來者는 脾局陰氣가 欲降未降而 或降故로 寒熱이 或往或來也오
　口苦 咽乾 目眩 耳聾者는 陰氣가 囚滯脊間하야 欲降未降故로 但寒無熱而 至於耳聾也니
　口苦 咽乾 目眩者는 例證也오
　耳聾者는 重證也며
　胸脇滿者는 結胸之漸也니 脇滿者는 猶輕也어니와 胸滿者는 重證也라.
古人之於此證에 用汗吐下三法則 其病이 輒生譫語壞證하야 病益危險故로 仲景이 變通之而用小柴胡湯하야 淸痰燥痰하며 溫冷相雜하야 平均和解하야 欲其病으로 不轉變而 自愈하니
此法은 汗吐下三法으로 論之則 可謂近善而 巧矣나
然이나 此小柴胡湯이 亦非平均和解 病不轉變之藥則 從古斯今에 得此病者가 眞是寒心矣로다
耳聾 胸滿傷風之病을 豈可以小柴胡湯으로 擬之乎아
噫라 後來龔信所製 荊防敗毒散이 豈非 少陽人表寒病에 三神山 不死藥乎아
此證에 淸裏熱而 降表陰則 痰飮이 自散而 結胸之證도 預防不成也어니와
　淸痰而燥痰則 無益於陰降痰散이오 延拖結胸이 將成而 或別生奇證也니라

9-8 장중경(張仲景)이 말한 바 입이 쓰고 목안이 마르며 가슴과 옆구리가 그득하며 혹은 추웠다 더웠다 하는 증은 곧, 소양인의 신국(腎局)의 음기(陰氣)가 열사(熱邪)에 빠지고, 비국(脾局)의 음기(陰氣)는 열사(熱邪)에 막히어 아래로 내려가서 신국에 연접하지 못하게 되어 등골 사이에 엉기어 모여 아교(阿膠)와 같이 굳어지고 갇혀서 막힌 병이다. 이 증에 구역이 나는 것은 바깥의 찬 기운이 속의 열을 싸서 병을 끼고 위로 올라가기 때문이며, 추웠다 더웠다(寒熱往來) 하는 것은 비국의 음기가 내려가려하나 내려가지 못하다가 더러 내려가는 까닭에 한열이 갔다 왔다 하는 것이고, 입이 쓰고 목안이 마르며 눈이 어릿어릿하며 귀가 먹는 것은 음기가 등골 사이에 막혀서 갇히게 되어 내려가지 못하는 까닭에 다만 춥기만 하고 열이 없어서 귀가 먹게 되는 것이다. 입이 쓰고 목안이 마르며 눈이 어릿어릿한 것은 예사로운 증상이나 귀가 먹는 것은 중한 증상이다. 가슴과 옆구리가 그득한 것은 결흉(結胸)으로 진행되는 징조이나 옆구리가 그득한 것은 오히려 가벼운 것이나 가슴이 그득한 것은 중한 증상이다. 옛사람들이 이 증에 한(汗), 토(吐), 하(下)의 삼법(三法)을 쓰면 번번이 헛소리하는 괴증(壞證)이 생겨서 병이 더욱 위험하게 되는 까닭에 중경(仲景)이 이것을 변통하여 소시호탕(小柴胡湯)을 이용하여 담(痰)을 맑게 하고 담을 마르게 하고 찬 약과 더운 약을 섞어서 골

고루 화해시킴으로 그 병의 전변(轉變)을 막아 스스로 낫도록 하였다. 이러한 법을 한(汗), 토(吐), 하(下)의 삼법으로 논한다면 잘 되었다고 할 만하나 이 소시호탕(小柴胡湯) 역시 골고루 화해시켜 병의 전변(轉變)을 막는 약은 아니니 옛날부터 지금까지 이렇게 병을 치료하려 하는 자는 진실로 한심하다. 귀가 먹고 옆구리가 그득한 상풍병(傷風病)을 어찌 소시호탕(小柴胡湯)으로 치료할 수 있겠는가? 아! 후세에 와서 공신(龔信)이 창제한 형방패독산(荊防敗毒散)이 어찌 소양인의 표한병(表寒病)의 삼신산불사약(三神山不死藥)이 아니겠는가? 이 증은 리열(裏熱)을 식히고 표음(表陰)을 내리면 담음(痰飮)이 저절로 흩어지며 결흉(結胸)의 증도 예방하여 생기지 못하게 할 것이다. 담을 맑게 하고 담을 말리면 음(陰)을 내리고 담을 흩어지게 하는데 이익이 없고 공연히 병을 끌어오다가 장차 결흉(結胸)이 되거나 혹은 다른 괴상한 증이 생기게 된다.

참조

① 『東醫壽世保元・甲午本』9-10
今考更定已上諸證 不當用 小柴胡湯
　　　　　　當用　荊防敗毒散 千金導赤散 柴胡苽蔞湯.

9-11
論曰 張仲景所論少陽病 卽少陽人 膀胱下降之陰氣 爲熱邪所壅 未達下降 凝聚膂間膠固囚滯之證也.
　此證 嘔者 裏熱上逆也 當用 千金導赤散.
　　寒熱往來者 陰氣凝聚膂間未降或降故 其證寒多熱少而 雖則錮寒 時亦發熱也 當用 荊防敗毒散.
　　口苦咽乾目眩 膂間欲降未降故 但寒無熱而至於耳聾也.
　　　口苦咽乾目眩者 例證也. 耳聾者 最重證也 不可不急治 當用 柴胡苽蔞湯 三四服又連日服.
　　胸脇滿者 結胸之漸也
　　寒熱往來胸脇滿而大便不過一晝夜有餘者 當用 千金導赤散 柴胡苽蔞湯.
　　　　大便過一晝夜有餘者　當用 柴胡苽蔞湯加石膏一錢.
　　　　至於二晝夜則　　當用 白虎湯.

9-12
少陽人病 但寒無熱 但熱無寒 俱爲重證而
　但寒無熱者 引飮則 重而畏證也.
　但熱無寒者 厥則險而危證也 尤不可不急治.
　但寒無熱者 用 柴胡苽蔞湯.
　但熱無寒者 用 白虎湯.
　但熱無寒者 連服苽蔞白虎寒凉藥而厥者 病解之兆也 非熱極危險之厥也 不必疑惑.

강설

9-3~6
　① 口苦, 咽乾, 目眩, 耳聾, 胸脇滿, 往來寒熱, 口嘔 등은 少陽傷風證의 주요 증상이다. 表寒病인데도 입이 쓰고 마르다. 실제로 눈도 건조하고 코도 마르는 등의 眼耳鼻의 건조 증상이 나타나고 眩暈, 嘔와 같은 上逆證 뿐만 아니라 耳聾, 胸脇滿 등이 나타나는데 이들은 모두 表陰降氣가 안 되어 나타나는 증상이다.

9-7
　① 荊防敗毒散 荊防導赤散 荊防瀉白散의 主治

荊防敗毒散	治頭痛 寒熱往來者	頭痛 : 背表의 통증으로 脾受寒表寒病의 대표 증상이다. 寒熱往來 : 表陰降氣가 되지 않아서 나타나는 증상 중 가장 輕한 증상이다. 表陰降氣가 안 되면 꽉 막혀 惡寒이 생기고, 表陰降氣가 풀리면 發熱이 난다.
荊防導赤散	治頭痛 胸膈煩熱者	頭痛 : 背表의 통증으로 脾受寒表寒病의 대표 증상이다. 外冷包裏熱이 더 심해진 것으로서 降陰이 되지 않을 때 쓰는 처방이다. 寒多熱少, 胸膈煩熱, 乾嘔 등이 대표 증상이다.
荊防瀉白散	治頭痛 膀胱榮躁者	頭痛 : 背表의 통증으로 脾受寒表寒病의 대표 증상이다. 膀胱榮躁 : 腎局의 陰淸之氣가 약해져 胃熱이 심해짐을 표현한 것으로 熱多寒少 증상이다.

② 病證의 寒熱輕重의 정도와 胃熱의 강약에 따라 選方한다. 少陽傷風證의 荊防敗毒散, 荊防導赤散, 荊防瀉白散은 순서대로 더 重한 병증에 적용하며 대용량으로 단기간 사용한다. 結胸證의 荊防導赤散이나 亡陰證의 荊防瀉白散과는 병증이 다르므로 운용하는 용법과 용량을 다르게 적용한다.

9-8

① 腎局의 陰氣가 太過한 脾局의 熱氣에 막히고, 脾局의 陰淸之氣가 熱邪 때문에 막혀서 背膂에서 膀胱으로 下降하여 連接하지 못하고 背膂 부분에 凝滯되어 달라붙어 있는 膠固囚滯之病이 되는 것이다.

② 嘔는 外寒包裏熱에서 外寒이 풀리면서 胃熱이 가끔씩 올라오는 裏熱上逆의 증상이다.

寒熱往來는 表陰降氣가 되지 않아서 나타나는 증상 중 가장 輕한 증상으로 表陰降氣가 안 되면 꽉 막혀 寒證이 생기다가 表陰降氣가 되면 熱이 난다.

口苦, 咽乾, 目玄, 耳聾은 陰氣가 膂間에 꽉 막혀 있는 것으로 但寒無熱 증상으로 降陰이 되지 않는 것이 심한 것으로, 그 중 耳聾은 重證이다.

胸脇滿은 結胸證의 前兆證에 해당된다.

③ 기존의 상한론적 시각에서 벗어나 淸裏熱 降表陰이라는 개념으로 소양인의 치법을 제시하고 있다.

5. 少陽人의 땀, 통증

9-9
朱肱曰 凡發汗에 腰以上이 雖淋漓而 腰以下로 至足 微潤則 病終不解니라.

9-9 주굉(朱肱)이 말하기를 무릇 땀을 내는데 허리 이상에서는 비록 땀이 줄줄 흐르더라도 허리 아래와 발까지가 약간 축축할 정도면 병이 결국 풀리지 않는다.

참조
① 『增注類證活人書』十三 問表證
   然發汗 須如常覆腰以上厚衣覆腰以下 蓋腰以上流漓而腰以下至足心微潤 病終不解.
② 『東醫寶鑑』雜病 汗 發汗法
   凡發汗 腰以上則如常覆之 腰以下則厚衣覆之 腰以上 雖淋漓而腰以下 至足微潤則病終不解〈活人〉
③ 『東醫壽世保元·甲午本』9-29

9-10
論曰 少陽人病은 無論表裏病하고
手足掌心 有汗則 病解하고
手足掌心 不汗則 雖全體에 皆汗而 病不解니라.

9-10 나는 말하기를 소양인의 병은 표병(表病)과 리병(裏病)을 막론하고 손발바닥에 땀이 있으면 병이 풀리고 손바닥과 발바닥에 땀이 없으면 비록 온몸에 땀이 있다 하여도 병이 풀리지 못한다.

참조
① 『東醫壽世保元四象草本卷』10-11
   少陰人之急病欲占其吉凶則 當觀於人中之汗不汗也
   少陽人之急病欲占其吉凶則 當觀於肘外之汗不汗也
   太陰人之急病欲占其吉凶則 當觀於觀上之汗不汗也
   太陽人之急病欲占其吉凶則 當觀於外腎之汗不汗也
② 『東醫壽世保元·甲午本』9-31
   論曰 少陰人汗 必自人中始
      少陽人汗 必自手足掌心始
      太陰人汗 必自耳後高骨始
      太陽人汗 必自脊間脊上始.
      少陰人汗 全體皆汗而人中不汗者   危證也
      少陽人汗 全體皆汗而手足掌心不汗者 危證也
      太陰人汗 全體皆汗而耳後高骨不汗者 危證也
      太陽人汗 全體皆汗而脊間脊上不汗者 危證也.
   若用應用之藥 人蔘 石膏 升麻 五加皮之屬 三四服又連日服而 終不得汗者 不治.

9-11

少陽人 傷寒病에 有再痛三痛發汗而 愈者하니 此病은 非再三感風寒而再痛發汗 三痛發汗也라

少陽人 頭痛 腦强 寒熱往來 耳聾 胸滿 尤甚之病이 元來如此하니 表邪深結하야 至於三痛然後에 方解也니

無論初痛再痛三痛하고 用 荊防敗毒散 或 荊防導赤散 荊防瀉白散하되

每日二貼式 至病解而用之하며 病解後에 又用十餘貼이니 如此則 自無後病而完健이니라

9-11 소양인의 상한병(傷寒病)에 재통(再痛)하거나 삼통(三痛)하여 땀을 내고 낫는 경우가 있는데, 이 병은 두 번 세 번 풍한(風寒)에 감촉되어 재통에 땀을 내고 삼통에 땀을 내는 것이 아니다. 소양인이 머리가 아프고 뒤통수가 뻣뻣하며 추웠다 더웠다 하고 귀가 먹고 가슴이 그득한 것이 더욱 심한 증은 원래 이러한 것이니, 표사(表邪)가 깊이 맺혀서 삼통에 이른 연후에야 바야흐로 풀리는 것이다. 초통(初痛), 재통(再痛), 삼통(三痛)을 막론하고 형방패독산(荊防敗毒散)이나 형방사백산(荊防瀉白散)이나 형방도적산(荊防導赤散)을 매일 두첩씩 쓰되 병이 풀릴 때까지 쓰며 병이 풀린 후에도 10여 첩을 더 쓸 것이니, 이렇게 하면 저절로 뒤탈이 없고 완전히 건강해질 것이다.

참조

① 『東醫壽世保元・甲午本』 9-30

今考更定 傷寒病 有再痛三痛而愈者 非再三感風寒而再痛發汗三痛發汗也.

少陽人 頭痛腦强寒熱往來 尤甚之病 元來如此 表邪深結故 至於三痛然後方解也.

初痛 當用 荊防敗毒散 二貼連服 再痛 又二貼連服

不痛日與不甚痛日則 當用 柴胡苽蔞湯 千金導赤散.

강설

9-9

① 몸의 위쪽으로는 땀이 나는데, 아래쪽으로는 땀이 나지 않는 것은 좋지 않다.

소양인의 脾受寒表寒病에서 나타나는 上熱下寒의 증상을 설명하는 조문이다.

9-10

① 소양인에서는 表裏病을 막론하고 手足掌心에 땀이 나야 병이 풀리고, 手足掌心에 땀이 나지 않으면 병이 풀리지 않는다. 手足은 「臟腑論」 4-11에 의하면 각각 脾黨과 腎黨에 해당되는 부위로, 手足掌心의 汗出을 脾局陰氣와 腎局陰氣가 連接하여 降陰이 이루어지는 증상으로 해석할 수 있다.

② 소양인의 手足掌心汗이란 手足掌心에만 나는 땀이 아니라 手足掌心"까지" 나는 땀이라는 뜻이다. 降陰이 되면 寒證이 풀리고 몸이 따뜻해지면서 手足掌心까지 땀이 난다. 降陰이 됨을 확인할 수 있는 지표가 땀이다.

[참고] 病愈之汗

소음인	人中穴先汗 (陽氣上升)	人中에 땀이 나면 陽煖之氣가 회복되었다는 것을 예측할 수 있는 증상이다.
태음인	髮際부터 시작해서 胸臆까지 시원하게 나는 땀	태음인은 呼散之氣가 잘 발현되면 땀이 시원하게 난다.

9-11

① 少陽傷風證 중에서도 再痛, 三痛이 생기는 심한 병증을 나타내는 조문이다.

② 脾受寒表寒病은 寒證이므로 통증(身體痛, 頭痛 등)이 있고, 이 조문은 통증을 강조하는 조문이다.

③ 사상의학에서 '調理'의 개념 : 表邪가 深結해서 풀리기 어려운 병증이기 때문에, 약을 먹어서 일

시적으로 증상이 나았다 하더라도 10여 첩을 더 먹어서 保命之主가 회복이 될 때까지 調理를 해야 한다.

6. 結胸證

9-12

張仲景曰 少陽證에 漐漐汗出하며 心下痞硬滿하며 引脇下痛하며 乾嘔 短氣하며 不惡寒은 表解裏未和也니 宜十棗湯이니 若 合下不下면 令人脹滿하야 遍身浮腫이니라

9-12 장중경(張仲景)이 말하기를 소양증(少陽證)에 축축하게 땀이 나고 명치 아래가 더부룩하고 딴딴하고 그득하고 옆구리 아래로 당기며 아프고 헛구역이 나고 숨을 짧게 쉬되 추위를 싫어하지 않는 것은 밖은 풀렸으나 속은 풀리지 못한 것이니 십조탕(十棗湯)이 좋다. 만약 하법(下法)을 써야 하는데 하법(下法)을 쓰지 않으면 그 사람은 창만(脹滿)이 생기고 온몸에 부종(浮腫)이 생기게 된다.

참조 ①『傷寒論』辨太陽病脈證并治法 160條

太陽中風 下利 嘔逆 表解者 乃可攻之 其人 漐漐汗出 發作有時 頭痛 心下痞硬滿 引脇下痛 乾嘔 短氣 汗出 不惡寒者 此表解裏未和也 十棗湯主之.

②『東醫寶鑑』雜病 寒 少陽病脇痛

少陽證 漐漐汗出 頭痛 心下痞硬滿 引脇下痛 乾嘔短氣 不惡寒 表解裏未和也 宜十棗湯 若合下不下 令人脹滿 遍身浮腫〈仲景〉

③『東醫壽世保元·甲午本』9-13

9-13

傷寒 表未解에 醫反下之면 膈內가 拒痛하야 手不可近하며 心下滿而 硬痛하나니 此爲結胸이니 宜大陷胸湯이니라

9-13 상한(傷寒)에 표증(表證)이 풀리지 않는데 의사가 잘못하여 하법(下法)을 쓰면 흉격(胸膈) 안이 막혀 아파서 손을 댈 수 없으며 명치 아래가 그득하고 딴딴하며 아픈 것은 결흉(結胸)이 된 것으로 대함흉탕(大陷胸湯)이 좋다.

참조 ①『傷寒論』辨太陽病脈證并治法 141條

太陽病 脈浮而動數 浮則爲風 數則爲熱 動則爲痛 數則爲虛 頭痛發熱 微盜汗出 而反惡寒者 表未解也 醫反下之 動數變遲 膈內拒痛 胃中空虛 客氣動膈 短氣躁煩 心中懊憹 陽氣內陷 心下因硬 則爲結胸 大陷胸湯主之 若不結胸 但頭汗出 餘無汗 劑頸而還 小便不利 身必發黃也.

②『東醫寶鑑』雜病 寒 傷寒結胸

傷寒表未解 醫反下之 膈內拒痛 手不可近 一云 心下滿而硬痛 此爲結胸 宜大陷胸湯〈仲景〉

③『東醫壽世保元·甲午本』9-14

9-14

渴欲飲水 水入卽吐를 名曰水逆이니 五苓散 主之라

9-14 갈증이 나서 물을 마시고자 하나 물이 들어가면 곧 토하는 것을 수역(水逆)이라 하는데 오령산(五苓散)을 주로 쓴다.

① 『傷寒論』辨太陽病脈證幷治法 75條

中風 發熱六七日 不解而煩 有表裡證 渴欲飮水 水入則吐者 名曰水逆 五苓散主之.

② 『東醫寶鑑』 雜病 寒 傷寒煩渴

渴欲飮水 水入則吐 名曰水逆 五苓散主之〈仲景〉

③ 『東醫壽世保元·甲午本』9-15

9-15

杜壬曰 裏未和者는 蓋 痰與燥氣가 壅於中焦故로 頭痛 乾嘔하며 汗出 痰隔也니 非十棗湯이면 不治라

9-15 두임(杜壬)이 말하기를 속이 아직 풀리지 않은 것은 대개 담(痰)과 조(燥)한 기운이 중초(中焦)에 막힌 것이다. 그러므로 머리가 아프고 헛구역을 하고 땀이 나는 것은 담이 막힌 것이니 십조탕(十棗湯)이 아니면 치료하지 못한다.

① 『醫學綱目』傷寒部 少陽病

杜曰 裡未和者 蓋痰與燥氣 壅於中焦 故頭痛乾嘔 短氣汗出 是痰膈也 非十棗不治.

② 『東醫寶鑑』 雜病 寒 少陽病脇痛

杜壬曰 裡未和者 蓋痰與燥氣 壅於中焦 故頭痛乾嘔 短氣汗出 是痰膈也 非十棗湯不治〈綱目〉

③ 『東醫壽世保元·甲午本』9-16

9-16

龔信曰 心下硬痛하야 手不可近하며 燥渴譫語하며 大便實하며 脈沈實有力은 爲大結胸이니 大陷胸湯으로 下之오 反加煩躁者는 死라

小結胸은 正在心下하야 按之則痛이니 宜小陷胸湯이니라

9-16 공신(龔信)이 말하기를 명치 아래가 딴딴하고 아파서 손을 가까이 대지 못하고 조갈(燥渴)증이 나고 헛소리를 하며 변비가 심하고 맥이 침(沈)하며 실(實)하고 힘이 있는 것을 대결흉(大結胸)이라 하는데 대함흉탕(大陷胸湯)으로 설사시켜야 한다. 이때 도리어 번조(煩燥)증이 더하게 되면 죽는다. 소결흉(小結胸)은 바로 명치 아래에 있어서 누르면 아픈 것이니 소함흉탕(小陷胸湯)이 마땅하다.

① 『傷寒論』辨太陽病脈證幷治法 137條 / 138條

太陽病 重發汗而復下之 不大便 五六日 舌上燥而渴 日晡所小有潮熱 從心下至少腹 鞭滿而痛 不可近者 大陷胸湯主之 / 小結胸病 正在心下 按之卽痛 脈浮滑者 小陷胸湯主之

② 『古今醫鑑』傷寒 六經證 方

若心下硬痛 手不可近 燥渴譫語 大便實 脈沈實有力 爲結胸證 急宜大陷胸湯加枳桔下之. 量元氣虛實 緩而治之 反加煩躁者死 / 小陷胸湯 治小結胸 心下痞滿而軟 按之則痛

③ 『東醫寶鑑』 雜病 寒 傷寒結胸

若按心下硬痛 手不可近 燥渴譫語 大便實 脈沈實有力 爲大結胸 急以大陷胸湯加枳殼桔梗下之. / 反加煩躁者 死. / 小結胸者 正在心下 按之則痛 脈浮滑 宜小陷胸湯〈醫鑑〉

④ 『東醫壽世保元·甲午本』9-17

9-17

論曰 右張仲景所論三證은 皆結胸病而

　膈內拒痛하야 手不可近하며 燥渴譫語者는 結胸之最尤甚證也오

　飮水 水入卽吐하며 心下痞硬滿하며 乾嘔 短氣者는 次證也라

　凡結胸病에 皆 藥湯入口면 輒還吐하되 惟 甘遂末을 入口하야 口涎合下하고 因以溫水로 嗽口而下則 藥不還吐니라

　嘗治結胸할새 用甘遂散 溫水調下한대 五次輒還吐호니 至六次하야 不還吐而 下利一度하고 其翌日에 又水還吐어늘 又用 甘遂하니 一次快通利而 病愈하니라

　凡結胸은 無非險證이니 當先用 甘遂하고 仍煎 荊防導赤散 以壓之오

　乾嘔 短氣而 藥不還吐者는 不用甘遂하고 但用 荊防導赤散하되 加茯苓 澤瀉 各一錢하야 二三服 又連日服而 亦病愈하니라

　燥渴譫語者는 尤極險證也니 急用 甘遂하고 仍煎 地黃白虎湯 三四貼 以壓之하며 又 連日服 地黃白虎湯이니라

　張仲景曰 傷寒 表未解에 醫反下之云者는 以大承氣湯下之之謂也오 非十棗陷胸下之之謂也라

　然이나 十棗陷胸은 不如 單用 甘遂오 或用 甘遂天一丸이니

　結胸에는 甘遂末을 例用三分이오 大結胸에는 用五分이니라

　龔信所論 燥渴譫語 煩躁死者라도 若十棗湯下後에 因以譫語證으로 治之하야 連用白虎湯則 煩躁者라도 必無不治之理니라.

9-17 나는 말하기를 위의 장중경(張仲景)이 말한 세 가지 증은 모두 결흉병(結胸病)인데 흉격안이 막히고 아파서 손을 댈 수 없고 입이 마르고 갈증이 나며 헛소리하는 것은 결흉(結胸)의 가장 심한 증상이고 물을 마시고 싶어하나 물을 마시면 곧 토하고 명치 아래가 딴딴하고 그득하며 헛구역이 나고 숨이 찬 것은 그 다음가는 증상이다. 대개 결흉병(結胸病)은 약을 먹으면 곧 토하는데 오직 감수(甘遂)가루를 입에 넣어 침으로 삼키고 따뜻한 물로 헹구어 넘기면 약을 도로 토하지 않는다. 일찍이 결흉을 치료하는 데 감수산(甘遂散)을 따뜻한 물에 먹였더니 다섯 번은 도로 토하고 여섯 번째에 이르러 다시 토하지 않고 설사를 한차례 했다. 이튿날 또 물을 마시면 토하여 다시 감수(甘遂)를 사용하니 바로 설사를 하고 병이 나았다. 무릇 결흉은 험증(險證)이 아닌 것이 없으니 마땅히 먼저 감수(甘遂)를 쓰고 이어서 형방도적산(荊防導赤散)을 달여 먹어서 병을 눌러야 한다. 헛구역질하고 숨이 차나 약을 다시 토하지 않는 경우에는 감수(甘遂)를 쓰지 말고 단지 형방도적산(荊防導赤散)에 백복령(白茯苓)과 택사(澤瀉) 각 각 1돈을 더 넣어서 쓰는데 2~3회 먹되 또 연일(連日) 먹으면 역시 병이 낫는다. 조갈(燥渴)하고 헛소리하는 것은 더욱 심한 험증(險證)이니 급히 감수(甘遂)를 쓰고 이어서 지황백호탕(地黃白虎湯) 3~4첩으로 누르고 또 연일 지황백호탕(地黃白虎湯)을 먹도록 한다. 장중경(張仲景)이 말하길 상한(傷寒)에 표증(表證)이 아직 풀리지 않았는데 의사가 도리어 설사시킨다고 한 것은 승기탕(承氣湯)으로 설사시킨 것을 이르는 것이며 십조탕(十棗湯)이나 함흉탕(陷胸湯)을 이르는 것은 아니다. 그러나 십조탕(十棗湯)과 함흉탕(陷胸湯)도 감수(甘遂) 한가지만 사용하거나 혹은 감수천일환(甘遂天一丸)을 쓰는 것만 못하다. 결흉(結胸)에 감수(甘遂)가루를 보통 3푼(分)으로 쓰고 대결흉(大結胸)에는 5푼(分)으로 쓴다. 공신(龔信)이 말한 바 조갈(燥渴)하고 헛소리를 하며 번조(煩躁)하여 죽을 지경인 경우에도 만약 십조탕(十棗湯)으로 설사시킨 후에 헛소리하는 증을 다스리고 연이어 백호탕(白虎湯)을 사용하면 번조(煩躁)한 것도 낫지 않을 리가 없다.

참조

① 『東醫壽世保元·甲午本』9-18

論曰 此證 不惡寒者 非表解也　　　病益甚也.

　　　汗出短氣者非但裏未和也 病在險也.

　　　燥渴譫語者非但結胸也　病在危也.

　　　水入卽吐者非但水逆也　此亦結胸也 結胸故水逆不吐也.

　　此證 水逆還吐而結胸者 表裏氣猶壯而 其勢最急 不可不急用甘遂 直攻痰水燥氣壅結之處所也.

　　　汗出短氣而結胸者 當用 柴胡苽蔞湯 三四服又連日服 徐徐以解水結而

　　　不可輒用甘遂直攻水結.

　　　燥渴譫語而結胸者 當用 柴胡苽蔞湯合白虎湯 三四服又連日服 徐徐以解水結而

　　　不可輒用甘遂直攻水結.

9-19

今考更定 已上諸證 不當用 五苓散

　　　當用 十棗湯 大陷胸湯而

　　　　十棗湯則莞花甘遂 並行而助毒

　　　　大陷胸湯則大黃甘遂 相妬而有害 莫如單用甘遂爲便.

傷寒表未解 醫反下之云者 大承氣湯下之之謂也 非十棗湯陷胸湯下之之謂也.

강설

9-12

① 찝찝하게 몸의 위쪽으로 땀이 나면서 心下痞硬滿, 乾嘔, 短氣 등은 모두 結胸의 증상이다. 심해지면 浮腫까지 나타날 수 있는데, 浮腫도 結胸의 범주에 들어간다.

9-13

① 胃熱이 강력하게 드러나는 結胸의 심한 증상을 나타내고 있는 조문이다. 胸膈 안으로 表邪가 들어가면 胸膈이 막혀서 손도 못 댈 정도로 아프고 그득한데, 이것을 結胸으로 보고 大陷胸湯을 썼다. 大陷胸湯에는 芒硝, 大黃 등의 下劑가 들어간다.

9-14

① 갈증이 나서 물을 마셨는데 토한다. 토하는 것도 結胸의 증상이다.

9-15

① 頭痛, 汗出(9-12의 濈濈汗出, 몸의 위쪽으로 나는 땀)은 結胸의 중요한 증상이다.

9-16

① 燥渴譫語 : 심하게 답답한 증상으로 熱症에 해당된다. 갈증이 심하면서 '답답'한 느낌으로 잠을 잘 못 자고 가슴이 두근거리면서 불안하다. 燥渴譫語를 結胸의 중요한 증상 중 하나로 본다.

9-17

① 膈內拒痛 手不可近 燥渴譫語 : 胸膈 안이 막히고 아파서 손을 댈 수 없고 입이 마르고 갈증이 나며 헛소리하는 것은 結胸의 가장 심한 증상이다. 이러한 燥渴譫語에는 白虎湯을 사용한다.

② 飮水水入卽吐 : 물을 마시고 싶어하나 물을 마시면 곧 토하고, 명치 아래가 딴딴하고 그득하며 헛구역질이 나고 숨이 찬 것은 그 다음 重한 증상이다. 乾嘔短氣에는 荊防導赤散, 導赤降氣湯을 사용한다.

③ 대개 結胸病은 약을 먹으면 곧 토하는데 오직 甘遂 가루를 입에 넣어 침으로 삼키고 따뜻한 물로 양치질하여 넘기면 약을 도로 토하지 않으며 설사를 하고 병이 낫는다.

④ 結胸病에서 토할 땐 급하게 甘遂를 쓰고, 토하지 않을 때까지 甘遂의 양을 늘린다. 그러나 甘遂는 토할 때만 쓰는 것이고 結胸 자체를 다스리는 것은 甘遂가 아니라 荊防導赤散과 導赤降氣湯이다. 甘遂는 水結을 푸는 것이다.

⑤ 心下痞硬滿 乾嘔短氣 : 소양인에서 복령-택사는 利水之劑 이상의 중요한 의미이다.

　☞ 少陽人泛論 同出一屬 중 浮腫之屬 참조(p.292)

⑥ 甘遂를 쓰고 地黃白虎湯으로 淸裏熱 한다. 燥渴譫語라는 병태는 結胸이라는 범주 안에서 나타나는 증상으로 地黃白虎湯으로 일단 淸裏熱하고 반드시 降表陰을 해 줘야 하므로 뒤에 導赤降氣湯을 추가로 썼을 것을 추측해볼 수 있다.

⑦ 燥渴譫語라는 증상은 表裏俱病의 개념이 아니라, 表裏兼病에 해당된다. 結胸의 병리인 外冷包裏

熱 상태에서 裏熱(胃熱)이 심해진 것이다. 裏熱이 심해서 나타나는 結胸證이므로 裏病의 병리로 보는 것이 아니라 表病의 병리로 생각해야 한다. 導赤降氣湯 加 石膏를 사용해도 되는데, 燥渴譫語가 너무 심하므로 白虎湯으로 먼저 胃熱을 풀고 난 후에 導赤降氣湯을 쓰는 것이다.

7. 甘遂와 石膏의 비교

9-18
論曰 甘遂는 表寒病에 破水結之藥也오 石膏는 裏熱病에 通大便之藥也니
表病에 可用甘遂而 不可用石膏하며 裏病에 可用石膏而 不可用甘遂라
然이나 揚手擲足하고 引飲泄瀉證에는 用石膏오
痺風膝寒하고 大便不通證에는 用甘遂니라

9-18 감수(甘遂)는 표한(表寒)병에 물이 막힌 것을 헤치는 약이고, 석고는 리열(裏熱)병에 대변을 통하게 하는 약이다. 표병에는 감수(甘遂)를 쓸 수 있으나 석고는 쓸 수 없고, 리병에는 석고를 쓸 수 있으나 감수(甘遂)는 쓸 수 없다. 그러나 손발을 내젓고 물을 들이키고 설사를 하는 증에는 석고를 써야 하고, 팔다리가 저리고 무릎이 시리고 대변이 막힌 증에는 감수(甘遂)를 써야 한다.

참조
① 『東醫壽世保元·甲午本』9-21
少陽人甘遂藥 與少陰人巴豆藥比較則 其毒猶輕 然不可輕用
　用時預煎柴胡苽蔞湯二貼 豫防米飲二碗 下利一度 因用柴胡苽蔞湯
　　　　下利三度 因進米飲
　　　　又少頃　進藥進米飲.
　水入卽吐 心下手不可近 或急咽喉 用之則聖藥也.
　短氣與譫語者 必不可用 用之則危.
蓋少陽人甘遂藥與少陰人巴豆藥 可以用之於表裏氣可支之時也
　　　　　　　不可用之於表裏氣不可支之時.

강설
9-18
① 揚手擲足 引飲 : 胃熱의 지표가 되는 증상이다. 비록 설사가 있더라도 揚手擲足 引飲 같이 胃熱의 뚜렷한 지표가 있을 때는 石膏를 쓴다.
② 痺風膝寒 大便不通 : 대변의 양상이 寒熱의 지표가 되는 것이 아니라, 緩急이나 新久病에 따라 대변 상태가 막히게 된 것이다. 「甲午本」에서는 대변을 寒熱의 주요 지표로 삼았으나, 「辛丑本」에서는 素證의 寒熱을 표리병증을 구분하는 주요 지표로 생각했으므로 비록 大便不通이라 하더라도 痺風膝寒이라는 脾受寒表寒病의 뚜렷한 寒病이 있으므로 結胸證으로 판단하여 甘遂를 쓴다.

8. 少陽人 心下結胸證과 少陰人 少腹硬滿證

> **9-19**
> 少陰人이 傷寒病에 有小腹硬滿之證하고
> 少陽人이 傷寒病에 有心下結胸之證하니
> 此二證은 俱是 表氣陰陽虛弱하야 正邪相爭하야 累日不決之中에 裏氣가 亦秘澁不和而 變生此證也니라

9-19 소음인의 상한(傷寒)병에 아랫배가 딴딴하고 그득한 증이 있고, 소양인의 상한(傷寒)병에 명치 아래에 결흉(結胸)증이 있으니, 이 두 가지 증은 다 같이 표기(表氣)의 음양이 허약하여 정기(正氣)와 사기(邪氣)가 서로 다투어 여러날 쾌유되지 못하는 중에 속의 기운 역시 비삽(秘澁)하고 고르지 못하여 이와 같은 증세로 변한 것이다.

참조

① 『東醫壽世保元・甲午本』9-20

論曰 少陰人 傷寒病 有小腹硬滿之證
　　少陽人 傷寒病 有心下結胸之證
　　此二證 俱是 表氣陰陽虛弱 正邪相爭 累日不決之中 裏氣亦秘澁不和而 變生此證也.
　　少陰人病 脊間陽氣未達上升而困於膀胱則 其人如狂之證作而　　外熱包裏冷 小腹生此病也.
　　少陽人病 膀胱陰氣未達下降而困於脊間則 口苦咽乾目眩之證作而 外冷包裏熱 心下生此病也.

9-22

或曰 吾子論少陰人 胃家實脾約病曰 膀胱者 陰之分局而表局也 脊膜者 陽之分局而裏局也.
　　此則以背部上下分表裏者也.
　　論少陽人結胸 少陰人少腹硬滿病曰 外冷包裏熱 外熱包裏冷
　　此則以胸背脊腹分表裏者也.
二說互相矛盾 使人滋惑 何不明辨歟.
曰然 少陰人病則 張仲景 以太陽陽明 論表裏故　　　　余亦不得不以背部上下 論表裏也.
　　少陽人病則 張仲景 以表解裏未和之胸背腹脊者 論表裏故 余亦不得不以胸背腹脊 論表裏也
蓋 胸背腹脊者 表裏之表裏也.
　　背部上下者 表之表裏也

강설

9-19

① 表氣陰陽 虛弱 : 소음인의 경우는 背表부위로 올라가야 할 陽煖之氣가 올라가지 못하여 升陽이 되지 않는 과정이 오래되어 大腸부위에 外熱包裏冷이 발생하여 大腸怕寒이 생기는 것이다.
소양인의 경우는 背表에서 膀胱으로 내려가야 할 陰淸之氣가 脾局의 熱邪에 막혀 降陰이 되지 않는 과정이 오래되어 腹裏부위까지 外冷包裏熱이 발생하여 結胸이 나타나는 것이다.
즉, 裏病의 병리기전이 작용하는 것이 아니라 外熱包裏冷, 外冷包裏熱이 腹裏 부위 중심으로 증상이 2차적으로 나타나게 되는 개념이다. 表에서 裏로 轉變된 개념이 아니라 背表부위의 병리가 오래도록 풀리지 않아 腹裏부위에 變證의 형태로 나타나는 兼病으로 보아야 한다.

9. 亡陰證 ①

9-20

李子建이 傷寒十勸論에 曰 傷寒腹痛이 亦有熱證하니 不可輕服溫煖藥하라

又曰 傷寒自利를 當觀陰陽證이오 不可例服 溫煖 及 止瀉藥이니라

9-20 이자건(李子建)이 〈상한십권(傷寒十勸)〉에서 말하기를 상한(傷寒)에 배가 아픈 것에 열증도 역시 있으니 가벼이 온난한 약을 복용해서는 안 된다. 또 말하기를 상한(傷寒)에 저절로 설사가 나는 것은 마땅히 음증인지 양증인지 보아야 할 것이니 예사로이 온난한 약이나 설사를 막는 약을 복용해서는 안 된다.

참조
① 『增注類證活人書』 傷寒十勸
　　傷寒腹痛亦有熱證 不可服溫煖藥 傷寒自利 當看陰陽證 不可例服補煖及止瀉藥.
② 『東醫寶鑑』 雜病 寒 傷寒十勸
　　傷寒腹痛亦有熱證 不可輕服溫煖藥 傷寒自利 當看陰陽證 不可例服溫煖及止瀉藥.
③ 『東醫壽世保元・甲午本』 9-26

9-21

朱震亨이 曰 傷寒陽證에 身熱 脈數하며 煩渴引飲 大便自利어든 宜柴苓湯이니라

9-21 주진형(朱震亨)이 말하기를 상한(傷寒)의 양증에 몸에서 열이 나고 맥이 삭(數)하며 답답하고 갈증이 나서 물을 찾으며 저절로 설사하는 경우에는 시령탕(柴苓湯)이 마땅하다.

참조
① 『傷寒論』 辨太陽病脈證幷治法 160條
　　太陽中風 下利嘔逆 表解者 乃可攻之 其人 漐漐汗出 發作有時 頭痛 心下痞硬滿 引脇下痛 乾嘔 短氣 汗出 不惡寒者 此表解裡未和也 十棗湯主之.
② 『東醫寶鑑』 雜病 寒 少陽病脇痛
　　少陽證 漐漐汗出 頭痛 心下痞硬滿 引脇下痛 乾嘔短氣 不惡寒 表解裡未和也 宜十棗湯 若合下不下 令人脹滿 遍身浮腫〈仲景〉
③ 『東醫壽世保元・甲午本』 9-27

9-22

盤龍山老人이 論曰 少陽人 身熱頭痛泄瀉에 當用 猪苓車前子湯 荊防瀉白散이오

身寒腹痛泄瀉에 當用 滑石苦蔘湯 荊防地黃湯이니라

此病을 名謂之 亡陰病이니라

9-22 반룡산(盤龍山) 노인이 말하기를 소양인이 몸에 열이 나고 머리가 아프며 설사하는 경우에는 당연히 저령차전자탕(猪苓車前子湯)이나 형방사백산(荊防瀉白散)을 쓸 것이며, 몸이 차고 배가 아프며 설사하는 경우에는 마땅히 활석고삼탕(滑石苦蔘湯)이나 형방지황탕(荊防地黃湯)을 써야 한다. 이러한 증을 망음증(亡陰證)이라 한다.

참조
① 『東醫壽世保元・甲午本』 9-28
　　今考更定 少陽人病 微腹痛大滑泄當二三度而止者 其病必快解也而
　　有一種腹痛隱隱深着屢痛屢泄 或但痛不泄者則 膀胱內守之眞陰虛弱 熱氣相迫之故也.

傷寒病 有此證者 始發已爲重險證 不可不急治 當用 柴胡四苓散 八味苦蔘湯 日三四服又連日服

此證 腹痛而有泄瀉者 重證中輕證猶在也.

腹痛而無泄瀉者 重證中其證又險跛也.

當用 柴胡四苓散 八味苦蔘湯加石膏一錢.

少陽人病 泄瀉連三四日後 大便仍閉不通者 多成危證 最不可等閒任置也.

泄瀉後大便仍閉者 亦當用 柴胡四苓散 八味苦蔘湯加石膏.

此證柴苓湯藥力單薄 重病危證快無可恃而 人蔘半夏阿膠甘草黃芩皆爲蠹藥

元不當用柴苓湯 卽小柴胡湯合猪苓湯者也.

강설

9-20~21

① 腹痛은 冷痛, 頭痛은 熱痛이라 알고 있지만 李子健 朱震亨의 조문을 인용하여 복통에도 熱痛이 있다는 것을 설명하고 있다.

9-22

① 기존 의학에서 머리 아픈 것은 다 熱痛이고 冷痛이 없다고 하였고, 배가 아픈 것은 다 冷痛이고 熱痛이 없다고 하였다. 체내에서 뜨거운 기운은 위로 올라가게 되고, 찬 기운은 아래로 내려가게 되는데, 水升火降이 잘 되지 않으면 위에는 뜨거운 것이 심해져 頭痛이 생기고 아래에는 차가운 것이 쌓여서 腹痛이 생기게 된다고 인식하였기 때문이다.

② 身熱頭痛亡陰證은 李子健 朱震亨이 기존에 언급한 병증이나, 身寒腹痛亡陰證은 동무가 새롭게 정리하여 제시된 병증이다. 東武는 亡陰證에 새로이 정리한 治方을 제시하고 있다.

※ 亡陰證의 병리

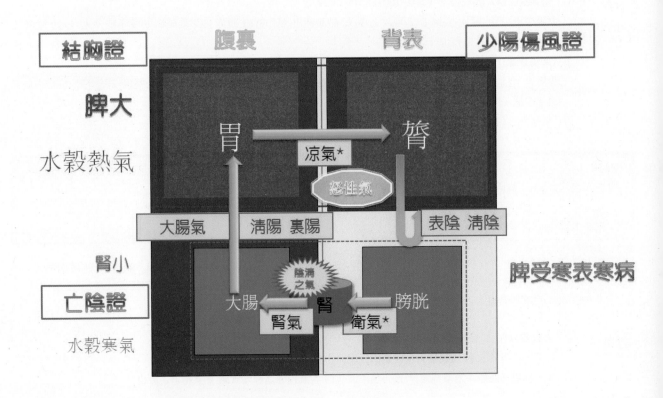

保命之主	[陰淸之氣]
	腎이 근본이 되어서 陰淸之氣가 생성된다.
	소양인은 脾大腎小하여 水穀熱氣가 太過해지기 쉽고, 水穀寒氣가 적어지기 쉬운 특성을 가지므로, 保命之主의 순환으로 腎局의 寒氣를 더해주고, 脾局의 熱氣를 제어한다.
	  - 腎氣 : 大腸局의 寒氣가 작아지는 것을 막아준다.
	  - 大腸氣 : 胃局으로 상승하여 胃局 熱氣가 太過하는 것을 막아준다. 이를 '淸陽上升' 이라 하며, 여기서 '陽' 이라는 것은 방향성의 의미이다. 大腸氣의 상승이 원활하지 않은 것이 裏病의 주요 기전이다.
	  - 涼氣 : 胃에서 脊間으로 이동하여 背脊에 太過하기 쉬운 熱氣를 줄여준다.
	  - 陰淸之氣가 背脊에서 膀胱으로 원활히 降陰(表陰降氣)되지 않는 것이 表病의 주된 기전이다.

表病의 치법	降表陰 (荊防羌獨) : 荊防은 大淸胸膈散風하고, 羌獨은 大補膀胱眞陰한다. 모두 陰淸之氣를 도와주는 補陰藥이다. 荊防敗毒散, 荊防導赤散, 荊防瀉白散, 荊防地黃湯의 처방에서 활용된다. 淸裏熱 ① 少陽傷風證, 結胸證, 身熱頭痛亡陰證에서는 生地黃, 石膏, 知母 등으로 직접 胃熱을 해소시킴 ② 身寒腹痛亡陰證에서는 熟地黃, 茯苓, 澤瀉 등으로 腎元의 陰淸之氣를 도와줌으로써 裏熱을 해소시킴
脾受寒裏寒病	怒性氣로 인한 背表부위의 손상, 즉 상대적으로 큰 臟局을 더욱 크게 하는 性氣의 작용에 의해 발병한 것이다. 1) 少陽傷風證 : 怒性氣의 작용으로 脾局에 熱氣가 太過하여 表裏降氣가 이루어지지 못하고 背脊에 鬱滯된 경우이다. 2) 結胸證 : 少陽傷風證이 심해져서 腹裏부위인 胃局에까지 鬱滯된 경우이다. 3) 亡陰證 : 少陽傷風證, 結胸證과는 병의 시작이 다른 경우로, 腎局의 陰淸之氣 자체가 약한 '腎弱' 의 상태에서 병이 출발하게 된다. 결국, 大腸, 胃, 背脊 부위가 모두 外冷包裏熱의 상태가 된다.

10. 亡陰證② : 身熱頭痛亡陰證

9-23
少陽人이 身熱頭痛泄瀉하다가 一二日 或 三四日而 泄瀉가 無故自止하고 身熱頭痛이 不愈하며 大便이 反秘者는 此는 危證也니 距讝語가 不遠이니라

9-23 소양인이 몸에 열이 나고 머리가 아프며 설사가 있다가 1~2일 혹은 3~4일 후에 설사가 이유없이 그치나 몸에 열이 있고 머리가 아픈 것이 낫지 않으며 대변이 오히려 막히는 것은 위증(危證)이니 머지 않아 헛소리를 하게 된다.

9-24
又論曰 泄瀉後에 大便이 一晝夜間 艱辛이 一次滑利하며 或 三四五次 小小滑利하고 身熱頭痛이 因存者는 此는 便秘之兆也니
  讝語前에 有此證則 讝語가 當在數日이오
  讝語後에 有此證則 動風이 必在咫尺이니라

9-24 설사한 후에 하루밤낮(一晝夜間)으로 간신히 한 번 활변(滑便)을 보거나 혹은 3~4, 4~5회 조금씩 무른변(滑便)을 보고 몸에 열이 있고 머리가 아픈 것이 그대로 있는 것은 변비가 될 징조다. 헛소리하기 전에 이러한 증상이 있으면 헛소리를 며칠 사이에 반드시 할 것이고, 헛소리 한 후에 이러한 증상이 있으면 반드시 금방 풍증이 일어날 것이다.

9-25
又論曰 少陽人이 忽然有吐者는 必生奇證也니 當用 荊防敗毒散하야 以觀動靜而
  身熱 頭痛 泄瀉者는 用石膏가 無疑오
  身寒 腹痛 泄瀉者는 用黃連苦參이 無疑니라

9-25 소양인이 갑자기 토하는 것은 반드시 괴상한 증상이 생길 것이니 반드시 형방패독산(荊防敗毒散)으로 그 동정을 살펴서 몸에

열이 있고 머리가 아프며 설사하는 경우에는 의심의 여지없이 석고를 써야 하고, 몸이 차고 배가 아프며 설사하는 경우에는 의심의 여지없이 황련(黃連)과 고삼(苦蔘)을 써야 한다.

9-26

又論曰 嘗見 少陽人 兒가 生未一周年에 忽先一吐而後 泄瀉하더니 身熱 頭痛하며 揚手擲足 轉輾其身하며 引飮泄瀉하야 四五六次 無度數者를

用 荊防瀉白散 日三貼하야 兩日六貼 然後에 泄瀉가 方止하고 身熱頭痛이 淸淨하며 又 五六貼而 安하니라

9-26 일찍이 돌이 채 못된 소양인 아이가 갑자기 한 번 토한 다음 설사를 하고 몸에 열이 있고 머리가 아프며 손발을 내젖고 몸을 엎치락뒤치락하며 물을 많이 마시고 설사를 4,5,6차로 헤아릴수 없도록 하는 것을 형방사백산(荊防瀉白散)을 하루에 3첩 이틀에 6첩을 쓰고서야 설사가 그치고 몸에 열이 나고 머리가 아픈 것이 깨끗이 없어졌다. 다시 5~6첩을 더 쓰고 안정이 되었다.

9-27

少陽人이 身熱頭痛하며 揚手擲足하며 引飮者는 此는 險證也니 雖泄瀉라도 必用石膏하라

無論泄瀉有無하고 當用 荊防瀉白散하되 加 黃連 瓜蔞 各一錢 或 地黃白虎湯이니라

9-27 소양인이 몸에 열이 나고 머리가 아프며 손발을 내젖고 물을 많이 마시는 것은 위험한 증상이니 비록 설사를 하여도 반드시 석고를 사용해야 하니 설사가 있고 없음을 막론하고 마땅히 형방사백산(荊防瀉白散)에 황련과 과루인을 각각 1돈(錢)을 더 넣고 쓰던지 아니면 지황백호탕(地黃白虎湯)을 써야 한다.

9-28

凡 少陽人 有身熱頭痛則 已非輕證而 兼有泄瀉則 危險證也니

必用 荊防瀉白散을 日二三服 又連日服하야 身熱頭痛이 淸淨然後에 可免危險이니라

9-28 무릇 소양인이 몸에 열이 있고 머리가 아프면 이미 가벼운 증상이 아닌데 겸하여 설사를 하는 것은 위험한 증상이니 반드시 형방사백산(荊防瀉白散)을 써야 하는데 하루에 2~3회 복용하고 또한 연일 복용하여 몸에 열이 있고 머리가 아픈 것이 깨끗이 없어진 뒤라야 비로소 위험을 면할 수 있다.

강설

9-23~24

① 胃熱의 輕重 : 便秘 ➡ 發狂 ➡ 譫語 ➡ 動風의 순서로 胃熱이 심해지는 경우이다.

설사 후에 대변을 일주야간 간신히 한차례 滑利하게 보거나 혹은 3,4,5차 조금씩 자주 보는 것은 身熱頭痛이 아직 남아 있는 것이다. 이것은 변비가 될 징조이고 譫語 전이면 譫語가 멀지 않았고 譫語 이후면 動風이 멀지 않았다.

② 설사가 멈추고 便秘 譫語 動風이 되는 경과에 대해 주로 설명하였는데, 설사를 하지 않는 것이 설사를 하는 것보다 더 危證이라 볼 수 있다.

9-25

① '吐'는 胸脇苦滿이나 오심, 구토 등 脾受寒表寒病에서 나타날 수 있는 모든 증상들을 포괄하는 것으로서 頭痛도 마찬가지이다.

② 奇證이란 설사를 의미하는 것으로, 吐를 비롯한 脾受寒表寒病의 常見 증상을 봤을 때 表病의 輕證인 少陽傷風證으로 판단하여 우선 荊防敗毒散을 투여하였으나 그 다음에 갑자기 설사를 하게 된 것이다. 亡陰證에서도 초기에 오심, 구토 등이 생길 수 있다.

③ 身熱頭痛泄瀉에서 石膏를 반드시 써야 한다는 것은 荊防瀉白散, 猪苓車前子湯을, 身寒腹痛泄瀉에서 黃連, 苦蔘을 말하는 것은 滑石苦蔘湯을 의미한다.

9-26~28

① 荊防瀉白散 加 黃連 瓜蔞仁 各一錢은 黃連導白散『東醫四象新編』이다.
荊防瀉白散에 황련, 과루인을 加한 이유는 설사가 있는 것보다 없는 것이 重證이기 때문이다. 身熱頭痛亡陰證에서 胃熱이 심한 경우로 地黃白虎湯을 미리 사용하여 發狂譫語證까지 가는 것을 예방할 수도 있다.

② 소양인은 身熱頭痛이 나타나면 이미 輕證이 아니고, 설사까지 있기 때문에 身熱頭痛亡陰證의 荊防瀉白散을 쓰고 있다. 發熱, 頭痛, 口渴, 泄瀉가 荊防瀉白散의 주증상이다. 설사가 있는 것보다 없어지면서 변비의 징조가 생기는 것이 胃熱이 심해지는 重證이므로 黃連導白散을 쓰거나 임시로 地黃白虎湯을 쓰기도 한다.

11. 亡陰證③ : 身寒腹痛亡陰證

9-29
少陽人이 身寒 腹痛 泄瀉하야 一晝夜間 三四五次者는 當用 滑石苦蔘湯이오
身寒 腹痛하며 二三晝夜間 無泄瀉나 或艱辛一次泄瀉者는 當用滑石苦蔘湯이오 或用熟地黃苦蔘湯이니라

9-29 소양인이 몸이 차고 배가 아프며 하루 밤낮 동안 설사를 4~5차 하는 경우는 마땅히 활석고삼탕(滑石苦蔘湯)을 써야 하고, 몸이 차고 배가 아프나 2~3일 밤낮을 설사를 하지 않거나 혹은 간신히 1번 설사를 하는 경우는 마땅히 활석고삼탕(滑石苦蔘湯)을 쓰거나 혹은 숙지황고삼탕(熟地黃苦蔘湯)을 써야 한다.

9-30
嘗見 少陽人이 恒有腹痛患苦者하니 用六味地黃湯 六十貼 而病愈하고
又見 少陽人이 十餘年 腹痛患苦하야 一次起痛則 或五六個月 或三四個月 一二個月 叫苦者하니 每起痛臨時에 急用滑石苦蔘湯 十餘貼하며 不痛時에 平心靜慮하야 恒戒哀心怒心하니 如此延拖 一周年而病愈하고
又見少陽人 少年兒가 恒有滯證痞滿하며 間有腹痛腰痛하며 又有口眼喎斜 初證者하니 用獨活地黃湯하야 一百日內에 二百貼服하고 使之平心靜慮하야 恒戒哀心怒心하니 一百日 而身健病愈하니라

9-30 일찍이 한 소양인이 항상 배가 아파서 고통받는 사람을 본 일이 있는데 육미지황탕(六味地黃湯) 60첩을 쓰고 병이 나았다. 또 10여년 동안 복통으로 고생하는 소양인을 본 일이 있는데 한 번 아프기 시작하면 5~6개월 혹은 3~4개월, 1~2개월 동안 고통을 호소하였는데 매번 아프기 시작할 때마다 급히 활석고삼탕(滑石苦蔘湯) 10여첩을 쓰고 아프지 않을 때는 마음을 편안케 하고 생각을 안정시키고 항상 슬퍼하는 마음과 화내는 마음을 경계하였다. 이렇게 1년을 끌어오다가 병이 나았다. 또한 소양인 소년이 항상 체증(滯症)이 있어 배가 더부룩하고 그득하며 간혹 배가 아프고 허리가 아팠으며 또한 구안와사(口眼喎斜) 초기 증상이 있는 것을 보았는데 독활지황탕(獨活地黃湯)을 일백일 안에 이백첩을 먹고 마음을 편안히 하고 생각을 안정시키고 항상 슬퍼하는 마음과 노여워하는 마음을 경계하게 하였더니 일백일이 되어 몸이 건강해지고 병이 나았다.

강설
9-29

① 現證으로서 滑石苦蔘湯과 熟地黃苦蔘湯에서 나타나는 腹痛, 寒症의 양상이 비슷하다. 熟地黃苦蔘湯의 下消證은 陰淸之氣가 약한 상태이기 때문에 胃熱이 大腸局까지 위협하게 되는데, 腎局의 陰淸之氣가 약한 상태이기 때문에 胃熱이 강하게 드러나기보다는 寒熱이 錯雜되며 복통, 설사 등의 증상이 동반된다. 따라서 滑石苦蔘湯과 熟地黃苦蔘湯은 추위를 타면서 배가 아프고 설사하고 변이 물러지는 등 現證이 매우 유사하다. 素證의 寒熱에 따라 脾受寒表寒病인지 胃受熱裏熱病인지를 구분해야만 滑石苦蔘湯 또는 熟地黃苦蔘湯을 사용할 수 있다. 이 조문에서 두 처방을 함께 언급한 것은 大腸局이라는 病位가 비슷하고 現證으로서 복통, 설사, 추위에 대한 민감도가 비슷하기 때문이다.

평소에도 소화가 안 되고 寒證이 있었고 대변이 무르다면 滑石苦蔘湯을 적용하고, 평소에는 소화도 잘 되고 손발도 따뜻하고 대변도 굳게 매일매일 잘 유지되다가 현증으로 오싹오싹 寒證이 느껴지면서 대변이 물러지는 경우에 熟地黃苦蔘湯을 적용한다.

9-30

① 脾受寒表寒病의 身寒腹痛亡陰證에 사용하는 滑石苦蔘湯과 胃受熱裏熱病의 陰虛午熱證에 사용하는 獨活地黃湯을 함께 설명하고 있다. 이 조문에서 獨活地黃湯이 언급된 것은 食滯痞滿이라는 食滯나 복통의 일부도 亡陰證과 유사하게 나타나며, 獨活地黃湯의 食滯痞滿과 滑石苦蔘湯의 복통, 설사와도 現證에서는 비슷할 수 있기 때문에 素證의 寒熱을 잘 구분하라는 의미이다.

② 치법에서 단순히 처방만을 제시하지 않고 性情의 偏急에 대한 경계를 언급하는 경우는 병의 輕重이 險危證인 경우에 해당한다. 9-30 조문으로 미루어 보아 身熱頭痛亡陰證에 비해 身寒腹痛亡陰證이 危證이며 소양인 胃受熱裏熱病에서 險危證인 陰虛午熱證 역시 性情의 조절을 제시하고 있다. 병이 중할 경우에는 用藥과 心慾의 조절(性情의 경계)을 병행해야만 치료를 기대할 수 있다. 用藥의 방법은 武法에 해당되고, 心慾의 조절은 文法에 해당되는데, 이 가운데 文法이 武法보다 더 우선된다.

[참고] 『東醫壽世保元四象草本卷』의 文武法

10-42

少陽人 戒暴哀之傷 而有時服淡平潤藥

少陰人 戒暴喜之傷 而有時服淡平溫藥則 文武幷用長久之術或者近似也

若少陽人不戒哀心 少陰人不戒喜心 而不服藥則 譬如秦始皇漢光武 窮法武財用日耗 而四海益亂

③ 獨活地黃湯의 腰痛, 口眼喎斜 初證의 의미

陰虛午熱證은 表裏俱病으로, 表陰降氣가 잘 되지 않아서 나타나는 背表 부위 통증의 하나로 腰痛을 언급하고 있다. 口眼喎斜는 陰虛午熱證에서 中風之漸에 해당하는 증상을 의미한다.(11-1)

※『東醫壽世保元』에서 性情의 경계를 제시한 내용

病因 : 哀怒喜樂의 性氣와 情氣 ○太陽人 病證의 病因 : 哀性氣, 怒情氣 ○太陰人 病證의 病因 : 喜性氣, 樂情氣 ○少陽人 病證의 病因 : 怒性氣, 哀情氣 ○少陰人 病證의 病因 : 樂性氣, 喜情氣	사상인에 따라 병인이 되는 性氣 情氣가 다르다. 性氣가 表病을 만들고 情氣가 裏病을 만든다.
5-5 古昔以來 醫藥法方 流行世間 經歷累驗者 仲景採摭 而著述之 **蓋古之醫師 不知心之愛惡所欲 喜怒哀樂偏着者 爲病** 而但知脾胃水穀 風寒暑濕觸犯者 爲病故 其論病論藥全局 都自少陰人脾胃水穀中出來 而少陽人胃熱證藥 間或有焉 至 於太陰人太陽人病情 則全昧也.	희노애락의 편착으로 인하여 병이 발생한다.
2-13 哀氣直升 怒氣橫升 喜氣放降 樂氣陷降. 2-14 哀怒之氣 上升 喜樂之氣 下降 上升之氣 過多 則下焦傷 下降之氣 過多 則上焦傷. 2-15 哀怒之氣 順動 則發越而上騰 喜樂之氣 順動 則緩安而下墜 哀怒之氣 陽也 順動則順而上升 喜樂之氣 陰也 順動則順而下降. 2-16 哀怒之氣 逆動 則暴發而立於上也 喜樂之氣 逆動 則浪發而立於下也 上升之氣 逆動而立於上 則肝腎傷 下降之氣 逆動而立於下 則脾肺傷.	順動(성기의 작용) 逆動(정기의 작용) 모두 한쪽으로 편차를 심화시키므로 모두 병리적으로 작용한다. 성기는 천천히 작용하여 같은 방향의 장국 기운을 크게 만든다. 정기는 급격히 작용하여 반대 방향의 장국의 기운을 손상시킨다. 예) 소음인 順動은 知의 문제: 樂性氣가 오래도록 천천히 작용하면 같은 방향의 腎氣가 점점 커진다. 그러면 脾氣가 약해진다. 표병. 逆動은 行의 문제: 喜情氣가 직접적으로 급격히 작용하면 脾氣를 깎아먹는다. 리병.
2-17 頻起**怒**而頻伏**怒** 則腰脇 頻迫而頻蕩也 腰脇者 肝之所住着處也 腰脇迫蕩不 定 則**肝**其不傷乎. 乍發**喜**而乍收**喜** 則胸腋 乍闊而乍狹也 胸腋者 脾之所住着處也 胸腋闊狹不 定 則**脾**其不傷乎. 忽動**哀**而忽止**哀** 則脊曲 忽屈而忽伸也 脊曲者 腎之所住着處也 脊曲屈伸不 定 則**腎**其不傷乎. 屢得**樂**而屢失**樂** 則背顀 暴揚而暴抑也 背顀者 肺之所住着處也 背顀抑揚不 定 則**肺**其不傷乎.	애노희락의 情氣➡편소지장 손상 노: 태양인에서의 노정기➡간 손상 희: 소음인에서의 희정기➡비 손상 애: 소양인에서의 애정기➡신 손상 락: 태음인에서의 락정기➡폐 손상
2-20 三復大禹之訓 而欽仰之 曰帝堯之喜怒哀樂 每每中節者 以其難於**知人**也 大禹之喜怒哀樂 每每中節者 以其不敢輕易於**知人**也. **天下喜怒哀樂之暴動浪動者 都出於行身不誠** **而知人不明也** 知人 帝堯之所難 而大禹之所吁也 則其誰沾沾自喜乎 蓋亦益反其誠而必不 可輕易取舍人也.	知人, 行身을 잘못해서(知行의 不節) 애노희락의 편급이 오게 되며, 이로 인해 병이 발생한다.

2-22 哀怒相成 喜樂相資

　哀性極則怒情動

　怒性極則哀情動

　樂性極則喜情動

　喜性極則樂情動

太陽人 哀極不濟則忿怒激外

少陽人 怒極不勝則悲哀動中

少陰人 樂極不成則喜好不定

太陰人 喜極不服則侈樂無厭

如此而動者 無異於以刀割臟 一次大動 十年難復

此死生壽夭之機關也 不可不知也.

相成相資: 哀怒의 性情氣와 喜樂의 性情氣는 작용성이 비슷하여 서로의 기운을 돕는다.

한 번 크게 애노희락이 폭동낭동하면 손상이 심하여 10년이 되어도 회복하기 어렵다. 사람의 수명이 여기에 달려 있다. 그러므로 性情의 조절을 잘해야 한다.

3-7 太陽之性氣 恒欲進而不欲退

　少陽之性氣 恒欲擧而不欲措

　太陰之性氣 恒欲靜而不欲動

　少陰之性氣 恒欲處而不欲出.

3-9 太陽之情氣 恒欲爲雄 而不欲爲雌

　少陽之情氣 恒欲爲雌 而不欲爲雄

　少陽之情氣 恒欲外勝 而不欲內守

　太陰之情氣 恒欲內守 而不欲外勝.

四象人의 性氣와 情氣의 특징을 설명하고 있다.
性氣 情氣에 따라 사상인의 對句 구조가 다르다.
性氣는 表病을 일으키고, 情氣는 裏病을 일으킨다.

15-10 或曰 吾子論 太陽人解㑊病治法 曰戒深哀 遠嗔怒

修淸定

論噎膈病治法 曰遠嗔怒 斷厚味 意者

太陽人解㑊病 重於噎膈病而 哀心所傷者 重於怒心所傷乎.

曰否. 太陽人噎膈病 太重於解㑊病而 怒心所傷者

太重於哀心所傷也

太陽人 哀心深着則 傷表氣 怒心暴發則 傷裏氣故

解㑊表證 以戒哀遠怒 兼言之也.

曰然則 **少陽人怒性 傷口膀胱氣 哀情 傷腎大腸氣**

　　　少陰人樂性 傷目膂氣 喜情 傷脾胃氣

　　　太陰人喜性 傷耳腦䐐氣 樂情 傷肺胃脘氣乎.

曰然.

태양인에서 哀性氣는 表氣를 손상시키고, 怒情氣는 裏氣를 손상시킨다.
다른 사상인에서도 性氣가 表氣를 손상시키고, 情氣가 裏氣를 손상시킨다. 손상되는 부위가 다르지만, 모두 偏小之臟에 해당되는 부위이다.

---

(1) 소음인

6-32 嘗治 少陰人 十一歲兒 汗多亡陽病 此兒 **勞心焦思** 素證 有時以泄瀉爲憂而 每飯時 汗流滿面矣. (中略)

7-36 嘗見 少陰人 十歲兒 **思慮耗氣 每有憂愁** 一二日 則必腹痛泄瀉 (中略)

7-39 論曰 少陰人 **喜好不定 而計窮力屈 則心煩躁也**

少陰病傷寒 欲吐不吐 心煩 但欲寐者 此非計窮力屈者之病乎 蓋喜好者 所慾也 何故 至於計窮力屈

而得此少陰病乎 何不早用君子寬平心乎 然 初證傷寒

欲吐不吐 心煩 但欲寐者 早用藥 則猶可免死也 其病

至於躁無暫定而厥 則勢在極危也 豈不可憐乎 此證

當用蔘萸湯 四逆湯 官桂附子理中湯 吳茱萸附子理中湯.

6-32 소음인 망양병
노심초사: 樂性氣. 생각을 많이 하고 속을 태운다.

7-36 소음증
사려모기 매유우수 -喜情氣

7-39 소음증
희호부정 계궁력굴 심번조- 喜情氣
소음인의 희정기는 암컷이 되려고 하고 수컷이 되려하지 않는 특징이다. 긍정적으로 바라고 기대하는 마음은 있지만 실제 다른 사람이나 외부의 영향으로 일이 기대대로 진행되지 않을 때, 실제 도움이 되는 행위를 하지 않고서 혼자서 마음을 졸이거나 두려움에 사로잡혀 있는 것을 말한다.

(2) 소양인

9-30 嘗見 少陽人 恒有腹痛患苦者 用六味地黃湯 六十貼

而病愈 又見 少陽人 十餘年 腹痛患苦 一次起痛 則或五六個月 或三四個月 一

二個月 叫苦者 每起痛臨時 急用滑石苦參湯

十餘貼 不痛時 **平心靜慮 恒戒哀心怒心** 如此延拖 一周年而病愈 又見少陽人

少年兒 恒有滯證痃滿 間有腹痛腰痛 又有口眼喎斜 初證者 用獨活地黃湯 一

百日內 二百貼服 使之平心靜慮

恒戒哀心怒心 一百日 而身健病愈.

9-30 항상 복통으로 고생하는 소양인의 경우, 항상 애심노심을 경계하라. 애심은 哀情氣, 노심은 怒性氣이다.

10-17 論曰 消渴者 病人胸次 **不能寬遠闊達 而陋固膠小**

所見者淺 所欲者速 計策鶻突 意思艱乏 則大腸淸陽 上升之氣 自不快足 日月

耗困 而生此病也. 胃局淸陽 上升 而不快足於頭面四肢 則成上消病 大腸局淸

陽 上升 而不快足於胃局

則成中消病 上消 自爲重證 而中消 倍重於上消 中消 自爲險證 而下消 倍險於

中消. 上消 宜用涼膈散火湯 中消 宜用忍冬藤地骨皮湯 下消 宜用熟地黃苦參

湯 尤宜寬闊其心 不宜膠小其心

寬闊 則所欲必緩 淸陽上達 膠小 則所欲必速 淸陽下耗.

10-18 平心靜思 則陽氣上升輕淸 而充足於頭面四肢也 此

元氣也 淸陽也 **勞心焦思** 則陽氣下陷重濁 而鬱熱於頭面四肢也

此 火氣也 耗陽也.

10-17 소갈증에서 병자의 마음속에 넓지 못한 마음과 보는 바가 얕은데 하고 싶은 것은 빨라서 계책을 골똘히 하지만 일이 안됨.(위수열리열병에 해당되므로 哀情氣의 설명이다. 소양지정기인 恒欲外勝 而不欲內守에 해당)

10-28 論曰 上消中消 裏陽升氣 雖則虛損 表陰降氣 猶恃完壯故 其病雖險 猶

能歲月支撐者 以此也 若夫陰虛午熱 飮水背寒而嘔者 表裏陰陽 俱爲虛損 所

以爲病 尤險與下消 略相輕重. 然 能善攝身心服藥 則十之六七 尙可生也 **不善**

攝身心服藥 則百之百 必死也 此證 當用獨活地黃湯 十二味地黃湯.

10-28 소갈증-노심초사로 설명을 함. 哀情氣에 해당

10-29

易之需 九三爻辭 曰 需于泥 致寇至

象曰 需于泥 災在外也 自我致寇 敬愼 不敗也

以此意 而倣之 曰 陰虛午熱 背寒而嘔 其病雖險 然死尙在外也 能齋戒其心

恭敬其身 又服好藥 不死也.

10-29 진흙탕에 빠져 나쁜놈이 해칠텐데 꼼짝달싹 못하고 있는 것은, 이것은 문제가 밖에 있는게 아니라 너한테 있다.
음허오열증도 위수열이열병이므로 소양지정기, 즉 哀情氣와 관련된다.

11-3 少陽人 吐血者 **必蕩滌剛愎偏急 與人並驅爭塗之 淡食服藥 修養如釋道**

一百日 則可以少愈 二百日 則可以大愈 一周年 則可以快愈 三周年 則可保其

壽. 凡吐血 調養失道 則必再發

再發則前功 皆歸於虛地 若再發者 則又自發日 計數 一百日

少愈 一周年 快愈 若十年 二十年 調養 則必得高壽.

11-3 음허오열증에서 항상 마음을 조심하고 10-29에서 주역을 인용하면서 모든 것이 너 자신의 잘못으로부터 비롯된다고 한다.

11-5 中風 受病太重故 治法不可期必 吐血 受病猶輕故 治法可以期必 中風 吐

血 **調養爲主 服藥次之** 嘔吐以下 腹痛 食滯痃滿 服藥調養 則其病易愈.

11-5 중풍과 토혈 같은 병은 약만으로 되는게 아니라 조양을 해야 한다. 중풍, 토혈은 음허오열증의 범주에 속하므로 哀情氣를 잘 조절하라는 의미이다.

(3) 태음인

12-5 太陰人病 寒厥六七日 而不發熱不汗出 則死也. 寒厥二三日 而發熱汗出 則輕證也 寒厥四五日 而發熱 得微汗於額上者 此之謂長感病 其病 爲重證也. 此證原委 **勞心焦思之餘** 胃脘衰弱 而表局虛薄不勝寒 而外被寒邪所圍 正邪相 爭之形勢 客勝主弱(中略)	12-5 노심초사는 위완수한표한병을 일으키는 태음인의 喜性氣이다. (恒欲靜而不欲動하여 행동은 하지 않고 가만히 속을 태우는 것)
13-36 凡太陰人病 若待浮腫已發而 治之則 十病九死也. 此病 不可以病論之而 以死論之可也. 然則如之何其可也. 凡太陰人 **勞心焦思 屢謀不成** 者 或有久泄 久痢 或痲病小便不利 食後痞滿 腿脚無力病 皆浮腫之漸 已爲重險病 而此時 以浮腫論 而蕩滌慾火 恭敬其心 用藥治之 可也.	13-36 부종 식후비만 퇴각무력병 임병 구설병은 동출일속이라는 것은 위완수한표한병의 범주이므로, 노심초사는 喜性氣에 해당된다.
13-25 此病 非必不治之病也. 此少年 得病用藥一周年後 方死 蓋此病原委 **侈樂無厭 慾火外馳 肝熱大盛 肺燥太枯之故**也. 若此少年 安心滌慾一百日 而用藥 則焉有不治之理乎. 蓋自始病日 至于終死日 慾火無日不熾故也. 諺曰 先祖德澤 雖或不得一一個報 而恭敬德澤 必無一一不受報 凡無論某病人 恭敬其心 蕩滌慾火 安靜善心 一百日 則其病無不愈 二百日 則其人無不完 恭敬德澤之個個受報 百事皆然 而疾病尤甚.	13-25 조열병을 일으키는 치락무염은 樂情氣에 해당. (恒欲內守 而不欲外勝 : 문제가 있으면 나가서 다투어서라도 해결해야 하는 데 자기 것만 간수하려고 한다. 내가 가진 것만 가지고 그 안에서만 즐기고 있는 것으로, 직접 나가서 해결하지 않고서 안에만 있어 부끄러워해야 하는데 그렇지도 않다)
13-35 太陰人 有腹脹浮腫病 當用乾栗蠐螬湯 此病 極危險證 而十生九死之病也 雖用藥病愈 三年內 不再發然後 方可論生 **侈樂禁嗜慾** 三年內 宜恭敬心身 調養愼攝 必在其人矣.	
13-37 太陰人證 有夢泄病 一月內 三四發者 虛勞 重證也 大便秘一日 則宜用 熱多寒少湯 加大黃一錢 大便每日不秘 則加龍骨 減大黃 或用拱辰黑元丹 鹿茸大補湯. 此病 出於 **謀慮太多 思想無窮**.	13-37 몽설병은 조열증에 해당되므로 모려태다 사상무궁은 樂情氣에 해당된다. 태음인은 미리 생각하고 반복해서 생각하는 경향이 있다. 행동은 안하고 생각만 한다. 행동하기 전까지 너무 재고 우유부단하다.

(4) 태양인

14-3 論曰 此證 卽太陽人 腰脊病 太重證也 **必戒深哀 遠嗔怒**
修淸定然後 其病可愈 此證 當用五加皮壯脊湯.

15-4 論曰 此證 卽太陽人 小腸病太重證也 **必遠嗔怒 斷厚味**然後 其病可愈 此
證 當用獼猴藤植腸湯.

15-6 解㑊噎膈 俱是重證 而重證之中 有輕重之等級焉 解㑊而無噎膈 則解㑊之
輕證也 噎膈而無解㑊 則噎膈之輕證也.

若解㑊兼噎膈 噎膈兼解㑊則 其爲重險之證 不可勝言 而重險中
又有輕重也

太陽人 解㑊噎膈 不至死境之前 起居飮食如常 人必易之 視以例病故 入於危境
而莫可挽回也.

余稟賦太陽人 嘗得此病 六七年 嘔吐涎沫 數十年攝身 倖而免夭

錄此 以爲太陽人有病者戒 若論治法 一言蔽曰 **遠嗔怒**而已矣.

15-7 太陽人 **意强而操弱** 意强則胃脘之氣 上達而呼散者 太過而越也
操弱則小腸之氣 中執而吸聚者 不支而餒也 所以其病 爲噎膈反胃也.

15-10 或曰 吾子論 太陽人解㑊病治法 曰戒深哀 遠嗔怒 修淸定 論噎膈病治法
曰遠嗔怒 斷厚味 意者 太陽人解㑊病 重於噎膈病而 哀心所傷者 重於怒心所傷
乎.

曰否. **太陽人噎膈病 太重於解㑊病而 怒心所傷者 太重於哀心所傷也**

太陽人哀心深着則 傷表氣 怒心暴發則 傷裏氣故 解㑊表證 以戒哀遠怒 兼言之
也.

曰然則 少陽人怒性 傷口膀胱氣 哀情 傷腎大腸氣

少陰人樂性 傷目膂氣 喜情 傷脾胃氣

太陰人喜性 傷耳腦顀氣 樂情 傷肺胃脘氣乎.

曰然.

14-3 解㑊證은 심애와 진노를,
噎膈反胃證에는 진노를 조심하라.
심애는 哀性氣, 진노는 怒情氣를 의미한다.

15-10 怒情氣로 인한 몸의 손상이 더욱 심하므로
怒情氣의 경계를 더 강조하고 있다.
열격병이 해역병보다 중한 이유:
怒情氣로 상한 것이 哀性氣로 상한 것보다 중하므
로 열격반위증이 해역증보다 더 중하다.
- 哀性氣가 편대지장의 기운을 크게 한다. 즉 폐당
  의 기능을 크게 하여 간당의 기능이 약해지므로
  외감요척병이 발생한다.
- 怒情氣는 편소지장의 기운을 직접 손상시켜 내촉
  소장병이 발생한다. 그러므로 손상의 정도가 심
  하고 급하다.

12. 亡陰證과 亡陽證의 비교

> **9-31**
>
> 古醫에 有言頭無冷痛이오 腹無熱痛이라하니 此言은 非也라 何謂然耶아
>
> 少陰人이 元來冷勝 則其頭痛이 亦自非熱痛 而卽冷痛也오
>
> 少陽人이 元來熱勝 則其腹痛이 亦自非冷痛 而卽熱痛也하며
>
> 古醫에 又言汗多亡陽이오 下多亡陰이라하니 此言은 是也라 何謂然耶아
>
> 少陰人이 雖則冷勝한즉 然하야 陰盛格陽하야 敗陽外遁 則煩熱而汗多니 此之謂亡陽病也오
>
> 少陽人이 雖則熱勝한즉 然하야 陽盛格陰하야 敗陰內遁 則畏寒而泄下也니 此之謂亡陰病也라
>
> 亡陽亡陰病은 非用藥이면 必死也오 不急治면 必死也니라

9-31 옛 의사들이 머리는 차서 아픈 경우가 없고 배는 더워서 아픈 경우가 없다고 하였는데 이 말은 틀린 말이다. 어째서 그런가 하니 소음인은 원래 찬 기운이 많기 때문에 머리 아픈 것도 역시 더워서 아픈 것이 아니고 차서 아픈 것이며, 소양인은 원래 뜨거운 기운이 많기 때문에 배가 아픈 것도 역시 차서 아픈 것이 아니라 뜨거워서 아픈 것이다. 옛 의사들이 또한 말하기를 땀을 많이 흘리면 망양(亡陽)이 되고 설사를 많이 하면 망음(亡陰)이 된다 하였는데 이 말은 맞는 말이다. 어째서 그런가 하니 소음인은 비록 찬 기운이 많다고 하나 그러나 음(陰)이 성(盛)하여 양(陽)과 다투어 패(敗)한 양(陽)이 밖으로 달아나게 되니 번열(煩熱)이 나며 땀을 많이 흘리게 된다. 이것을 일컬어 망양병(亡陽病)이라 한다. 소양인은 비록 더운 기운이 많으나 그러나 양이 성하여 음과 다퉈 패한 음이 안으로 도망가니 찬 것을 두려워하고 설사를 많이 하게 되는데 이것을 일컬어 망음병(亡陰病)이라 한다. 망양병(亡陽病)과 망음병(亡陰病)은 약을 쓰지 않으면 반드시 죽고 급히 치료하지 않아도 반드시 죽는다.

참조 ① 『東醫寶鑑』雜病 用藥 汗下之戒

      汗多亡陽 下多亡陰

> **9-32**
>
> 亡陽者는 陽不上升 而反爲下降 則亡陽也라
>
> 亡陰者는 陰不下降 而反爲上升 則亡陰也라
>
> 陰盛格陽於上 則陽爲陰抑하야 不能上升於胸膈하고 下陷大腸 而外遁膀胱故로 背表煩熱而汗出也니
>
> 煩熱而汗出者는 非陽盛也라 此所謂內氷外炭이니 陽將亡之兆也오
>
> 陽盛格陰於下 則陰爲陽壅하야 不能下降於膀胱하고 卜逆背膂 而內遁膈裡故로 腸胃畏寒而泄下也니
>
> 畏寒而泄下者는 非陰盛也라 此所謂內炭外氷이니 陰將亡之兆也니라

9-32 망양(亡陽)이라는 것은 양이 위로 올라가지 못하고 도리어 아래로 내려가게 되어 망양(亡陽)이라 하고, 망음(亡陰)이라는 것은 음이 아래로 내려가지 못하고 도리어 위로 올라가게 되어 망음(亡陰)이라 한다. 음이 성하여 위에서 양과 다투면 양이 음에게 억눌리게 되어 흉격(胸膈)에 올라가지 못하고 아래로 대장에 빠져 밖으로 방광에 도망하니 등의 겉에 번열하면서 땀이 난다. 번열하면서 땀이 나는 것은 양이 성한 것이 아니고 이것은 이른바 안은 얼음 같고 밖은 숯불 같다는 것이니 양이 장차 없어지려는 징조이다. 양이 성하여 아래에서 음과 다투면 음이 양에게 막힘을 받아 방광으로 내려가지 못하고 위로 배려로 거슬러 올라가서 흉격 속으로 도망하니 장위(腸胃)가 추위를 싫어하고 설사를 한다. 추위를 두려워하고 설사하는 것은 음이 성한 것이 아니고 이것은 이른바 안은 숯불 같고 밖은 얼음 같다는 것이니 음이 장차 없어지려는 징조이다.

9-33

少陰人病이 一日發汗하고 陽氣上升하야 人中穴에 先汗 則病必愈也

而二日三日 汗不止 病不愈 則陽不上升 而亡陽이 無疑也오

少陽人病이 一日滑利하고 陰氣下降하야 手足掌心에 先汗 則病必愈也

而二日三日 泄不止 病不愈 則陰不下降 而亡陰이 無疑也라

凡亡陽亡陰證은 明知醫理者는 得病前에 可以預執證也하며

得病一二日에는 明白易見也오 至于三日 則雖愚者라도 執證 亦明若觀火矣리니

用藥을 必無過二三日矣이니 四日 則晩矣오 五日 則臨危也니라

9-33 소음인의 병에 첫날 땀을 냈는데 양기(陽氣)가 위로 올라가 인중혈(人中穴)에서 먼저 땀이 나면 병이 반드시 나을 것이나 2~3일이 지나도 땀이 멈추지 않고 병이 낫지 않는 것은 양이 위로 올라가지 못하는 것이니 망양(亡陽)임을 의심할 필요가 없다. 소양인의 병에 첫날 설사를 시켜서 음기(陰氣)가 아래로 내려가 손바닥과 발바닥에서 땀이 나면 병이 반드시 나을 것이나 2~3일이 지나도 설사가 그치지 않고 병이 낫지 않는 것은 음이 아래로 내려가지 못하는 것이니 망음임을 의심할 필요가 없다. 무릇 망양(亡陽)과 망음(亡陰)병은 의학의 이치를 명확히 아는 경우라야 병들기 전에 미리 증을 파악하여 예방할 수 있고 병든지 1~2일이 지나면 명백하게 쉽게 알 수 있다. 3일이 되면 비록 우둔한 사람이라도 증세를 알아내는 것이 역시 불을 보는 것처럼 환할 것이다. 약을 씀에 있어서는 반드시 2~3일을 넘기지 말아야 할 것이다. 4일이면 늦을 것이고 5일이면 위태로울 것이다.

9-34

少陰人이 平居에 裡煩汗多者가 得病 則必成亡陽也오

少陽人이 平居에 表寒下多者가 得病 則必成亡陰也니

亡陽亡陰人은 平居에 預治補陰補陽이 可也오

不可至於亡陽亡陰하야 得病 臨危然後에 救病也니라

9-34 소음인으로 평상시에 속이 답답하고 땀이 많은 경우에 병이 생기면 반드시 망양(亡陽)이 되고, 소양인으로 평상시 겉이 차고 설사를 많이 하는 경우에 병이 생기면 반드시 망음(亡陰)이 된다. 망양(亡陽)이나 망음(亡陰)이 되는 사람은 평상시 음(陰淸之氣)을 보하거나 양(陽煖之氣)을 보하여 미리 치료하는 것이 마땅하고, 망양(亡陽)이나 망음(亡陰)에 이르러 병을 얻어 위험하게 된 연후에 병을 치료하는 것은 마땅하지 않다.

9-35

少陰人의 病愈之汗은 人中에 先汗 而一次發汗에　　　　胸膈은 壯快而活潑하며

亡陽之汗은 人中에 或汗或不汗하고 屢次發汗하되 胸膈이 悶燥而下陷也오

少陽人의 病愈之泄은 手足掌心에 先汗 而一次滑泄　　表氣가 淸寧 而精神爽明하며

亡陰之泄은 手足掌心에 不汗하고 屢次泄利하되 表氣가 溯寒 而精神이 鬱冒니라

9-35 소음인의 병이 낫는 경우의 땀은 인중(人中)에서 먼저 땀이 나고 한 번 발한(發汗)시켜도 가슴이 시원하고 활발하여지나, 망양(亡陽)이 된 경우의 땀은 인중(人中)에서 땀이 나고 안 나고에 관계없이 여러 번 땀을 내도 가슴이 답답하고 기운이 없어진다. 소양인이 병이 낫는 경우의 설사는 손바닥과 발바닥에 먼저 땀이 나고 한 번 설사시켜도 바깥 기운이 맑고 평안해지고 정신이 상쾌하고 명랑하여지나, 망음(亡陰)이 된 경우의 설사는 손바닥과 발바닥에서 땀이 나지 않고 여러 번 설사를 시켜도 바깥 기운이 거슬러서 차고 정신이 흐릿하다.

9-36

少陰人의 胃家實病과 少陽人의 結胸病은

正邪陰陽이 相敵而相格故로 日久而後에 危證이 始見也오

少陰人의 亡陽病과 少陽人의 亡陰病은

正邪陰陽이 不敵而相格故로 初證에 已爲險證하야 繼而因爲危證矣라

譬如用兵컨대 合戰交鋒할새 初一日合戰에 正兵이 爲邪兵所敗하야 折正兵幾許兵數하고

二日에 又戰又敗하야 又折幾許數하고

三日에 又戰又敗하야 又折幾許數하니

以三日交鋒으로 觀之 則將愈益戰 而愈益敗 愈益折矣리라

若四日復戰하며 五日復戰 則正兵之全軍覆沒을 可知矣니

所以用藥을 必無過三日也니라

9-36 소음인의 위가실(胃家實)병과 소양인의 결흉병(結胸病)은 정기(正氣)와 사기(邪氣)가, 음과 양으로 서로 대치되어서 다투기 때문에 오랜 후에야 위중한 증상이 비로소 나타나나, 소음인의 망양병(亡陽病)이나 소양인의 망음병(亡陰病)은 정기와 사기가, 음과 양으로 적수(敵手)가 되지 않은 상태로 다투기 때문에 처음 증이 이미 험증(險證)이 되고 이어서 그로 인하여 위증(危證)이 되는 것이다. 병사(兵士)를 씀에 비유한다면 양군(兩軍)이 대전하여 첫날 싸워서 정병(正兵)이 사병(邪兵)에 패하게 되어 정병의 얼마의 병사를 잃고 2일에 또 싸워서 다시 패하여 병사의 얼마를 다시 잃고 3일에 다시 싸워 또 패하여 병사의 얼마를 다시 잃으니 이 3일간 싸운 것으로 본다면 장차 싸움이 계속 될수록 계속 패하게 되어 더욱 더 병사를 잃을 것이다. 만일 4일에 다시 싸우고 5일에 다시 싸운다면 정병의 전군이 전멸할 것을 가히 알 수 있다. 그렇기 때문에 약을 씀에 있어서도 반드시 3일을 넘겨서는 안 된다.

9-37

盤龍山 老人者는 李翁所居地에 有盤龍山故로 李翁이 自謂盤龍山老人也라

此書中에 論曰二字는 無非盤龍山老人之論 而此章에 特擧盤龍山老人者는

蓋亡陽亡陰이 最是險證 而人必尋常視之하야 易於例治故로 別以盤龍山老人으로 提擧驚呼 而警覺之也니라

9-37 반룡산(盤龍山) 노인이란 것은 이가(李家) 노인이 살고 있는 곳에 반룡산(盤龍山)이 있기 때문이니 이가(李家) 노인이 스스로 반룡산 노인이라 한 것이다. 이 저서 가운데 '나는 말하기를'이라고 말한 구절은 반룡산 노인의 말이 아닌 것이 없으나 이 장에서 특히 반룡산 노인이라고 들어 말한 것은 대개 망양(亡陽)과 망음(亡陰)은 가장 험한 증인데도 사람들이 심상하게 보아서 예사로 이 쉽게 치료하므로 특별히 반룡산 노인의 이름으로 크게 외쳐 경각심을 가지도록 하는 것이다.

9-38

又論曰 亡陰證은 古醫에 別無經驗用藥頭話 而李子建 朱震亨 書中에 若干論及之나

然이나 自無明的快驗하니 蓋此病이 從古以來로 殺人을 孟浪甚速하야 未暇經驗獵得裡許故也니라

9-38 망음증(亡陰證)에 대하여서는 옛 의사들이 별로 약을 쓰는 경험에 대해서 말한 이가 없고 이자건(李子建), 주진형(朱震亨)의 저서 중에 약간 논급하였으나 그러나 명확한 경험은 없다. 이 병은 예로부터 지금까지 사람을 죽이는 것이 맹랑하고 매우 신속하여서 경험으로 이치를 찾아낼 겨를이 없었기 때문이다.

강설 9-31

① 汗多亡陽, 下多亡陰이라 하는 이유

- 소음인 : 陰盛格陽해서 제자리를 이탈한 陽煖之氣가 外遁하여 煩熱하는 일이 많아지게 된다.

- 소양인 : 陽盛格陰해서 밖으로 胃大腸局까지 밀려난 陰淸之氣인 敗陰이 外遁하게 되어 밖으로

는 추위를 타거나 설사를 하게 된다.

亡陰 亡陽은 用藥하지 않거나 急治하지 않으면 반드시 죽게 된다. 즉, 險危證이다.

9-32

① 亡陽證은 表病인데 병리적인 부분에서 胸膈, 大腸과 같이 腹裏부위를 언급하며 裏病처럼 설명하고 있어서 병리적으로 잘못된 설명으로 보여지는데, 아직 논란의 여지가 있다.

9-33

① 소음인의 병이 낫는 데에는 人中穴에 땀이 나는 것이 중요하다. 人中穴의 땀은 陽氣의 상승이 잘되는 것을 의미하므로 人中穴에 땀이 나지 않고 전신에 땀이 나는데도 병이 낫지 않는 것은 의심할 것도 없이 亡陽證이다.

② 소양인은 表陰降氣가 되면서 手足掌心汗이 나는데 여기에 땀이 나야 병이 풀린다.

9-34

① 亡陰, 亡陽은 素證을 보고 미리 執證을 해서 예방할 수 있으므로 素證이 중요하다. 소음인 脾弱의 대표 증상인 裏煩汗多, 소양인 腎弱의 대표 증상인 表寒下多의 素病이 있으면 亡陰證, 亡陽證이 된다.

9-35

① 소음인의 病愈之汗, 亡陽之汗과 소양인의 病愈之泄, 亡陰之泄을 비교 설명하였다.

胸膈 壯快而活潑 : 소음인의 恒心인 不安定之心이 없이 脾氣가 活한 것이다. (17-13)

胸膈 悶躁而下陷 : 소음인은 항상 不安定之心이 있으며 꽉 막혀 있고 답답한 것이 겉으로 드러나면 手足悗亂, 겉으로 표출이 되지 않으면 煩證으로 나타난다.

[참고 17-9, 13]

少陰人 恒有不安定之心 不安定之心寧靜 則脾氣 卽活也

少陰人 有手足悗亂證也

② 表氣淸寧 而精神爽明 : 소양인의 恒心인 懼心이 안정되는 상태로 降陰이 잘 되어 편안해진다는 의미이다.

表氣溯寒 而精神鬱冒 : 背表부위의 外冷胞裏熱 증상이 심해져 겉으로는 寒證이 더 심하게 드러나며 정신이 鬱冒, 즉 健忘하게 된다는 의미이다.

[참고 17-12]

少陽人 恒有懼心 懼心寧靜 則居之安 資之深 而造於道也

懼心益多 則放心桎梏 而物化之也

若懼心 至於恐心 則大病 作而健忘也 健忘者 少陽人病之險證也.

9-36

① 亡陰證, 亡陽證의 輕重險危

胃家實과 結胸 : 正邪가 서로 싸우기 때문에 날이 오래 지나서야 비로소 危證이 된다.

亡陽, 亡陰證 : 保命之主인 陰淸之氣, 陽煖之氣가 약해져 있는 상태이므로 正邪가 싸우기 힘들고 처음부터 險證이며 연이어서 바로 危證으로 넘어가게 된다. 따라서 시기적으로 촉박하므로 3일 내에 用藥하여 急治해야 함을 강조하고 있다.

9-37

① 亡陰證은 險證이라는 것을 강조한 조문이다. (盤龍山 老人 : 동무 자신을 일컫는 말이다. 盤龍山 은 東武의 고향인 함경남도 함흥에 있는 동흥산으로 알려져 있다. 말년에 귀향하여 保元局을 운 영하였다.)

9-38

① 亡陰證의 병태는 重險證이며, 그 중에서도 身熱頭痛亡陰證보다 더 險危證인 身寒腹痛亡陰證을 발견 및 창방했음을 강조한 조문이다.

※ 亡陽證, 亡陰證의 병리

소음인의 亡陽證과 소양인의 亡陰證은 모두 表病이며 險危證으로 그 輕重이 동일하다.

亡陽證	◇ 少陰人 陰盛格陽 敗陽外遁 則煩熱而汗多也 - 소음인은 陰이 盛하여 陽을 밀어내며, '敗陽'이 밖으로 돌아 煩熱, 發汗하게 된다. - 敗陽 : 제자리를 이탈한 陽煖之氣를 의미하며, 敗陽이 背表부위에서 汗多의 증상을 발현시키는 것이다. ◇ 陰盛格陽於上 則陽爲陰抑 不能**上升**於胸膈 **下陷**大腸 而**外遁膀胱**故 **背表煩熱而汗出**也 煩熱而汗出者 非陽盛也 此所謂**內冰外炭** 陽將亡之兆也. - 亡陽病의 증상은 위쪽에서 주로 나타난다. 陽煖之氣가 腎局의 寒氣에 눌러서 흉격으로 상승하지 못하고 大腸으로 내려가서 바깥쪽으로 빠져나가게 되어 背表 부위에서 煩熱, 汗出의 증상이 나타난다. - 겉으로는 煩熱, 汗出의 증상이 나타나지만 안으로는 寒氣가 가득한 상태이므로 '內冰外炭'이라고 표현한다.
亡陰證	◇ 少陽人 陽盛格陰 敗陰內遁 則畏寒而泄下也 - 陽이 盛하여 陰을 밀어붙여, 제자리를 벗어나 안으로 밀려난 陰淸之氣(敗陰)로 인해 외적으로 추위를 많이 타고 설사하는 증상이 나타나게 된다. ◇ 陽盛格陰於**下** 則陰爲陽壅 不能**下降**於膀胱 **上逆**背膂 而**內遁膈裡**故 **腸胃畏寒而泄下**也 畏寒而泄下者 非陰盛也 此所謂**內炭外冰** 陰將亡之兆也. - 亡陽病의 설명과 대비되는 구조 - 內炭外冰 : 外冷包裏熱이 胃, 大腸局까지 발생하게 된다는 의미이다.

13. 譫語壞證 치험례

9-39

張仲景曰 太陽病不解하야 轉入少陽者는 脇下硬滿 乾嘔不能食 往來寒熱者 尙未吐下하고 脈沈緊者는 與小柴胡湯이오
若已吐下에 發汗 譫語하고 柴胡證證罷에 此爲壞證이니 依壞法治之니라

9-39 장중경(張仲景)이 말하기를 태양병(太陽病)이 풀리지 않아 소양(小陽)으로 전입(轉入)된 것은 옆구리 아래가 딴딴하고 그득하며 헛구역이 나고 먹지를 못하고 추웠다 더웠다 하는 것이니 아직 토하거나 설사시키지 않고 맥이 침(沈), 긴(緊)한 경우라면 소시호탕(小柴胡湯)을 투여한다. 만약 이미 토하게 하거나 설사시키거나 땀을 내어 헛소리하는 것은 시호증(柴胡證)이 없어진 것이고 이것을 괴증(壞證)이라 하니 괴법(壞法) 치법에 의거하여야 한다.

참조

① 『傷寒論』 辨少陽病脈證幷治法 274條

本太陽病不解 轉入少陽者 脇下硬滿 乾嘔不能食 往來寒熱者 尙未吐下 脈沈緊者 與小柴胡湯 若已吐下 發汗 溫針 譫語 柴胡證罷 此爲壞病 知犯何逆以法治之

② 『東醫寶鑑』 雜病 寒 少陽病壞證

太陽病不解 轉入少陽者 脇下硬滿 乾嘔不能食 往來寒熱者 尙未吐下 脈沈緊者 與小柴胡湯 若已吐下 發汗譫語 柴胡證罷 此爲壞病 依壞法治之〈仲景〉

③ 『東醫壽世保元・甲午本』9-23

9-40

傷寒에 脈弦細하며 頭痛發熱者[145]는 屬少陽하니 不可發汗이니 發汗 則譫語이니라

9-40 상한(傷寒)에 맥이 현(弦)하고 세(細)하며 머리가 아프고 열이 나는 것은 소양(小陽)에 속하니 땀을 내서는 안 되는데 땀을 내면 헛소리한다.

참조

① 『傷寒論』 辨少陽病脈證幷治法 273條

傷寒 脈弦細 頭痛發熱者 屬少陽 少陽不可發汗 發汗則譫語 此屬胃 胃和則癒 胃不和則煩而悸

② 『東醫寶鑑』 雜病 寒 少陽病不可發汗

傷寒 脈弦細 頭痛發熱者 屬少陽 不可發汗 發汗則譫語〈仲景〉

③ 『東醫壽世保元・甲午本』9-25

今考更定 少陽人膀胱病 發熱惡寒身痛煩躁脈浮緊者	初輕證也.
寒熱往來胸脇滿者	次尤證也.
結胸者	次重證也.
短氣喘促者	次險證也.

短氣喘促者 膀胱不足之竭勢也. 不急治必危 當用 柴胡苽蔞湯 千金導赤散 日三四服又連日服.

結胸者 當用 甘遂散而 硬滿關格之勢稍緩則 當用 柴胡苽蔞湯.

寒熱往來脇下硬滿者	當用 千金導赤散.
發熱惡寒身痛煩躁者	當用 荊防敗毒散.

自古此證 汗吐下則 病益危險故 用小柴胡湯. 溫冷相雜平均和解 欲其病勢無加無減自愈而

---

145 『東醫壽世保元』7판본에 '老'로 되어 있으나 '者'의 誤記로 보인다.

小柴胡湯亦非無加無減自愈之藥則 從古斯今之得此病者 儘是寒心矣.

噫 今之千金導赤散 柴胡苽蔞湯 其亦造物者之所陰援於人也歟.

③『東醫壽世保元·甲午本』9-24

9-41

嘗治 少陽人이 傷寒에 發狂譫語證하니 時則乙亥年 淸明節候也라

少陽人 一人이 得傷寒 寒多熱少之病하야 四五日後 午未辰刻에 喘促短氣어늘

伊時에 經驗이 未熟하야 但知少陽人에 應用藥이 六味湯이 最好之理故로 不敢用他藥 而紙用六味湯一貼한대 病人喘促이 卽時頓定하고

又數日後에 病人이 發狂譫語하며 喘促이 又發이어늘 又用六味湯一貼則 喘促이 雖少定 而不如前日之頓定矣이오

病人이 發狂連三日하고 午後喘促이 又發이어늘 又用六味湯한대 喘促 略不少定하고 有頃에 舌卷動風하야 口噤不語하니 於是 而始知六味湯之無能爲也하고

急煎白虎湯一貼하야 以竹管으로 吹入病人의 鼻中下咽 而察其動靜 則舌卷口噤之證은 不解 而病人腹中에 微鳴이라

仍以兩爐煎藥하야 荏苨灌鼻한데 數三貼後에 病人腹中에 大鳴하며 放氣出焉이어늘 三人이 扶持病人하고 竹管으로 吹鼻灌藥 而病人氣力이 益屈强하야 三人扶持之力이 幾不能支當矣호라

又荏苨灌鼻하야 自未申時로 至亥子時까지 凡用石膏八兩하니 末境에 病人腹中이 大脹하고 角弓反張之證이 出焉하더니 角弓反張後 少頃에 得汗而睡하고

翌日平明에 病人이 又服白虎湯 一貼하고 日出後에 滑便一次 而病快愈니라

愈後에 有眼病이어늘 用石膏 黃柏末 各一錢 日再服하니 七八日後에 眼病이 亦愈라

伊時에 未知大便驗法故로 不察大便之秘閉幾日이나

然이나 想必此病人이 先自表寒病으로 得病後에 有大便秘閉而 發此證矣리라

9-41 일찍이 소양인 상한(傷寒)에 발광(發狂)을 하고 헛소리하는 것은 치료한 적이 있는데 때는 을해년(乙亥年, 1875년) 청명(淸明)시기였다. 소양인 한 사람이 상한(傷寒)에 한(寒)이 많고 열(熱)이 적은 병에 걸려 4~5일후 오미시(午未時)에 숨이 차고 호흡이 급한데 이 때에 경험이 부족하여 단지 소양인의 약을 씀에 육미탕(六味湯)이 최고로 좋은 줄만 알아서 감히 다른 약은 쓸 생각을 못하여 다만 육미탕(六味湯) 1첩을 썼더니 병인이 숨이 찬 것이 즉시 진정되었다. 또 수일 후에 병인이 발광(發狂)하고 헛소리하며 숨이 찬 것이 다시 발생하여 또 육미탕(六味湯) 1첩을 쓰는데 숨이 찬 것이 비록 조금 안정되었으나 전일과 같이 진정되지는 않았다. 병인이 3일을 이어서 발광(發狂)하더니 오후에 숨이 찬 것이 다시 발생하여 다시 육미탕(六味湯)을 쓰니 숨이 찬 것이 조금도 안정되지 못하고 잠시 있다가 혀가 말리고 풍이 동하며 이를 악물고 말을 못하게 되니 여기에 비로소 육미탕(六味湯)으로 될 수 없는 것을 알고 급히 백호탕(白虎湯) 1첩을 달여 대나무 관으로 병인의 코에 불어넣어 목구멍으로 넘어가게 하고 그 동정을 살피니 혀가 말리고 이를 악문 증상은 풀리지 않고 환자의 뱃속에서 약간 소리가 났다. 그래서 2개의 화로로 약을 달여 계속해서 코에 3첩을 부어 넣은 후에 환자의 뱃속에서 큰 소리가 나고 방귀가 나왔다. 세 사람이 도와서 환자를 붙들고 대나무 관으로 코에 약을 불어 넣으니 환자의 기력이 더욱 강하여 세 사람의 도와서 붙드는 힘으로는 거의 당하지 못하였다. 다시 콧 속으로 약을 부어 미신시(未申時)로부터 해자시(亥子時)에 이르기까지 석고를 8량(兩)을 썼는데 마지막에 환자의 뱃속이 대단히 부르고 각궁반장(角弓反張)의 증세가 나더니 각궁반장(角弓反張)한 후에 잠시 있다가 땀이 나고 잠이 들었다. 이튿 날 동이 틀 때 환자에게 또 백호탕(白虎湯) 1첩을 먹이고 해가 돋은 후에 활변(滑便)을 한 번 보고서 병이 나았다. 병이 나은 후에 눈병이 나서 석고와 황백(黃柏)가루 각각 1돈을 하루에 2번씩 먹이니 7~8일후에 눈병이 역시 나았다. 그때는 아직 대변으로 징험하는 법을 알지 못하였으므로 대변을 며칠이나 보지 못하였는지를 살피지 못하였으나, 생각건대 그 환자는 먼저 표한(表寒)병을 얻은 후에 대변이 막혀서 이러한 증이 발생하였을 것이다.

9-42

其後에 又有 少陽人 一人이 得傷寒에 熱多寒少之病하니

有人이 敎服雉肉湯하야 仍成陽毒發斑이어늘 余가 敎服白虎湯 連三貼 而其人이 只服半貼하고

數日後에 譫語而病重하니 病家에서 懇急이어늘 顚倒往觀 則病人外證이 昏憒하야 已有動風之漸 而耳聾譫語하며 舌上白胎라 藥囊에 祇有石膏一斤 滑石一兩 而無他藥故로 急煎石膏一兩 滑石一錢을 頓服

而其翌日에 又服石膏一兩 滑石一錢하니 此兩日 則大便이 皆不過一晝夜라

至于第三日하야 病家에서 以過用石膏를 歸咎故로 一日不用石膏矣호니

至于第四日하야 病家에서 懇急이어늘 顚倒往觀 則病人大便秘閉가 兩夜一晝 而語韻이 不分明하고 牙關이 緊急하야 水飮不入이어늘

急煎石膏二兩하야 艱辛下咽 而半吐半下咽하니 少頃에 牙關이 開 而語韻 則不分明如前이라

又連用石膏 一兩하고

其翌日 則以午後動風에 藥不下咽之慮故로 預爲午前用藥하야 以備動風 而又五六日用之하니

前後用石膏를 凡十四兩 而末境에 發狂數日하고 語韻이 宏壯 而病愈하야 數月然後에 方出門庭하니라

9-42 그 후에 또 소양인 한 사람이 있었는데 상한(傷寒)에 열(熱)이 많고 한(寒)이 적은 병을 얻어 어떤 사람이 꿩고기탕을 먹게 하여 이에 양독발반(陽毒發斑)이 되었기에 내가 이르기를 백호탕(白虎湯) 3첩을 계속 복용하라 하였으나 그 사람은 다만 반 첩을 먹었다. 수일 후에 헛소리하고 병이 중하여 환자의 집에서 급하다고 하소연하여 다시 가서 보았더니, 환자의 겉으로 나타난 증상은 정신이 혼미하여지고 벌써 풍이 동할 징조가 보이고 귀가 먹고 헛소리하고 혀 위에 백태(白苔)가 끼어 있었다. 약 주머니에 다만 석고 1근과 활석 1량(兩)만 있고 다른 약은 없었으므로 급히 석고 1량과 활석 1돈을 달여서 한꺼번에 먹이고 그 이튿날 또 석고 1량, 활석 1돈을 먹였더니 2일간은 대변이 막힌 것이 하루 밤낮뿐이 지나지 않았다. 제 3일이 되어 환자의 집에서 석고를 너무 많이 쓴다 하여 집으로 돌아왔기 때문에 그날은 석고를 쓰지 못했다. 제 4일이 되어 환자의 집에서 급하다고 하소연하여 다시 가서 보았더니 환자가 대변이 막힌 것이 이틀 밤을 지나고도 하루 낮이 되니 말이 분명하지 않고 입을 꼭 물어서 물 마시는 것이 들어가지 않았다. 급하게 석고 2량을 달여 간신히 목구멍으로 넘겨 보내니 절반은 토하고 절반은 넘어가서 잠시 후에 입은 열렸으나 말이 분명치 못한 것은 전과 같았다. 다시 석고 1량을 연이어 쓰고 그 이튿날에는 오후에 풍이 동하면 약이 목구멍으로 넘어가지 못할 염려가 있어서 미리 오전에 약을 써서 풍이 동하는 것을 예방하고 또 5~6일석 고. 썼으니 전후(前後)로 쓴 석고가 무릇 14량이 되었다. 나중에 수일 동안 발광(發狂)을 하고 나서 말소리가 웅장하여지면서 병이 나았다. 수개월 후에 대문 밖을 나가게 되었다.

참조 ① 『東醫壽世保元・甲午本』10-11

嘗治 少陽人傷寒發狂譫語證 時屬淸明節候

少陽人一人得傷寒 寒多熱少之病 四五日後 午未辰刻 喘促短氣

伊時經驗未熟而 但知少陽人溫煖藥不敢近口之理故 祇用六味湯日一服 每用六味湯則 喘促頓定.

數日後 發狂譫語喘促又發 又用六味湯 喘促雖小定而 不如前日之頓定.

發狂三日午後 喘促又發 又用六味湯 略不小定 有頃舌卷動風口噤不語於是而 始知六味湯之無能爲也.

急煎白虎湯一貼 以竹管吹入病人鼻中下咽而 察其動靜則 舌卷口噤之證不解而 病人腹中微鳴

仍以兩爐煎藥 荏蓔灌鼻 數三貼後則 病人腹中大鳴 放氣出焉而 氣力益屈强

又荏蓔灌鼻 自未申時至亥子時 凡用石膏八兩. 末境角弓反張之證出焉 角弓反張後 少頃得汗而睡

翌日平明 滑便一次而病快愈 愈後有眼病 日服石膏二錢 七八日後 眼病亦愈.

伊時 未知大便驗法故 不察大便之秘閉幾日 然想必此病人 大便秘閉數三日後而發此證也.

其後 又有少陽人一人得傷寒 熱多寒少之病

有人敎服雉肉湯 仍成陽毒發斑

余敎服白虎湯連三貼而 其人只服半貼

數日後 譫語而病重 病家懇急 顚倒往觀則 病人外證昏憒 已有動風之漸而 耳聾譫語舌上白胎

藥囊祇有石膏一斤滑石一兩而無他藥 故急煎石膏一兩滑石一錢 頓服而

其翌日 又服石膏一兩滑石一錢 此兩日則大便皆不過一晝夜

至于第三日. 病家以過用石膏歸咎故 不用石膏.

至于第四日 病家憫急 顚倒往觀則 病人 大便秘閉已爲兩夜一晝而 語韻不分明牙關緊急水飮不入

急煎石膏二兩 艱辛下咽而半吐半下咽 少頃牙關開而 語韻則不分明如前 又連用石膏一兩

其翌日則 以午後動風 藥不下咽之慮故 預爲午前用藥 以備動風而 又五六日用之

前後 用石膏凡十四兩而 末境發狂數日語韻宏壯而 病愈數月然後 方出門庭

以此病觀之則 陽毒發斑 最險於初證也

發狂壯談猶賢於譫語也而 譫語之昏憒者 譫語之尤危也.

喘促之低陷者 喘促之尤險也.

9-43

其後에 又有少陽人 一人이 初得頭痛身熱 表寒病 八九日이라

其間에 用黃連·瓜蔞·羌活·防風 等屬하니 病勢少愈 而永不快祛矣하니

仍爲發狂三日이어늘 病家에서 以尋常例證으로 視之 而祗用黃連·瓜蔞等屬하다가 又譫語數日에 始用地黃白虎湯 一貼한데

其翌日午後에 動風이어늘 急煎地黃白虎湯하야 連三貼救急 而艱辛下咽하고

其翌日 則白虎湯에 加石膏一兩 午前用之하야 以備動風 而連三日用之하니 病人이 自起坐立하야 能大小便하며 病勢比前 快蘇快壯矣호니 不幸 病加於少愈하며 慮不周於完治하야 此人이 竟不救하니

恨不午前에 祗用白虎湯 二貼하야 以備動風 而午後에 全不用藥以繼之也로다

以此三人病으로 觀之 則發狂譫語證에 白虎湯을 非但午前用藥하야 以備動風而已오

日用五六貼 七八貼 十餘貼하야 以晝繼夜則 好矣하며

不必待譫語後 而用藥이오 發狂時에 當用藥도 可也하며

不必待發狂後 而用藥이오 發狂前에 早察發狂之漸이 可也니라

9-43 그 후에 또 소양인 한 사람이 처음에 머리가 아프고 몸에 열이 나는 표한(表寒)병이 걸렸는데 8,9일이 되었다. 그 사이에 황련(黃連), 과루인(瓜蔞仁), 강활(羌活), 방풍(防風) 등의 약을 썼으나 병세가 좀 낫기는 하나 사뭇 쾌히 낫지 못하더니 마침내 발광(發狂)하여 3일이 되었다. 환자의 집에서는 가벼운 일반적인 증상으로 보고 다만 황련과 과루인 등의 약만 쓰다가 또 헛소리한지 수일에 비로소 지황백호탕(地黃白虎湯) 1첩을 쓰기 시작했다. 그 다음날 오후에 풍이 동하여 급히 지황백호탕(地黃白虎湯)을 달여 3첩을 계속 써서 구급하니 간신히 목구멍으로 내려갔다. 그 다음날에도 백호탕(白虎湯)에 석고 1량을 더하여 오전에 썼는데 풍이 동할 것을 대비하기 위함이고 3일을 계속하여 석고를 쓰니 환자가 스스로 일어나 앉고 서고 대소변도 보게 되어 병세가 전에 비하여 쾌히 덜하고 회복되었으나 불행하게도 병이 조금 낫다가 다시 나빠졌는데 내 생각이 완치하는 데까지 주밀하지 못하여 이 사람을 마침내 구원하지 못하였다. 한스러운 것은 오전에 다만 백호탕 2첩을 써서 풍이 동할 것을 예방하기만 하고 오후에는 전혀 약을 쓰지 않아서 이어주지 못하였다는 것이 잘못된 것이다. 이 세 사람의 병으로 살핀다면 발광(發狂)하고 헛소리하는 증에 백호탕을 다만 오전에만 써서 풍이 동할 것을 예방하기만 할 것이 아니라 하루에 5~6첩, 7~8첩 10여첩을 써서 밤낮을 계속하여 이어주는 것이 좋을 것이다. 굳이 헛소리한 다음을 기다려서 약을 쓸 필요가 없고 발광할 때 당연히 약을 쓰는 것이 마땅하며, 발광한 다음을 기다려서 약을 쓸 것이 아니고 발광하기 전에 발광의 조짐을 조기에 살펴서 약을 쓰는 것이 마땅하다.

9-44

其後에 又有一 少陽人 十七歲 女兒가 素證이 間有悸氣하며 食滯腹痛矣호니

忽一日에 頭痛寒熱食滯어늘 有醫가 用蘇合元三箇하야 薑湯에 調下호니 仍爲泄瀉하야 日數十行 十餘日不止하고 引飮不眠하며 間有譫語證하니 時則己亥年 冬十一月 二十三日也라

卽夜에 用生地黃 石膏 各六兩 知母三兩한데 其夜에 泄瀉度數 減半하고

其翌日에는 用荊防地黃湯에 加石膏四錢하야 二貼連服한데 安睡而能通小便하니

荊防地黃湯 二貼藥力이 十倍於知母白虎湯을 可知矣라

於是에 每日用此藥四貼하는데 晝二貼連服하며 夜二貼連服하야 數日用之하니 泄瀉가 永止하고 頭部兩鬢에 有汗 而病兒譫語證이 變爲發狂證이어늘

病家에서 驚惑하야 二晝夜를 疑不用藥호니

病勢逐危하야 頭汗不出하고 小便秘結하며 口嚙冰片하고 不省人事하니 爻象이 可惡矣라 勢無奈何하야

以不得已之計로 一夜間에 用荊防地黃湯에 加石膏一兩하야 連十貼灌口한데 其夜에 小便이 通三碗하고 狂證이 不止나 然이나 知人看面하며 稍有知覺이라

其翌日에 又用六貼하고

連五日을 日用四五六貼하니 發狂이 始止하고 夜間에 或霎時就睡나 然이나 不能久睡便覺이어늘

又日用三四貼 連五日하니 頭頂兩鬢에 有汗 而能半時刻 就睡하며 稍進粥飮少許라

其後에는 每日 荊防地黃湯 加石膏 一錢하야 日二貼用之호되 大便이 過一日 則加四錢하야

至于十二月 二十三日하니 始得免危하야 能起立房室中하니 一朔內에 凡用石膏 四十五兩이러라

新年正月 十五日에 能行步一里地 而來見我하고

其後에 又連用 荊防地黃湯 加石膏一錢하야 至于新年 三月하니라

9-44 그 후에 또 소양인 17세 여자아이가 있었는데 평소에 간혹 딸꾹질이 나고 음식에 체하고 배가 아픈 증상이 있었다. 갑자기 하루는 머리가 아프고 추웠다 더웠다 하고 음식에 체했는데 한 의사가 소합향원(蘇合香元) 3개를 생강(生薑) 달인 물로 먹였더니 설사를 하는데 하루에 수십 번을 가고 십여 일이 지나도 그치지 않고 물이 먹히며 잠을 자지 못하고 가끔 헛소리하는 증상이 있었는데 그 때가 기해년(己亥年, 1899년) 겨울 11월 23일이었다. 그날 밤으로 생지황(生地黃), 석고를 각각 6량(兩), 지모(知母)를 3량(兩)을 썼더니 그날 밤 설사의 횟수가 절반으로 감소되었다. 그 이튿날 형방지황탕(荊防地黃湯)에 석고 4돈을 더하여 2첩을 연이어 먹게 하니 편안히 자며 소변도 잘 통하게 되었으니 형방지황탕(荊防地黃湯) 2첩의 약 효과가 지모백호탕(知母白虎湯)의 10배나 되는 것을 알 수 있었다. 이에 매일 이 약을 4첩씩 쓰는데 낮에 2첩을 이어 먹고 밤에 2첩을 이어서 먹여 수일간 쓰니 설사가 아주 그치고 머리와 양쪽 귀밑머리에서 땀이 나고 병난 아이의 헛소리하는 증상이 변하여 발광하는 증으로 되었는데 환자 집에서 놀라서 의심을 하여 2일 밤낮을 약을 쓰지 못하였는데 병세가 위태하게 되어 머리에 땀이 나지 않고 오줌이 통하지 않게 되고 입을 얼음을 씹을 때처럼 소리를 내고 사람을 알아보지 못하게 되어 병의 예후가 매우 나쁘게 되었다. 이러한 형세를 어찌할 것인가? 부득이 한 계책으로 하룻밤에 형방지황탕(荊防地黃湯)에 석고 1량(兩)을 더하여 10첩을 연이어 입에 부어 넣었더니 그 밤으로 小便이 통하여 3사발이나 누었으나 광증(狂證)은 그치지 않고 다만 사람을 알고 얼굴을 보며 약간 제정신이 들었다. 그 다음날에 또 6첩을 쓰고 5일을 계속해서 4,5,6첩을 쓰니 발광이 그치기 시작하고 밤사이에 혹 잠시 잠이 드나 오래 가지는 못하고 곧 깨기에 또 하루에 3~4첩을 5일 동안 이어서 쓰니 머리 정수리와 양쪽 귀밑머리에서 땀이 나고 능히 반시각동안 자게 되고 죽을 조금씩 먹게 되었다. 그후 매일 형방지황탕(荊防地黃湯)에 석고 1돈을 더하여서 하루에 2첩을 쓰되 대변을 하룻동안 보지 못하면 석고 4돈을 더하였더니 12월 23일에 이르러서 비로소 위태한 지경을 면하게 되었고 방안에서 일어서게 되었다. 한 달 동안에 무릇 석고를 쓴 것이 45량(兩)이 되었다. 신년(新年) 정월(正月) 5일에 능히 1리가 되는 거리를 걸어와서 나를 보고 갔다. 그후에도 또한 형방지황탕(荊防地黃湯)에 석고 1돈(錢)을 더하여 새해 3월까지 계속 썼다.

9-45

論曰 少陽人病은 以火熱 爲證故로 變動이 甚速하니 初證에 不可輕易視之也니라

凡少陽人 表病에 有頭痛하며 裡病에 有便秘 則已爲重病也니

重病에 不當用之藥을 一二三貼 誤投 則必殺人이오

險病危證에 當用之藥을 一二三貼 不及 則亦不救命이니라

9-45 나는 말하기를 소양인 병은 화열(火熱)이 그 증이 되기 때문에 변동이 매우 빨라서 처음 증이 나타나더라도 경솔하게 쉽게 보아서는 안 될 것이다. 대개 소양인의 표병(表病)에 머리가 아픈 것이 있거나 리병(裏病)에 변비가 있으면 이미 중병이 된 것이니 중병에는 쓰지 못할 약을 1,2,3첩만 잘못 투여하여도 반드시 사람을 죽일 것이고, 험한 병과 위태한 증에는 반드시 써야 할 약을 1,2,3첩을 쓸 때에 못써도 또한 생명을 구하지 못할 것이다.

강설

● 譫語壞證

脾受寒表寒病 내에서 나타나는 譫語證(胃熱熾盛한 상태)을 의미한다.

① 頭痛, 發熱의 傷寒 表病에서 轉變되어 발생하며, 譫語와 심해지면 動風까지 가는 병증이다.

② 轉變이 너무 빨라서 미처 치법이 발견되지 않은 急證이다.

③ 변동이 신속한 소양인의 병정의 특징과 관련되어 서술되어 있다.[9-45]

- 少陽人病 以火熱 爲證故 變動甚速 初證不可輕易視之也.
  소양인 병증은 火熱병증이라고 해서 胃熱이 치성해지기 쉬운 병증이다.

■ 甲午本

① 갑오본에서 裏之裏病인 傷寒譫語證이 신축본에서는 表裏病으로 재편되었다.

② 現證과 腹裏부위의 병태로 裏之裏病에 배속되었다.

◇ 갑오본에서는 傷寒譫語證이 裏病에 배속되어 있다.

- 갑오본에서는 素證 개념이 명확하지 않았고, 腹背表裏라는 구조적 개념과 熱證이라는 개념에서 裏病으로 개념을 정립하였기 때문에, 現證의 腹裏부위 병태인 裏病으로 보았다.

■ 辛丑本

① 소양인 표병을 寒熱多少로 세분화 하였다.

갑오본에서 다른 위치에 있던 조문들이 脾受寒表寒病으로 합쳐지면서 새로운 치험례가 추가되었다. 9-41,42 조문은 少陽傷風證에서 寒多熱少, 熱多寒少를 기준으로 구분하였고 9-43,44조문은 소양인의 亡陰證을 寒熱多少에 따라 구분한 것으로 보인다. 이러한 치험례의 구성은 소양인 표병을 寒熱多少에 따라 세분화한 것으로, 병증 각각의 처방이 구체화된 것을 보여준다.

갑오본과 신축본의 譫語壞證 구성비교

조문	갑오본	신축본
9-41	內觸大腸病論	脾受寒表寒病
9-42	한 조문으로 구성(10-11)	다른 조문으로 구분(9-41, 9-42)
구성	大便不通의 서술이 이어짐	譫語證의 치험례 4개로 구성
9-43	없음	새롭게 추가됨
9-44		한열다소에 따라 망음증을 구분하게 됨

소양인 표병의 寒熱多少에 따른 분류

	寒多熱少	熱多寒少
少陽傷風證	荊防敗毒散 荊防導赤散	荊防瀉白散
亡陰證	荊防地黃湯 滑石苦蔘湯	荊防瀉白散 猪苓車前子湯

② 素證에 기반하여 用藥하는 것이 중요하다는 결론에 도달하였다.

寒熱과 素證을 기본으로 表裏病證을 구분하고, 그 안에서 熱多寒少, 寒多熱少로 胃熱의 정도를 나누었다. 현재 나타나는 증상으로 병증을 구분하는 것이 아니라 素證에 기반한 병증진단과 用藥에 대한 개념이 명확해진 것이다. 즉, 소양인 섬어괴병은 소양인의 모든 표병증에서 오치하거나 적합한 치료를 하지 못해 시일을 끌게 되면 변하여 나타날 수 있는 소양인 표병 공통의 변증이다.

신축본의 少陽人 譫語壞證

	寒多熱少	熱多寒少
少陽傷風證	荊防敗毒散 荊防導赤散	荊防瀉白散
亡陰證	荊防地黃湯 滑石苦蔘湯	荊防瀉白散 猪苓車前子湯

⇓

오치하거나 적합한 치료를 하지 못해 시일을 끌게 되어 胃熱이 치성해져 譫語壞證 발병함

③ 소양인 亡陰證을 한열의 다소에 따라 身熱頭痛亡陰證, 身寒腹痛亡陰證으로 인식하게 되었다.

『甲午本』에서『辛丑本』로 改抄되면서 腹痛泄瀉證에서 身熱頭痛泄瀉와 身寒腹痛泄瀉로 구분되는 亡陰證으로의 변화는 譫語壞證에 대한 치험례를 통해서 이루어졌다. 譫語壞證 치험례는『甲午本』에서는 현 증상에 따라 裏病으로 분류되었으나『辛丑本』에서는 병의 시작점인 素證에 따라 변증을 하여 表病의 변증으로 구분하였다. 이러한 素證에 따른 병리기전 인식은 갑오본의 腹痛泄瀉證을 素證의 寒熱에 따라 身熱頭痛亡陰證과 身寒腹痛亡陰證으로 구분하게 된 계기가 되었다.

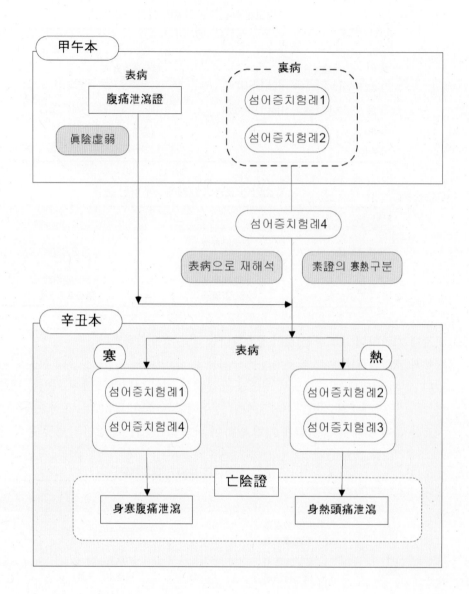

■ 脾受寒表寒病 치험례

乙亥年(1875년, 동무 39세)의 六味湯 치험례(9-41)에서부터 己亥年(1899년, 동무 63세) 荊防地黃湯 加 石膏(9-44) 치험례에 이르기까지 소양인 병증약리에 대한 인식의 발전과정을 살펴볼 수 있다.

譫語證 치험례 1	
素證	
寒多熱少	
現證	
① 得傷寒 寒多熱少之病 ② 四五日後 午未辰刻 喘促短氣 : 脾受寒表寒病에서 結胸證의 대표적인 증상이다.	
辨證	
素證으로 寒多熱少 상태에서 喘促短氣라는 結胸에 준하는 증상이 생긴 경우	
경과	
治方 ①	六味湯
경과	喘促이 조금 낫는 듯 하다가 계속 재발하며 결국 喘促도 해소되지 않고 發狂譫語 → 舌卷動風 口噤不語가 발생함
治方 ②	白虎湯
경과	腹中 大脹 角弓反張, 得汗而睡, 滑便一次 而病快愈 * 表寒病 得病後 有大便秘閉 而發此證: 結胸에 준한 증상이 나타났다는 점에서 導赤降氣湯 加 石膏를 썼어야 했는데, 六味湯이라는 기존 처방을 써서 降陰이 되지 않았을 뿐만 아니라 淸裏熱도 되지 않아 發狂譫語 및 動風이 나타났다고 판단하였다. 갑오본에는 大便秘로 인해 이러한 증상이 발생했다고 하였으나 신축본에서는 表寒病에서 大便秘燥가 발생한 것이라고 병의 출발점에 대한 제시를 하였다. 즉 發熱, 發狂譫語, 動風이라는 胃熱이 치성한 現證의 시작은 寒多熱少, 喘促短氣라는 表寒病이라는 병증의 구분에 대한 체계적 인식이 생기게 된다.

譫語證 치험례 2	
素證	
熱多寒少	
現證	
① 得傷寒 熱多寒少之病 : 表病에서도 胃熱이 좀더 많은 경우로 볼 수 있다. ② 陽毒發斑	
辨證	
素證으로 熱多寒少 상태에서 꿩고기를 먹고 陽毒發斑이라는 胃熱에 준하는 증상이 생긴 경우	
경과	
治方 ①	白虎湯
경과	수일 후 譫語, 耳聾 등이 발생함(動風之漸)
治方 ②	石膏一兩 滑石一錢(無他藥故)
경과	大便 皆不過一晝夜 석고 사용을 꺼려하여 임의로 줄여서 복용하다가 大便秘閉가 다시 발생하며 譫語, 牙關緊急이 발생하였다. 連用石膏 一兩을 지속적으로 복용하여 병이 낫게 되었다. 9-41 조문과 비교했을 때 9-42는 表病에서도 胃熱이 좀더 많은 경우에 해당하며 이를 구분하고자 신축본에서 조문을 나눠서 구성한 것으로 볼 수 있다. 신축본 시각으로 재해석한다면, 少陽傷風證의 熱多寒少에 해당되는 병증에서 출발하여 發狂譫語라는 胃熱이 치성해진 變證까지 진행되더라도 荊防瀉白散을 기본 처방으로 활용해야 한다.

譫語證 치험례 3	
素證	
언급 없음	
現證	
① 初得頭痛身熱 表寒病	
辨證	
頭痛發熱의 脾受寒表寒病이 발생한 경우	
경과	
治方 ①	黃連 瓜蔞 羌活 防風等屬 (甲午本의 柴胡瓜蔞湯으로 생각된다)
경과	조금 낫는 듯 하나 완벽히 쾌유하지 못하고 發狂이 발생함
治方 ②	黃連 瓜蔞等屬
경과	큰 병으로 생각하지 않고 처음 사용한 대로 用藥하였으나 譫語證이 발생함
治方 ③	地黃白虎湯
경과	動風이 발생하여 地黃白虎湯을 連服하여 能大小便하며 動風 → 譫語 → 發狂의 순서로 병이 낫게 되었다. 發狂, 譫語, 動風이라는 胃熱의 輕重을 언급하고 있다. ◇ 發狂, 譫語, 動風 - 發狂(其人如狂; 통증이나 답답한 증상을 의미함, 熱病이 있을 때를 의미함) - 譫語(감각이 무뎌짐, 이명이 심해짐, 벌레가 기어가는 듯함) - 動風(熱盛驚風, 熱이 심해져서 나타나는 전신증상 중 신경계 쪽에 나타나는 증상) - 頭痛, 身熱, 表寒病에 과루, 강활, 방풍 등의 降陰의 치법을 사용했으나 胃熱이 치성해 지면서 發狂, 譫語, 動風으로 이어지므로 白虎湯을 急用하여 淸胃熱을 우선 다스려야 함을 언급하고 있다. 신축본의 시각으로 재해석한다면, 身熱頭痛亡陰證 또는 少陽傷風證의 병증에서 출발하여 胃熱이 심해진 變證이 발생하였으므로 荊防瀉白散을 기본 처방으로 활용하여야 한다. 또한 脾受寒表寒病에서도 脾大腎小라는 소양인의 臟局大小의 특징으로 나타나는 胃熱의 변동이 신속함을 고려해야 한다는 것을 강조하는 조문으로 볼 수 있다.

譫語證 치험례 4	
素證	
間有悖氣 食滯腹痛 : 딸꾹질과 食滯腹痛과 같은 亡陰證의 素證을 갖고 있다.	
現證	
① 頭痛寒熱食滯 ② 蘇合元三箇 薑湯調下로 誤治하여 泄瀉, 引飮不眠, 譫語가 발생함	
辨證	
亡陰證의 素證을 가진 경우인데 頭痛寒熱, 食滯가 발생하였을 때 辛熱한 약물로 誤治하여 胃熱이 挾하게 된 경우	
경과	
治方 ①	生地黃 石膏 各六兩 知母三兩(知母白虎湯)
경과	설사가 반 정도 감소함
治方 ②	荊防地黃湯 加石膏四錢
경과	安睡而能通小便, 頭部兩鬢 有汗 而病兒譫語證 變爲發狂證 發狂이 병이 重해지는 것으로 오인하여 병가에서 약을 쓰지 않아 頭汗不出 小便秘結 口噙冰片 不省人事 발생함
治方 ③	荊防地黃湯 加石膏 一兩
경과	小便通三碗, 就睡, 兩鬢 有汗, 稍進粥飮 身寒腹痛亡陰의 素證을 가진 아이가 胃熱이 치성했을 때는 現證을 다스리는 白虎湯보다는 원래의 素證에 기반한 荊防地黃湯 加 石膏를 사용하는 것이 10배 이상 낫다. 즉, 陰淸之氣가 약해 降陰이 되지 않는 身寒腹痛亡陰證에서 출발한 胃熱症은 淸裏熱의 방법으로만 해소되지 않으며 반드시 降表陰이라는 脾受寒表寒病의 병리적 출발점에서 해결해야 한다는 병증의 발전적 인식이 반영되었다. 9-44는 갑오본에서 裏病으로 분류한 9-41,42 조문을 신축본의 脾受寒表寒病으로 옮기게 된 결정적인 치험례이다.

胃受熱裏熱病

주요내용

1. 胃受熱裏熱病의 의미, 발생기전, 치법을 이해한다.
2. 胸膈熱證의 증상, 치법, 처방을 이해한다.
3. 消渴證의 증상, 치법, 처방을 이해한다.
4. 陽弱의 의미를 이해한다.
5. 陰虛午熱證의 증상, 치법, 처방을 이해한다.

1. 胃受熱裏熱病의 의미

胃受熱	胃	⇨ 「臟腑論」의 脾黨의 하나 ⇨ 胃局으로 표현되기도 함.
	熱	脾局의 水穀熱氣에 해당되는 陽氣가 과도해져서 병리적으로 작용하게 되는 현상
	"胃受熱" 脾局 부위에 병리적인 熱이 과도하여 생기는 병리기전을 통해 나타나는 "淸陽上升不利"의 현상	
裏熱病	裏	⇨ "腹背表裏(5-4)" 　사상의학에서 인체의 전면부와 후면부를 구분하는 개념 ⇨ "裏" : 인체의 전면부에 해당되는 "腹裏" 즉 胃脘胃小腸大腸(頷臆臍腹)의 부위⇨ 脾腎의 水穀之氣 病證으로 설명하는 　少陽人에서는 胃와 大腸 부위를 의미
	裏 熱	⇨ 脾局 부위에 과도해진 熱氣로 인하여 腹裏부위에 병리적으로 熱의 증상이 나타나는 현상
胃受熱의 병기를 거쳐 腹裏 부위에 熱證이 나타나는 병증		

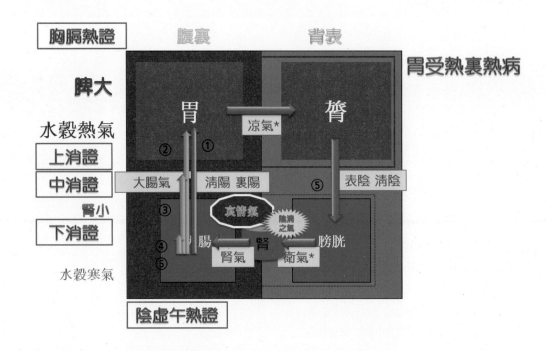

① 胸膈熱證 : 淸陽의 上升이 약해져 胃局의 熱氣가 심화되어 胃熱證이 나타나는 병증

②③④ 消渴證 : 胃熱證이 심한 상태에서 淸陽의 上升에 문제가 서서히 발생하는 병증으로, 淸陽의 上升이 胃局까지 상승하나 頭面四肢로 가지 못하는 상태를 上消證②이라고 하고, 胃局까지 미치지 못하는 상태를 中消證③이라고 한다. 腎氣가 약한 상태인 腎弱으로 인하여 淸陽의 上升이 거의 되지 못하여 大腸局에 겨우 미치는 상태를 下消證④이라고 한다.

⑤ 陰虛午熱證 : 腎氣가 약한 腎弱의 상태로 淸陽의 上升이 거의 되지 못하여 腹裏 부위의 熱症이 생기는 동시에 背膂에서 膀胱으로 表陰이 降陰하지 못하여 背表의 寒症이 생기는 表裏俱病의 병증

2. 胃受熱裏熱病 Preview

조문번호	내용
10-1~10	胸膈熱證
10-11	少陽人의 大便
10-12	表裏病에 따른 胃熱의 輕重비교
10-13~18	消渴證
10-19~22	中消證의 變證 : 癰疽, 眼病, 鼓脹
10-23~24	陽弱과 少陽人 汗出
10-25~29	陰虛午熱證

3. 胸膈熱證

10-1
張仲景曰 太陽病 八九日에 如瘧狀하야 發熱惡寒 熱多寒少 脈微而惡寒者는 此는 陰陽俱虛니 不可更發汗更下更吐오
面色이 反有熱色者는 未欲解也라 不能得小汗出이면 身必痒이니 宜桂麻各半湯이니라

10-1 장중경(張仲景)이 말하기를 태양병(太陽病) 8~9일에 학질(瘧疾)증상과 같이 열이 나고 추위를 싫어하는데 열이 많고 한이 적으
며 맥이 미(微)하고 추위를 싫어하는 것은, 음과 양이 모두 허한 것이니 가벼이 땀을 내거나 설사시키거나 토하게 하지 말아야 한
다. 얼굴빛이 도리어 열색(熱色)이 있으면 병이 아직 풀리려고 하지 않는 것으로 조금이라도 땀을 내지 못하면 몸이 반드시 가려
울 것이니 마땅히 계마각반탕(桂麻各半湯)을 써야 한다.

> **참조**
> ① 『傷寒論』辨太陽病脈證幷治法 24條
> 太陽病 得之八九日 如瘧狀 發熱 惡寒 熱多寒少 其人不嘔 淸便欲自可 一日二三度發 脈微緩者 爲欲愈也 脈微
> 而惡寒者 此陰陽俱虛 不可更發汗 更下 更吐也 面色 反有熱色者 未慾解也 以其不能 得小汗出 身必痒 宜桂枝
> 麻黃各半湯.
> ② 『東醫寶鑑』雜病 寒 太陽病似瘧
> 太陽病八九日 如瘧狀 發熱惡寒 熱多寒少 脉微而惡寒者 此陰陽俱虛 不可更發汗 更下 更吐 面色反有熱色者 未
> 欲解也 以其不能 得小汗出 身必痒 宜桂麻各半湯〈仲景〉
> ③ 『東醫壽世保元·甲午本』9-3

10-2
太陽病에 似瘧하야 發熱惡寒 熱多寒少 脈微弱者는 此는 亡陽也니 身不痒이면 不可發汗이니 宜桂婢各半湯이니라

10-2 태양병(太陽病)에 학질(瘧疾)과 같아서 열이 나고 추위를 싫어하는데 열이 많고 한이 적으며 맥이 미(微)하고 약한 것은 망양(亡
陽)이다. 몸이 가렵지 않으면 땀을 내지 말아야 하니 마땅히 계비각반탕(桂婢各半湯)을 써야 한다.

> **참조**
> ① 『傷寒論』辨太陽病脈證幷治法 28條
> 太陽病 發熱惡寒 熱多寒少 脈微弱者 此無陽也 不可發汗 宜桂枝二越婢一湯
> ② 『東醫寶鑑』雜病 寒 太陽病似瘧
> 太陽病 似瘧 發熱惡寒 熱多寒少 脉微弱者 此無陽也 身不痒不可發汗 宜桂婢各半湯〈仲景〉
> ③ 『東醫壽世保元·甲午本』9-4

10-3
論曰 此證에 大便이 不過一晝夜而 通者는 當用 荊防瀉白散이오
　　　大便이 過一晝夜而 不通者는 當用 地黃白虎湯이니라

10-3 이러한 증에 대변이 하루 밤낮을 지나지 않아서 통하면 형방사백산(荊防瀉白散)을 써야 하고, 대변이 하루 밤낮을 지나도 통하
지 않으면 지황백호탕(地黃白虎湯)을 써야 할 것이다.

> **참조**
> ① 『東醫壽世保元·甲午本』9-5
> 今考更定 發熱惡寒熱多寒少而身痒者 其病不輕而 猶非重證也.
> 　　　　　　　　身不痒者 其病不輕而 已爲重證也.

此證 大便過一晝夜有餘而不通者 當用 白虎湯

大便不過一晝夜有餘而通者 當用 千金導赤散 柴胡苽蔞湯.

此證 桂麻各半湯 桂婢各半湯不當用.

강설

10-1~3

① 熱多寒少(10-1,2): 熱을 가늠하여 荊防瀉白散을 쓸 때도 있고, 地黃白虎湯을 쓸 때도 있다.

② 大便(10-3): 裏熱을 가늠할 수 있는 지표

소양인 胃受熱裏熱病에서 胃熱의 지표로 대변의 상태를 언급하고 있다. 대변이 하루정도 지나면 풀리며 하루 이상 변비가 지속되지 않는 정도의 胸膈熱證은 荊防瀉白散으로 해결이 되는데, 大便不通이 하루 이상 지속되는 경우 地黃白虎湯을 써야 한다.

10-4

張仲景曰 陽明證에 小便이 不利하며 脈浮而渴이어든 猪苓湯을 主之니라

10-4 장중경(張仲景)이 말하기를 양명증(陽明證)에 소변이 잘 나오지 않으며 맥이 부(浮)하고 갈증이 있는 것은 저령탕(猪苓湯)을 주로 쓴다.

참조

① 『傷寒論』辨陽明病脈證幷治法 233條

若脈浮發熱 渴欲飲水 小便不利者 猪苓湯 主之

② 『東醫寶鑑』雜病 寒 陽明病形證用藥

猪苓湯 治陽明證 小便不利 汗少 脉浮而渴 赤茯苓 猪苓 阿膠 澤瀉 滑石 各一錢 右四味剉 水煎臨熱 入阿膠煎 烊溫服〈仲景〉

③ 『東醫壽世保元·甲午本』10-1

10-5

三陽合病하야 頭痛面垢하며 譫語遺尿는 中外俱熱이니 自汗煩渴하며 腹痛身重이어든 白虎湯을 主之니라

10-5 삼양(三陽)이 합병(合病)되어 머리가 아프고 얼굴에 때가 끼고 헛소리하고 소변이 저절로 나오고 속과 겉에 다 열이 있고 저절로 땀이 나고 번갈(煩渴)하며 배가 아프고 몸이 무거우면 백호탕(白虎湯)을 주로 쓴다.

참조

① 『傷寒論』辨陽明病脈證幷治法 229條

三陽合病 腹滿 身重 難以轉側 口不仁而面垢 譫語 遺尿 發汗則譫語 下之 則額上生汗 手足厥冷 若自汗出者 白虎湯 主之

② 『東醫寶鑑』雜病 寒 傷寒合病

三陽合病 頭痛面垢 譫語遺尿 中外俱熱 自汗煩渴 或腹滿身重 白虎湯主之〈仲景〉

③ 『東醫壽世保元·甲午本』10-2

10-6

論曰 陽明證者는 但熱無寒之謂也오 三陽合病者는 太陽少陽陽明證이 俱有之謂也라

　此證에 當用 猪苓湯 白虎湯이나

然이나 古方 猪苓湯이 不如 新方 猪苓車前子湯之具備오

　古方 白虎湯이 不如 新方 地黃白虎湯之全美矣이니

若 陽明證에 小便不利者가 兼 大便秘燥則 當用 地黃白虎湯이니라

10-6 양명증(陽明證)은 단지 열(熱)만 있고 한(寒)이 없는 것을 말하고, 삼양(三陽)이 합병(合病)한다는 것은 태양증, 소양증, 양명증이 함께 있는 것을 말한다. 이러한 증에는 마땅히 저령탕(猪苓湯)이나 백호탕(白虎湯)을 써야 한다. 그러나 옛 처방인 저령탕이 새 처방인 저령차전자탕(猪苓車前子湯)이 구비한 것만 못하고, 옛 처방인 백호탕이 새 처방인 지황백호탕(地黃白虎湯)이 완전한 것만 못하다. 만약 양명병(陽明病)에 소변이 잘 나오지 않는 것에 겸하여 대변이 막히고 마른 것은 지황백호탕(地黃白虎湯)을 쓰는 것이 좋다.

10-7

朱肱曰 陽厥者는 初得病에 必身熱頭痛하야 外有陽證하다가 至四五日 方發厥하며 厥至半日하야 却身熱이니 蓋 熱氣가 深하야 方能發厥이라 若 微厥 却發熱者는 熱甚故也니 其脈이 雖伏이나 按之滑者는 爲裏熱이오 或飮水 或揚手擲足하며 或煩躁 不得眠하며 大便秘 小便赤하며 外證이 多昏憒이니 用白虎湯이니라

10-7 주굉(朱肱)이 말하기를 양궐(陽厥)이란 것은 처음 병을 얻을 때 반드시 몸에 열이 나고 머리가 아프며 겉으로는 양증(陽證)이 있다가 4~5일에 이르러서야 장차 궐증(厥證)이 일어나고 궐증이 된 지 반나절이 지나서 도리어 몸에 열이 난다. 대개 열기가 심하면 장차 궐증이 일어나는데 만약 약간 궐냉(厥冷)하고 도리어 열이 나는 것은 열이 심하기 때문이다. 그 맥이 비록 복(伏)하나 누르면 활(滑)한 것은 리(裏)에 열이 있기 때문이고, 혹은 물을 마시며 혹 손발을 내젖고 혹은 번조하여 자지 못하며 대변이 막히고 소변이 붉으며 밖의 증세가 정신이 자주 혼미하면 백호탕을 쓴다.

참조

① 『增注類證活人書』二十八問

　熱厥者 初中病 必身熱頭痛 外別有陽證 至二三日 乃至四五日 方發厥 兼熱厥者 厥至半日却身熱 盖熱氣深則 方能發厥 須在二三日後也 若微厥則發熱者 熱微故也 其脉雖沈伏 按之而滑爲裏有熱 其人 或畏熱 或飮水 或揚手擲足 煩不得眠 大便秘 小便赤 外證多昏憒 知其熱厥也 白虎湯承氣湯隨證用之

② 『東醫寶鑑』 雜病 寒 傷寒陽厥

　陽厥者 初得病 必身熱頭痛 外有陽證 至四五日方發厥 厥至半日却身熱 盖熱氣深 方能發厥 若微厥却發熱者 熱深故也 其脉雖伏 按之滑者 爲裡熱 或飮水 或揚手擲足 或煩燥不得眠 大便秘 小便赤 外證多昏憒 承氣湯白虎湯隨證用之〈活人〉

③ 『東醫壽世保元·甲午本』10-3

강설

10-4~6

① 陽明證(10-4): 但熱無寒

　三陽合病(10-5): 太陽, 少陽, 陽明 모든 陽經에 병이 든 것으로 熱證 위주의 증상이 나타난다.

② 猪苓車前子湯, 地黃白虎湯(10-6)

　但熱無寒證이라는 三陽病의 경우 白虎湯이나 猪苓湯을 쓴다. 그러므로 荊防瀉白散보다 猪苓車前子湯이 熱이 좀 더 심하고, 증상도 더 급한 경우에 사용된다.

　猪苓湯과 白虎湯보다 猪苓車前子湯이나 地黃白虎湯이 더 낫다.

　陽明證에 小便不利와 大便不利가 같이 오면 地黃白虎湯을 쓴다.

荊防瀉白散이나 猪苓車前子湯으로 해결이 되지 않는 大便不利, 小便不利 같은 극심한 熱證은 地黃白虎湯을 써야 한다.

10-7

① 陽厥: 전반적으로 陽證(身熱頭痛, 飮水, 揚手擲足, 煩躁不得眠, 大便秘, 小便赤, 昏憒)이 나타나는데, 손발만 찬 특징적인 증상이 나타나는 것이 陽厥이다.

② 白虎湯

* 胸膈熱證에서 熱의 多少에 따른 처방

荊防瀉白散(熱多寒少) < 猪苓車前子湯(但熱無寒) < 地黃白虎湯(但熱無寒+大便秘燥)

10-8

論曰 少陽人 裏熱病에 地黃白虎湯이 爲聖藥而 用之者가 必觀於 大便之 通不通也니

 大便이 一晝夜有餘而 不通則 可用也오 二晝夜不通則 必用也라

凡 少陽人 大便이 一晝夜不通則 胃熱이 已結也오

　　　　二晝夜不通則 熱重也하며

　　　　三晝夜不通則 危險也니

一晝夜 八九辰刻과 二晝夜에 恰好用之오 無至三晝夜之 危險하고

若 譫語證에 便秘則 不可過一晝夜니라

10-8 나는 말하기를 소양인의 리열병(裏熱病)에 지황백호탕(地黃白虎湯)이 가장 좋은 약이나 이것을 쓰는 데는 반드시 대변이 통하는지 통하지 않는지를 살펴야 한다. 대변이 하루 밤낮을 넘어도 통하지 않으면 쓰는 것이 마땅하고 2일 밤낮이 지나도 통하지 않으면 반드시 써야 한다. 무릇 소양인의 대변이 하루 밤낮을 통하지 않으면 위(胃)의 열이 이미 맺힌 것이고 2일 밤낮을 통하지 않으면 열이 중한 것이고 3일 밤낮을 통하지 않으면 위험한 것이니, 하루 밤낮 8~9산각이나 2일 밤낮에 적당히 약을 쓸 것이고 3일 밤낮의 위험한 데까지 가게 하지 말아야 한다. 만약 헛소리하는 증에 변비(便秘)가 있으면 하루 밤낮을 지나지 말아야 한다.

참조

① 『東醫壽世保元 · 甲午本』10-4

今考更定 此證陽明者 但熱無寒之謂也. 三陽合病者 太陽少陽陽明俱有之謂也.

　已上諸證 當用 猪苓湯 白虎湯而 猪苓湯當去阿膠 白虎湯當去甘草 藥不可以不盡善擇美則別爲增附.

　已上諸證 當用 地黃白虎湯 錦上添花白虎湯 渡海白虎湯 猪苓白虎湯 陽毒白虎湯.

論曰 少陰人 胃病 臍腹冷證 受病之初 已有腹鳴泄瀉之驗而 其機甚顯則　其病可以執一而點證也.

　少陽人 大腸病 胸膈熱證 受病之初 雖有胸煩悶燥之驗而 其機不甚顯則 不可執一而點證也.

　若使少陽人病 胸膈悶燥之驗 顯然露出 使人可覺則 其病已險而 難爲措手矣.

10-5

凡少陽人病 大便過一晝夜有餘者 胸煩悶燥之初證也.

　　　　引飮小便赤者 次尤證也.

　　　　揚手躑足者 次險證也.

　　　　譫語者　　　次危證也. 譫語之次則 舌卷動風以無及矣.

　　　　纏喉風脣瘇背癰腦疽 受病之日 已爲險證也.

　　　　流注丹毒發斑陽毒咽喉黃疸面目口鼻牙齒之病 成病之日 皆爲重證也.

　上項諸證 引飮以下至于面目口鼻牙齒之病一證顯出而 大便過一晝夜一二辰刻則 皆連用白虎湯 必無可疑.

10-6

寒多熱少之病 大便至三晝夜而不通則 危畏也.

熱多寒少之病 大便過二晝夜而不通則 危畏也.

但熱無寒之病 大便未及兩晝一夜而 危畏也.

譫語之病 大便纔過一晝夜而 危畏也.

10-7

傷寒時氣病 胸背手足或面部發斑如錦紋細粒者 最爲奇險之陽毒也 宜用陽毒白虎湯 三四服又連日服.

10-8

揚手躑足 陽毒發斑 但熱無寒之病 俱爲傷寒時氣病奇險證 宜猪苓白虎湯 陽毒白虎湯.

此等奇險證 大便過一晝夜一二辰刻者 必用 白虎湯 無至兩晝一夜之危險.

10-9

惡寒者 膀胱病初證也.

大便過一晝一夜有餘者 大腸病初證也.

少陽人膀胱病 惡寒表證因在 而大便過一晝一夜有餘者 裏熱已結也

二晝夜者 熱重也

三晝夜者 危險也

用白虎湯三四服則 胃中淸潤而大便通滑 二晝夜者 必用之 無至三晝夜之危險.

10-10

膀胱病 惡寒證 大便過三晝夜有餘而危險者 用藥則 十之八九必有生者也.

大腸病 譫語證 大便秘閉者 二晝夜前 命已傾矣 兩晝一夜兩夜一晝則 十之八九無及矣

宜用預防 錦上添花白虎湯 渡海白虎湯.

10-9

少陽人이 胃受熱則 大便燥也오

脾受寒則 泄瀉也라

故로 亡陰證은 泄瀉 二三日而 大便秘하며 一晝夜則 淸陰이 將亡而 危境也오

胃熱證은 大便이 三晝夜不通而 汗出則 淸陽이 將渴而 危境也니라

10-9 소양인이 위에 열을 받으면 대변이 굳어지고 소양인이 위에 한을 받으면 설사를 한다. 그러므로 망음증(亡陰證)에 설사를 2~3일 하다가 대변이 굳기를 하루 밤낮이 되면 청음(淸陰)이 장차 없어지게 되어서 위태로운 지경이 되고, 망양증에 대변이 삼일 밤낮을 통하지 않다가 땀이 나면 청양(淸陽)이 장차 고갈(枯渴)되는 것으로 위태로운 지경이 된다.

10-10

少陽人의 大便不通病에 用白虎湯 三四服하여도 當日 大便不通者는 將爲融會貫通하리니 大吉之兆也라

不必疑惑而 翌日에 又服二三貼則 必無不通이니라

10-10 소양인이 대변이 통하지 않는 병에 백호탕을 3~4회 복용해도 당일에 대변이 통하지 않는 것은 장차 녹아서 관통될 것으로 이것은 크게 좋은 징조이다. 의심할 필요없이 이튿날 다시 2~3첩을 복용하면 통하지 않을 이유가 없다.

참조　① 『東醫壽世保元·甲午本』10-12

少陽人大便不通之用白虎湯三四服而 當日大便不通者 將爲融會貫通 大吉之兆也

不必疑惑而 翌日又服二貼則 必無不通.

凡用藥日四服者 朝二貼連服 暮二貼連服. 日三服者 晝二貼連服 夜一貼單服

或觀其病勢不拘時 淸熱藥宜晝 發表藥宜夜.

平時食飮 一日兩次於朝夕則 腸胃盈虛之度數 得其殼率

有病服藥 一日兩次於朝暮晝夜則 脈道流行之度數 得其準則.

10-13

膀胱病重者 病勢雖回頭而病勢大減之前 柴胡苽蔞湯　　不可闕日服.

大腸病重者 病勢雖回頭而病勢大減之前 錦上添花白虎湯 不可闕日服

　錦上添花白虎湯 急證可用 調理亦可用 或減半石膏或只用一錢.

10-14

甘遂　　破胸膈水結之善藥而 非通大便之好藥也

白虎湯 通大便之善藥而　　非破胸膈水結之好藥也.

是故 以胸膈水結爲患者 當用甘遂而　不當用白虎湯.

　　以大便不通爲患者 當用白虎湯而 不當用甘遂.

蓋 甘遂　　膀胱病藥也

　白虎湯 大腸病藥也.

강설

10-8 地黃白虎湯의 사용기준

① 地黃白虎湯은 소양인 裏熱病의 聖藥

② 대변 1晝夜不通하면 可用하고, 대변 2晝夜不通하면 必用한다.

③ 사용시에는 반드시 大便之通不通(胃熱을 살피는 1차 지표)을 살펴 사용하여야 한다.

1일 不通이면 胃熱이 이미 結한 것이고, 2일 不通이면 熱이 重한 것이고, 3일 不通이면 위험한 상태이다.

⇨ 대변 상태에 따라 병의 경중을 설명하고 있다.

하루하고 반정도, 이틀된 변비에는 사용하기 적당하나, 변비가 3일이 지나면 안 된다.

譫語證에 변비를 겸한 경우는 熱이 극심한 상태이므로 하루를 지나면 안 된다.

10-10

① 大便不通에 白虎湯을 쓰고 바로 효과가 없더라도 계속 쓰면 통하게 된다.

10-9

① 소양인의 설사는 일반적으로 脾受寒의 병리기전이 작용하고, 大便燥는 胃受熱의 병리기전이 작용한다.

② 亡陰證에 설사하다 대변이 굳으면 淸陰이 亡하려는 증상이므로 危證이다.(荊防瀉白散적용)

胃熱證에 대변이 3일간 不通하다가 땀이 나면 淸陽이 渴하려는 증상이므로 危證이다.(地黃白虎湯적용)

소양인의 땀은 陽弱(淸陽上升이 안 됨)으로 인한 것이다.(10-24) [陽弱→鬱熱→汗出]

* 淸陰(表陰, 陰淸之氣가 하강하는 것), 淸陽(裏陽, 陰淸之氣가 상승하는 것) : 여기서 陰陽은 陰淸之氣의 방향성을 의미하는 것이다.

4. 少陽人의 大便

10-11

少陽人 表裏病結解는 必觀於大便而

少陽人大便이 頭燥尾滑하야 體大而疏通者는 平時無病者之 大便也오

其次 大便滑 一二次 快滑泄하고 廣多而止者는 有病者之 病快解之大便也오

其次 一二次 尋常滑便者는 有病者 病勢不加之大便也오

其次 或 過一晝夜有餘不通커나 或 一晝夜間 三四五次 小小滑利者는 將澁之候也오 非好便이니 宜預防이니라

10-11 소양인의 표리병(表裏病)이 맺혔는가 풀렸는가 하는 것은 반드시 대변을 보아야 할 것이니, 소양인의 대변이 처음은 조(燥)하다가 마지막에는 활(滑)하며 덩이가 크고 잘 소통되는 것은 평상시에 병이 없는 경우의 대변이다. 그 다음은 크게 활변(滑便)을 보되 1~2차 쾌(快)하게 활설(滑泄)을 많이 하고 그치는 것은 병자의 병이 풀리려는 대변이다. 그 다음은 1~2차 보통 활변(滑便)을 보는 경우는 병자의 병이 병세가 더하지 않는 대변이다. 그 다음은 혹은 하루 밤낮을 넘어도 통하지 않거나 혹은 하루 밤낮 사이에 3,4,5차 조금씩 활리(滑利)하는 것은 장차 대변이 막힐 징후니 좋은 대변이 아니므로 예방하는 것이 마땅하다.

참조 ① 『東醫壽世保元 · 甲午本』10-15

강설 10-11

① 少陽人 表裏病 結解 必觀於大便

— 頭燥尾滑(初硬後溏) : 덩어리가 크고 시원하게 금방 봄 → 소양인 건강한 사람의 배변

— 大滑便 : 시원하게 나오고 양이 많고 후중감 없이 잘 그침 → 병이 있지만 나아지려는 길조의 배변

— 보통의 대변 : 예사로 滑便, 快滑便 아님 → 병이 있는 상태에서 병세가 진행되지 않는 상태의 배변

— 1晝夜간 不通(地黃白虎湯)하거나 1晝夜간 3,4차례 小小滑利(荊防瀉白散, 10-9) → 將澁之候로 좋지 않으므로 예방해야 한다.

⇨ 裏熱을 가늠할 수 있는 일차 지표인 대변의 상태로 병의 진전 및 예후 등을 파악한다.

5. 表裏病에 따른 胃熱의 輕重비교

10-12

少陰人 裏寒病 臍腹冷證은 受病之初에 已有腹鳴泄瀉之機驗而
　其機가 甚顯則 生病은 執證易見而用藥을 可早也어니와
少陽人 裏熱病 胸膈熱證은 受病之初에 雖有胸煩悶燥之機驗而
　其機가 不甚顯則 病執證難見而 用藥이 太晚也라
若使 少陽人病으로 胸煩悶燥之驗이 顯然露出하야 使人可覺則 其病은 已險而 難爲措手矣리라
凡 少陽人 表病에 有頭痛則 自是表病이 明白 易見之初證也니
　　　　　若復引飮하며 小便이 赤則 可畏也오
　　　　　泄瀉 揚手擲足則 大畏也며
　少陽人 裏病에 大便이 過一晝夜有餘而 不通則 自是裏病이 明白 易見之初證也니
　　　　　若復 大便이 過三晝夜 不通則 危險矣라
　　　　　背癰·腦疽·脣腫·纏喉風·咽喉 等病은 受病之日에 已爲危險證也오
　　　　　陽毒發斑·流注丹毒·黃疸 等病은 受病之日에 已爲危險證也오
　　　　　面·目·口·鼻·牙齒之病은 成病之日에 皆爲重證也라
凡 少陽人 表病에 有頭痛則　　　　　必用 荊防敗毒散이오
　裏病에 有大便이 過一晝夜不通證則 用 白虎湯이니라

10-12 소음인의 리한병(裏寒病)에 배꼽 주위가 냉한 증세는 병을 받았을 때 벌써 배에서 소리가 나고 설사를 할 기미와 증험이 있어 집증(執證)이 쉬우므로 약을 빨리 쓸 수 있으나, 소양인의 리열병(裏熱病)에 흉격열(胸膈熱)증은 병이 난 초기에 비록 가슴이 답답하고 어찌할 바를 모르는 기미와 증험이 있으나 그것이 심하게 나타나지 않으니 집증(執證)하기 어려워서 약을 쓰는 일이 너무 늦어진다. 만약 소양인이 가슴이 답답해서 가만히 있지 못하는 징후가 뚜렷하게 나타나서 다른 사람이 그것을 깨달을 수 있게 되면 그병은 이미 험증(險證)이 되니 손쓰기 어려울 것이다. 대개 소양인의 표병(表病)에 머리 아픈 것이 있으면 이것이 표병(表病)임이 확실하니 쉽게 처음 나타나는 증임을 알 수 있고, 만약 그 위에 물을 많이 마시고 오줌이 붉으면 가히 염려스럽고 설사하고 손과 발을 내저으면 대단히 염려스러운 것이다. 소양인의 리병(裏病)에 대변이 하루 밤낮이 지나도록 통하지 않으면 이것으로 리병(裏病)임이 명백하니 쉽게 처음 나타나는 증임을 알 수 있고, 만약 그 위에 대변이 삼일 밤낮이 지나도 통하지 않으면 위험한 것이다.

배옹(背癰), 뇌저(腦疽), 순종(脣腫), 전후풍(纏喉風), 인후(咽喉) 등의 병은 병이 든 때부터 이미 위험한 증이 된 것이며, 양독발반(陽毒發斑), 유주단독(流注丹毒), 황달(黃疸) 등의 병은 병이든 때부터 이미 험증이 된 것이며, 얼굴, 눈, 입, 코, 아치(牙齒)의 병은 병이 형성된 날부터 모두 중증이 된 것이다. 무릇 소양인의 표병에 머리 아픈 증이 있으면 반드시 형방패독산(荊防敗毒散)을 쓰고, 리병에 대변이 하루 밤낮이 지나도 통하지 않는 증이 있으면 백호탕을 쓴다.

강설

● **소양인과 소음인의 병증 비교**

① 소음인 裏寒病에서 臍腹冷證, 설사 등의 증상은 겉으로 드러나기 때문에 執證하기도 쉽고 用藥이 빠르다.

② 소양인 裏熱病(胸膈熱證)에서 胸煩悶躁(답답, 불면) 등의 증상은 자각증상 위주라서 증상이 뚜렷하게 드러나지 않아 執證하기 어렵고 用藥이 늦어질 수 있다.

　⇨ 소양인병은 변동이 신속하고(9-45 少陽人病 以火熱 爲證故 變動甚速 初證不可輕易視之也), 胸膈熱證은 초기 증상이 명현하게 드러나지 않기 때문에 執證에 유의해야 한다.

● **소양인 表裏病에 따른 胃熱의 輕重 비교**

➯ 소양인 表裏病에 따라 胃熱을 가늠할 수 있는 지표를 각기 다르게 제시하고 있다.

① 소양인 表病: 頭痛(表寒病의 대표적 초기증상)

→ 脾受寒表寒病에서 胃熱의 중한 정도에 따라 병세를 구분하였다.

┌ 引飮, 小便赤澁 : 身熱頭痛亡陰(9-26,27) : 두려워해야 할 증상
└ 胃熱이 더 심해지면 설사, 揚手擲足 : 매우 크게 두려워해야 하는 증상

② 소양인 裏病 : 대변 1晝夜간 不通 : 大便不通이 裏熱病의 대표적인 증상으로서 대변이 하루간 不通하는 것은 裏病의 初證이고, 만약 大便不通이 3일 이상 지속되면 危險證이다.

소양인 脾受寒表寒病에서 胃熱의 강도로 제시한 引飮, 小便赤澁은 胃受熱裏熱病에서는 胃熱의 輕重에 관계없이 공통적인 증상이므로 裏病에서 胃熱의 강도를 제시하는 지표로 제시하지 않았다.

┌ ⓐ 面目口鼻牙齒之病 : 成病之日에 重證(구내염, 비염, 중이염 등 얼굴에 국한된 열은 처음부터 심한 것 아니고 병이 이루어졌을 때 중해진다)
├ ⓑ 陽毒發斑 流注丹毒 黃疸(피부증상) : 受病之日에 이미 險證
└ ⓒ 背癰 腦疽 脣腫(11-14. 인중 사이에 종기 같은 것이 남) 纏喉風(11-14, 목이 붓고 호흡곤란) 咽喉證 → 受病之日에 이미 危險證

* ⓐ→ⓑ→ⓒ 순으로 重證이다.

● **소양인 表裏病의 대표 처방**

┌ 소양인 表病(頭痛) : 荊防敗毒散
└ 소양인 裏病(大便不通) : 地黃白虎湯

(9-45 凡 少陽人 表病 有頭痛 裡病 有便秘 則已爲重病也)

소양인 병증약리

6. 消渴證

10-13
王好古曰 渴病이 有三하니 曰消渴 曰消中 曰消腎이라
熱氣上騰하야 胸中煩躁하며 舌赤脣紅하니 此渴은 引飮常多하고 小便數而少하나니 病屬上焦니 謂之消渴이오
熱蓄於中하야 消穀善飢하며 飮食이 倍常하되 不生肌肉하니 此渴은 亦不甚煩하고 小便이 數而甛호니 病屬中焦니 謂之消中이오
熱伏於下하야 腿膝枯細하며 骨節痠疼하며 飮水不多호대 隨卽尿下하야 小便多而濁하나니 病屬下焦니 謂之消腎이라
又有五石過度之人이 眞氣旣盡하고 石勢獨留하야 陽道興强하며 不交精泄을 謂之强中이니
消渴은 輕也오 消中은 甚焉하고 消腎은 尤甚焉하니 若 强中則 其斃를 可立而待也니라

10-13 왕호고(王好古)가 말하기를 갈병(渴病)에 세 가지가 있는데 소갈(消渴), 소중(消中), 그리고 소신(消腎)이다. 열기(熱氣)가 위로 올라가면 가슴 속이 번조(煩躁)하고 혀가 빨갛고 입술이 붉으니 이때의 갈(渴)은 항상 물을 많이 마시며 소변은 자주 보나 양은 적으니 병이 상초(上焦)에 속하는데 소갈(消渴)이라 이른다. 열기가 중초(中焦)에 쌓여 먹는대로 삭여서 시장기를 느끼며 음식을 평상시의 배로 먹으나 살이 붙지 않는다. 이때의 갈(渴)은 역시 심한 번조(煩躁)는 아니나 소변은 자주 보고 맛은 다니 병이 중초(中焦)에 속하는데 소중(消中)이라 이른다. 열기가 하초(下焦)에 잠복되어 허벅지와 무릎이 말라서 가늘어지고 뼈마다가 쑤시고 물을 많이 마시지는 않으나 마시면 소변으로 나오고 소변량이 많고 탁(濁)하니 병이 하초(下焦)에 속하는데 소신(消腎)이라 한다. 또한 5가지 광물성 약재를 과도하게 먹은 사람이 진기(眞氣)가 이미 다 없어지고 광물성 약의 기운만이 남아 있어서 음경(陰莖)이 억세게 일어나며 성교(性交)하지 않아도 사정하는 것을 강중(强中)이라 한다. 소갈(消渴)은 경(輕)한 증세이고 소중(消中)은 심(甚)한 증세이고 소신(消腎)은 더욱 심한 증상이다. 만약 강중(强中)이 되면 그 죽음이 가히 서서 기다리는 것과 같다.

참조 ① 『東醫寶鑑』 雜病 消渴 消渴形證
渴病 有三 曰消渴 曰消中 曰消腎 熱氣上騰 心虛受之 心火散漫 不能收斂 胸中煩燥 舌赤脣紅 此渴引飮 常多 小便數而少 病屬上焦 謂之消渴 熱蓄於中 脾虛受之 伏陽蒸胃 消穀善飢 飮食倍常 不生肌肉 此渴 亦不甚煩 小便數而 病屬中焦 謂之消中 熱伏於下 腎虛受之 腿膝枯細 骨節痠疼 精走髓虛 引水自救 飮水不多 隨卽尿下 小便多而濁 病屬下焦 謂之消腎 自消腎而析之 又有五石過度之人 眞氣旣盡 石勢獨留 陽道興强 不交精泄 謂之强中 消渴輕也 消中甚焉 消腎尤甚焉 若强中則其斃 可立待也〈直指〉
② 『東醫壽世保元·甲午本』10-20

10-14
朱震亨曰
上消者는 舌上이 赤裂하며 大渴引飮이니 白虎湯 主之오
中消者는 善食而瘦 自汗 大便硬 小便數이니 黃連猪肚丸 主之오
下消者는 煩躁引飮하며 小便如膏하며 腿膝枯細니 六味地黃湯 主之라

10-14 주진형(朱震亨)이 말하기를 상소(上消)라는 것은 혀가 빨갛고 갈라지며 갈증이 심하며 물을 찾으니 백호탕(白虎湯)을 주로 써야 하고, 중소(中消)라는 것은 음식을 잘 먹어도 마르며 땀이 저절로 나며 대변이 굳으며 소변은 자주 보니 황련저두환(黃連猪□丸)을 주로 써야 하고, 하소(下消)라는 것은 번조하여 물이 당기고 소변은 마치 기름 같으며 허벅지와 무릎이 말라서 가늘어지니 육미지황탕(六味地黃湯)을 주로 써야 한다.

참조 ① 『東醫寶鑑』 雜病 消渴 消渴形證
渴病 有三 曰消渴 曰消中 曰消腎 熱氣上騰 心虛受之 心火散漫 不能收斂 胸中煩燥 舌赤脣紅 此渴引飮 常多 小便數而少 病屬上焦 謂之消渴 熱蓄於中 脾虛受之 伏陽蒸胃 消穀善飢 飮食倍常 不生肌肉 此渴 亦不甚煩 小便

270

數而　病屬中焦 謂之消中 熱伏於下 腎虛受之 腿膝枯細 骨節痠疼 精走髓虛 引水自救 飮水不多 隨卽尿下 小便
多而濁 病屬下焦 謂之消腎 自消腎而析之 又有五石過度之人 眞氣旣盡 石勢獨留 陽道興强 不交精泄 謂之强中
消渴輕也 消中甚焉 消腎尤甚焉 若强中則其斃 可立待也〈直指〉

②『東醫壽世保元・甲午本』10-21

10-15

醫學綱目에 曰

渴而多飮이 爲上消오

消穀善飢이 爲中消오

渴而尿數하며 有膏油는 爲下消니라

10-15 의학강목(醫學綱目)에 말하기를 갈증이 나서 물을 많이 마시는 것은 상소(上消)라 하고, 음식이 잘 삭아서 시장기를 느끼는 것은
중소(中消)라 하며, 갈증이 나며 소변을 자주 보고 소변이 기름 같은 것은 하소(下消)라 한다.

참조 ①『醫學綱目』消癉門

渴而多飮爲上消 消穀善飢爲中消 渴而便數有膏 爲下消

②『東醫寶鑑』雜病 消渴 消渴形證

渴而多飮 爲上消 消穀善飢 爲中消 渴而尿數 有膏油 爲下消〈綱目〉

③『東醫壽世保元・甲午本』10-22

10-16

危亦林曰 因耽嗜色慾하야 或服丹石하고 眞氣旣脫하되 熱邪獨盛하야 飮食이 如湯消雪하고 肌膚日削하며 小便이 如膏油
하며 陽强興盛하야 不交精泄하나니 三消之中에 最爲難治니라

10-16 위역림(危亦林)이 말하기를 색욕(色慾)을 탐냄으로 인하여 단석(丹石)을 복용하면 진기(眞氣)가 이미 빠진 데다가 열사(熱邪)가
홀로 왕성하여 음식은 마치 끓는 물에 눈이 녹듯이 하고 살은 날로 말라 들어가고 소변은 마치 기름과 같고 음경(陰莖)이 강하
게 일어나서 성교하지 않아도 정액(精液)을 설(泄)하는 것은 삼소(三消)가운데서 가장 치료하기 어려운 것이다.

참조 ①『世醫得效方』大方脈雜醫科 消渴

石子薺苨湯 治强中 多因耽嗜色慾 及快意飮食 或服丹石 眞氣卽脫 藥氣陰發 致煩渴引水 飮食倍常 陰氣常興 不
交精泄 故中焦虛熱 注於下焦 三消之中 最爲難治

②『東醫寶鑑』雜病 消渴 强中證

因耽嗜色慾 或服丹石眞氣卽脫 熱邪獨盛 飮食如湯消雪 肌膚日削 小便 如膏油 陽强興盛 不交精泄 三消之中 最
爲難治…〈得效〉

③『東醫壽世保元・甲午本』10-23

10-17

論曰 消渴者는 病人胸次가 不能寬遠闊達而 陋固膠小하야 所見者淺하고 所欲者速하며 計策이 鶻突하며 意思가 艱乏則 大腸淸陽 上升之氣가 自不快足하야 日月耗困 而生此病也라

胃局淸陽이　　上升而 不快足於頭面四肢則 成上消病하고

大腸局淸陽이 上升而 不快足於胃局則　　　成中消病하나니

上消는 自爲重證而

中消는 倍重於上消하고 中消는 自爲險證而

下消는 倍險於中消라

上消에 宜用 凉膈散火湯이오

中消에 宜用 忍冬藤地骨皮湯이오

下消에 宜用 熟地黃苦參湯이니

尤宜 寬闊其心이오 不宜 膠小其心이니 寬闊則 所欲이 必緩하야 淸陽이 上達하고

膠小則 所欲이 必速하야 淸陽이 下耗니라

10-17 나는 말하기를 소갈(消渴)이라는 것은 병인이 마음이 너그럽고 원대하고 활달하지 못하고 견문이 좁고 완고하며 작은 일에 집착하여 보는 바가 옅고 하고자 하는 바는 조급하며 계책은 골똘하며 생각은 모자라니 대장의 청양(淸陽)이 위로 올라가는 기운이 자연히 만족하지 못하여 날이 갈수록 소모되고 노곤해서 이 병이 발생하는 것이다. 위국(胃局)의 청양(淸陽)이 상승하여 머리와 얼굴 그리고 사지(四肢)에까지 충족되지 못하면 상소(上消)가 되고, 대장국(大腸局)의 청양(淸陽)이 위로 올라가 위국(胃局)에까지 충족되지 못하면 중소(中消)가 된다. 상소(上消)는 자체가 중증이 되는데 중소(中消)는 상소(上消)보다 배는 중하고, 중소(中消)는 자체가 험증이 되는데 하소(下消)는 중소(中消)보다 배는 험(險)한 병이다. 상소(上消)는 양격산화탕(凉膈散火湯)을 쓰는 것이 마땅하고 중소(中消)는 인동등지골피탕(忍冬藤地骨皮湯)을 쓰는 것이 마땅하며 하소(下消)는 숙지황고삼탕(熟地黃苦參湯)을 쓰는 것이 마땅하다. 또한 마음을 너그럽고 넓게 가져야 할 것이고 작은 일에 집착하는 마음을 가져서는 안 될 것이니 마음을 너그럽고 넓게 가진다는 것은 하고자 하는 일을 반드시 완만하게 하는 것이니 청양(淸陽)이 위로 도달하고, 작은 일에 집착한다는 것은 하고자 하는 일을 반드시 조급하게 하는 것이니 청양(淸陽)이 아래에서 소모될 것이다.

강설

腹裏　　　　背表

脾大
水穀熱氣

胃　→　膂

上消證

中消證　　大腸氣　淸陽 裏陽

下消證

大腸　←　腎　←　膀胱

腎氣　　陰淸之氣

水穀寒氣
腎小

消渴證의 병리	消渴證은 大腸局의 淸陽(陰淸之氣)이 胃局까지 충분히 오르지 못해서 발생한다.
	病人胸次 不能寬遠闊達 而陋固膠小 所見者淺 所欲者速 計策鵬突 意思艱乏則大腸淸陽 上升之氣 自不快足 日月耗困 而 生此病也 : 消渴은 病人의 마음이 좁디좁아서 넓지 못하고(자기 일만 중하고 다른 사람 생각 못함), 고루하고 고집만 강할뿐, 생각 하는 바는 좁다. 하고자 하는 것 많고 빠르게 얻으려 하나 과정에 대한 노력이 적다. 계책이 골똘(잔머리 굴리지만)하나 意思가 艱乏(쌓아둔 것이 없어 활용할 것 없고 내실 없음)하다.
上消證	大腸局의 陰淸之氣가 頭面四肢까지 충분히 오르지 못함 (熱氣上騰 胸中煩躁 舌赤唇紅 此渴 引飮常多 小便數而少 病屬上焦 謂之消渴)
	胃局淸陽 上升 而不快足於頭面四肢 則成上消病
中消證	大腸局의 陰淸之氣가 胃局까지 충분히 오르지 못함 (熱蓄於中 消穀善飢 飮食倍常 不生肌肉 此渴 亦不甚煩 小便數而甛 病屬中焦 謂之消中)
	大腸局淸陽 上升 而不快足於胃局 則成中消病
下消證	陰淸之氣가 약해진 상태, 胃熱이 陰淸之氣를 위협하는 상황 (熱伏於下 腿膝枯細 骨節痠疼 飮水不多 隨卽尿下 小便多而濁 病屬下焦 謂之消腎)

▷ 上中下消證은 모두 胃熱이 기본이지만, 熱의 양상과 病位가 다르다.

※ 上消證, 中消證, 下消證의 처방비교

양격산화탕	인동등지골피탕	숙지황고삼탕	
형개1	형개1		
방풍1	방풍1		
생지황2	생지황1	숙지황4	
	산수유1	산수유2	補腎和腎, 健腎直腎
		복령1.5	
		택사1.5	
지모1	지모1	지모1	
석고1			
	현삼1		
	고삼1	고삼1	
인동등, 연교2 박하, 치자1			
	황련1		
	황백1	황백1	醒腎之眞氣, 收斂腎元
	인동등4, 지골피2 치자, 구기자, 복분자, 금은화1		

消渴證 가운데 上消證, 中消證은 順證(輕重證)이고, 下消證은 逆證(險危證)에 해당된다.

上消證에는 凉膈散火湯, 中消證에는 忍冬藤地骨皮湯을 적용한다. 腎弱하지 않은 상태, 즉 음청지기의 손상이 심하지 않은 상태에서 淸陽上升이 되지 않아 頭面部 또는 胃局에 熱이 많이 모여 있는 상태이므로 生地黃, 石膏, 知母, 忍冬藤 등의 약물로 淸胃熱하는데 초점이 있다. 荊芥, 防風은 흉격의 열을 풀어주는 역할을 하고, 苦參, 黃連, 黃栢 등은 大腸局의 열을 풀어주는 역할을 한다. 이렇듯 熱을 해소시키게 되면 淸陽上升이 이루어지면서 병증이 해소된다.

下消證에는 熟地黃苦參湯을 적용한다. 腎弱한 상태, 즉 陰淸之氣의 손상이 심한 상태에서 淸陽上升이 되지 않기 때문에 단순히 淸胃熱하는 치법으로 병증의 해소를 기대할 수 없다. 그러므로 熟地黃, 山茱萸, 茯苓, 澤瀉 등의 약물로 손상된 腎의 음청지기를 직접 補陰하는데 초점이 있다. 이렇듯 陰淸之氣를 도와 주게 되면 淸陽上升이 이루어지면서 병증이 해소된다.

10-18
平心靜思則 陽氣가 上升 輕淸而 充足於頭面四肢也니 此는 元氣也며 淸陽也오
勞心焦思則 陽氣가 下陷 重濁而 鬱熱於頭面四肢也니 此는 火氣也며 耗陽也니라

10-18 마음을 편안하게 하고 생각을 고요하게 하면 양기가 위로 올라가 가볍고 맑아져서 머리와 얼굴 그리고 사지에 충족할 것이니 이 것은 원기(元氣)로 맑은 양의 기운이다. 속을 썩히고 애를 태우면 양기가 아래로 빠져 내려가 무겁고 탁해져서 머리와 얼굴 그리고 사지에 뭉쳐서 열이 될 것이니 이것은 화기(火氣)로 소모된 양기이다.

강설

10-18

● 淸陽과 耗陽

淸陽은 大腸局에서 胃局, 頭面四肢까지 陰淸之氣가 충분하게 상승하여 과다해지기 쉬운 脾局의 熱氣를 제어해주는 陰淸之氣의 작용을 의미한다. 耗陽은 이러한 陰淸之氣의 상승이 頭面四肢, 胃局 더 심해지면 大腸局까지 충족시키지 못하는 陽弱의 상황을 의미한다. 또한 胸膈熱證에 비해 緩病인 消渴에서 나타나는 熱證의 양상을 의미하기도 한다.

7. 中消證의 變證 : 癰疽, 眼病, 鼓脹

10-19
危亦林曰 消渴은 須防發癰疽니 忍冬藤을 不拘多少하고 根莖花葉을 皆可服이라

10-19 위역림(危亦林)이 말하기를 소갈(消渴)에는 모름지기 옹저(癰疽)가 발생하는 것을 막아야 하니 인동등(忍冬藤)의 뿌리, 줄기, 꽃, 잎의 많고 적음에 관계없이 모두 복용할 수 있다.

참조
① 『世醫得效方』 大方脈雜醫科 消渴
忍冬圓 治渴疾愈 須預防發癰疽 忍冬草 不以多小 根莖花葉皆可用 一名老翁鬚 一名蜜啜花 一名金銀花 以洗淨用之
② 『東醫寶鑑』 雜病 消渴 消渴須豫防癰疽
忍冬元 渴疾 須預防發癰疽 忍冬草 不以多小 根莖花葉 皆可用 〈得效〉
③ 『東醫壽世保元 · 甲午本』10-24

10-20
李杲曰 消渴之疾에 能食者는 末傳에 必發腦疽背瘡이오 不能食者는 必傳 中滿鼓脹이니라

10-20 이고(李杲)가 말하기를 소갈(消渴)의 질병에 음식이 당기는 경우는 끝에 가서 반드시 뇌저(腦疽)나 등창(背瘡)이 생길 것이고, 음식을 먹지 않는 경우는 반드시 속이 팽만하거나 고창(鼓脹)이 될 것이다.

참조 ① 『東垣十種醫書』「蘭室秘藏」消渴論

總錄所謂未傳能食者 必發腦疽背瘡 不能食者 必傳中滿鼓脹 皆爲不治之證

② 『東醫寶鑑』 雜病 消渴 消渴傳變證

消渴之疾 末傳能食者 必發腦疽背瘡 不能食者 必傳中滿鼓脹 皆爲不治之證 … 〈東垣〉

③ 『東醫壽世保元·甲午本』10-25

10-21

東醫醫方類聚에 曰 消渴之病은 變成發癰疽오 或成水病하며 或雙目이 失明이니라

10-21 동의 의방유취(醫方類聚)에 말하기를 소갈(消渴)의 병은 변해서 옹저(癰疽)가 되기도 하고 혹은 수병(水病)이 되기도 하고 혹은 두 눈이 멀기도 한다.

참조 ① 『醫方類聚』 消渴門 宣明論 燥門消渴論

又夫周身熱燥鬱 故變爲雀目 或內障 癰疽 瘡瘍 上爲咳嗽喘 下爲痔痹 或亭積而濕熱內甚 不能傳化者 變爲水腫腹脹也

② 『東醫寶鑑』 雜病 消渴 消渴傳變證

消渴久病變成 發癰疽 或成水病 或雙目失明 〈類聚〉

③ 『東醫壽世保元·甲午本』10-26

10-22

論曰 癰疽 眼病은 皆是中消之變證也오

中消가 自爲險證則 上消에 當早治也오 中消에는 必急治也오 下消則 瀕死니라

10-22 나는 말하기를 옹저(癰疽)와 눈병은 모두 중소(中消)의 변증(變證)이다. 중소(中消)는 자체가 험한 증세가 되는 것이니, 상소(上消)는 마땅히 일찍 치료해야 하고 중소(中消)는 반드시 급히 치료해야 하고 하소(下消)는 죽음에 임박한 것이다.

참조 ① 『東醫壽世保元·甲午本』甲10-27

今考更定 已上諸證 卽少陽人 陰虛火動胃熱肉爛之病而 中消爲此病之主證.

上消則 中消之初證也

下消則 中消之末證也.

面目口鼻咽喉牙齒之病則 中消之變證也.

癰疽强中之病則 中消之危證也.

治法宜早 宜急於上消中消 不可差緩太晚於下消癰疽强中

宜用 淸涼散火湯 防風通聖散 陽毒白虎湯 必戒哀怒斷酒色.

강설 10-19~22

① 癰疽, 眼病, 鼓脹은 中消證의 變證이다.

● 鼓脹에 관한 고찰[146]

1.『東醫壽世保元·甲午本』의 鼓脹

1)「少陽人內觸大腸病論」

甲午本에서는 鼓脹에 대한 서술은「少陽人內觸大腸病論」에서 少陽人 陰虛火動胃熱肉爛之病과 관련되어 제일 먼저 제시된다. 李杲가 이르길 '消渴의 질병에 음식을 잘 먹는 경우는 끝에 가서 반드시 뇌저나 등창이 생길 것이고, 음식을 잘 먹지 못하는 경우는 반드시 속이 팽만하거나 고창이 될 것이다'[147]라고 하였다. 즉 鼓脹과 中滿은 같은 범주에서 제시하고 있다.

우선 이 조문은『東醫寶鑑』「消渴」에 나오는 조문으로 여기서 中滿, 鼓脹은 모두 消渴의 傳變證으로 보았다. 여기서 脹滿이 생기는 이유[148]는 上消나 中消를 너무 급하게 치료하려다가 찬 약으로 胃를 상했는데, 이 상태가 오래 지속되어 中滿이 되기 때문이다. 그리고 消渴이 심해져 水氣가 넘쳐 肌肉으로 들어가면 脹滿이 되어 붓고 더부룩해지며, 맹렬한 불이 저절로 타올라 分肉에 머무르면 癰疽가 생긴다고 하였다.

또 다른 中滿의 원인[149]으로 '기름진 음식은 內熱이 생기게 한다. 단 것은 성질과 기운이 부드러워 발산이 잘 되지 않아 中滿이 생기게 한다. 內熱이 있으면 陽氣가 타오르고, 陽氣가 타오르면 물을 마시려 하고 목구멍이 마른다. 中滿이 있으면 陽氣가 남아돌고, 陽氣가 남아돌면 脾氣가 위로 넘치기 때문에 消渴이 되는 것이라고 하였다.' 라고 제시하고 있다.

또한 朱丹溪는 鼓脹의 원인으로 '七情으로 인한 內傷이나, 六淫으로 인한 外感이나, 음식을 절제하지 않거나, 성생활로 허하게 되면 脾土의 陰이 상하여 잘 보내지 못하고, 위(胃)가 수곡을 받아서 소화시키지 못하게 된다. 이에 맑은 기운과 탁한 기운이 섞여 血脈이 막히고, 氣는 탁해지고 血은 막혀서 熱이 나게 된다. 熱이 오래 머물면 氣가 濕이 되고, 濕熱이 上行하여 마침내 脹滿이 된다. 이것이『經』에서 '鼓脹'이다.' 라고 제시하고 있다[150].

---

146 장현수, 김윤희, 황민우, 이준희, 이의주, 고병희.『東醫壽世保元』에 나타나는 少陽人 鼓脹의 範疇에 관한 考察. 사상체질의학회지. 2009;21(1):28-34.

147 『東醫壽世保元·甲午本』10-25 李杲曰 消渴之疾 能食者 末傳 必發腦疽背瘡. 不能食者 必傳 中滿鼓脹.

148 『東醫寶鑑』「消渴」消渴傳變證
○ 消渴之疾 末傳能食者 必發腦疽背瘡 不能食者 必傳中滿鼓脹 皆爲不治之證. <張潔古>老人 分而治之 能食而渴者 白虎加人蔘湯方見寒門主之 或加減白虎湯, 不飮食而渴者 錢氏白朮散方見小兒倍加葛根與之 或加減白朮散 上中旣平 不復傳下消矣(東垣).
○ 或曰 末傳癰疽者 何也? 此火邪勝也 其瘡痛甚而不潰 或赤水者 是也.
末傳中滿者 何也? 如上消 中消 制之太急寒藥 傷胃久而成中滿之疾 所謂 上熱未除 中寒復生也(東垣).
○ 消渴 久病變成發癰疽 或成水病 或雙目失明(類聚).
○ 甚而水氣 浸漬溢於肌膚 則맥爲腫滿 猛火自炎 留於分肉 則發爲癰疽 此又病之深 而證之變者也(直指).
○ 渴利者 謂隨飮卽小便也 由腎氣虛 不能除水液 故隨飮卽小便也 以其內熱 故小便利 小便利 則津液竭 津液竭 則經絡澁 經絡澁 則榮衛不行 榮衛不行 則熱氣留滯 故成癰疽也(聖惠).

149 『東醫寶鑑』「消渴」消渴之源
○ 凡消癉 肥貴人則膏粱之疾也 此人因數食甘美而多肥 故其氣上溢轉爲消渴. <註>曰 食肥則腠理密 而陽氣不得外泄 故肥 令人內熱. 甘者 性氣和緩 而發散逆 故甘 令人中滿 然內熱 則陽氣炎上 炎上 則欲飮而嗌乾 中滿 則陽氣有餘 有餘 則脾氣上溢 故轉爲消渴(內經 通評虛實論篇 第二十八).
○ 喜渴者 由心熱也. 心主便汗 便汗出多 則腎中虛燥 故令渴 凡夏月渴而多汗出 多則小便少 冬月不汗 故小便多 皆平人之常也(聖惠)

150 『東醫寶鑑』「脹滿-脹滿之源」凡人 七情內傷 六淫外侵 飮食失節 房勞致虛 脾土之陰受傷 轉輸之官失職 胃受水穀 不能運化 故陽自升 陰自降 而成天地不交之否 於是淸濁相混 隧道壅塞 氣化濁血 瘀鬱爲熱 熱留而久 氣化成濕 濕熱相生 遂成脹滿 經曰 鼓脹是也. 以其外雖堅滿 中空無物 有似乎

즉, 鼓脹의 원인을 『東醫寶鑑』에서는 熱 또는 陽氣過度로 인한 것으로 보고 있으며, 이때 腎氣또는 脾陰이 부족한 상황이 동반된 것으로 보고 있다. 또한 鼓脹의 病位를 살펴보면 胃나 脾, 즉 中上焦를 중심으로 서술하고 있다. 이는 甲午本에서 消渴의 病因으로 陰虛火動胃熱을 제시하고 있는데, 鼓脹을 消渴의 범주로 본다면 『東醫寶鑑』과 『東醫壽世保元·甲午本』모두 鼓脹의 病理로 陰虛火動胃熱이라는 측면에서 통한다고 볼 수 있다.

2)「少陽人膀胱大腸病篇尾泛論」

「少陽人膀胱大腸病篇尾泛論」에서는 鼓脹의 구체적인 병리적 설명이 藏結과의 비교를 통해 제시된다. '少陽人 浮腫이 이미 성하여 鼓脹이 되면 5,6,7,8월 후, 혹은 1년 후에 죽는 것은 모두 膂膜淸氣가 이미 膀胱에서 끊어져 간신히 연명하고 있는 것이다. 少陰人 藏結病에 膀胱陽氣가 이미 膂膜에서 끊어져 간신히 연명하는 것과 같은 종류이다.' 라고 제시된다. 그리고 '대개 少陰人 藏結病은 膂氣가 이미 끊어졌으나 胃氣는 오히려 왕성하여 고로 구차히 연명하고, 少陽人 鼓脹病은 膀胱 기운이 이미 끊어졌으나 大腸의 기운이 오히려 왕성하여 고로 간신히 연명하니 喘促 結胸의 병은 역시 모두 급히 약을 쓰면 쉽게 낫고 급히 약을 쓰지 않으면 함몰되어 맹랑하게 죽는다.[151]' 라고 하였다.

즉, 鼓脹에 대해 병리적으로 '少陽人 鼓脹病 膀胱氣雖絶 大腸氣猶旺 故苟延命也.'으로 설명하는데 이것은 表部位의 膂氣와 膀胱氣의 관계를 통해 제시하고 있다는 점에서 裏病보다는 表病의 범주에 근거한 병리적 서술로 보이며, 浮腫 喘促 結胸 痢疾은 少陽人 表之表病으로 제시되고 있는데[152], 즉 藏結과 結胸 모두 甲午本에서 表病의 범주로 제시되고 있다고 볼 수 있다.

病理	
鼓脹	膀胱氣雖絶 大腸氣猶旺 故苟延命也.
藏結	膂氣雖絶 胃氣猶旺 故苟延命也

그리고 11-26에 鼓脹의 병리로 '少陰人藏結病少陽人鼓脹病 表氣已絶而猶一周年延命'[153]이라고 위의 조문과 비슷한 서술방식으로 제시하고 있다. 즉「少陽人膀胱大腸病篇尾泛論」에서는「少陽人內觸大腸病論」에서 陰虛火動胃熱肉爛之病의 裏病의 범주로 제시한 것과 달리 浮腫에서 진행된 表之表病의 범주로 제시하고 있다.

鼓, 其病膠固 難以治療 故又名曰蠱 若虫侵蝕 有蠱之義(丹心)

151 『東醫壽世保元·甲午本』11-25 … 少陽浮腫已成鼓脹而 歷五六七八月 或一周年後死者 皆膂膜淸氣已絶於膀胱而苟延命也 與少陰人藏結病 膀胱陽氣已絶於膂膜而苟延命者 相類也. 蓋少陰人 藏結病 膂氣雖絶 胃氣猶旺 故苟延命也 少陽人 鼓脹病 膀胱氣雖絶 大腸氣猶旺 故苟延命也. 喘促結胸之病 亦皆急用藥則易愈 不急用藥則陷於孟浪死之病也.

152 『東醫壽世保元·甲午本』11-24 少陽人 表之表病 浮腫 最危證也 喘促 次證也 結胸 次證也 痢疾 又其次也.

153 『東醫壽世保元·甲午本』11-26 裡之裡病表之裡病則 喜怒哀樂之內傷眞氣者爲主證故 實難專恃其藥力而 可以全恃其調養也. 至於表之表病裡之表病則藥效捷如影響. 凡無論藥病 病在表之表病裡之表病而 不急用藥而死者 病人其壽甚長而人中絶命者也. 何以知其然耶 以少陰人藏結病少陽人鼓脹病 表氣已絶而猶一周年延命者觀之則 此非病人其壽甚長而孟浪死者耶 醫藥不可不知.

2. 『東醫壽世保元·辛丑本』의 鼓脹

1)「少陽人 胃受熱裏熱病論」

　　『東醫壽世保元·辛丑本』「少陽人 胃受熱裏熱病論」에서는『東醫壽世保元·甲午本』「少陽人內觸大腸病論」과 마찬가지로 消渴의 범주에서 鼓脹을 제시하고 있다.[154] 하지만 消渴에 대한 병리적인 측면에서 甲午本과는 다른 방식으로 제시하고 있다. '환자의 마음이 너그럽고 원대하고 활달하지 못하고 견문이 좁고 완고하며 작은 일에 집착하여 보는 바가 얕고 하고자 하는 바는 조급하며 계책은 골돌한데 생각은 모자라니 대장의 淸陽이 위로 올라가는 기운이 자연히 만족하지 못하여 날이 갈수록 소모되고 노곤해져 이 병이 발생하는 것이다. 胃局의 淸陽이 상승하여 머리와 얼굴, 그리고 四肢에까지 충족되지 못하면 上消가 되고, 대장국의 淸陽이 위로 올라가 胃局에까지 충족되지 못하며 중소가 된다.' 라고 하여, 消渴의 원인으로 1차적으로 심성적 요소를 제시하고, 병리적 측면으로는 淸陽이 大腸局에서부터 頭面四肢까지 충족되지 못하고 下陷되어 重濁하게 되어 결국 鬱熱로 인해 발생하는 것으로 보고 있다. 「少陽人 泛論」에서 논할 내용이지만, 鼓脹을 少陽人이 中消에 걸려 腹脹이 발하여 이게 鼓脹을 이룬다고 하였는데, 즉 辛丑本에서는 鼓脹을 中消의 범주로 보고 있다. 『東醫壽世保元·甲午本』「少陽人內觸大腸病論」에서는 鼓脹을 中消의 범주로 파악할 수 있는 辛丑本과 같은 명확한 서술은 없지만, 모두 消渴 즉 裏病의 범주로 본다는 점에서는 통한다고 할 수 있다.

2)「少陽人 泛論」

　　「少陽人 泛論」에서 '少陽人의 中消에 배가 팽만하면 반드시 鼓脹이 되고 鼓脹은 다스리지 못한다.'[155]라고 하며, 鼓脹을 中消의 범주로 제시하고 있다. 또한 『東醫壽世保元·甲午本』「少陽人膀胱大腸病篇尾泛論」에서는 浮腫이 진행되어 발생하는 것으로 浮腫과 함께 서술된 것과는 달리 11-7과 11-8로 분리되어 鼓脹이 독립적으로 제시되어 있다.

　　그리고 '裡陽淸氣 雖在幾絶 表陰淸氣 猶恃完壯 故皆經歷久遠 而死' 라고 하며, 裡陽淸氣를 통해 우선 서술하는 것으로 보아 병리적으로 裏病의 범주로 제시하고 있다. 이는 甲午本에서 '少陽人 鼓脹病 膀胱氣雖絶 大腸氣猶旺 故苟延命也.' 라고 하며 表病 범주로 서술한 것과는 정반대되는 서술이다.

　　또한 藏結에 있어서는 개초된『辛丑本』에서도 "表陽溫氣 雖在幾絶 裡陰溫氣 猶恃完壯" 하여『東醫壽世保元·甲午本』에 서술된 "少陰人 藏結病 脊氣雖絶 胃氣猶旺 故苟延命也"과 비슷한 서술구조를 취하고 있다. 즉 鼓脹은 藏結과 달리 辛丑本에서 胃受熱裏熱病 中消의 범주로 개초되었다는 점에서『東醫壽世保元·甲午本』「少陽人膀胱大腸病篇尾泛論」에서 鼓脹을 表病으로 보는 관점이 신축본에서 바뀐 것으로 사료된다.

	病理
鼓脹	裡陽淸氣 雖在幾絶 表陰淸氣 猶恃完壯
藏結	表陽溫氣 雖在幾絶 裡陰溫氣 猶恃完壯

154　『東醫壽世保元·辛丑本』 10-20 李杲曰 消渴之疾 能食者 末傳 必發腦疽背瘡. 不能食者 必傳 中滿鼓脹.

155　『東醫壽世保元·辛丑本』 11-8 少陽人 中消者 腹脹 則必成鼓脹 鼓脹不治. 少陽人 鼓脹病 如少陰人 藏結病 皆經歷五六七八月 或周年而竟死 蓋少陰人 藏結 表陽溫氣 雖在幾絶 裡陰溫氣 猶恃完壯 少陽人 鼓脹 裡陽淸氣 雖在幾絶 表陰淸氣 猶恃完壯 故皆經歷久遠 而死也.

3) 鼓脹의 범주에 대한 甲午本과 辛丑本의 관점 비교

甲午本에서는 鼓脹의 범주에 대해서 表病과 裏病 모두 제시된다. 우선「少陽人內觸大腸病論」陰虛火動 胃熱이라는 병리적 상황에서 胃熱이 中上焦부위에서 울체되어 겉으로 脹滿의 양상으로 발현되는 것으로 보았다. 하지만「少陽人膀胱大腸病篇尾泛論」에서는 鼓脹에 대해서 表部位의 膂氣와 膀胱氣의 관계를 통해 제시하고 있다는 점에서 앞에서의 서술과는 달리 表病의 범주로 제시됨을 알 수 있다. 즉 甲午本에서는 鼓脹에 대한 입장이 혼재되어 있음을 알 수 있다. 다시 말하면, 鼓脹이라는 병태 자체가 表病과 裏病, 즉 浮腫과 消渴에서 모두 나타날 수 있는 병태로 甲午本에서는 보고 있다고 볼 수 있다.

辛丑本에서는 鼓脹에 대한 입장이 甲午本과는 달리 裏病에 한정되어 있음을 알 수 있다. 우선「少陽人 胃受熱裏熱病論」에서 消渴의 범주로 甲午本「少陽人內觸大腸病論」과 같은 방식으로 서술하고 있다. 하지만『東醫壽世保元·甲午本』「少陽人膀胱大腸病篇尾泛論」에서 浮腫과 같은 表之表病의 범주로 서술한 甲午本 11-25 조문을 辛丑本에서는 11-7과 11-8로 구별하여 서술하였다. 다시 말하면, 辛丑本에서는 甲午本과 달리 浮腫과 鼓脹을 분류하여 서술하였으며, 鼓脹에 대해서 中消에서 발전되는 병태로 명확히 제시하며, 病理에 있어서도 甲午本에서 表氣 중심으로 서술한 것과 달리 裡陽淸氣 중심의 裏病의 범주로 제시하고 있다.

결론적으로 甲午本에서는 鼓脹에 대해서 裏病과 表病에서 모두 발현되는 병태로 제시되었지만, 辛丑本에서는 裏病의 中消의 범주로 더 명확히 제시하고 있다. 이러한 점은 少陽人에 있어 腹水에 준하는 양상으로 나타나는 鼓脹의 治法의 大綱을 浮腫에서 진행된 表病으로 보고 降表陰으로 삼을 것인가? 中消에서 진행된 裏病으로 보고 淸陽上升으로 삼을 것인가? 를 결정해야 하는데 있어서 李濟馬의 관점의 정립을 보여준다.

즉 辛丑本이 甲午本을 개초한 것이라는 점과『東醫壽世保元·辛丑本』「少陽人 泛論」에서 甲午本과 비교하여 鼓脹을 浮腫과 구별하여 서술한 점, 그리고 中消로 명확히 규정했다는 점에서 少陽人 鼓脹의 범주를 裏病의 범주로 보는 것이 타당하다고 사료된다.

8. 陽弱과 少陽人 汗出

> **10-23**
> 王好古曰 一童子가 自嬰至童에 盜汗七年에 諸藥이 不效호니 服凉膈散三日에 病已하니라

10-23 왕호고(王好古)가 말하기를 한 아이가 갓난아이부터 동자가 되기까지 잠자면서 땀을 흘리기를 7년이나 계속되었으나 모든 약이 효력이 없더니 양격산(凉膈散)을 3일간 복용하고 병이 나았다.

참조

① 『海藏書』: 확인되지 않았다. 『海藏書』는 없으며 王好古의 號가 海藏으로 『醫類元戎』, 『陰證略例』, 『湯液本草』, 『此事難知』 등이 그의 저서이며 이 중 『醫類元戎』, 『湯液本草』, 『此事難知』이 『東垣十書』에 포함되어 있다. 그러므로 『東醫寶鑑』에서 인용한 구절들도 『東垣十書』에 포함되어 있을 것으로 추정된다.

② 『東醫寶鑑』內景 津液 童子盜汗

　一童子 自嬰至童 盜汗七年 諸藥不效 服凉膈散 三黃元 三日病已… 〈海藏〉

③ 『東醫壽世保元・甲午本』10-28

> **10-24**
> 論曰 少陽人 大腸淸陽이 快足於胃하야 充溢於頭面四肢則 汗必不出也니
> 少陽人 汗者는 自是陽弱也而 服凉膈散 病已則 此病은 卽 上消而 其病이 輕也니라

10-24 소양인의 대장의 청양(淸陽)이 위에 충족하여 머리와 얼굴, 그리고 사지에 차서 넘치면 땀이 반드시 나지 않는다. 소양인의 땀은 본래 양기가 약한 것인데 양격산(凉膈散)을 복용하고 병이 그쳤다는 것은 이 병은 곧 상소(上消)로 병이 경한 것이다.

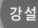 **강설**

● 陽弱

10-23

　① 諸藥不效 : 인삼황기와 같은 補氣劑를 썼으나 낫지 않은 상황이다.

　② 소양인 땀은 陰淸之氣의 上升之力이 약해서 발생하는 것이므로 凉膈散을 먹고 나은 것이다.

10-24

　① 陽弱은 大腸에서 胃로 작용하는 陰淸之氣, 즉 淸陽上升이 약한 상태를 이른다. 이로 인하여 頭面部, 胃局 부위에 熱이 과도해지기 때문에 汗出이 난다.

　② 그러므로 淸陽上升이 되지 않는 병리를 가지고 있는 胃受熱裏熱病의 胸膈熱證, 消渴證, 陰虛午熱證 모든 병증에서 땀이 날 수 있다. 10-24 조문의 盜汗은 上消證이자 輕證에 해당하는 범주이다.

9. 陰虛午熱證

10-25
東醫醫方類聚에 曰 夫渴者는 數飮水하며
其人이 必頭面眩 背寒而嘔니 因虛故也니라

10-25 동의 의방유취(醫方類聚)에 말하기를 무릇 갈(渴)이란 것은 자주 물을 마시며 그 사람이 반드시 머리와 얼굴이 어지럽고 등이
차고 구역이 날 것이니 이는 허하기 때문이다.

참조 　① 『醫方類聚』 消渴門 治熱渴諸方
　　　夫五臟六腑皆有津液也 若五臟因虛而生熱者 熱氣在內 則津液竭少 故爲渴也 夫渴者 數飮水 其人必頭目眩背寒
　　　而嘔 皆因裡虛故也
　　② 『東醫寶鑑』 雜病 消渴 消渴形證
　　　五臟六腑 皆有津液 熱氣在內則 津液竭少 故爲渴 夫渴者 數飮水 其人必頭目眩 背寒而嘔 皆因裡虛故也〈類聚〉
　　③ 『東醫壽世保元・甲午本』10-29

10-26
龔信曰 凡 陰虛證은 每日午後에 惡寒發熱하다가 至晚하야 亦得微汗而解니 誤作瘧治하야 多致不救니라

10-26 공신(龔信)이 말하기를 대개 음이 허한 증은 매일 오후에는 추위를 싫어하고 열이 나다가 해가 저물 때에는 도리어 약간 땀이
나고 풀리는 것이니 학질(瘧疾)로 잘못 알고 치료하다가는 흔히 구하지 못하는 지경에 이른다.

참조 　① 『古今醫鑑』 虛勞
　　　凡陰虛證 每日午後 惡寒發熱 至晚 亦得微寒而解 脈必虛濡而數絶類瘧疾 但瘧脈弦而虛 脈大爲辨耳 若誤作瘧
　　　疾治之 多致不救
　　② 『東醫寶鑑』 雜病 虛勞 陰虛用藥
　　　凡陰虛證 每日午後惡寒發熱 至晚 亦得微寒而解 脈必虛濡而數絶類虐證 但瘧脈弦而虛 脈大弦爲辨耳 誤作瘧
　　　治 多致不救〈醫鑑〉
　　③ 『東醫壽世保元・甲午本』10-30

10-27
孫思邈千金方書曰 消渴에 宜愼者 有三하니
一飮酒오 二房勞오 三鹹食及麵이니 能愼此三者면 雖不服藥이라도 亦可自愈니라

10-27 손사막(孫思邈)의 천금방(千金方)에서 말하기를 소갈(消渴)에는 마땅히 삼갈 것이 셋이 있는데, 첫째는 술을 마시는 것이고, 둘
째는 성생활이고, 셋째는 짠 것을 먹고 국수를 먹는 것이니, 능히 이 세 가지를 삼가면 비록 약을 먹지 않아도 역시 저절로 나
을 수 있다.

참조 　① 『備急千金要方』 消渴
　　　其所愼者有三 一飮酒 二房室 三鹹食及麵 能愼此者 雖不服藥而自可無他 不知此者 縱有金丹亦不可救 深思愼
　　之.
　　② 『東醫寶鑑』 雜病 消渴 禁忌法

消渴病 宜愼者有三 一飮酒 二房勞 三鹹食及麵 能愼此 三者 雖不服藥亦可 自愈.〈千金〉

③『東醫壽世保元·甲午本』10-19

10-28

論曰 上消 中消는 裏陽升氣 雖則虛損이나 表陰降氣 猶恃完壯故로 其病이 雖險이나 猶能歲月支撑者 以此也어니와
若 夫陰虛午熱 飮水背寒而嘔者는 表裏陰陽이 俱爲虛損이니 所以爲病이 尤險하야 與下消로 略相輕重이라.
然이나 能善攝身心服藥則 十之六七이 尙可生也오 不善攝身心服藥則 百之百이 必死也니
此證에 當用 獨活地黃湯 十二味地黃湯이니라

10-28 상소와 중소는 속의 양기의 올라가는 기운이 비록 허손(虛損)하나 겉의 음기의 내려가는 기운은 오히려 완장(完壯)하기 때문에 그 병이 비록 험(險)하여도 오히려 능히 오랜 세월을 지탱해 나갈 수 있는 것이다. 만약 음이 허하여 낮에 열이 나고 물을 많이 마시고 등이 차고 구역하는 것은 겉과 속의 음양이 모두 허손된 것으로 병이 되는 까닭에 더욱 험하게 되고 하소와 더불어 경중이 서로 비슷하다는 것이다. 그러나 능히 몸과 마음을 잘 조섭하고 약을 먹는다면 10에 6~7은 오히려 살아날 수 있을 것이나 몸과 마음을 잘 조섭하지 않고 약을 먹는다면 백이면 백이 반드시 죽을 것이다. 이러한 증에는 당연히 독활지황탕(獨活地黃湯), 십이미지황탕(十二味地黃湯)을 써야 한다.

10-29

易之需九三爻辭에 曰 需于泥니 致寇至라하고
象曰 需于泥는 災在外也니 自我致寇하니 敬愼이면 不敗也라하니
以此意而 倣之曰 陰虛午熱 背寒而嘔는 其病이 雖險이나 然이나 死尙在外也니 能齋戒其心하며 恭敬其身하고 又服好藥하면 不死也니라

10-29 주역(周易)의 수괘(需卦)의 93효사(九三爻辭)에 말하기를 진흙 속에서 기다리는 것이니 도둑을 이르게 하는 것이라고 하였고, 상(象)에서 말하기를 진흙 속에서 기다린다는 것은 재앙이 밖에 있기 때문이다. 내가 스스로 도적을 부르는 것이니 공경하고 삼가면 패하지 않을 것이라고 하였다. 이 뜻을 모방하여 말한다면 음이 허하여 낮에 열이 나고 등이 차고 구역하는 것은 그 병이 비록 험하나 그러나 죽음은 아직 밖에 있으니 능히 그 마음을 재계하고 그 몸을 공경하고 또 좋은 약을 먹으면 죽지 않을 것이다.

참조

①『東醫壽世保元·甲午本』10-31
今考更定 已上諸證 卽少陽人 陰虛火動大腸熱骨蒸之病而 其病纏始而又輕故可治也 不急治益危
　當用 水火旣濟湯 七味苦蔘湯 七味猪苓湯 六味地黃湯 必戒哀怒斷酒色.
10-32
論曰 下消强中 胃火肉爛之久病
　　陰虛午熱 大腸火骨蒸之新病 皆數年調治服藥然後 可以免危療病而
　　　下消强中者 當用 淸凉散火湯
　　　陰虛午熱者 當用 水火旣濟湯 必戒哀怒斷酒色.
　此證之數年服藥調治者 　一月之服不過十貼二十貼日一服
　　　　　　　　　　　　或十日服藥十日不服藥
　　　　　　　　　　　　或一月服藥一月不服藥.
　　　　　　　　　　　　不服藥日則 必用藥豆海蔘石花猪肉 或用童便生地黃忍冬藤苦蔘
　　　　　　　　　　　　因其飮食茶湯而雜試用之
　　　　　　　　　　　　或數月不服藥.
　　蓋一月之服不過十貼二十貼日一服者 久病不可急治之故也.
　　　雜試用之飮食茶湯 亦寓藥理之故也.

數月不服藥者 所恃者 不在藥之故也. 若不戒哀怒不斷酒色 雖百日服藥而不足補損於一日苟望求活乎.

飲食茶湯之寓藥者 必如平時飲食茶湯也 不可欲速不達而過食過飲也

過食過飲者 非自然也 非自然者 非生生之道也.

10-33

數年服藥者 非貧窮艱難之所爲也則 宜用 自己溺 生地黃 忍冬藤 苦蔘.

강설

陰虛午熱證은 胃受熱裏熱病에 속하는 逆證으로 下消證과 동일한 경중의 병증이다.

주증상은 午熱, 飮水, 背寒, 嘔逆, 食滯痞滿, 腹痛, 腰痛 등이 있으며, 獨活地黃湯, 十二味地黃湯을 활용한다.

10-25~26

① 渴(數飮水)은 胃熱이 기본이 된 裏熱病의 의미이다.

② 陰虛午熱은 表裏俱病이기 때문에 表陰이 내려가지 못하므로 表病症狀인 眩暈, 背表부위의 寒證, 嘔逆 등의 증상이 발생한다.

③ 오후가 되면 惡寒發熱이 발생하나 학질처럼 치료하면 안 된다고 하였다.

[비교] 11-13

少陽人 瘧疾 有間兩日發者 卽勞瘧也 可以緩治 不可急治

此證 瘧不發日 用獨活地黃湯 二貼 朝暮服

瘧發日 預煎荊防敗毒散 二貼 待惡寒發作時 二貼連服

一月之內 以獨活地黃湯 四十貼 荊防敗毒散 二十貼 爲準的 則其瘧 必無不退之理.

10-27~29

險危證에 있어 調養의 중요성(10-27, 10-29)

① 消渴에서 3가지 주의해야 할 것(금기)은 술, 房勞, 짠음식과 면류 등이다.

② 실제로 陰虛午熱이 重한 병이라서 죽을 수도 있지만, 내가 어찌하느냐에 달렸다. 需于泥는 재앙이 밖에 있으나 아무것도 하지 않으면 스스로 도적을 부르는 것이니 삼가고 근신하면 지지 않는다.

下消證, 陰虛午熱證의 險危(10-28)

① 上消, 中消는 腹裏부위에서 陰淸之氣가 升揚하는 것이 비록 虛損되었지만(裏病) 表陰降氣가 잘 유지가 된다. (背表에서 降陰은 잘 유지됨) 따라서 그 병이 비록 險證이나 오랜 시간 버틸 수 있어 中消에서 變證도 많이 발생한다.

② 陰虛午熱은 表裏俱病이기 때문에 險危證이며 下消證과 동일한 輕重의 병증이다.

※ 下消證과 陰虛午熱證의 비교

	下消證(緩)	陰虛午熱證(急)
공통점	寒熱의 증상이 동시에 나타나며, 모두 險危證으로 경중이 비슷하다.	
특징	병정이 오래 진행되는 緩病으로 胃熱과 陰淸之氣가 모두 약해져 있는 虛勞의 상태	병정이 급박하게 진행되는 急病으로 陰淸之氣는 약한 상태에서 胃熱이 강하게 드러나는 상태
증상	口渴, 引飮, 煩躁 땀이 적으나 下焦부위(囊濕), 冷汗(추위를 느낌)의 양상으로 나타남 형체의 변화가 있음 : 瘦瘠, 腿膝枯細	口渴, 飮水 惡寒發熱 微汗出 盜汗 眩暈, 嘔逆, 背寒
통증	裏病이므로 腹裏 부위의 腹痛이 위주로 나타남	表裏俱病으로 背表 부위의 頭痛 身體痛 背痛과 腹裏 부위의 腹痛 등이 발생함
배변	乾便(굳은 양상) 또는 무른변(少少滑利)	

● 『東醫壽世保元·甲午本』의 消渴證과 陰虛午熱證

1. 太陰人 肝受熱裏熱病 燥熱證으로 이동, 소양인의 消渴證보다 태음인 燥熱證을 나타내는 조문으로 인식하였다.

   10-16~18

   內經曰 二陽結謂之消 飮一溲二死不治 註曰 二陽結 謂胃及大腸熱結也. [13-20]

   扁鵲 難經曰 消渴脈 當得緊實而數 反得沈濇而微者死. [13-21]

   張仲景曰 消渴病小便反多如飮水一斗小便亦一斗 腎氣丸主之. [13-22]

2. 中消證을 중심으로 消渴證을 설명하고 있으며 下消證의 輕重을 陰虛午熱證보다 가벼운 병증으로 인식하였다.

   10-27

   今考更定 已上諸證 卽少陽人 陰虛火動胃熱肉爛之病而 中消爲此病之主證.

   上消則 中消之初證也

   下消則 中消之末證也.

   面目口鼻咽喉牙齒之病則 中消之變證也.

   癰疽强中之病則 中消之危證也.

   治法宜早 宜急於上消中消 不可差緩太晚於下消癰疽强中

   宜用 清凉散火湯 防風通聖散 陽毒白虎湯 必戒哀怒斷酒色.

3. 消渴證과 陰虛午熱證의 비교

	消渴證	陰虛午熱證
병리	陰虛火動胃熱肉爛之病	陰虛火動大腸熱骨蒸之病
공통 병리	陰虛火動 : 기존의 陰陽개념이 남아있음 淸陽上升이 잘 되지 않는 소양인 消渴의 병리에 대한 개념이 없음	
차이점	胃熱 肉爛 : 皮筋肉骨의 肉 胃熱로 인해 발생하는 渴, 不生肌肉, 腿膝枯細, 癰疽 등을 의미	大腸熱 骨蒸 : 皮筋肉骨 중 가장 裏부위 胃熱보다 熱의 부위가 깊어 소양인의 偏小之臟(本部位)인 大 腸부위까지 熱이 치성한 것을 의미 盜汗*, 瘧疾과 같은 發熱, 飮水背寒而嘔 등
치방	淸涼散火湯 防風通聖散 陽毒白虎湯 신축본의 涼膈散火湯, 白虎湯의 의미	水火旣濟湯 七味苦蔘湯 七味猪苓湯 六味地黃湯 신축본의 獨活地黃湯, 十二味地黃湯의 의미
완급	下消强中 胃火肉爛之久病 緩病의 의미	大腸火骨蒸之新病 急病의 의미

갑오본에서는 消渴證의 증상은 구분하였으나 輕重과 처방에 대한 구분은 아직 명확하지 않았다.

또한 中消證를 중심으로 消渴證을 설명하면서 下消證를 陰虛午熱證과 같은 險危證으로 분류하지 않았다.

병리적인 부분에서도 陰虛火動을 消渴證, 陰虛午熱證의 공통 병리로 언급하고 있는 것으로 미루어보아 淸陽上升, 表陰降氣와 같은 表裏病의 발생
기전에 대한 인식이 확립되지 않았음을 알 수 있다.

少陽人泛論

1. 少陽人泛論 Preview

2. 同出一屬

11-1

少陽人病은

　中風·吐血·嘔吐·腹痛·食滯痞滿　　　五證은 同出一屬而 自有輕重하며

　浮腫·喘促·結胸·痢疾·寒熱往來胸脇滿　五證은 同出一屬而 自有輕重이니라

11-1 소양인 병의 중풍(中風), 토혈(吐血), 구토(嘔吐), 복통(腹痛), 식체비만(食滯痞滿)의 다섯 가지 증세는 다 같은 한 가지 등속(等屬)에서 나왔으며 스스로 경중이 있고, 부종(浮腫), 천촉(喘促), 결흉(結胸), 이질(痢疾), 한열왕래흉협만(寒熱往來胸脇滿)의 다섯 가지 증세는 다 같이 한 가지 등속에서 나왔으며 스스로 경중이 있다.

참조

① 『東醫壽世保元·甲午本』11-1

論曰 張仲景所論 太陽陽明病 卽少陰人之表病也.

　　　　　　太陰少陰病 卽少陰人之裏病也而

　太陽病 表之表病也 陽明病 表之裏病也

　太陰病 裏之表病也 少陰病 裏之裏病也.

11-2

張仲景所論 大靑龍湯證小柴胡湯證　　　　　卽少陽人表之表病也.

李子建所論 腹痛泄瀉證　　　　　　　　　　卽少陽人表之裏病也.

王好古所論 上消中消下消證　　　　　　　　卽少陽人裏之表病也.

張仲景所論 傷寒譫語證 與龔信所論 陰虛午熱證 卽少陽人裏之裏病也.

11-3

少陰人 以陽煖之氣 爲保命之主故 脊胃爲本而　　膀胱大腸爲標也.

少陽人 以陰淸之氣 爲保命之主故 膀胱大腸爲本而 脊胃之爲標也.

11-4

少陰人表病 身熱爲主證也 少陽人表病 身寒爲主證也

少陰人裏病 腹寒爲主證也 少陽人裏病 腹熱爲主證也.

11-5

少陽少陰人病 以陰陽正對而論之則

　少陽人寒熱往來胸脇滿之證 與 少陰人太陽病表證因在而小腹硬滿者 相對也.

　結胸　　　　　　　　　　與 胃家實　　　　　　　　　　相對也.

　腹痛或泄或不泄之證　　　與 脾約　　　　　　　　　　　相對也.

　上消　　　　　　　　　　與 太陰證　　　　　　　　　　相對也.

　中消　　　　　　　　　　與 黃疸　　　　　　　　　　　相對也.

　陰虛午熱　　　　　　　　與 少陰證　　　　　　　　　　相對也.

　譫語　　　　　　　　　　與 躁證　　　　　　　　　　　相對也.

11-6

少陽少陰人藥 以溫冷正相對而論之則

　荊防敗毒散　　　　　　　與 川芎桂枝湯 芎歸香蘇散 相對也.

　柴胡苽蔞湯 千金導赤散　與 獨蔘八物湯 補中益氣湯 相對也.

　錦上添花白虎湯 渡海白虎湯 與 獨參附子理中湯　　相對也.

　淸涼散火湯　　　　　　　與 薑朮破積湯　　　　　相對也.

七味苦蔘湯　　　　　　與 香砂理中湯　　　　　相對也.

柴胡四苓散　　　　　　與 黃芪蘇葉湯　　　　　相對也.

11-7

少陽人 瘧疾亦寒熱往來胸脇滿之屬也.

痢疾亦結胸之屬也.

淋疾亦强中之屬也.

11-8

少陰人 瘧疾亦熱畜膀胱之屬也.

吐血亦脾約之屬也.

咽喉痛亦少陰證之屬也.

11-9

黃疸 元是少陰人病而 少陽人黃疸亦有之. 少陽人黃疸 卽中消之屬也.

消渴 元是少陽人病而 少陰人食消亦有之. 少陰人食消 卽陰黃之屬也.

11-10

少陽人 裏之裏病大綱有二 一曰 陰虛午熱也 二曰 傷寒譫語也.

11-11

裏之表病大綱有二 一曰 消渴也 二曰 癰疽也.

11-12

表之裏病大目有五 一曰 中風 二曰 吐血 三曰 嘔吐 四曰 腹痛 五曰 食滯痞滿.

11-13

表之表病大目有五 一曰 浮腫 二曰 喘促 三曰 結胸 四曰 寒熱往來胸脇滿 五曰 發熱惡寒身體痛.

11-14

少陽人稟性軟弱者 多有陰虛午熱之證

稟性剛急者 多有中風吐血嘔吐腹痛痞滿之證 此心疾也 雖有其藥 最爲難治.

11-15

少陽人稟性軟弱則哀心偏着也. 哀心偏着則大腸之眞陰剝傷也.

稟性剛急則怒心偏愎也. 怒心偏愎則膀胱之眞陰剝傷也.

陰虛之始發 其人宜勇決也 其人勇決則 哀心蕩滌而其病易治也.

風漸之始作 其人宜寬闊也 其人寬闊則 怒心蕩滌而其病易治也.

11-16

中風吐血嘔吐腹痛痞滿同出一屬而 必皆有半身左邊胸腹手足不通快之風漸也.

嘔吐以上難治 嘔吐以下易治.

中風者 手足不仁之疾也 風漸者 胸腹手足不通快之疾也.

11-17

少陽人中風 一臂不遂半身不遂 最危證也 口眼喎斜 次重也 兩脚不遂一脚不遂 猶輕也.

脚不遂之病猶謂之輕者 以其病不在於中風之列而 在於膀胱病表之表病之列故也.

강설　同出一屬은 병리적 출발점이 같기 때문에 동일한 계통의 병태로 나타나게 되어 치법이 같은 병증을 모아 함께 관리하고자 한 것이다. 즉, 서로 달라 보이는 병태를 같은 범주로 통섭하여 병증에 대한 이해와 치료의 효율성을 높이고자 한 동무의 사상인 병증관리 정신이 드러나는 개념이다.

11-1

中風 吐血 嘔吐 腹痛 食滯痞滿의 5가지 증상은 陰虛午熱證의 경중을 나눈 것이다.

浮腫 喘促 結胸 痢疾 寒熱往來胸脇滿의 5가지 증상은 結胸證의 경중을 나눈 것이다.

※ 少陽人 同出一屬[156]

1.『甲午本』과『辛丑本』의 表裏病證 구분

『甲午本』에서는 인체의 전후에 해당되는 腹背를 기준으로 背表 부위의 병을 表病, 腹裏 부위의 병을 裏病으로 表裏病을 구분하고 있다. 또한 表病은 外感으로 인한 병으로, 裏病은 內觸으로 인한 병으로 구분하고 있다. 表裏病을 다시 세부적으로 四象人에 따른 장국의 대소에 따라 상하로 標本을 구분하여 表病을 表之表裏病, 裏病을 裏之表裏病으로 세분하고 있다. 少陽人의 경우에는 表病을 外感膀胱病, 裏病을 內觸大腸病으로 구분하였으며, 세부적으로 表之表病은 少陽傷風證, 結胸證, 表之裏病은 腹痛泄瀉證, 裏之表病은 消渴, 癰疽로, 裏之裏病은 傷寒譫語와 陰虛午熱로 세분하여 설명하고 있다[157].『甲午本』에서는 '同出一屬'이라는 용어가 직접적으로 언급되지 않고 있으나, '屬'이라는 개념으로 瘧疾을 寒熱往來胸脇滿之屬으로, 痢疾을 結胸之屬으로 淋疾을 强中之屬으로 분류하였으며[158], '大目'으로 요약하여 表之表病을 浮腫, 喘促, 結胸, 寒熱往來胸脇滿, 發熱惡寒身體痛으로, 表之裏病을 中風, 吐血, 嘔吐, 腹痛, 食滯痞滿으로 구분하였다[159]. '大目'은 表裏病을 구분하는 대분류의 개념이고, '屬'은 表裏之表裏病 내에서 동일한 병증을 구분하는 세부 분류의 개념으로 사용된 것을 확인할 수 있다.

『辛丑本』에서는 表裏病證을 病情의 寒熱과 輕重緩急을 중심으로 사상인의 表裏病證을 새롭게 정리하였다. 소양인에서 表病은 脾受寒表寒病에 해당되며, 少陽傷風證, 結胸證, 亡陰證으로 구분하고 있다.『甲午本』에서는 裏之裏病으로 구분했던 傷寒譫語證의 일부 병증이『辛丑本』에서는 結胸證 또는 亡陰證의 表病으로 재편되어 발전된 병증구분 인식을 보여주고 있다. 또한 裏病은 胃受熱裏熱病으로서 胸膈熱證, 消渴證 및 陰虛午熱證으로 구분하고 있으며,『甲午本』에서 '大目' 또는 '屬'으로 설명되었던 병증군이『辛丑本』「少陽人泛論」에서 "同出一屬"이라는 개념으로 설명하고 있다. 이를 자세히 살펴보면 浮腫之屬[160]의 경우,『甲午本』에서는 언급하지 않았던 痢疾이『辛丑本』에서 結胸 다음으로, 寒熱往來胸脇滿과 發熱惡寒身體痛으로 구분하였던 부분이『辛丑本』에서는 寒熱往來胸脇滿으로만 남아있게 된다. 또한 中風之屬[161]의 경우, 변경된 내용은 없으나『甲午本』에서 表之裏病에 속한 表病으로 구분되었던 병증군을『辛丑本』에서는 胃受熱裏熱病의 裏病으로 구분하여 설명하고 있다.

---

156 김윤희, 황민우. 소양인 동출일속 병증에 관한 연구. 사상체질의학회지. 2011;23(3):285-293.

157 『甲午本』「少陽人膀胱大腸病篇尾泛論」11-2 張仲景所論 大靑龍湯證小柴胡湯證 卽少陽人表之表病也. 李子建所論 腹痛泄瀉證 卽少陽人表之裏病也. 王好古所論 上消中消下消證 卽少陽人裏之表病也. 張仲景所論 傷寒譫語證 與龔信所論 陰虛午熱證 卽少陽人裏之裏病也.

158 『甲午本』「少陽人膀胱大腸病篇尾泛論」11-7 少陽人 瘧疾亦寒熱往來胸脇滿之屬也. 痢疾亦結胸之屬也. 淋疾亦强中之屬也.

159 『甲午本』「少陽人膀胱大腸病篇尾泛論」11-12 表之裏病大目有五 一曰 中風 二曰 吐血 三曰 嘔吐 四曰 腹痛 五曰 食滯痞滿.
    11-13 表之表病大目有五 一曰 浮腫 二曰 喘促 三曰 結胸 四曰 寒熱往來胸脇滿 五曰 發熱惡寒身體痛.

160 『辛丑本』「少陽人泛論」11-1 浮腫 喘促 結胸 痢疾 寒熱往來胸脇滿 五證 同出一屬 而自有輕重.

161 『辛丑本』「少陽人泛論」11-1 少陽人病 中風 吐血 嘔吐 腹痛 食滯痞滿 五證 同出一屬 而自有輕重

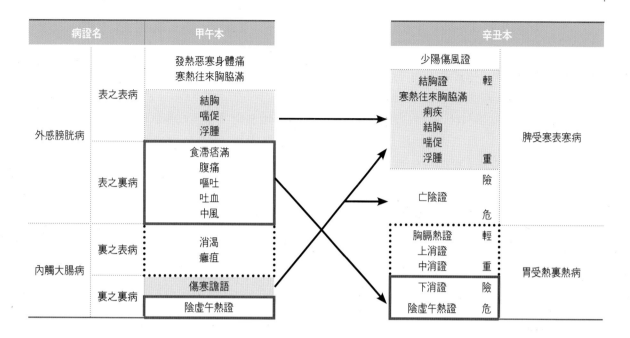

病證名		甲午本	辛丑本	
外感膀胱病	表之表病	發熱惡寒身體痛 寒熱往來胸脇滿 結胸 喘促 浮腫	少陽傷風證 結胸證　輕 寒熱往來胸脇滿 痢疾 結胸 喘促 浮腫　重	脾受寒表寒病
	表之裏病	食滯痞滿 腹痛 嘔吐 吐血 中風	險 亡陰證 危	
內觸大腸病	裏之表病	消渴 癰疽	胸膈熱證　輕 上消證 中消證　重	胃受熱裏熱病
	裏之裏病	傷寒譫語 陰虛午熱證	下消證　險 陰虛午熱證　危	

2. 少陽人 中風之屬은 陰虛午熱證의 범주이다.

「少陽人泛論」의 첫 내용은 少陽人 胃受熱裏熱病의 陰虛午熱證에 관한 내용이다[162]. 泛論 서두에 同出一屬 병증의 하나인 中風之屬을 정의하고, 中風, 吐血의 치방을 각각 獨活地黃湯과 十二味地黃湯으로 제시하며 陰虛午熱證의 범주로 설명하고 있다. 또한 勞瘧[163]이라고 하여 脾受寒表寒病에서 降陰이 되지 않아 발생하는 惡寒發熱과는 다른 구분을 하고 있다. 치방에서도 瘧疾이 발하지 않을 때에는 陰虛午熱證의 獨活地黃湯을 사용하였으며 惡寒이 나타날 때에는 荊防敗毒散으로 降陰을 돕는 치법을 제시하였다. 表裏病의 처방을 동시에 제시한 것은 陰虛午熱證의 惡寒發熱이 表裏俱病[164]이라는 병증의 특징 때문에 나타나는 것으로 인식했기 때문으로 생각된다. 이와 같이 범론에서 전반적으로 少陽人 胃受熱裏熱病에서 구체적으로 제시되지 않았던 中風, 吐血과 같은 陰虛午熱證의 범주에 대해 구체적으로 설명하거나 이와 유사한 勞瘧에 대하여 추가적으로 설명하는 형식을 취하고 있음을 알 수 있다. 또한 同出一屬의 嘔吐, 腹痛, 食滯痞滿 또한 陰虛午熱證의 범주에 속하는 病證이다. 陰虛午熱證의 대표적인 증상의 하나로 "嘔"가 있으며, 脾受寒表寒病의 亡陰證을 설명하면서 食滯痞滿, 腹痛, 腰痛을 素證으로 가지고 있는 少陽人의 경우에 獨活地黃湯을 치방으로 제시하고 있다[165]. 또한 獨活地黃湯의 주치를 食滯痞滿으로 언급하고 있다[166].

162　『辛丑本』「少陽人泛論」11-1 少陽人病 中風 吐血 嘔吐 腹痛 食滯痞滿 五證 同出一屬 而自有輕重

163　『辛丑本』「少陽人泛論」11-13 少陽人 瘧疾 有間兩日發者 卽勞瘧也 可以緩治 不可急治 此證 瘧不發日 用獨活地黃湯 二貼 朝暮服 瘧發日 預煎荊防敗毒散 二貼 待惡寒發作時 二貼連服 一月之內 以獨活地黃湯 四十貼 荊防敗毒散 二十貼 爲準的 則其瘧 必無不退之理.

164　『辛丑本』「少陽人胃受熱裏熱病論」10-28 論曰 上消中消 裏陽升氣 雖則虛損 表陰降氣 猶恃完壯故 其病雖險 猶能歲月支撐者 以此也 若夫陰虛午熱 飲水背寒而嘔者 表裏陰陽 俱爲虛損 所以爲病尤險 與下消 相輕重.

165　『辛丑本』「少陽人胃受熱裏熱病論」9-30 嘗見 少陽人 恒有腹痛患苦者 用六味地黃湯 六十貼 而病愈 又見 少陽人 十餘年 腹痛患苦 一次起痛 則或五六個月 或三四個月 一二個月 叫苦者 每起痛臨時 急用滑石苦參湯 十餘貼 不痛時 平心靜慮 恒戒哀心怒心 如此延拖 一周年而病愈 又見少陽人 少年兒 恒有滯證痞滿 間有腹痛腰痛 又有口眼喎斜 初證者 用獨活地黃湯 一百日內 二百貼服 使之平心靜慮 恒戒哀心怒心 一百日 而身健病愈.

166　『辛丑本』「新定 少陽人病 應用要藥 十七方」獨活地黃湯 熟地黃 四錢 山茱萸 二錢 茯苓 澤瀉 各一錢五分 牧丹皮 防風 獨活 各一錢 右方 治食滯痞痛

이상과 같이 少陽人 中風之屬으로 언급된 병증인 中風, 吐血, 嘔吐, 腹痛, 食滯痞滿은 모두 陰虛午熱證의 범주에 속하는 병증으로, 앞서 소양인 表裏病에서 간략하게 설명되었던 陰虛午熱證을 보다 구체적으로 설명하고 치방을 제시하고 있을 뿐 아니라 전혀 다르게 보이는 병증들을 同出一屬으로 묶어 그 범주를 확대하고 있음을 알 수 있다.

『甲午本』에서의 表之表病은 少陽傷風證, 結胸證의 범주이며, 表之裏病은 腹痛泄瀉證에 해당한다. 이러한 『甲午本』의 表之表病은 『辛丑本』의 少陽傷風證과 結胸證으로, 表之裏病은 亡陰證으로 병증이 정립되었다. 또한 『甲午本』의 裏之表病인 消渴證, 裏之裏病인 陰虛午熱證은 모두 『辛丑本』의 胃受熱裏熱病으로 병증이 정립되었으나, 『甲午本』에서 表之裏病으로 설명되었던 中風, 吐血, 嘔吐, 腹痛, 食滯痞滿은 『辛丑本』 陰虛午熱證으로 병증 인식을 달리하여 정립되었다. 또한 中風之屬의 치방으로 十二味地黃湯, 獨活地黃湯이라는 陰虛午熱證의 처방을 제시[167]한 것으로 보아 胃受熱裏熱病 전체를 언급하는 것이 아니라, 胃受熱裏熱病 중에서 陰虛午熱證의 범주로 보고 있음을 알 수 있다.

3. 少陽人 浮腫之屬은 結胸證의 범주이다.

「少陽人泛論」에서 中風之屬에 이어 浮腫之屬이 제시되어 있다[168]. 浮腫之屬에는 浮腫, 喘促, 結胸, 痢疾, 寒熱往來胸脇滿 병증이 포함된다.

이 가운데 結胸證은 少陰人 胃家實證(鬱狂證)과 유사하여 正氣와 邪氣가 서로 대적하여 오랫 동안 진행되기 때문에 病程이 길고[169], 變證이 많이 발생할 가능성이 높다. 따라서 結胸證은 變證이 亡陰證이나 少陽傷風證에 비해 다양하게 나타나게 되며, 結胸證 범주 내에서도 最尤甚證, 次證 등으로 그 안에서 다시 輕重이 구분되고 治方 또한 여러 가지로 제시되고 있다[170]. 「少陽人泛論」에서는 이러한 結胸證의 범주를 喘促短氣, 嘔吐 뿐 아니라 浮腫, 痢疾, 痺風膝寒證까지 확대하여 제시하고 있다.

浮腫은 險證에 해당되며, 荊防地黃湯 加 木通(木通無憂湯[171])과 木通大安湯의 2가지 처방이 제시되어 있다[172]. 木通無憂湯은 亡陰證의 범주에 속하는 浮腫에 적용하는 처방인 반면, 木通大安湯은 荊防導赤散을 기본 처방으로 하여 茯苓, 澤瀉, 車前子, 黃連이 추가되고 獨活, 玄參, 瓜蔞仁, 前胡가 빠져있으며 生地黃은 1錢, 茯苓 2錢, 木通은 4錢으로 증량되어 있으므로, 結胸證의 범주에 속하는 浮腫에 사용되는 처방으로 볼 수 있다. 結胸證의 범주에서 나타나는 浮腫은 結胸證 중 保命之主인 陰淸之氣가 더 약한 상태인 重證이기 때문에, 木通과 茯苓, 澤瀉가 증량되어 처방이 구성되었다. 結胸證 범주 내에서 少陽人의 腎局

満者 宜用
167 『辛丑本』「少陽人泛論」11-6 中風 嘔吐 宜用獨活地黃湯 吐血 宜用十二味地黃湯
168 『辛丑本』「少陽人泛論」11-1 浮腫 喘促 結胸 痢疾 寒熱往來胸脇滿 五證 同出一屬 而自有輕重.
169 『辛丑本』「少陽人 脾受寒表寒病」9-36 少陽人胃家實病 少陽人結胸病 正邪陰陽 相敵而相格故 日久而後 危證始見也 少陰人亡陽病 少陽人亡陰病 正邪陰陽 不敵而相格故 初證 已爲險證 繼而因爲危證矣.
170 『辛丑本』「少陽人 脾受寒表寒病」9-17 論曰 右張仲景 所論三證 皆結胸病 而膈內拒痛 手不可近 燥渴譫語者 結胸之最尤甚證也 飮水水入即吐 心下痞硬滿 乾嘔短氣者 次證也. 凡結胸病 皆甘遂湯入口 輒還吐 惟甘遂末入口 口涎含下 因以溫水 嗽口而下 則藥不還吐. 嘗治結胸 用甘遂散 溫水調下 五次輒還吐 至六次 不還吐 而下利一度 其翌日 又水還吐 又用甘遂 一次快通利 而病愈. 凡結胸 無非險證 當先用甘遂 仍煎荊防導赤散 以壓之 乾嘔短氣 而藥不還吐者 不用甘遂 但用荊防導赤散 加茯苓 澤瀉 各一錢 二三服 又連日服 而亦病愈. 燥渴譫語者 尤極險證也 急用甘遂 仍煎地黃白虎湯 三四貼 以壓之 又連日服地黃白虎湯.
171 『東醫四象新編』에는 荊防地黃湯 加 木通 1兩을 '木通無憂湯'으로 적혀 있다.
172 『辛丑本』「少陽人 脾受寒表寒病」11-7 浮腫爲病 急治則生 不急治則危 用藥早 則容易愈也 用藥不早 則孟浪死也. 此病 外勢平緩 似不速死故 人必忽之 此病 實是急病 四五日內 必治之疾 謹不可以十日論之也. 浮腫初發 當用木通大安湯 或荊防地黃湯 加木通 日再服 則六七日內 浮腫必解

의 陰淸之氣가 더욱 부족한 경우 木通이 '壯腎而有充足內外之力'으로 腎弱[173]을 고려하여 降陰 뿐 아니라 腎局의 陰淸之氣를 도와주는 역할을 하게 된다. 또한 結胸證에서도 嘔吐는 없으나 乾嘔, 短氣가 있는 重證의 경우 荊防導赤散에 茯苓, 澤瀉를 가한 導赤降氣湯을 사용[174]한 것으로 보아 茯苓, 澤瀉의 '固腎立腎, 壯腎而有外穰之力'을 통해서 腎局의 陰淸之氣를 더욱 도와주는 역할을 하는 것으로 보인다. 따라서 結胸證의 범주에서 浮腫과 같은 重證의 경우에 木通, 茯苓, 澤瀉를 증량하여 사용함으로써 陰淸之氣를 도와 降陰이 될 수 있는 바탕을 마련하는 역할을 하게 된다. 그러므로 木通大安湯은 導赤降氣湯을 기본 골격으로 하고 있는 結胸證의 重證에 해당되는 浮腫에 사용되는 처방임을 알 수 있다.

浮腫之屬 가운데 喘促 또한 結胸證의 범주로 보여진다. 喘促短氣라는 급증에 靈砂를 구급약으로 설명하면서 荊芥, 防風, 瓜蔞仁 등의 약물을 제시하고 있는데[175], 이러한 약물 구성은 結胸證에서 사용되는 荊防導赤散 또는 導赤降氣湯을 의미하고 있다.

浮腫之屬 가운데 痢疾은 結胸과 비교하며 黃連淸腸湯이 제시되어 있는데[176], 黃連淸腸湯 역시 導赤湯[177]을 기본 골격으로 하는 結胸證에 해당되며, 『甲午本』에서는 痢疾을 結胸之屬이라고 직접적으로 언급하고 있다. 즉 여기서 痢疾은 結胸證의 범주에 속하는 병증이며, 結胸에 비해서 輕證에 해당된다. 『甲午本』에서 結胸之屬으로 포함시켰던 痢疾을 『辛丑本』에서는 同出一屬에 따로 구분하여 언급한 것은 同出一屬이 表病 전체를 언급하려는 것이 아니라 結胸證의 범주로 인식하여 설명하려고 한 것으로 생각할 수 있다.

浮腫之屬 가운데 寒熱往來胸脇滿 또한 結胸證의 범주에 포함되는 것으로 보인다. 寒熱往來는 少陽傷風證의 증상이기도 하나 '脾局陰氣 欲降未降 而或降故 寒熱或往或來也'라고 하여 脾受寒이라는 공통적인 병리이기 때문에 結胸證에서 나타날 수 있으며, 특히 胸脇滿은 "結胸之漸"이라고 하여[178], 寒熱往來胸脇滿 모두 結胸證의 輕證으로 볼 수 있다. 『甲午本』에서 언급되었던 發熱惡寒身體痛은 『辛丑本』에서는 少陽傷風證의 범주로 병증인식이 바뀌면서 結胸之屬을 설명하는 부분에서 삭제되고 寒熱往來胸脇滿으로 변경된 것으로 보인다.

---

173 少陽人 腎局의 陰淸之氣가 약해져 있는 상황을 '腎弱'으로 정의하였다.

174 『辛丑本』「少陽人 脾受寒表寒病」9-17 乾嘔短氣 而藥不還吐者 不用甘遂 但用荊防導赤散 加茯苓 澤瀉 各一錢 二三服 又連日服 而亦病愈.

175 『辛丑本』「少陽人泛論」11-9 少陽人 傷寒喘促 宜先用 靈砂一分 溫水調下 因煎 荊防瓜蔞等藥用之 則必無煎藥時刻遲滯救病.

176 『辛丑本』「少陽人泛論」11-11 痢疾之比結胸 則痢疾爲順證也 而痢疾之謂重證者 以其與浮腫相近也 嘔吐之比腹痛 則嘔吐爲逆證也 而嘔吐之謂惡證者 以其距中風不遠也.
    11-12 少陽人 痢疾 宜用黃連淸腸湯.

177 『辛丑本』「元明二代醫家著述中 少陽人病 經驗行用要藥 九方」導赤湯 木通 滑石 黃柏 赤茯苓 生地黃 山梔子 甘草梢 各一錢 枳殼 白朮 各五分 此方 出於龔信萬病回春書中 治尿如米泔色 不過二服 愈

178 『辛丑本』「少陽人 脾受寒表寒病」9-8 張仲景所論 少陽病 口苦咽乾 胸脇滿 或往來寒熱之證 卽 少陽人 腎局陰氣 爲熱邪所陷 而脾局陰氣 爲熱邪所壅 不能下降 連接於腎局 而凝聚膂間 膠固囚滯之病也. 此證 嘔者 外寒包裏熱 而挾疾上逆也 寒熱往來者 脾局陰氣 欲降未降 而或降故 寒熱或往或來也 口苦 咽乾 目眩 耳聾者 陰氣囚滯膂間 欲降未降故 但寒無熱 而至於耳聾也 口苦咽乾 目眩者 例證也 耳聾者 重證也 胸脇滿者 結胸之漸也 脇滿者 猶輕也 胸滿者 重證也.

結胸證에 활용되는 처방 비교

導赤湯	荊防導赤散	導赤降氣湯	黃連淸腸湯	木通大安湯	東武先師 四象藥性 嘗驗固歌
	羌活1	羌活1	羌活1	羌活1	大補膀胱眞陰
	獨活1	獨活1			大補膀胱眞陰
	荊芥1	荊芥1		荊芥1	大淸胸膈散風
	防風1	防風1	防風1	防風1	大淸胸膈散風
生地黃1	生地黃3	生地黃3	生地黃4	生地黃4	開腎之胃氣而消食進食
	玄蔘1.5	玄蔘1.5			
	瓜蔞仁1.5	瓜蔞仁1.5			豁腎痰
	前胡1	前胡1			
			車前子1	車前子1	
			猪苓1		滌腎之穢氣
			黃連1	黃連1	醒腎之眞氣
茯苓1		茯苓1	茯苓2	茯苓2	固腎立腎
		澤瀉1	澤瀉2	澤瀉1	壯腎而有外攘之勢
木通1	木通2	木通2	木通2	木通4	壯腎而有充足內外之力
滑石1					
黃柏1					
梔子1					
甘草1					
枳殼0.5					
白朮0.5					
治尿如米泔色	治頭痛 胸膈煩熱者		治痢疾者 宜用	治浮腫者 宜用	

　그 외「少陽人泛論」의 말미에 언급된 痺風膝寒證은 甘遂를 사용하는 結胸證의 대표적인 증상이다[179]. 마치 中風과 비슷하게 보이나 結胸證의 범주로 甘遂가 들어간 처방을 사용하도록 제시하고 있다[180].
　이상과 같이 浮腫之屬의 同出一屬 병증은 少陽人 脾受寒表寒病 전체의 輕重을 논한 것이 아니라 모두 結胸證 범주에 국한된 병증이며, 이 안에서 세부적으로 경중에 따라 구분한 것임을 알 수 있다.
　결론적으로 中風之屬은 陰虛午熱證 범주의 병증이며, 浮腫之屬은 結胸證 범주의 병증에 해당된다.「少陽人泛論」을 통하여 동일한 병증에 해당되는 陰虛午熱證과 結胸證의 범주를 同出一屬이라는 대분류로 통합하여 제시하고 있으며, 이를 다시 세분화하여 설명하면서 치료법을 제시하는 설명법을 취하고 있다. 東武는 이러한 ‘同出一屬’의 개념을 통하여 동일한 表裏病 병리와 동일한 輕重緩急에 해당되는 병증들을

---

179 『辛丑本』「少陽人 脾受寒表寒病」
　　9-18 甘遂 表寒病 破水結之藥也 石膏 裏熱病 通大便之藥也 表病 可用甘遂 而不可用石膏 裡病 可用石膏 而不可用甘遂. 然 揚手擲足 引飮泄瀉證 用石膏 痺風膝寒 大便不通證 用甘遂.
180 『辛丑本』「少陽人泛論」
　　11-19 嘗治 少陽人 六十老人 中風一臂不逐病 用輕粉五厘 其病輒加 少陽人 二十歲 少年 一脚微不仁痺風 用輕粉甘遂龍虎丹 二三次 用之 得效.
　　11-20 嘗治 少陽人 咽喉 水醬不入 大便不通 三日 病至危境 用甘遂天一丸 卽效.
　　11-21 嘗治 少陽人 七十老人 大便四五日不通 或六七日不通 飮食如常 兩脚膝寒無力 用輕粉甘遂龍虎丹 大便卽通 後數日 大便又秘 則又用 屢次用之 竟以大便 一日一度 爲準 而病愈 此老 竟得八十壽.

동일한 병증체계로 통합하여 접근함으로서 병증의 이해도를 높이고, 이에 따른 치료의 효율성을 극대화하고자 한 사상의학 고유의 포괄적 병증관리 정신을 제시하고 있다고 하겠다.

少陽人 同出一屬 병증

輕重	重				輕
結胸證	浮腫	喘促	結胸	痢疾	寒熱往來胸脇滿
	木通大安湯	甘遂	荊防導赤散 導赤降氣湯	黃連淸腸湯	荊防導赤散
陰虛午熱證	中風	吐血	嘔吐	腹痛	食滯痞滿
	獨活地黃湯	十二味地黃湯	獨活地黃湯		

3. 中風, 吐血

11-2

少陽人 中風 半身不遂 一臂不遂는 未如何之疾也라
重者는 必死오 輕者는 猶生이로되 間以服藥하며 安而復之하야 待其自愈而 不可期必治法之疾이니라

11-2 소양인의 중풍에 반신(半身)을 쓰지 못하는 것과 한 쪽 팔을 쓰지 못하는 것은 어찌할 수 없는 병이다. 중한 경우는 반드시 죽고 경한 경우 살 수는 있으나 간간이 약을 복용하고 안정해서 회복되어 스스로 낫기를 기다려야 하며 반드시 다스리는 법이 있는 병은 아니다.

참조 ① 『東醫壽世保元·甲午本』11-18

11-3

少陽人 吐血者는 必蕩滌剛愎偏急 與人幷驅爭塗之하고 淡食服藥하며 修養如釋道하면
　一百日則 可以少愈오
　二百日則 可以大愈오
　一周年則 可以快愈오
　三周年則 可保其壽라
凡 吐血은 調養失道則 必再發이오 再發則 前功이 皆歸於虛地하나니
若 再發則 又 自發日 計數하야 一百日 少愈하며 一周年 快愈하니
若 十年 二十年 調養則 必得高壽니라

11-3 소양인이 토혈(吐血)하는 경우는 반드시 강팍(剛愎)하고 편벽되고 급한 성질과 남과 더불어 다투거나 경쟁하는 것을 씻어 버려야 하고 담백하게 먹으며 약을 복용하되 수양하기를 불교도 사람들과 같이 하면, 100일이면 조금 나을 것이고 200일이면 많이 나을 것이고 1년이면 완전히 나을 것이고 3년이면 가히 그 수명을 보존할 수 있다. 무릇 토혈은 조리와 섭양을 옳게 못하면 반드시 재발할 것이니 재발하면 앞서의 공이 모두 다 허사로 돌아간다. 만약 재발하면 다시 재발한 날로부터 계산하여 100일이면 조금 나을 것이고 1년이면 완전히 나을 것이며 만약 십년 이십 년 조리와 섭양을 한다면 반드시 오랜 수명을 누릴 것이다.

참조 ① 『東醫壽世保元·甲午本』11-19

凡中風吐血之病 日月益甚必死乃已者 其病非必死之病也 其心乃必死之心也.
干將莫邪之劒 不知劒術而屢用小技則 其鋒必折也.
剛愎偏急之心 不知大道而爭勝多敵則 其心必折也.
若自反善道而覺之則 必有生路矣.

11-20

少陽人吐血者 必蕩滌憂愁心曲萬端機軸 淡食服藥修養如釋道 一周年然後 可保少愈 三周年然後 可保無虞.
凡吐血病 調養失道則必再發 再發者前功皆歸於虛地
　若再發則 又自再發日計數 至于三周年然後 可保無虞.
　若十年二十年調養則 必得高壽.

11-4
凡 少陽人이 間有鼻血少許하며 或 口鼻間痰涎中에 有血은 雖細微하나 皆吐血之屬也하며
　又 口中에 暗有冷涎이 逆上者는 雖不嘔吐라도 亦嘔吐之屬也니라
少年에 有此證者는 多致夭折하니 以其等閒任置故也니라
此二證은 必在重病險病之例이니 不可不豫防服藥하야 永除病根 然後에 可保無虞니라

11-4 무릇 소양인의 코에서 피가 간혹 조금 나거나 혹은 입과 코의 가래와 침 가운데에 피가 있는 것은 비록 미세하다 하여도 모두 토혈에 속한다. 또한 입안에 은연 중에 차가운 침이 있는 것이 거꾸로 올라오는 것은 비록 구토하지 않아도 역시 구토에 속한다. 소년(少年)이 이런 증세가 있는 경우는 흔히 요절(夭折)하게 되니 그것을 등한히 내버려두기 때문이다. 이 두 가지 증세는 반드시 중병과 험한 병의 반열에 있으니 예방의 차원에서 약을 먹는 것이 부득이하며 영원히 병의 근원을 제거한 연후에야 가히 보존할 수 있고 근심이 없을 것이다.

참조
① 『東醫壽世保元·甲午本』11-21
② 『東醫壽世保元·甲午本』11-22
少陽人 陰虛午熱　　　　　當用 水火旣濟湯 七味苦蔘湯.
　中風 吐血 嘔吐 腹痛 痞滿 當用 八味苦蔘湯 七味苦蔘湯.

11-5
中風은 受病에 太重故로 治法을 不可期必이어니와
吐血은 受病에 猶輕故로 治法을 可以期必이니
中風 吐血에는 調養이 爲主오 服藥이 次之하고
嘔吐以下 腹痛·食滯痞滿은 服藥調養則 其病이 易愈니라

11-5 중풍은 병을 얻는 것이 아주 중하기 때문에 치료하는 방법에 확실한 것이 있다고는 할 수 없으나, 토혈은 병을 얻는 것이 아직 경하기 때문에 치료하는 방법에 확실한 것이 있다고 할 수 있다. 중풍과 토혈은 조리(調理)와 자양(滋養)이 위주고 약을 복용하는 것은 다음이 되며, 구토 이하 복통, 식체비만은 약을 복용하고 조리하며 자양하면 그 병이 쉽게 나을 것이다.

참조
① 『東醫壽世保元·甲午本』11-23

11-6
中風 嘔吐에 宜用 獨活地黃湯이오
吐血에　　宜用 十二味地黃湯이니라

11-6 중풍과 구토에는 마땅히 독활지황탕(獨活地黃湯)을 쓸 것이고, 토혈(吐血)에는 마땅히 십이미지황탕(十二味地黃湯)을 쓸 것이다.

강설　少陽人 中風과 같은 險危證에서는 복약을 잘 하고 안정해서 회복되면 스스로 낫도록 기다려야 하는데 반드시 치법이 있다고 기약할 수는 없다. 中風, 吐血의 치방으로 陰虛午熱證의 獨活地黃湯, 十二味地黃湯을 제시하고 있다.
　　　11-3
　　　少陽人 吐血은 險危證이기 때문에 性情에 대한 경계도 언급하고 있다. 剛復偏急하고(생각이 편벽되

어 다른 사람의 생각이나 말을 듣지 않고), 남과 더불어 경쟁해서 이기려고만 하는 마음(哀情氣: 恒
欲外勝 不欲內守)을 반드시 쓸어 없애야 한다. 이러한 사람이 吐血하는 소양인의 특징이다. 이런 편
급된 心慾을 가라앉혀 평정심을 갖고, 淡食해야 하며, 수양도 엄격히 해야 한다.

11-4

吐血之屬 : 코피도 자주 나고, 가래도 잘 뱉고 콧물도 나온다. 피가 간간히 실핏줄처럼 섞여 나온다.
모두 吐血之屬에 해당된다.

嘔吐之屬 : 오심, 찬 침이 역상하고, 속쓰림 등도 嘔吐之屬으로 본다.

吐血하지 않고, 嘔吐하지 않아도 미리 獨活地黃湯, 十二味地黃湯을 쓸 수 있다.

이런 증상은 중병에 속하기 때문에 미리 예방해야 하며 병의 근원을 없애야 근심할 게 없다.

11-5

中風은 병이 한번 생기게 되면 중증이라 치법은 기약하지 못하고, 吐血은 중풍에 비해서는 경증이
라 치법을 기약할 수 있다. 中風吐血 모두 調養이 위주가 되는 險危證이고 服藥은 그 다음이다.

嘔吐, 腹痛, 食滯痞滿은 가벼운 병이기 때문에 복약과 조양을 같이 하면 쉽게 낫는다.

11-6

中風嘔吐는 獨活地黃湯을 사용한다. 吐血은 十二味地黃湯을 사용한다.

임상적으로 陰虛午熱證이면서 上熱과 口渴의 증상이 뚜렷하게 나타나는 경우에 十二味地黃湯을 적
용하는데, 吐血은 과도하게 熱症이 상부로 몰리는 증상이기 때문에 十二味地黃湯을 사용하는 것으
로 보인다.

4. 浮腫

11-7

浮腫爲病은 急治則生하고 不急治則危하며 用藥早則 容易愈也오 用藥不早則 孟浪死也니라

此病은 外勢平緩하야 似不速死故로 人必易之하나니 此病은 實是急證이니 四五日內 必治之疾이오 謾不可以十日論之也라

浮腫이 初發에 當用 木通大安湯이오 或 荊防地黃湯에 加 木通 日再服則 六七日內에 浮腫이 必解하고

浮腫 解後 百日內에 必用 荊防地黃湯하되 加 木通 二三錢하야 每日 一二貼用之하야 以淸小便하야 以防再發이니 再發하면 難治니라

浮腫이 初解에 飮食을 尤宜忍飢而 小食이니 若 如平人大食則 必不免再發이오 大畏 小便赤也니 小便이 淸則 浮腫이 解하고 小便이 赤則 浮腫이 結이니라

11-7 부종이 병됨은 급히 치료하면 살 수 있고 급히 치료하지 않으면 위태로우니 약을 빨리 쓰면 쉽게 낫고 약을 빨리 쓰지 않으면 맹랑하게 죽는다. 이 병은 밖에 나타난 형세(形勢)가 평완하여 급하게 죽을 것 같지 않아서 사람들이 반드시 쉽게 생각하나 이 병은 실은 급한 증으로 4~5일 내에 반드시 그 질병을 치료해야 하며 늦어도 10일 이상을 논하는 것은 불가하다. 부종은 처음 발생했을 때 마땅히 목통대안탕(木通大安湯)을 써야 하며, 혹은 형방지황탕(荊防地黃湯)에 목통(木通)을 더하여 하루 2회 먹으면 6~7일 내에 부종이 반드시 풀릴 것이다. 부종의 병이 풀린 후 백일 안에 반드시 형방지황탕에 목통 2-3돈을 더한 것을 매일 1~2첩을 써서 소변을 맑게 하고 재발을 방지해야 할 것이니 재발하면 치료하기 어렵다. 부종이 처음 풀렸을 때에 음식은 시장기를 참아야 할 정도로 적게 먹어야 하니 만약 보통 사람처럼 많이 먹는다면 반드시 병이 재발하는 것을 면치 못할 것이다. 소변이 붉은 것을 크게 두려워해야 할 것이니, 소변이 맑으면 부종이 풀리고 소변이 붉으면 부종이 풀리지 않는다.

참조
① 『東醫壽世保元·甲午本』11-24

少陽人 表之表病 浮腫 最危證也 喘促 次證也 結胸 次證也 痢疾 又其次也.

11-25

浮腫之爲病 急治則生 不急治則危. 用藥早則最易愈也 不早則孟浪而死也.

此病 外勢寬緩 似不速死故 人必易之.

此病 實是急證 四五日內 必治之疾而 謾不可以十日論之者也.

浮腫初發 當用 木通大安湯 日再服則六七日內浮腫必解

浮腫解後又數日服 小便赤則每日一服

小便淸則間三四五日一服以防再發.

凡浮腫再發則難治 過一月則難治 或十餘日內已成鼓脹而百藥無效者有之 木通大安湯無效則百藥亦無效也.

少陽人浮腫已成鼓脹而 歷五六七八月 或一周年後死者 皆脊膜淸氣已絶於膀胱而苟延命也

與少陰人藏結病 膀胱陽氣已絶於脊膜而苟延命者 相類也.

蓋少陰人 藏結病 脊氣雖絶 胃氣猶旺 故苟延命也

少陽人 鼓脹病 膀胱氣雖絶 大腸氣猶旺 故苟延命也.

喘促結胸之病 亦皆急用藥則易愈 不急用藥則陷於孟浪死之病也.

강설
11-7

浮腫에는 結胸證의 木通大安湯을 사용해야 되는 병증이 있고, 身寒腹痛亡陰證의 荊防地黃湯 加 木通(木通無憂湯 『東醫四象新編』)을 사용해야 하는 병증이 있다.

浮腫은 급치를 해야 살 수 있는 병이다. 급치하지 않으면 위험해져 금방 죽는다.

재발 방지를 위해 미리 用藥을 해야 되며, 小食을 해야 한다.

소변의 상태에 따라 예후를 알 수 있는데, 소변이 赤澁해지면 胃熱이 치성하는 것이므로 예후가 좋지 않고 소변이 맑아지면 降表陰이 되는 것이니 부종이 풀어지게 된다.

5. 少陽人 鼓脹과 少陰人 藏結의 비교

> **11-8**
> 少陽人 中消者가 腹脹則 必成鼓脹하니 鼓脹은 不治라
> 少陽人 鼓脹病이 如少陰人 藏結病하야 皆經歷五六七八月하며 或 周年而 竟死하니
> 蓋 少陰人 藏結은 表陽溫氣가 雖在幾絶이나 裏陰溫氣가 猶恃完壯이오
> 　少陽人 鼓脹은 裏陽淸氣가 雖在幾絶이나 表陰淸氣가 猶恃完壯 故로 皆經歷久遠而 死也니라

11-8 소양인의 중소(中消)라는 것에 배가 팽만하면 반드시 고창(鼓脹)이 되고 고창은 다스리지 못한다. 소양인의 고창병은 소음인의 장결(藏結)병과 같아서 모두 5, 6, 7, 8개월 혹은 1년을 앓다가 마침내 죽게 된다. 대개 소음인의 장결(藏結)은 표양(表陽)의 온기(溫氣)가 비록 거의 끊어질 지경이나 리음(裏陰)의 온기(溫氣)가 아직 완실(完實)하고 건장하고, 소양인의 고창(鼓脹)은 리양(裏陽)의 청기(淸氣)가 비록 거의 끊어졌으나 표음(表陰)의 청기(淸氣)가 아직 완실하고 건장한 까닭에 모두 오랜 시간을 경과한 후에 죽게 된다.

참조
① 『東醫壽世保元·甲午本』11-26
　裡之裡病表之裡病則 喜怒哀樂之內傷眞氣者爲主證故 實難專恃其藥力而 可以全恃其調養也.
　至於表之表病裡之表病則藥效捷如影響.
　凡無論藥病 病在表之表病裡之表病而 不急用藥而死者 病人其壽甚長而人中絶命者也.
　何以知其然耶 以少陰人藏結病少陽人鼓脹病 表氣已絶而猶一周年延命者觀之則
　此非病人其壽甚長而孟浪死者耶 醫藥不可不知.

강설 11-8
　鼓脹이 裏病이다. 갑오본에서는 鼓脹을 表病으로 보았는데, 신축본에서는 鼓脹을 裏病으로 보고 있다. 中消證의 變證의 하나로서 복창이 생기면 고창으로 반드시 진행되는데 불치이다.

　少陽人 鼓脹은 少陰人 藏結과 병리와 경과가 유사한 병증이다. 5~7개월 가량 연명하다 죽는다. 소양인 고창은 裏陽淸氣(淸陽)의 문제로부터 출발하지만 表陰淸氣(淸陰)은 아직 유지되므로 어느 정도 연명하다가 죽게 된다. 결국은 鼓脹은 裏病의 기전에서 병이 들었으므로 表病까지 병이 가기까지 시간이 오래 걸린다.

　少陽人 鼓脹과 少陰人 藏結을 비교하여 설명하고 있는데, 잘못된 부분이 있다. 藏結은 太陰證으로 裏病에 속하는 병증인데 表病으로 설명된 부분이다. 表陽溫氣(升陽)와 裏陰溫氣(降陰)의 용어의 순서를 바꾸면 맞는 설명이 된다.

☞ 10-22 조문의 鼓脹에 관한 고찰 참조(p.276)

6. 喘促

11-9
少陽人이 傷寒 喘促이어늘 宜先用 靈砂一分하야 溫水調下하고 因煎荊防瓜蔞等藥 用之則 必無 煎藥時刻 遲滯救病이니라

11-9 소양인이 상한(傷寒)에 숨이 몹시 가쁘고 헐떨이면 먼저 영사(靈砂) 1푼을 따뜻한 물에 타서 먹고 형개(荊芥), 방풍(防風), 과루인(瓜蔞仁) 등의 약을 달여서 먹으면 반드시 약을 달이는 시각이 지체됨으로써 병을 구하지 못하는 일이 없을 것이다.

참조
① 『東醫壽世保元 · 甲午本』11-29
少陽人 傷寒喘促 宜用靈砂一分 溫水調下 因用湯藥則 必無遲滯時刻而 藥效尤速.

11-10
靈砂 藥力이 急迫하니 可以一再用而 不可屢用이라
蓋 救急之藥은 敏於救急而已오 藥必湯服 然後에 充滿腸胃하야 能爲補陰補陽이니라

11-10 영사(靈砂)는 약의 힘이 급박하므로 마땅히 한 두 번만 쓸 것이고 여러 번 쓰는 것은 마땅하지 않으니 대개 급히 구하는 약일 따름이다. 약은 반드시 달여 먹어야 장과 위에 충만하여 능히 보음(補陰) 보양(補陽)을 할 수 있다.

참조
① 『東醫壽世保元 · 甲午本』11-30
② 『東醫壽世保元 · 甲午本』11-31
中風吐血之病 膀胱眞陰剝傷不支而 上逆脊膜之病也.
浮腫喘促之病 脊膜淸氣凋殘不壯而 未達膀胱之病也.
中風吐血之屬 不可不豫治早治
浮腫喘促之屬 不可不急治必治.

강설

11-9
喘促이 심할 경우에 먼저 靈砂를 복용한 다음 이어서 結胸證에 사용하는 처방을 복용하도록 한다. 喘促은 結胸證의 同出一屬에 해당되는 병증이다.

11-10
靈砂는 약력이 매우 급박하여 하루에 1~2번은 가하나 계속 사용할 수는 없다. 구급하는 약이라서 약력이 빠른 것밖에 장점이 없다. 靈砂를 먹인 후에 반드시 다른 약을 복용해야만 보음(淸陰을 降氣시킴), 보양(淸陽을 上升시킴)할 수 있다.

7. 痢疾, 嘔吐

11-11

痢疾之比結胸則 痢疾이 爲順證也而 痢疾之謂重證者는 以其 與浮腫 相近也오
嘔吐之比腹痛則 嘔吐가 爲逆證也而 嘔吐之謂惡證者는 以其 距中風이 不遠也라

11-11 이질(痢疾)은 결흉(結胸)에 비한다면 이질(痢疾)은 순한 병증이나 이질(痢疾)을 중증이라고 말하는 것은 이질이 부종과 가깝기 때문이다. 구토를 복통에 비한다면 구토는 순하지 못한 증이나 구토를 나쁜 증이라고 말하는 것은 구토가 중풍과 멀지 않기 때문이다.

참조 ① 『東醫壽世保元 · 甲午本』11-28

11-12

少陽人 痢疾에 宜用 黃連淸腸湯이니라

11-12 소양인의 이질(痢疾)에는 마땅히 황련청장탕(黃連淸腸湯)을 써야 한다.

참조 ① 『東醫壽世保元 · 甲午本』11-27

강설

11-11

痢疾은 結胸에 비해서 가벼운 병증이다. 痢疾이 심한 것은 浮腫과 가깝기 때문이다.

嘔吐와 腹痛을 비교하면 嘔吐가 腹痛에 비해서 더 重證(逆證)이다. 嘔吐가 심해지면 中風과 멀지 않았기 때문이다.

11-12

소양인 痢疾에는 黃連淸腸湯을 사용한다. 痢疾은 結胸證의 同出一屬에 해당되는 병증이며, 黃連淸腸湯은 導赤降氣湯의 변방에 해당된다.

☞ 11-1 조문 少陽人 同出一屬 참조(p.290)

8. 勞瘧

11-13

少陽人 瘧病에 有 間 兩日 發者하니 卽 勞瘧也라 可以緩治오 不可急治니

此證은 瘧不發日에 用 獨活地黃湯 二貼하야 朝暮服하고

      瘧發日에 預煎 荊防敗毒散 二貼하였다가 待惡寒發作時하야 二貼連服하야

一月之內에 以獨活地黃湯 四十貼과 荊防敗毒散 二十貼으로 爲準的則 其瘧이 必無不退之理리라

11-13 소양인의 학병(瘧病)이 이틀 간격으로 나타나는 것은 즉 노학(勞瘧)이다. 천천히 치료해야 마땅하며 급히 치료하는 것은 마땅하지 않다. 이러한 증은 학질이 나타나지 않는 날에 독활지황탕(獨活地黃湯) 2첩을 아침과 저녁에 먹고, 학질이 나타나는 날에는 형방패독산(荊防敗毒散) 2첩을 미리 달여서 오한이 발작할 때에 2첩을 연복한다. 한달 내에 독활지황탕(獨活地黃湯) 40첩과 형방패독산(荊防敗毒散) 20첩을 목표로 하고 쓰면 그 학질이 반드시 물러나지 않을 이치가 없다.

참조 ① 『東醫壽世保元·甲午本』 11-32

少陽人 瘧病 有間兩日而發者 卽勞瘧也 可以緩治不可急治

  此證 瘧不發日午後 每用 柴胡苽蔞湯一貼

    瘧發日惡寒時 每用 荊防敗毒散一貼

一月之內 以柴胡苽蔞湯二十貼 荊防敗毒散十貼 爲準的則 其瘧必無不退之理.

강설 여기서 瘧疾은 勞瘧으로 2일에 1회 發熱이 드러나는데 骨蒸熱 양상이며, 오래된 병정을 특징으로 한다.

陰虛午熱證의 범주로 접근하여 急治하면 안 되고, 緩治해야 한다. 獨活地黃湯을 주처방으로 사용하되, 惡寒 발작했을 때만 일시적으로 降表陰하기 위하여 荊防敗毒散을 사용한 것으로 생각된다.

9. 纏喉風, 脣瘇

11-14
少陽人이 內發咽喉하며 外腫項頬者를 謂之 纏喉風이니 二三日內에 殺人이 最急하고

又 上脣 人中瘇을 謂之脣瘇이니

凡 人中左右 逼近處一指許에 發瘇하면 雖微如栗粒이라도 亦危證也라

此二證 始發而 輕者는 當用 涼膈散火湯 陽毒白虎湯이오

重者는 當用 水銀熏鼻方하야 一炷 熏鼻而 項頬에 汗出則愈니라

若 倉卒에 無熏鼻藥則 輕粉末 一分五厘와 乳香 沒藥 甘遂末 各五分을 和勻糊丸하야 一服盡하라

11-14 소양인이 안으로 인후(咽喉)에 병이 나고 밖으로 목과 뺨이 붓는 것을 전후풍(纏喉風)이라고 하는데 2–3일 안에 사람을 죽이니 최고로 급하다. 또한 윗입술의 인중혈(人中穴)의 종기(腫氣)를 순종(脣腫)이라 하는데 인중의 좌우에 손가락 하나 놓일 만한 곳에 종기가 나면 비록 그것이 좁쌀알같이 작은 것이라도 또한 위태로운 증세이다. 이 두 가지 증세가 처음 나타나 가벼운 경우에는 마땅히 양격산화탕(涼膈散火湯)이나 양독백호탕(陽毒白虎湯)을 쓸 것이며, 중한 경우에는 수은훈비방(水銀熏鼻方)을 써야하는데 한 대를 태워 코에 연기를 쏘여서 목과 뺨에 땀이 나면 낫는다. 만약 급한 상황에서 훈비약(熏鼻藥)이 없다면 경분(輕粉)가루 1푼 5리와 유향(乳香), 몰약(沒藥), 감수(甘遂) 각각 5푼씩을 고루 풀어 반죽한 다음 알약을 만들어 단번에 다 먹인다.

참조 ① 『東醫壽世保元・甲午本』11-34
少陽人病 內發咽喉而外腫項頬者 謂之纏喉風 二三日內殺人最急

又上脣人中穴左右逼近處一指許發瘇 雖微如栗粒 亦危證也.

此二證 始發而輕者 當用 陽毒白虎湯 三四服以通大便

經日而重者 當用 水銀熏鼻方一炷熏鼻

倉卒無熏鼻藥則 當用輕粉末一分三厘 乳香沒藥末各五分 和勻糊丸一服盡.

강설 纏喉風과 脣瘇은 위급한 증상이다. 가벼운 경우에는 涼膈散火湯 또는 陽毒白虎湯을 사용한다. 심한 경우에는 수은 증기로 코를 쐬게 하거나 乳香沒藥輕粉丸을 복용시킨다.

纏喉風과 脣瘇은 胃熱證이 熾盛한 상태의 병증으로 上消證 또는 胸膈熱證(10-12조문)에 해당된다.

10. 小兒疳證

11-15
少陽人 小兒가 多食肌瘦에는 宜用 蘆薈肥兒丸 忍冬藤地骨皮湯이니라

11-15 소양인 어린아이가 많이 먹으나 마르는 경우에는 마땅히 노회비아환(蘆薈肥兒丸)이나 인동등지골피탕(忍冬藤地骨皮湯)을 쓴다.

참조 ①『東醫壽世保元・甲午本』11-33
少陽人小兒 食多肌瘦 當門二齒肉爛或有微血 此胃熱也
當用 淸凉散火湯 防風通聖散 日一貼 或二三四五十貼 以大滑便蕩胃熱爲度.

강설 　소아의 疳證(많이 먹어도 점점 수척해지는 증상)은 蘆薈肥兒丸 또는 忍冬藤地骨皮湯을 적용하는 中消
證의 범주이다.

11. 腫氣, 腦疽, 蛇頭瘡

11-16
嘗見 少陽人의 肩上에 有毒腫이어늘 火熬香油灌瘡하니 肌肉이 焦爛而 不知其熱이라
有醫 敎以牛角片을 置火炭上하고 燒而熏之한대 煙入瘡口에 毒汁이 自流하더니 其腫이 立愈하니라

11-16 일찍이 소양인의 어깨 위에 독종(毒腫)이 있어 참기름을 불에 끓여 헌 데에 부어 살이 검게 타도 그 뜨거움을 알지 못하는 것을
어떤 의사가 소의 뿔 조각을 숯불 위에 놓고 태우면서 연기를 쏘이라 하기에 연기가 헌 데에 들어가서 독즙(毒汁)이 스스로 흘러
내려 그 종기(腫氣)가 곧 낫는 것을 본 일이 있다.

참조 ①『東醫壽世保元・甲午本』11-35

11-17
嘗見 少陽人 七十老人이 發腦疽어늘 有醫 敎以河豚卵을 作末傅之하니 其疽가 立愈라
河豚卵이 至毒하야 尨犬이 食之則 立死하고 掛於林木間하니 烏鵲이 不敢食하더라

11-17 일찍이 소양인 70노인이 뇌저(腦疽)가 생겼는데 어떤 의사가 복어알을 가루 내어 붙이니 뇌저가 곧 낫는 것을 본 일이 있다. 복
어알은 지극히 독하여 돼지나 개가 그것을 먹으면 곧 죽게 되고, 나무 사이에 이것을 걸어 놓아도 까마귀나 까치가 감히 먹지 못
한다.

참조 ①『東醫壽世保元・甲午本』11-36

11-18

嘗治 少陽人이 蛇頭瘡할새 以河豚卵을 作末少許하야 點膏藥上 傳之而 一日一次 易以新末하니 傳藥五六日에 病效而 新肉이 急生而 有妬肉이어늘 因以磨刀砥末 傳之한대 妬肉이 立消而疾愈하고
又 用之於連珠痰하야 多日傳之者는 必效하고
用之於炭火所傷 與狗咬 蟲咬하니 無不得效하니라

11-18 일찍이 소양인의 생인손을 치료한 적이 있는데 복어알 가루 조금을 고약 위에 놓고 붙이되 하루에 한번씩 새 가루로 바꾸어 붙였더니 약을 붙인지 5~6일 만에 병에 효력이 있고 새살이 금방 생겼다. 그리고 굳은살이 생겨서 칼을 간 숫돌 가루를 붙였더니 군살이 곧 없어지면서 병이 나았다. 또한 연주담(連珠痰)에도 썼는데 여러 날 붙이면 반드시 효과가 있었고, 이것을 숯불에 덴 데와 개에 물린데 벌레에 물린 데도 썼는데 효과를 보지 못한 경우가 없다.

강설 香油(참기름)를 『東醫四象新編』에서는 催生散이라는 처방명으로 실려 있다.
腫氣, 腦疽, 蛇頭瘡은 모두 中消證의 變證인 癰疽에 해당된다.

12. 中風과 痺風膝寒證 비교

11-19

嘗治 少陽人 六十老人이 中風 一臂不遂病할새 用 輕粉五厘하니 其病 輒加하고
又 少陽人 二十歲 少年이 一脚微 不仁 痺風에 用 輕粉甘遂龍虎丹하야 二三次用之 得效하니라

11-19 일찍이 소양인 60세 노인을 치료한 적이 있는데 중풍으로 한쪽 팔을 쓰지 못하는 병에 경분(輕粉) 5리(厘)를 이용하니 그 병이 더 심해졌고, 소양인 20세 소년이 한쪽 다리가 약간 불편한 비풍(痺風)이 있어서 경분감수용호단(輕粉甘遂龍虎丹)을 두 세 차례 썼더니 효과를 보았다.

참조 ① 『東醫壽世保元・甲午本』

강설 11-19

소양인 60세 노인이 중풍으로 중추성 상지마비 증상에 경분을 사용하였더니 악화되었고,
소양인 20세 소년이 한쪽 하지의 말초성 감각장애와 운동장애에 輕粉甘遂龍虎丹을 사용하였더니 효과가 있었다.
輕粉甘遂龍虎丹은 소양인 結胸證에 사용하는 처방이다. 痺風膝寒의 증상에 해당되는 경우에 적용되어야 한다. 노인의 중풍은 陰虛午熱證의 범주에 속하므로 사용하게 되면 오히려 악화된다.

13. 痺風膝寒證의 咽喉證, 大便不通證

11-20
嘗治 少陽人이 咽喉 水醬不入하고 大便不通 三日하고 病至危境이어늘 用甘遂天一丸 卽效하니라

11-20 일찍이 소양인 인후(咽喉)의 병을 치료한 적이 있는데 물과 미음을 조금도 넘기지 못하고 대변이 3일이나 통하지 못하여 병이 위
태한 지경에 이르렀는데 감수천일환(甘遂天一丸)을 써서 바로 효과를 보았다.

11-21
嘗治 少陽人 七十老人이 大便 四五日不通하며 或六七日不通하며 飮食이 如常하며 兩脚이 膝寒無力하니 用輕粉甘遂龍
虎丹한대 大便이 卽通하고
後數日에 大便이 又秘則 又用하야 屢次用之하니 竟以大便이 一日一度 爲準而病愈하야 此老 竟得八十壽하니라

11-21 일찍이 소양인 70세 노인을 치료한 적이 있는데 대변을 4~5일 보지 못하거나 혹은 6~7일 보지 못하나 음식은 평상시와 같으
며 무릎이 차고 힘이 없어서 경분감수용호단(輕粉甘遂龍虎丹)을 썼더니 대변이 바로 통하고 수일 후에 다시 변비가 생겨 다시
쓰고 여러 번 써서 마침내 대변을 1일에 1회씩 보게 되어 병이 나았다. 이 노인은 80세까지 장수하였다.

강설　이상의 2 치험례는 모두 結胸證에 해당되는 병증이다.
　　咽喉證으로 음식을 넘기지 못하는 증상은 結胸證의 水逆證에 해당된다. 甘遂天一丸의 용례에 의하면
사용후 하루에 3회 설사가 나가야 적중된 것으로 보고, 설사 이후에 미음으로 조리하도록 하였다.
　　痺風膝寒, 大便不通(9-18조문) 또한 結胸證의 대표적인 증상으로 甘遂 등을 적용한다. 輕粉甘隧龍虎丹
을 사용하여 하루에 1회 배변을 보도록 유지하는 것을 기준으로 삼아야 한다.

15. 齒齦出血

11-22
嘗見 少陽人이 當門二齒齦縫에 血出하야 頃刻間에 數碗하고 將至危境이어늘
有醫 敎以熬香油하야 以新綿點油하야 乘熱灼齒縫한대 仍爲血止 하니라

11-22 일찍이 소양인이 앞니 두 개의 잇몸에서 피가 나오기 시작하여 잠시 동안에 두 사발씩이나 나와서 장차 위험한 지경에 이르게
되었는데 어떤 의사가 불에 끓인 참기름을 새 솜에 찍어서 뜨거운 때에 잇몸을 지지니 마침내 피가 멎는 것을 본 일이 있다.

| 참조 | ① 『東醫壽世保元·甲午本』11-37 |

강설 잇몸출혈에 끓인 참기름을 사용하여 지혈시킨 치험례이다. 香油(참기름)는 『東醫四象新編』 催生散으
로 실려 있다.
　　잇몸출혈은 胃熱證이 심해져 나타나는 증상으로 胸膈熱證 또는 上消證, 中消證 등의 병증에서 빈발한
다.
　　11-16 조문에서는 腫氣, 腦疽, 蛇頭瘡 등 中消證의 變證인 癰疽에 해당되는 병증에 참기름을 사용하였
다.

16. 梳頭法

11-23
嘗見 少陽人 一人이 每日 一次梳頭하야 數月後에 得口眼喎斜病하고 其後에 又見 少陽人이 日梳하다가 得喎斜病者가 凡三人이니 蓋 日梳는 少陽人 禁忌也라
嘗見 太陰人 八十老人이 日梳者하니 老人이 自言曰 日梳極好하야 我之日梳가 已爲四十年云호라

11-23 어떤 소양인 한 사람이 매일 한 차례씩 머리를 빗고 수개월 후에 구안와사(口眼喎斜)병에 걸린 것을 본 일이 있으며, 그 후에 또 소양인이 매일 머리를 빗고 와사병을 얻은 것을 무릇 세 사람이나 더 보았다. 대개 머리를 빗는 것은 소양인에게 금기할 것이다. 일찍이 태음인 80세 노인이 매일 머리를 빗는 것을 본 일이 있는데 노인이 스스로 말하기를 매일 머리를 빗는 것은 매우 좋은 일이다. 내가 머리를 빗은 지가 이미 40년이나 되었다고 하였다.

참조
① 『東醫壽世保元·甲午本』11-38
② 『東醫壽世保元·甲午本』11-39
嘗見 一人 牙齗內邊妬肉橫出 以刀割之則 妬肉愈盛 粥食不入口 但以米飲滴咽延命 將至危境.
有醫 敎以銀煎刀燒紅灼之 妬肉漸消 兼用內服淸胃藥 其病立愈.
此人倉卒見之 未的知其太少陰陽何象人也.
11-40
新病急病 藥必勝病可也.
久病緩病 罕藥有效吉也.
久病緩病之藥 一連之服不過十貼二十貼日一服.
新病急病之藥 恰與二三十貼四五十貼日再服 快制病根然後乃已而 亦不過五十貼一連服也.
先服二三十貼則 日再服而 欲其藥力必勝病也
後服二三十貼則 日一服或間二三四日一服 欲其病孽不敢擧頭更作也.
11-41
大旱之餘 三日大雨則百穀勃興
長霖之餘 一望大旱則百穀淸新.
是故 飮食之道 寧飢日多而不可飽日多也
服藥之道 寧不用則已而用之則快也.
飮食之理 如大旱之三日雨.
緩病服藥之理 如豊年之五日一風十日一雨
急病服藥之理 如長霖之一望大旱.

강설
소양인으로 매일 머리카락을 빗는 사람이 口眼喎斜에 걸리는 경우는 4번 보았다. 그러므로 소양인이 주의해야 할 습관이다.

태음인 80세 노인은 매일 머리카락를 빗는 것이 좋고, 40년간 이러한 습관이 있었다고 한다.

소양인이 매일 머리카락를 빗는 습관을 가진 것으로 두피가 가렵거나, 건조하거나, 피부질환이 자주 생기는 상태라고 미루어 생각할 수 있다. 이러한 경우의 소양인이라면 頭面으로 胃熱의 정도가 심한 상태인 胸膈熱證, 上消證 또는 中消證의 범주의 병증상태라고 생각된다.

태음인이 매일 머리카락을 빗는 습관은 保命之主인 呼散之氣를 도와주는 생활습관이기 때문에 건강을 유지하는데 도움이 되는 것으로 보인다.

少陽人藥方

주요내용

1. 소양인 新定方의 처방구성과 적용병증을 이해한다.
2. 소양인 脾受寒表寒病의 처방을 이해한다.
3. 소양인 胃受熱裏熱病의 처방을 이해한다.

　　소양인약방은 장중경 상한론 중에 실려 있는 소양인경험 방약 10方, 원명 2대 의가 저술 중에 실려 있는 소양인경험 방약 9方, 새로이 만들어 소양인병에 응용할 수 있는 新定方 17方이 순서대로 실려 있다.

　　장중경 상한론 중에 실려 있는 소양인경험 방약 23方은 가감 없이 그대로 기술되어 있는 반면, 원명 2대 의가 저술 중에 실려 있는 소양인경험 방약 9方은 東武가 가감하여 사용하도록 제시되어 있다. 실제 임상에 활용되는 중요한 방약은 新定方이다.

1. 張仲景 傷寒論中 少陽人病 經驗設方藥 十方

白虎湯	石膏 五錢 知母 二錢 甘草 七分 粳米 半合
猪苓湯	猪苓 赤茯苓 澤瀉 滑石 阿膠 各一錢
五苓散	澤瀉 二錢 五分 赤茯苓 猪苓 白朮 各一錢 五分 肉桂 五分
小柴胡湯	柴胡 三錢 黃芩 二錢 人蔘 半夏 各一錢 五分 甘草 五分
大靑龍湯	石膏 四錢 麻黃 三錢 桂枝 二錢 杏仁 一錢 五分 甘草 一錢 薑 三片 棗 二枚
桂婢各半湯	石膏 二錢 麻黃 桂枝 白芍藥 各一錢 甘草 三分 薑 三片 棗 二枚
小陷胸湯	半夏製 五錢 黃連 二錢 五分 瓜蔞 大者 四分之 一
大陷胸湯	大黃 三錢 芒硝 二錢 甘遂末 五分
十棗湯	莞花微炒 甘遂 大戟炒 等分爲末
	別取大棗十枚 水一盞 煎至半盞 去棗 調藥末 强人一錢 弱人半錢服

大便利 下水 以粥補之

腎 氣 丸　　　　　　　　六味地黃湯 加五味子一味

1) 腎氣丸이 인용된 조문(13-22조문)은 『東醫壽世保元·甲午本』에서는 소양인 消渴證을 설명하는 내용으로 들어가 있었으나, 『東醫壽世保元·辛丑本』으로 개초되면서 태음인 燥熱證을 설명하는 내용으로 변경되었다.

2. 元明二代醫家著述中 少陽人病 經驗行用要藥 九方

涼膈散

連翹 二錢 大黃 芒硝 甘草 各一錢 薄荷 黃芩 梔子 各五分

○ 此方 出於局方 治積熱煩躁 口舌生瘡 目赤頭昏.

○ 今考更定 此方 當去 大黃 甘草 黃芩

1) 涼膈散火湯의 母方에 해당된다. 大黃, 黃芩은 태음인약이고, 甘草는 소음인약이기 때문에 빼야 한다. 『東醫四象新編』에는 李氏涼膈散으로 실려 있다.

黃連猪肚丸

雄猪肚 一箇 黃連 小麥炒 各五兩 天花粉 白茯神 各四兩 麥門冬 二兩

右爲末 入猪肚中 封口 安甑中蒸 爛搗 作丸 梧子大

○ 此方 出於危亦林得效方書中 治强中證

○ 今考更定 此方中 麥門冬一味 肺藥也.

肺與腎 一升一降 上下貫通 腎藥五味中 肺藥一味 雖爲贅材 亦自無妨 不必苟論

1) 中消證의 하나인 强中症에 활용되었던 처방이다.

2) 麥門冬은 肺藥, 즉 태음인 약으로 마땅히 빼야 한다. 肺와 腎은 각 上焦와 下焦에 해당되며 작용성은 肺氣는 直升하고 腎氣는 下降하여 상하로 인체의 기운을 소통시킨다.

六味地黃湯

熟地黃 四錢 山藥 山茱萸 各二錢 澤瀉 牧丹皮 白茯苓 各一錢 五分

○ 此方 出於虞博醫學正傳書中 治虛勞

○ 今考更定 此方中 山藥一味 肺藥也

1) 陰虛午熱證에 사용되는 獨活地黃湯의 母方이다.

2) 山藥은 肺藥이므로 빼야 한다. 山藥 대신 枸杞子를 사용하여 『東醫四象新編』에서 六味地黃湯으로 실려 있다.

生熟地黃丸

生乾地黃 熟地黃 玄參 石膏 各一兩 糊丸 梧子大 空心 茶淸下 五七十丸

○ 此方 出於李梴醫學入門書中 治眼昏

導赤湯

木通 滑石 黃柏 赤茯苓 生地黃 山梔子 甘草梢 各一錢 枳殼 白朮 各五分

○ 此方 出於龔信萬病回春書中 治尿如米泔色 不過二服 愈

○ 今考更定 此方 當去 枳殼 白朮 甘草

1) 荊防導赤散의 母方이다.

2) 枳殼, 白朮, 甘草는 모두 脾藥으로 빼야 한다. 『東醫四象新編』에서 李氏導赤散으로 실려 있다.

荊防敗毒散

羌活 獨活 柴胡 前胡 赤茯苓 荊芥穗 防風 枳殼 桔梗 川芎 人蔘 甘草 各一錢 薄荷 少許

○ 治傷寒時氣, 發熱 頭痛 項强 肢體煩疼

○ 今考更定 此方 當去 枳殼 桔梗 川芎 人蔘 甘草 (此方出於某書疊出故省略下同)

1) 『東醫壽世保元』에서는 荊防敗毒散의 主治證을 '治傷寒 時氣發熱 頭强 項强 肢體煩疼'으로 서술하나 이 증들은 『古今醫鑑』의 六經證 方과 人蔘敗毒散의 主治證으로 風熱證이 있는 경우 人蔘敗毒散에 荊芥, 防風을 가한 荊防敗毒散을 사용한다. 그러나 『東醫壽世保元』에서는 人蔘敗毒散證을 荊防敗毒散의 주치증으로 그대로 인용하여 서술하였다.

2) 敗毒散은 宋代 朱肱의 『活人書』, 錢乙의 『小兒藥證直訣』에서는 瘟病에 사용하였다. 『活人書』 卷十七에서 "敗毒散 治傷風瘟疫風濕 頭目昏眩 四肢痛 憎寒壯熱 項强 目睛疼 尋常風眩拘倦風痰 皆服神效 羌活 獨活 前胡 柴胡 芎藭 枳殼 白茯苓 桔梗 人蔘 各 1兩 甘草 半兩 右件搗羅爲末 每服三錢 入生薑二片 水一錢 煎七分 或沸湯點 亦可老人小兒 亦宜日三二服 以知爲度 瘴煙之地 或瘟疫時行 或人多風痰 或處卑濕脚弱 此藥不可闕也."로 敗毒散을 설명하고, 『小兒藥證直訣』 卷下에서는 "敗毒散, 治傷風瘟疫風濕, 頭目昏暗, 四肢作痛, 憎寒壯熱, 項强睛疼, 或惡寒咳, 鼻塞聲重."로 설명하며 약의 조성과 용량은 『活人書』와 동일하다. 이 敗毒散이 『太平惠民和劑局方』 卷二 傷寒에 기록되면서 "治傷寒時氣 頭痛項强 壯熱惡寒 身體煩疼 及寒壅咳嗽 鼻塞聲重 風痰頭痛 嘔噦 寒熱 並治之'로 되어 傷寒에 熱이 나면서 통증을 호소하면서 身體煩疼하는 증상에 사용하는 것으로 되어 있다. 이는 『古今醫鑑』의 人蔘敗毒散의 주치증과 동일하다. 荊防敗毒散은 明代의 『外科理例』와 『攝生衆妙方』에서는 瘡瘍 초기 등 피부과 질환에 사용한 것을 볼 수 있다. 이와 같이 敗毒散은 『活人書』와 『小兒藥證直訣』에서 瘟病 처방으로 창방되어 사용되었으며 『太平惠民和劑局方』에서 '傷寒時氣 頭痛項强 壯熱惡寒 身體煩疼'의 주치증이 확립되고, 이것이 『古今醫鑑』의 人蔘敗毒散으로 알려져 현재까지 전해지며, 李濟馬는 이 人蔘敗毒散에 荊芥, 防風을 가한 荊防敗毒散에서 少陽人의 荊防敗毒散을 창방하였다. 李濟馬의 荊防敗毒散은 기존 證治醫學의 人蔘敗毒散證 개념에 사용된 것이다.

肥兒丸

胡黃連 五錢 使君子肉 四錢 五分 人蔘 黃連 神麯 麥芽 山查肉 各三錢 五分 白茯苓 白朮

甘草灸 各三錢 蘆薈煅 二錢 五分

右爲末 黃米糊和丸 菉豆大 米飲下 二三十丸

○ 治小兒疳積

○ 今考更定 此方 當去 人蔘 白朮 山查肉 甘草而 使君子一味 未能經驗的知藥性故 不敢輕論

1) 使君子는 肺藥이므로 빼야 한다. 使君子는 麻黃定痛湯에 사용되는 약물이다.

消毒飮

牛蒡子 二錢 荊芥穗 一錢 生甘草 防風 各五分

○ 治痘不快出 及 胸前稠密 急用三四服 快透 解毒神效. 右三方 出於龔信醫鑑書中

○ 今考更定 此方 當去 甘草

水銀熏鼻方

黑鉛 水銀 各一錢 朱砂 乳香 沒藥 各五分 血竭 雄黃 沈香 各三分

右爲末 和勻 捲作紙燃七條 用香油點燈 放床上 令病人 放兩脚包住 上用單被 通身蓋之 口噙凉水 頻換則 不損口 初日 用三條 後日 每用一條 熏鼻

○ 此方 出於朱震亨丹溪心法書中 治楊梅天疱瘡 甚奇

○ 論曰 水銀 破積熱 淸頭目 制陽回陰於下焦 爲少陽抑陽扶陰藥中 無敵之藥

而秪可用之於當日救急之用 不可用之於連日補陰之用者 以其拔山扛鼎之力 一擧

而直搗大敵之巢穴 再擧則 敵已解散 反有倒戈之患故也 纏喉風 必用之藥

○ 少陽人 一脚不遂兩脚不遂者 輕粉末 五厘 或一分 連三日服

無論病之差不差 必不過三日服 又不過日服 五厘 或一分 謹風冷 愼禁忌

一臂不遂 半身不遂 口眼喎斜 不可用 用之必危

○ 急病 可以急治 緩病 不可以急治 輕粉 劫藥 不可銳意用之 以望速效

緩病 緩愈然後 可謂眞愈 緩病 速效則 終必更病 難治

有連三日用之者 有間一二三日連服 連三次用之者

①『東醫壽世保元·甲午本』

論曰 水銀 破積熱淸頭目抑降陰氣於下焦 爲少陽人補陰藥中無敵之藥而

　　秪可用之於當日救急之用而 不可用之於連日補陰之用者

　　以其拔山慓悍之力一擧而 直搗大敵之巢穴再擧則 敵已解散而反有倒戈之患故也.

　　纏喉風脣瘇 必用之藥而 咽喉以上面目鼻口之病 用一炷熏鼻則功效如神.

　若倉卒無熏鼻藥則 當用輕粉末 一分三里 乳香沒藥末 各五分 和丸一服盡

　如有病太强而藥猶弱者則 翌日 又一服而 必不可更服 謹風冷愼禁忌.

　少陽人 一脚不遂兩脚不遂者 輕粉末 五里 防風 山梔子末 各一錢 乳香 沒藥末 各三分 和丸日一服連三日

　　無論病之瘥不瘥 必不可過三日服 又不過日服五里 謹風冷愼禁忌.

　　一臂不遂半身不遂口眼喎斜者 用之則必死.

　水銀硫黃合煆者爲靈砂而 硫黃能制水銀毒故 靈砂最爲水銀藥中無毒之藥

　　淸凉散火湯 調下一二分則 胸膈間痼積之熱 可以攻擊而 亦不可過四五服

　　四五服後則 單用淸凉散火湯 緩平淸熱可也.

　背癰內服藥可用此法而 外用外潰之藥則好.

　以淸凉散火湯調下靈砂而 淸胸膈間痼積之熱者 猶愼不可過五服者

　　以水銀抑陽降陰之力太過故也 抑降亢極而復抑則禍生矣.

　然靈砂之亢極者 只於目下藥效無益有損而已矣.

　　熏鼻內服之亢極者則 立見當場之殺人而熏臭尤猛.

　水銀熏鼻輕粉內服者　一服則快也

　　　　　　　　　　　二服則恰足也

　　　　　　　　　　　三服則頭面手足肌肉毫髮之間 無不搜探而 已有亢極之勢也.

　服靈砂者　　　　　　二服則快也

　　　　　　　　　　　四服則恰足也

　　　　　　　　　　　六服則胸膈中焦之 間無不淩逼而 已有亢極之勢也.

　嘗北遊山郡南遊海縣 山海居人質朴寡畏 每有小病 輒用水銀或一日三條 連用七條 或服或熏 極其危□

　　幸而盲人直門於少陽人則 其病必愈而 以其連日過用 又犯禁忌故 死者亦半.

　　不幸而誤用於少陰太陰太陽人則 其病必劇而 强者猶生 弱者皆死.

○ 嘗見 少陽人 咽喉病 眼鼻病 脚痺病 用水銀 連三四日 或熏鼻 或內服 病愈者

病愈後 一月之內 必不可 內處冷 外觸風 尤不可 任意洗手洗面 更着新衣梳頭也

犯此禁者 必死 又不可冷室 冷室則 觸冷而猝死

又不可燠室 燠室則 煩熱開牖觸風 而亦猝死 此皆目擊者也.

一人 病愈十餘日 更着新衣而猝死

一人 病愈二十日後 梳頭而猝死

一人 咽喉病 熏鼻 初日二條 翌日一條 當夜 燠室觸風而猝死.

時俗 服水銀者 忌鹽醬者 以醬中 有豆豉 能解水銀毒故也.

然 毒藥害毒 容或無妨則 不必苟忌塩醬.

참조 ①『東醫壽世保元·甲午本』

天疱瘡 有蟲而男女傳染 惟水銀可以殺蟲故 無論太少陰陽人 非熏鼻不治.

祇用一二條 其病不瘥 連用七條則 其病危殆.

蓋天生奇疾 使男女之好色荒淫而不愼者 必死也.

初日三條 連用五日則 十死八九.

若初日二條 翌日一條 又翌日一條則 强者猶可支也.

早治最爲上策 早治則 藥半功倍 用二條者 初日可用 次日不可用 至于第三日則 一條亦難.

3. 新定 少陽人病 應用要藥 十七方

■ 荊防敗毒散

羌活 獨活 柴胡 前胡 荊芥 防風 赤茯苓 生地黃 地骨皮 車前子 各一錢

右方 治頭痛 寒熱往來者 宜用

1) 荊防敗毒散은 『古今醫鑑』에서 枳殼, 桔梗, 川芎, 人蔘, 甘草, 薄荷를 거하고 生地黃, 車前子, 地骨皮를 첨가한 것이다.

2) 頭痛은 脾受寒表寒病의 대표 증상이다. 背表 부위인 背脊에서 膀胱으로 表陰이 降陰하지 못하여 背脊에 陰氣가 停滯하여 생기는 증상으로, 頭痛 외에 身體痛, 骨節痛, 腰痛, 胸脇滿 등의 증상을 포괄한다.

3) 寒熱往來는 脾局陰氣가 下降하여 腎局陰氣와 연접해야 하는데, 不降하면 惡寒이 생기고 下降하면 發熱이 생기는데 或降不降하여 寒熱往來가 발생한다.

■ 荊防導赤散

生地黃 三錢 木通 二錢 玄蔘 瓜蔞仁 各一錢五分 前胡 羌活 獨活 荊芥 防風 各一錢

右方 治頭痛 胸膈煩熱者 宜用

1) 胃局의 外冷包裏熱의 현상에서 裏熱로 인하여 胸膈煩熱이 발생한다.

■ 荊防瀉白散

生地黃 三錢 茯苓 澤瀉 各 二錢 石膏 知母 羌活 獨活 荊芥 防風 各一錢

右方 治頭痛 膀胱榮躁者 宜用

1) 膀胱은 엉덩이를 의미하는 것으로 보인다. 膀胱榮躁는 熱多 증상의 하나로 위열증상이 심해져 '엉덩이를 가만히 두지 못하고 안절부절하게 들썩거린다' 의 의미로 해석할 수 있다.

■ 猪苓車前子湯

茯苓 澤瀉 各二錢 猪苓 車前 各一錢五分 知母 石膏 羌活 獨活 荊芥 防風 各一錢

右方 治頭腹痛 有泄瀉者 宜用

1) 腹痛은 亡陰證의 대표적인 증상으로 大腸局에 陰氣가 과도해져 나타나는 증상으로 해석한다.

2) 이 처방은 身熱頭痛亡陰證과 胸膈熱證에서 활용되는 처방이다. 泄瀉의 의미는 身熱頭痛亡陰證의 대표 증상을 의미한다.

■ 滑石苦參湯

茯苓 澤瀉 滑石 苦參 各二錢 川黃連 黃柏 羌活 獨活 荊芥 防風 各一錢

右方 治腹痛 無泄瀉者 宜用

1) 無泄瀉는 단순히 설사 증상이 없다는 의미가 아니다. 이 처방은 身寒腹痛亡陰證에 활용되는 처방이다. 병증이 심해져 腎氣(陰淸之氣)가 약해지면 있어야 할 설사가 심하게 나타나지 않는다는 것을 의미한다.

■ 獨活地黃湯

熟地黃 四錢 山茱萸 二錢 茯苓 澤瀉 各一錢五分 牧丹皮 防風 獨活 各一錢

右方 治食滯痞滿者 宜用

　1) 이 처방은 陰虛午熱證에 활용되는 처방으로, 食滯痞滿은 陰虛午熱證에 나타나는 '嘔' 에 해당되는 증상으로 만성적인 소화불
　　량상태를 의미한다.

■ 荊防地黃湯

　熟地黃 山茱萸 茯苓 澤瀉 各二錢 車前子 羌活 獨活 荊芥 防風 各一錢

　　咳嗽 加前胡　　　　　　血證 加玄參 牧丹皮

　　偏頭痛 加黃連 牛蒡子　食滯痞滿者 加牧丹皮

　　有火者 加石膏　　　　　頭痛煩熱 與血證者 用生地黃

　　加石膏者 去山茱萸

　　荊芥 防風 羌活 獨活 俱是補陰藥

　　　荊防 大淸胸膈散風

　　　羌獨 大補膀胱眞陰

　　無論 頭腹痛 痞滿 泄瀉 凡虛弱者 數百貼用之 無不必效 屢試屢驗

　1) 荊防地黃湯은 여러 가지 活套가 있다. 前胡를 가한 前胡地黃湯, 玄參 牧丹皮를 가한 玄參地黃湯, 黃連 牛蒡子를 가한 黃連地黃
　　湯, 牧丹皮를 가한 牧丹皮地黃湯, 石膏를 가한 降火地黃湯, 生地黃을 가한 生熟地黃湯 등이 있다. 『東醫四象新編』

　2) 荊芥 防風 羌活 獨活은 모두 陰淸之氣를 도와주는 補陰藥이다. 荊防은 흉격 부위인 위국의 열기를 흩어지게 함으로써 음청지
　　기를 도와주는 약물이고, 羌獨은 신국에 해당되는 방광 부위의 음청지기를 도와주는 약물이다.

　3) 荊芥 防風 羌活 獨活은 모두 少陽人의 利小便하는 약물(7-67 조문)로 脾受寒表寒病으로 인하여 背膂에 凝聚되어 있는 表陰을
　　降氣하도록 도와주는 역할을 한다. 表陰降氣가 이루어지면 表寒證이 해소가 되면서 배뇨량이 늘게 된다.

　4) 痞滿은 만성적인 소화장애를 의미하고, 泄瀉는 身寒腹痛亡陰證의 대표적인 증상이며, 虛弱은 만성적인 虛勞 상태를 의미한다.

■ 十二味地黃湯

　熟地黃 四錢 山茱萸 二錢 白茯苓 澤瀉 各一錢五分 牧丹皮 地骨皮 玄蔘 枸杞子 覆盆子 車前子 荊芥 防風 各 一錢

　1) 陰虛午熱證에 적용하는 처방이다.

■ 地黃白虎湯

　石膏 五錢 或 一兩 生地黃 四錢 知母 二錢 防風 獨活 各一錢

■ 陽毒白虎湯

　石膏 五錢 或 一兩 生地黃 四錢 知母 二錢 荊芥 防風 牛蒡子 各一錢

　右方 治陽毒發斑 便秘者 宜用

　1) 이상의 2처방은 흉격열증에 적용하는 처방이다.

■ 凉膈散火湯

　生地黃 忍冬藤 連翹 各二錢 山梔子 薄荷 知母 石膏 防風 荊芥 各一錢

　右方 治上消者 宜用

■ 忍冬藤地骨皮湯

忍冬藤 四錢 山茱萸 地骨皮 各 二錢 川黃連 黃柏 玄蔘 苦蔘 生地黃 知母 山梔子 枸杞子 覆盆子 荊芥 防風 金銀花 各一錢

右方 治中消者 宜用

■ 熟地黃苦蔘湯

熟地黃 四錢 山茱萸 二錢 白茯苓 澤瀉 各一錢五分 知母 黃柏 苦蔘 各一錢

右方 治下消者 宜用

■ 木通大安湯

木通 生地黃 各五錢 赤茯苓 二錢 澤瀉 車前子 川黃連 羌活 防風 荊芥 各一錢

右方 治浮腫者 宜用

險病 始終用藥 當至百餘貼

黃連 澤瀉 爲貴材則 貧者 或去連澤

■ 黃連淸腸湯

生地黃 四錢 木通 茯苓 澤瀉 各二錢 猪苓 車前子 川黃連 羌活 防風 各一錢

右方 治痢疾者 宜用

去木通二錢 加荊芥一錢 痲[181]疾者 宜用

1) 木通을 去하고 荊芥를 加한 처방은 荊芥淸腸湯이다. 『東醫四象新編』

■ 朱砂益元散

滑石 二錢 澤瀉 一錢 甘遂 五分 朱砂 一分 右爲末 溫水 或井華水 調服. 夏月滌暑 宜用.

■ 甘遂天一丸

甘遂末 一錢 輕粉末 一分 和勻糊丸 分作 十丸 朱砂爲衣

作丸乾久 則堅硬難和 每用時 以紙二三疊包裹 以杵搗碎 作麤末

三四五片 口含末 因飲井華水和下 候三四辰刻內 不下利 則再用二丸

下利三度 爲適中 六度 爲快過 預煎米飮 下利二三度 因進米飮

否 則氣陷 而難堪耐

治結胸 水入還吐

甘遂一錢 輕粉五分 分作十丸則 名曰 輕粉甘遂龍虎丹

輕粉 甘遂 各等分 作十丸則 名曰 輕粉甘遂雌雄丹

輕粉一錢 乳香 沒藥 甘遂 各五分 分作三十丸則 名曰 乳香沒藥輕粉丸

輕粉 發汗 甘遂 下水.

輕粉藥力 一分 則快足 五厘 則無不及

---

181 『東醫壽世保元』初版本에는 '淋' 字로 되어 있음.

甘遂藥力 一分五厘 則快足 七八厘 則無不及

輕粉 甘遂 自是毒藥 俱不可輕易過一分用之 斟酌輕重

病欲頭腦滌火 則輕粉爲君

病欲胸膈下水 則甘遂爲君

1) 이상의 4처방(木通大安湯, 黃連淸腸湯, 朱砂益元散, 甘遂天一丸)은 모두 결흉증의 동출일속 병증에 적용하는 처방이다. 木通大安湯은 浮腫, 黃連淸腸湯은 痢疾, 朱砂益元散과 甘遂天一丸은 結胸에 적용된다.

右少陽人藥諸種 不可炮炙炒煨用

1) 소양인 약물은 고유의 찬 성질을 유지하도록 하여 陰淸之氣를 도와야 하므로, 불을 사용한 修治法을 사용하지 않는다.

[附] 補遺方

豬苓白虎湯

石膏 生地黃 各四錢 荊芥 牛蒡子 羌活 各一錢 獨活 玄蔘 山梔子 忍冬藤 薄荷 各五分

1) 『東醫壽世保元·甲午本』 출전의 陽毒白虎湯과 유사하다.

4. 脾受寒表寒病 처방

형방 패독산	형방 도적산	황련 청장탕	도적 강기탕	목통 대안탕	형방 사백산	저령 차전자	활석 고삼탕	형방 지황탕	동무선사 사상약성상험고가
강활1	강활1	강활1	강활1	강활1	강활1	강활1	강활1	강활1	大補膀胱眞陰/解腎之邪表
독활1	독활1		독활1		독활1	독활1	독활1	독활1	大補膀胱眞陰
형개1	형개1		형개1	형개1	형개1	형개1	형개1	형개1	大淸胸膈散風
방풍1	방풍1	방풍1	방풍1	방풍1	방풍1	방풍1	방풍1	방풍1	大淸胸膈散風/解腎之邪表
생지황1	생지황3	생지황4	생지황3	생지황4	생지황3				開腎之胃氣 而消食進食
								숙지황2	補腎和腎
								산수유2	健腎直腎
복령1		복령2	복령1	복령2	복령2	복령2	복령2	복령2	固腎立腎
		택사2	택사1	택사1	택사2	택사2	택사2	택사2	壯腎而有外攘之勢
					지모1	지모1			壯腎而有內守之力
					석고1	석고1			爲腎元帥之藥 能驅逐腎元虛弱 而不能制外熱 熱氣侮腎周匝 凌侵於胃之四圍者
	목통2	목통2	목통2	목통4					壯腎而有充足內外之力
	현삼1.5		현삼1.5						
	과루인1.5		과루인1.5						豁腎痰
전호1	전호1		전호1						
차전자1		차전자1		차전자1		차전자1.5		차전자1	
		저령1				저령1.5			淤腎之穢氣
							활석2		淤腎之穢氣
							고삼2		
									錯綜腎氣 參伍勻調
지골피1									開腎之胃氣 而消食進食
시호1									
		황련1		황련1			황련1		醒腎之眞氣
								황백1	收斂腎元

단위 : 錢

1) 少陽傷風證, 結胸證

少陽傷風證과 結胸證은 소양인 表病의 輕重病證에 해당된다. 두 병증 모두 陰淸之氣가 脾局에서 腎局으로 하강하지 못하는 상태로 降陰의 정도에 따라 輕證에서 重證으로 나누어진다. 輕證의 단계에서는 陰氣의 울체를 해소하는 약물들을 위주로 구성되지만 重證으로 진행되면 降陰을 방해하는 요소를 제거하거나 보다 강력하게 陰氣의 하강을 도와주어 陰淸之氣의 손상을 막는 약물이 추가된다. 가장 가벼운 병증에 사용되는 처방은 荊防敗毒散으로 荊芥, 防風, 羌活, 獨活, 生地黃, 茯苓 등의 약물로 구성되어 있다. 병증이 重證으로 진행됨에 따라 보다 生地黃의 용량이 증가하게 된다. 또한 降陰을 방해하는 요소를 제거하기 위해 玄參, 瓜蔞仁 등의 약물이 추가되며 보다 강력하게 陰氣下降을 돕고 陰淸之氣의 손상을 막기 위하여 木通, 茯苓, 澤瀉가 사용된다.

- 少陽傷風證에 荊防敗毒散, 荊防導赤散, 荊防瀉白散이 활용된다.
- 荊防羌獨은 表陰降氣를 목적으로 활용되는 약물이다.
- 結胸證에 荊防導赤散, 黃連淸腸湯, 導赤降氣湯, 木通大安湯 등이 활용된다.
- 結胸證의 기본 처방은 荊防導赤散이다.
- 結胸證의 범주의 痢疾에는 黃連淸腸湯, 浮腫에는 木通大安湯을 활용한다.
- 導赤降氣湯은 荊防導赤散에 茯苓, 澤瀉를 가한 처방으로 荊防導赤散이 적용되는 結胸證에 비해서 陰淸之氣가 더욱 약해져 있는 重證에 적용된다. 茯苓, 澤瀉는 약해진 陰淸之氣를 도와주는 역할을 한다.

2) 亡陰證

亡陰證은 소양인 表病의 險危病證에 해당된다. 亡陰證은 腎弱(陰淸之氣가 매우 약해진 상태)한 상태에서 背表부위에서 降陰不利의 상황이 발생한 것이다. 裏熱이 발생하여 陰淸之氣가 손상받는 身熱頭痛亡陰證과 降陰이 이루어지지 않는 상태가 오래되어 陰淸之氣가 소진되는 身寒腹痛亡陰證으로 나누어진다. 降陰이라는 목표를 위하여 亡陰證에는 공통적으로 荊芥, 防風, 羌活, 獨活, 茯苓, 澤瀉 등의 약물이 사용된다. 身熱頭痛亡陰의 경우 裏熱의 제거를 위하여 石膏, 知母 등이 사용되며 身寒腹痛亡陰의 경우에는 陰淸之氣를 직접적으로 보충하는 熟地黃, 山茱萸 등이 사용된다.

- 身熱頭痛亡陰證에 荊防瀉白散, 猪苓車前子湯이 활용된다. 熱症이 더 심하게 나타나는 병증에 猪苓車前子湯을 적용한다.
- 身寒腹痛亡陰證에 滑石苦蔘湯, 荊防地黃湯이 활용된다. 寒症이 더 심하게 나타나는 병증에 荊防地黃湯을 적용한다.

5. 胃受熱裏熱病 처방

형방 사백산	저령 차전자	지황 백호탕	양독 백호탕	양격 산화탕	인동등 지골피	숙지황 고삼탕	독활 지황탕	십이미 지황탕	동무선사 사상약성 상험고가
강활1	강활1								大補膀胱眞陰/解腎之邪表
독활1	독활1	독활1					독활1		大補膀胱眞陰
형개1	형개1		형개1	형개1	형개1			형개1	大淸胸膈散風
방풍1	방풍1	방풍1	방풍1	방풍1	방풍1		방풍1	방풍1	大淸胸膈散風/解腎之邪表
생지황3		생지황4	생지황4	생지황2	생지황1				開腎之胃氣 而消食進食
						숙지황4	숙지황4	숙지황4	補腎和腎
					산수유2	산수유2	산수유2	산수유2	健腎直腎
복령2	복령2					복령1.5	복령1.5	복령1.5	固腎立腎
택사2	택사2					택사1.5	택사1.5	택사1.5	壯腎而有外攘之勢
지모1	지모1	지모2	지모2	지모1	지모1	지모1			壯腎而有內守之力
석고1	석고1	석고5-10	석고5-10	석고1					爲腎元帥之藥 能驅逐腎元虛弱 而不能制外熱 熱氣侮腎周匝 凌侵於胃之四圍者
									壯腎而有充足內外之力
					현삼1			현삼1	
									豁腎痰
	차전자 1.5							차전자1	
	저령1.5								澄腎之穢氣
					고삼1	고삼1			
							목단피1	목단피1	錯綜腎氣 參伍勻調
					지골피2			지골피1	開腎之胃氣 而消食進食
					황련1				醒腎之眞氣
					황백1	황백1			收斂腎元
				인동등2	인동등4				
				연교2					
				박하1					
				치자1	치자1				醒腎之眞氣
			우방자1						
					구기자1			구기자1	安精定志
					복분자1			복분자1	
					금은화1				

단위 : 錢

1) 胸膈熱證

胸膈熱證은 소양인 裏病의 輕重病證에 해당된다. 胸膈熱證은 腹裏 부위에서 胃熱이 극심하나 아직은 陰淸之氣의 손상이 적은 상태로 胃熱의 정도에 따라 먼저 극성한 胃熱을 제거하고 陰淸之氣를 손상을 막아줄 수 있는 약물이 사용된다. 生地黃, 石膏, 知母, 防風 등의 약물이 사용되며 胃熱의 정도에 따라 石膏의 용량을 조절한다.

- 胸膈熱證에는 荊防瀉白散, 猪苓車前子湯, 地黃白虎湯, 陽毒白虎湯이 활용된다.
- 荊防瀉白散, 猪苓車前子湯은 熱多寒少의 병증에, 地黃白虎湯, 陽毒白虎湯은 但熱無寒의 병증에 활용된다.
- 地黃白虎湯은 胃熱症狀이 급증으로 강하게 드러나는 경우에 활용되는데, 生地黃, 石膏, 知母 등으로 淸胃熱하고 獨活, 防風 등으로 陰淸之氣를 도와준다.
- 陽毒白虎湯은 胃熱症狀은 비슷하지만 熱症이 頭面部 또는 體表로 강하게 드러나는 경우에 활용되는데, 生地黃, 石膏, 知母 등으로 淸胃熱하고 荊芥, 牛蒡子 등으로 頭面部 및 體表의 위열을 해소시킨다.

2) 消渴證(上消證, 中消證, 下消證), 陰虛午熱證

上消證 中消證은 소양인 裏病의 重證에 해당되고, 下消證과 陰虛午熱證은 險危病證에 해당된다. 消渴證과 陰虛午熱證은 腹裏 부위에서 淸陽의 상승이 방해받고 陰淸之氣가 적극적으로 손상받는 병증으로 淸陽 상승의 정도에 따라 병증이 나누어진다. 淸陽 상승이 이루어지지 않는 상태가 오래되면 陰淸之氣의 손상이 심해진다. 따라서 上消證과 中消證의 경우 淸陽의 상승을 방해하는 위열을 해소시킴으로써 陰淸之氣의 상승을 도와주는 약물들이 주로 사용된다. 下消證 및 陰虛午熱證의 경우 陰淸之氣를 직접적으로 도와줄 수 있는 숙지황, 산수유, 복령, 택사 등의 약물이 사용된다.

- 上消證에 涼膈散火湯을 적용한다. 頭面四肢에 과도한 熱症을 해소하기 위하여 石膏, 知母 등이 활용된다.
- 中消證에 忍冬藤地骨皮湯이 적용된다. 胃局의 과도한 熱症을 해소하기 위하여 生地黃, 知母, 苦蔘, 黃連, 黃栢 등이 활용된다.
- 下消證에 熟地黃苦蔘湯이 적용된다. 腎局의 陰淸之氣가 약한 상태이므로 熟地黃, 山茱萸, 茯苓, 澤瀉를 활용하여 陰淸之氣를 직접적으로 도와준다.
- 陰虛午熱證에 獨活地黃湯, 十二味地黃湯이 적용된다. 下消證과 비슷한 險危證에 해당되어 腎局의 陰淸之氣가 약한 상태이므로 熟地黃, 山茱萸, 茯苓, 澤瀉를 활용하여 陰淸之氣를 직접적으로 도와준다. 十二味地黃湯은 獨活地黃湯에 비해 上部의 熱症이 심한 상태에 적용된다.

6. 소양인 병증약리 요약

少陽人	胃受熱裏熱病				脾受寒表寒病		
順(輕重)	胸膈熱證		荊防瀉白散 猪苓車前子湯 地黃白虎湯 陽毒白虎湯	輕	少陽傷風證	荊防敗毒散	輕
	消渴證	上消證	涼膈散火湯		結胸證	荊防導赤散 甘遂天一丸 導赤降氣湯	重
		中消證	忍冬藤地骨皮湯	重			
逆(險危)		下消證	熟地黃苦參湯	險	身熱頭痛亡陰證	荊防瀉白散 猪苓車前子湯	險
	陰虛午熱證		獨活地黃湯 十二味地黃湯	危	身寒腹痛亡陰證	滑石苦蔘湯 荊防地黃湯	危

■ 少陽人 病證은 脾受寒表寒病과 胃受熱裏熱病으로 구성되어 表寒病과 裏熱病의 특징이 있으며 각 병증은 順逆病證과 輕重險危病證으로 세분화된다.

■ 脾受寒表寒病은 脾局 陰氣가 하강하여 腎局 陰氣에 접속되지 못하는 것이 병리적 출발점이기 때문에 淸裏熱而降表陰하여 치료한다. 脾受寒表寒病에는 順證으로 少陽傷風證, 結胸證, 逆證으로 身熱頭痛亡陰證, 身寒腹痛亡陰證이 있다.

① 少陽傷風證은 背膂에 陰淸之氣가 凝聚되어 外冷包裏熱로 寒熱往來, 口苦, 咽乾, 目眩, 耳聾, 胸脇滿 등의 증상이 나타나며, 荊防敗毒散, 荊防導赤散, 荊防瀉白散을 사용한다.

② 結胸證은 胃局의 外冷包裏熱로 인하여 乾嘔, 短氣, 心下結胸, 燥渴譫語 등의 증상과 浮腫, 喘促, 痢疾, 痺風膝寒, 咽喉證, 大便不通 등의 증상이 나타나며, 荊防導赤散, 導赤降氣湯, 木通大安湯, 黃連淸腸湯, 甘遂天一丸 등을 사용한다.

③ 身熱頭痛亡陰證은 大腸局에 陰淸之氣가 停滯되어 腹痛, 泄瀉 등의 증상과 과도해진 胃熱로 인하여 身熱, 頭痛 등의 증상이 나타나며, 荊防瀉白散, 猪苓車前子湯을 사용한다.

④ 身寒腹痛亡陰證은 腎局의 陰淸之氣가 약한 상태로 身寒, 腹痛, 泄瀉, 頭痛, 痞滿, 虛勞 등의 증상이 나타나며, 滑石苦蔘湯, 荊防地黃湯을 사용한다.

■ 胃受熱裏熱病은 腹裏 부위인 大腸局에서 胃局으로 淸陽上升이 되지 못하는 것이 병리적 출발점이기 때문에 淸裏熱, 淸陽上升하여 치료한다. 胃受熱裏熱病은 順證으로 胸膈熱證, 上消證, 中消證, 逆證으로 下消證, 陰虛午熱證이 있다.

① 胸膈熱證은 과도한 胃熱로 인하여 發熱, 大便不通, 煩渴, 譫語, 多汗, 背癰·腦疽·脣瘇·纏喉風·咽喉, 陽毒發斑·流注丹毒·黃疸, 面·目·口·鼻·牙齒之病 등의 증상이 나타나며, 荊防瀉白散, 猪苓車前子湯, 地黃白虎湯, 陽毒白虎湯을 사용한다.

② 上消證은 淸陽上升이 되지 않아 頭面四肢로 熱症이 심해져 口渴, 多飮, 舌赤, 盜汗, 피부질환 등의 증상이 나타나며, 涼膈散火湯을 사용한다.

③ 中消證은 淸陽上升이 되지 않아 胃局에 熱症이 심해져 消穀善飢, 自汗, 大便硬, 小便赤澁, 癰疽, 眼病, 鼓脹 등의 증상이 나타나며, 忍冬藤地骨皮湯을 사용한다.

④ 下消證은 腎局의 陰淸之氣가 약해 淸陽上升이 되지 않는 상태로 煩躁引飮, 小便如膏, 腿膝枯細 등의 증상이 나타나며, 熟地黃苦參湯을 사용한다.

⑤ 陰虛午熱證은 腎局의 陰淸之氣가 약해 淸陽上升이 되지 않는 상태로 飮水, 背寒, 嘔, 頭痛, 腰痛, 中風, 吐血, 嘔吐, 腹痛, 食滯痞滿, 勞瘧 등의 증상이 나타나며, 獨活地黃湯, 十二味地黃湯을 사용한다.

※ 소양인 병증 요약

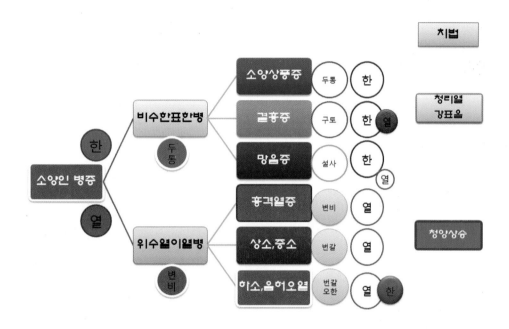

■ 脾受寒表寒病 vs 胃受熱裏熱病

　脾受寒表寒病과 胃受熱裏熱病을 구별함에 있어 우선 病情에서 寒熱의 차이가 있다. 脾受寒表寒病은 寒症이 있고, 胃受熱裏熱病은 熱症이 있다. 또한 병이 발현되는 부위에 있어서도 脾受寒表寒病은 背表에서, 胃受熱裏熱病은 腹裏에서 병이 발현된다. 대표증상에 있어서도 脾受寒表寒病은 頭痛 위주로, 胃受熱裏熱病은 便秘 위주로 드러난다. 치법에 있어서도 脾受寒表寒病은 降陰(表陰降氣) 위주로 胃受熱裏熱病은 升清(清陽上升) 위주로 치료한다.

■ 少陽傷風證 vs 結胸證 vs 亡陰證

　少陽傷風證은 頭痛, 身體痛 등의 背表 부위의 통증을 주증상으로 하며, 寒熱往來 등 寒症 위주의 증상이 나타난다.

　結胸證은 乾嘔, 水逆證 등의 증상을 주증상으로 하며, 痺風膝寒 등 寒症 위주의 증상이 대표적이나 燥渴譫語 등 胃熱症狀이 동반되어 나타나기도 한다.

　亡陰證은 腹痛, 泄瀉 등의 증상을 주증상으로 하며, 素證은 모두 寒症 위주로 나타나지만 身熱頭痛亡陰證은 熱症 위주, 身寒腹痛亡陰證은 寒症 위주의 병증이 나타난다.

■ 胸膈熱證 vs 上消證, 中消證 vs 下消證, 陰虛午熱證

　胸膈熱證은 便秘와 같은 胃熱이 항진된 증상을 주증상으로 하며, 熱症 위주의 急證의 病程을 나타낸다.

　上消證은 口渴, 多飲 등, 中消證은 消穀善飢 등의 증상을 주증상으로 하며, 熱症 위주의 緩證의 病程을 나타낸다.

　下消證은 煩躁引飲, 小便如膏, 腿膝枯細 등의 증상을 주증상으로 하며, 素證은 熱症 위주로 나타나지만 寒症이 동반되는 緩證의 病程을 나타낸다.

　陰虛午熱證은 飲水, 背寒, 嘔 등의 증상을 주증상으로 하며, 熱症과 寒症이 동시에 나타나는 表裏俱病으로써 急證의 病程을 나타낸다.

▣ 소양인 표리변증 & 순역변증

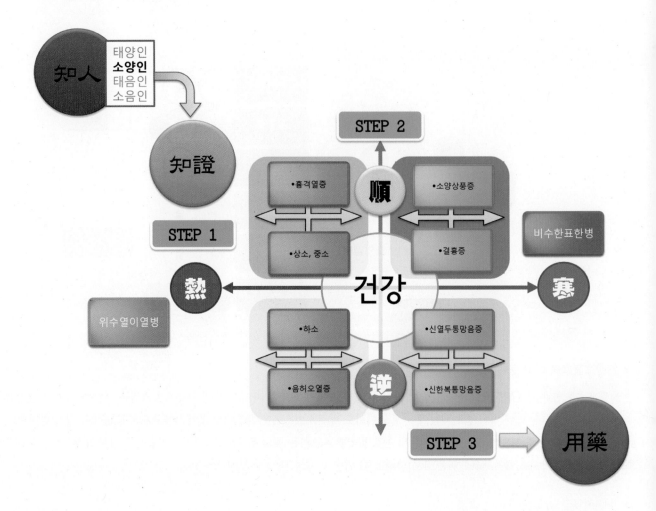

STEP 1

　　표리변증 : 한열의 구분을 통하여 脾受寒表寒病, 胃受熱裏熱病으로 구분

STEP 2

　　순역변증 : 병증의 경중증과 험위증을 구분하게 되면 표리*순역에 따라 4개의 병증군으로 나뉨, 즉 少陽傷風證&結胸
　　　　　　證, 身熱頭痛亡陰證&身寒腹痛亡陰證, 胸膈熱證&上中消證, 下消證&陰虛午熱證

▣ 소양인 경중험위변증 & 용약

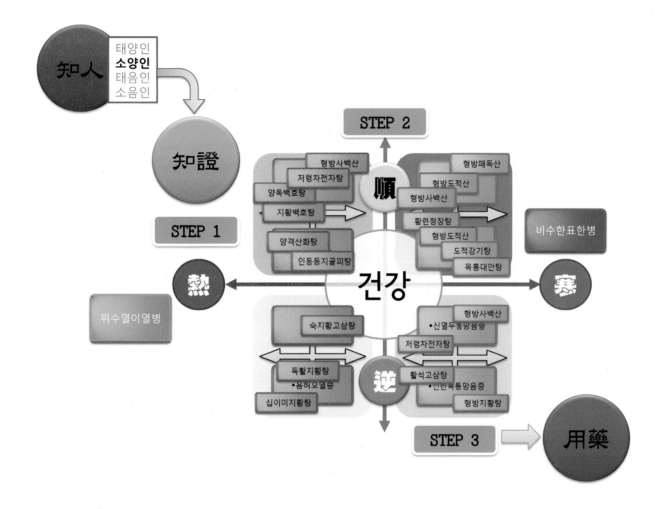

STEP 3

경중험위변증 : 寒熱順逆을 기준으로 용약을 결정

Part

IV

태음인 병증약리

胃脘受寒表寒病

1. 胃脘受寒表寒病의 의미, 발생기전, 치법을 이해한다.
2. 背顀表病의 증상, 치법, 처방을 이해한다.
3. 長感病의 증상, 치법, 처방을 이해한다.
4. 胃脘寒證의 증상, 치법, 처방을 이해한다.

1. 胃脘受寒表寒病의 의미

胃脘受寒	胃脘	⇨ 「臟腑論」의 肺黨 중 四腑에 해당되는 부위
	寒	肺黨(胃脘)의 呼散之氣가 약해져 氣液의 溫氣가 상초(肺黨)까지 전달되지 못하여 胃脘에 과도해진 氣液涼氣가 병리적으로 작용하게 되는 현상
	"胃脘受寒" 肺黨(胃脘)을 통해 氣液의 溫氣가 상초(肺黨)까지 전달되지 못하여 병리적인 寒이 과도하여 발생하는 "胃脘受寒"의 현상	
表寒病	表	⇨ "腹背表裏(5-4)" 사상의학에서 인체의 전면부와 후면부를 구분하는 개념 ⇨ "表" : 인체의 후면부에 해당되는 "背表" 즉 頭腦背膂腰脊膀胱(頭肩腰臀)의 부위로 肺肝의 氣液之氣 病證으로 설명하는 太陰人에서는 頭腦와 腰脊 부위를 의미
	表寒	⇨ 胃脘 부위에 과도해진 氣液涼氣로 인하여 背表 부위에 병리적으로 발생하는 寒의 증상이 나타나는 현상.
胃脘受寒의 병기를 거쳐 背表 부위에 寒證이 발생하는 병		

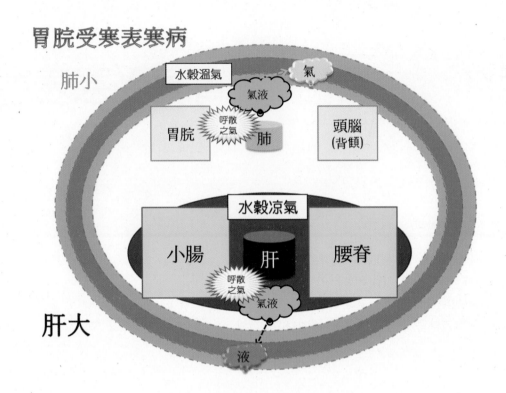

胃脘의 呼散之氣가 약해져 氣液을 呼散하지 못함으로 인하여 肺黨의 水穀溫氣가 약해져 惡寒, 無汗 등의 증상을 특징으로 하는 寒症이 발생하게 된다.

背顀의 呼散之氣가 약해져 背顀를 중심으로 寒症이 나타나는 병증은 背顀表病이고, 胃脘의 呼散之氣가 약해져 背顀, 胃脘을 중심으로 寒症이 나타나는 병증은 長感病이다. 이들 병증은 아직 肺元이 약하지 않은 상태에서 발현된다.

肺元이 약한 상태에서 병증이 발생하여 素證에서 이미 怔忡, 無汗, 氣短, 結咳 등이 있고, 이외에도 表寒, 泄瀉, 食滯痞滿, 小便不利, 浮腫 등의 寒症이 나타나는 병증은 胃脘寒證이다.

2. 胃脘受寒表寒病 Preview

조문번호	내용
12-1~2	背顀表病
12-3~9	長感病
12-10~12	胃脘寒證
12-13	長感病

3. 背傾表病

12-1

張仲景曰 太陽傷寒에 頭痛發熱 身疼腰痛 骨節皆痛 惡寒無汗而喘이어든 麻黃湯 主之라

○ 註曰 傷寒에 頭痛身疼腰痛하야 以至牽連하며 百骨節이 俱痛者는 此太陽傷寒이니 榮血이 不利故也니라

12-1 장중경(張仲景)이 말하기를 태양병 상한(太陽病 傷寒)에 두통이 있고 열이 나며 전신이 쑤시고 요통이 있고 뼈마디가 쑤시고 아프며 오한이 있으나 땀이 나지 않고 기침을 하면 마황탕(麻黃湯)을 쓴다.

註)상한에 두통이 있고 몸과 허리가 아픈 증세를 오래 끌어오다가 골절이 쑤시고 아프면 이는 태양병 상한으로 영혈(榮血)이 고르지 못한 연고다.

> **참조** ① 『傷寒論』辨太陽病脈證幷治法 36條
>
> 太陽病 頭痛 發熱 身疼腰痛 骨節疼痛 惡風 無汗而喘者 麻黃湯主之
>
> ② 『東醫寶鑑』 雜病 寒 太陽形證用藥
>
> 太陽傷寒 頭痛 發熱 身疼 腰痛 骨節皆痛 惡風 無汗而喘 麻黃湯主之 註曰 頭痛身疼腰痛以至牽連百骨節俱痛者
>
> 此太陽傷寒 榮血不利故也
>
> ③ 『東醫壽世保元·甲午本』12-1

12-2

論曰 此는 即 太陰人 傷寒 背傾表病 輕證也라

此證에 麻黃湯을 非不當用而 桂枝 甘草는 皆爲蠱材니 此證에 當用 麻黃發表湯이니라

12-2 이를 태음인(太陰人)의 상한 배추표병(背傾表病) 경증(輕證)이라 하였다. 이 증에 마황탕이 사용되었으나 계지(桂枝)와 감초(甘草)는 불필요한 것이며 마땅히 마황발표탕(麻黃發表湯)을 사용해야 한다.

> **참조** ① 『東醫壽世保元·甲午本』12-2
>
> 今考更定 此證 麻黃湯非不當用而 桂枝甘草皆爲蠱材 欲收全功
>
>   此證 當用 麻黃發表湯.
>
> 傷寒頭痛身疼腰痛以至牽連百骨節俱痛者則 太陰人 外感表病輕證也.
>
> 12-3
>
> 今考更定 此證 不當用 桂麻各半湯 當用 葛根解肌湯.

> **강설** 12-1~2
>
> ① 身體痛, 惡寒, 無汗, 喘證은 太陰人 胃脘受寒表寒病의 공통적인 증상이자 背傾表病의 주요 증상이다.
>
> ② 表病에서 身疼腰痛 骨節皆痛은 背表 부위의 증상을 의미한다. 惡寒, 無汗은 寒症을 나타내는 증상이다. 喘證은 惡寒, 無汗 등의 寒症이 심해져 나타나는 증상이자 肺小한 太陰人에서 呼散之氣가 부족하여 나타나는 증상이다.
>
> ③ 이러한 병증을 背傾表病이라 하고, 輕證에는 麻黃發表湯을 제시하고 있다. 重證으로 寒症이 심해지고 喘證이 심해지게 되면 哮喘證이 발생하며, 여기에는 麻黃定喘湯을 사용하게 된다.
>
> ④ 背傾表病이 해소되게 되면 呼散之氣가 회복되어 발열이 나면서 오한이 없어지고 땀이 나는 경

과를 거치게 된다. 따라서 背顧表病 輕證에 麻黃發表湯을 사용하면 발열이 나면서, 오한은 없어지고, 땀이 나면서 동시에 身疼 腰痛 骨節痛 喘證 등의 증상이 없어지게 된다.

⑤ 12-1 榮血不利: 사상의학에서 血은 肝黨의 後四海인 血海에 저장된다(臟腑論). 東武는 太陰人의 병리와 연관시켜 설명하고자 이 조문을 인용한 것으로 보인다.

4. 長感病

12-3

張仲景曰 傷寒 四五日而厥者는 必發熱이니 厥深者는 熱亦深이오 厥微者는 熱亦微니라

　　傷寒 厥四日 熱反三日에 復厥五日 厥多熱少 其病이 爲進이오

　　傷寒 發熱四日 厥反三日 厥少熱多는 其病이 當自愈니라

12-3 상한 4~5일에 궐증(厥證)이 있는데 반드시 발열이 있다. 궐(厥)이 심한 것은 열도 심하고, 궐이 미약한 것은 열도 미약하다. 상한병에 궐 4일에 발열은 3일 하고 다시 궐 5일 하는 것은 궐다열소(厥多熱小)로서 그 병이 진행되는 것이다. 상한병에 발열 4일 하고 궐 3일하는 것은 궐소열다(厥小熱多)로서 그 병은 스스로 낫는다.

참조　①『傷寒論』辨厥陰病脈證幷治法 342條 / 349條 / 348條

　　傷寒一二日 至四五日 厥者 必發熱 前熱者 後必厥 厥甚者 熱亦甚 厥微者 熱亦微 厥應下之 而反發汗者 必口傷爛赤 / 傷寒厥四日 熱反三日 復厥五日 其病爲進 寒多熱少 陽氣退 故爲進也 / 傷寒發熱四日 厥反三日 復熱四日 厥少熱多者 其病當愈

　　②『東醫寶鑑』雜病 寒 陰陽厥輕重

　　傷寒至四五日而厥者必發熱 前熱者後必厥 厥深者熱亦深 厥微者熱亦微 / 傷寒厥四日 熱反三日 復厥五日 其病爲進 厥多熱少 陽氣退 故爲進也 / 傷寒發熱四日 厥反三日 厥少熱多 其病當自愈

　　③『東醫壽世保元·甲午本』12-4

12-4

論曰 此謂之厥者는 但惡寒不發熱之謂也오 非手足厥逆之謂也라

太陰人 傷寒表證에 寒厥四五日後 發熱者는 重證也니

此證에 發熱하고 其汗이 必自髮際而 始通於額上하며

　又數日後에 發熱而眉稜에 通汗하며

　又數日後에 發熱而顴上에 通汗하며

　又數日後에 發熱而脣頤에 通汗하며

　又數日後에 發熱而胸臆에 通汗也而

　額上之汗이 數次而後에 達於眉稜하고

　眉稜之汗이 數次而後에 達於顴上하고

　顴上之汗이 數次而後에 達於脣頤하고

　脣頤之汗이 不過一次而 直達於胸臆矣라

此證이 首尾幾近 二十日에 凡寒厥六七次而後 病解也니 此證을 俗謂之長感病이라

凡太陰人의 病이 先額上眉稜에 有汗而 一汗病不解하고 屢汗病解者를 名曰長感病이니라

12-4 이른바 궐이라 함은 단지 오한만 있고 발열이 없음을 말한 것이요, 손발이 차가워지는 것을 말한 것이 아니다. 태음인 상한 표증에 있어서 한궐(寒厥)이 된지 4, 5일후에 열이 나는 것은 중증(重證)이다. 이 증세에 열이 오르고 땀이 날 때에는 반드시 발제(髮際)에서 시작하여 이마로 통하고, 며칠 후에 다시 열이 오르다가 눈썹가에 땀이 통하고, 또 며칠 후에는 열이 오르다가 뺨에서 땀이 나고, 다시 며칠 후에는 열이 오르다가 입술과 턱에서 땀이 통하고, 또 열이 오르다가 가슴에서 땀이 통한다. 이마에 땀이 몇 차례 난 뒤에는 눈썹가에 이르고, 눈썹가에 땀이 몇 차례 난 뒤에는 뺨에 이르고, 뺨에 땀이 몇 차례난 후에는 입술과 턱에 이르러 불과 한차례 땀이 난 다음에 곧바로 가슴으로 통한다. 이 병 증세가 처음 시작하여 병이 낫기까지 근 20일이 걸려 한궐이 6, 7차 반복한 후에 풀리는데 이 병증을 사람들은 장감병(長感病)이라 한다. 대체로 태음인 병은 먼저 이마위와 눈썹가에서 땀이 나는데 한 번 땀이 났는데도 병은 풀리지 않고 여러 번 땀을 낸 후 비로소 풀리는 것을 장감병이라고 하는 것이다.

참조

① 『東醫壽世保元·甲午本』12-5

論曰 此謂之厥者 但惡寒不發熱之謂也. 非手足厥逆之謂也.

太陰人一證 寒厥四五日後發熱而額上始通汗 又數日後發熱而顴上通汗 又數日後發熱而項上通汗

　　額上之汗數次而後達於顴上

　　顴上之汗數次而後達於項上

　　項上之汗則不過一次而直達背間矣.

　此證 首尾幾近二十日 凡寒厥發熱六七次而後病解也. 此證 俗謂之長感病

　凡太陰人病 全體無汗而額上顴上有汗 一汗病不解而屢汗病解者 名曰 長感病.

12-5

太陰人病이 寒厥六七日而 不發熱不汗出則 死也라

　　　寒厥二三日而 發熱汗出則 輕證也오

　　　寒厥四五日而 發熱하고 得微汗於額上者를 此之謂長感病이니 其病이 爲重證이라.

此證 原委이 勞心焦思之餘에 胃脘衰弱而表局虛薄하여 不勝寒而外被寒邪所圍하야 正邪相爭之形勢가 客勝主弱하니

譬如一團孤軍이 困在垓心하야 幾於全軍覆沒之境타가 先鋒一隊가 倖而跳出하야 決圍一面하고 僅得開路나 後軍全隊가

尙在垓心하야 將又 屢次力戰然後에라가 方爲出來則 爻象이 正是凜凜之勢라

　額上通汗者는 卽 先鋒一隊가 決圍跳出之象也오

　眉稜通汗者는 卽 前軍全隊 決圍全面하고 氣勢勇敢之象也오

　顴上通汗者는 中軍半隊 緩緩出圍之象也니

此病에 汗出眉稜則 快免危也오

　　汗出額上則 必無危也니라

12-5 태음인병에 한궐 6~7일에 열이 나지 않고 땀도 나지 않으면 죽는다. 한궐 2~3일에 발열과 한출(汗出)이 있으면 경증(輕證)이다. 한궐 4~5일에 발열하고 이마 위에 약간 땀이 나는 것은 장감병으로 중증(重證)이다. 이 병증이 생기는 경우는 노심초사(勞心焦思)가 지나쳐서 위완(胃脘)이 쇠약해지고 표(表)가 허박(虛薄)해져서 한사(寒邪)를 이기지 못하고 한사에 에워싸여 정기(正氣)와 사기(邪氣)가 서로 싸우는 형세인데 객(客)이 이기고 주인이 약한 것이다. 전장의 전세에 비유컨대 포위를 당하고 있는 외로운 군대가 포위망 속에서 거의 전군대가 모두 몰락의 위기에 있다가 선봉일대가 요행으로 뛰어 나가서 결사적으로 전투를 하여 겨우 포위망을 뚫어 놓기는 하였으나 후군 전대가 아직 포위망 속에 있으니 앞으로도 여러차례 힘을 다하는 전투를 한 다음에야 전군이 바야흐로 나올 수 있게 되었으니 효상(爻象)이 진실로 늠름한 기세이다. 액상(額上)에서 땀이 나온 것은 선봉일대가 결사적으로 포위진을 뚫고 뛰어 나오는 상이오, 미릉(眉稜)에서 땀이 나는 것은 전군 전대가 적진을 무찌르는 용감한 상이오, 관상(顴上)에서 땀이 나는 것은 중군 반대(中軍 半隊)가 천천히 포위를 뚫고 나오는 상이다. 이 병에서 미릉에서 땀이 나오면 위급한 것을 쾌히 면한 것이고, 관상에서 땀이 나는 것은 병이 위급하지 않은 것이다.

참조

① 『東醫壽世保元·甲午本』12-6

太陰人表證 寒厥六七日而不發熱汗出則死也

　　　　寒厥一二三日而發熱汗出則病速愈也.

　　　　寒厥四五日而發熱僅得微汗於額上者 此之謂長感病而 其病爲重證也.

此證 形勢正邪相爭而正被邪圍 譬如一團孤軍困在垓心 幾於全軍覆沒之境

　先鋒一隊 倖而跳出決圍一面僅得開路

　後軍全隊尙在垓心 將又屢次力戰然後 方爲出來而來頭爻象 未可知也.

　此證 額上通汗者 卽先鋒一隊決圍跳出之先爻象也.

12-6

太陰人汗은 無論額上眉稜上顴上하고

  汗出이 如黍粒하여 發熱稍久而還入者는   正强邪弱이니 快汗也오

  汗出이 如微粒 或淋漓無粒타가 乍時而還入者는   正弱邪强이니 非快汗也니라

12-6 태음인 땀은 이마 눈썹 뺨을 막론하고 땀방울이 기장알같이 굵어야 하며 또 열이 약간 오래 있다가 들어가면 정기가 강하고 사기가 약한 것이니 상쾌한 땀이지만, 만일 땀방울이 작고 또 방울이 없이 잠시 후에 들어가면 정기가 약하고 사기가 강한 것이니 상쾌하지 못한 땀이다.

12-7

太陰人이 背部後面自腦以下에 有汗而 面部髮際以下에 不汗者는 匈證也오

      全面에 皆有汗而 耳門左右에   不汗者는 死證也라

大凡 太陰人汗은 始自耳後高骨 面部髮際하여 大通於胸臆間而 病解也니

  髮際之汗은 始免死也오

  額上之汗은 僅免危也오

  眉稜之汗은 快免危也오

  顴上之汗은 生路寬闊也오

  脣頤之汗은 病已解也오

  胸臆之汗은 病大解也라

嘗見此證에 額上汗이 欲作眉稜汗者는 寒厥之勢 不甚猛也오

       顴上汗이 欲作脣頤汗者는 寒厥之勢 甚猛하야 至於寒戰叩齒하여 完若動風而 其汗이 直達兩腋하나니 張仲景所云 厥深者는 熱亦深하고 厥微者는 熱亦微이 蓋謂此也라

  此證에 寒厥之勢 多日者는 病重之勢也오

      寒厥之勢 猛峻者는 非病重之勢也니라

12-7 태음인이 등뒤 목덜미 아래에는 땀이 있어도 얼굴 발제(髮際) 아래로 땀이 나지 않는 것은 흉(匈)한 병세이고, 또 얼굴 전면에 땀이 있어도 양쪽 이문(耳門) 좌우에서 땀이 나지 않는 것은 죽는 증세이다. 대체로 태음인의 땀이 귀뒤의 고골과 안면 발제에서 시작하여 가슴에서 크게 통하면 이는 병이 풀리는 것이다. 발제의 땀은 비로서 죽음을 면하기 시작한 것이고, 이마에서 나는 땀은 겨우 위험을 면하는 것이고, 눈썹가에서 나는 땀은 위험을 완전히 면한 것이고, 뺨에서 나는 땀은 살 길이 넉넉히 활짝 열린 땀이고, 입술과 턱에서 나는 땀은 병이 이미 풀린 것이고, 가슴에서 나는 땀은 병이 완전히 풀린 것이다.

일찍이 이러한 증상을 보았을 때 이마에서 땀이 나기 시작하여 미릉에 땀이 나려고 할 때에는 한궐을 일으키는 증상이 맹렬하지 않았고, 뺨위에 땀이 나서 입술과 턱에까지 땀이 나려 할 때에는 한궐이 몹시 맹렬하여 추워서 떨고, 이빨을 부딪치면서 턱을 떠는 것이 완전히 동풍(動風)증을 일으킬 것처럼 되더니 그 땀이 양쪽 겨드랑이 밑으로 곧장 도달하는 것이다. 장중경이 말한 궐이 심한 것은 또한 열이 심하다 하였고 궐이 미약한 것은 또한 열도 미약하다 한 것은 모두 이 한궐하는 병증을 보고 이르는 말이다. 이 병증에서 한궐하는 증상이 여러 날 계속하는 것은 그 병이 중증이 되려는 형세이고, 한궐하는 증상이 몹시 맹렬한 것은 중증이 될 병세가 아니다.

참조

① 『東醫壽世保元·甲午本』12-7

太陰人汗 始發於耳後高骨而大通於背間脊上.

  耳後之微汗 目前免死也

  額上之汗   始免死也

  顴上之汗   快免危也

  項上之汗   病解也

  背間之汗   病大解也.

嘗見此證 額上汗欲作顴上汗者 寒厥之勢不甚猛也

額上汗欲作項上汗者 寒厥之勢甚猛 至於寒戰叩齒完若動風而 其汗直達兩腋.

張仲景所云 厥深者熱亦深 厥微者熱亦微 蓋謂此也.

此證 寒厥之勢多日者 病重之勢也

寒厥之勢猛峻者 非病重之勢也

此證 汗出額上則 必無危殆.

12-8

此證을 京畿道人이 謂之長感病이라하고 咸鏡道人이 謂之四十日痛이라하며 或謂之無汗乾病이라하나니

時俗所用 荊防敗毒散 藿香正氣散 補中益氣湯이 個個誤治로되

惟熊膽이 雖或盲人直門이나 然이나 又連用他藥하면 病勢更變하나니 古人所云 病不能殺人이오 藥能殺人者를 不亦信乎아

百病加減之勢를 以凡眼目으로 觀之컨데 固難推測而 此證이 又有甚焉하니

此證之汗이 在眉稜額上時에는 雖不服藥이라도 亦自愈矣而 病人이 招醫하여 妄投誤藥則 額上之汗이 還爲額上之汗而 外證 寒厥之勢則 稍減矣니라

於是焉에 醫師가 自以爲信藥效하며 病人이 亦自以爲得藥效라하여 又數日 誤藥則 額上之汗이 又不通而 死矣니

此證은 當以汗之進退로 占病之輕重이오 不可以寒之寬猛으로 占病之輕重할것이니

張仲景曰 其病이 當自愈云者는 豈非珍重無妄之論乎아

然이나 長感病에 無疫氣者는 待其自愈則 好也而나

瘟病에 疫氣重者는 若明知證하여 藥無疑則 不可尋常置之하여 待其勿藥自愈니 恐生奇證이니라

12-8 이런 증세를 경기도 사람은 장감병이라 하고 함경도 사람은 사십일통(四十日痛)이라 하고 혹은 무한건병(無汗乾病)이라고 하여, 흔히 쓰는 약이 형방패독산(荊防敗毒散), 곽향정기산(藿香正氣散), 보중익기탕(補中益氣湯)인데, 모두 이 병을 잘못 치료하는 것이니 오직 웅담(熊膽)이 혹 맹인직문(盲人直門)격으로 잘 듣는 수가 있는 것이다. 그러나 웅담을 쓰고도 다른 적당치 못한 약을 이어 쓰면 병세가 다시 변하는 것이다. 옛사람이 병이 사람을 죽이는 것이 아니라 약이 능히 사람을 죽일 수 있다 하였으니 과연 믿지 않을 수 있겠는가. 모든 병이 더하고 덜하는 형세를 보통 식견으로 보고 추측하기 어렵거늘 이 병증은 더욱 어렵지 않겠는 가. 이 병증에서 땀이 미릉과 관상에서 나올 때는·비록 약을 쓰지 않아도 병이 스스로 나을 수 있는데 병인이 의사를 불러서 (의사가) 잘못된 약을 망령되게 투약하면 뺨에서 나오던 땀이 다시 이마로 올라가고 외증(外證)인 한궐하는 증세가 좀 덜하게 되어 이것을 보고 의사는 자기의 약효가 난다고 믿고 또한 병인도 약효가 있다고 생각을 하여 또 잘못된 약을 며칠 더 쓰면 이번에는 액상에서 나오던 땀마저 끊어져 죽는 것이다. 그러므로 이 병은 땀의 진퇴로서 경중을 알 것이고, 한궐하는 증상이 맹렬하고 미약한 것으로 병의 경중을 점쳐서는 안 된다. 장중경이 말하기를 그 병증에 약을 쓰지 않아도 스스로 나을 수 있다고 한 것이 어찌 진중하고 거짓이 없는 말이 아니겠는가? 그러나 장감병에 있어서 역기(疫氣)가 없는 환자는 스스로 낫기를 기다려도 좋겠으나 온병(瘟病)에 역기가 심한 사람은 병증과 약성을 의심할 것이 없이 밝게 안다면 병증을 대수롭지 않게 여겨 약을 쓰지 않고 도 병이 스스로 낫기를 기다려서는 안 된다. 그렇게 하면 기증(奇證)이 생길까 두렵기 때문이다.

참조 ① 『東醫壽世保元·甲午本』12-8

12-9

論曰 太陰人病이 寒厥四日而 無汗者는 重證也오

　　　　寒厥五日而 無汗者는 險證也니

當用 熊膽散이오 或 寒多熱少湯에 加螬蟲五七九箇하되

　大便滑者는 必用 乾栗 薏苡仁 等屬하고

　大便燥者는 必用 葛根 大黃 等屬하고

若 額上眉稜上에 有汗則 待其自愈而病解後에 用藥調理니 否則 恐生後病이니라

12-9 태음인병이 한궐 4일에 땀이 나지 않는 것은 중증이오 한궐 5일에 땀이 나지 않는 것은 험증이니, 마땅히 웅담산을 쓰거나 혹 한다열소탕(寒多熱少湯)에 제조(螬蟲) 5,7,9개를 가(加)하되 대변이 묽으면 반드시 건율(乾栗), 의이인(薏苡仁) 등속을 써야 하고 대변이 굳으면 갈근(葛根), 대황(大黃) 등속을 써야 한다. 만약 이마, 눈두덩 위에서 땀이 보이면 스스로 병이 낫기를 기다리며 병이 나은 뒤에도 약을 써서 조리해야 한다. 그렇지 않으면 후유증이 생길 우려가 있다.

참조

① 『東醫壽世保元・甲午本』12-9

今考更定 太陰人病 寒厥四日而無汗者重證也

　　　　　寒厥五日而無汗爲危證也

當用 葛根解肌湯 調下熊膽三分 又連用葛根解肌湯二三服.

翌日則 晝服桔梗生脈散 夜服葛根解肌湯. 每日如此服 或八九日十餘日 以至於病快解.

若熊膽闕材則當用 升麻開腦湯二三服.

강설

12-3

　惡寒(厥)이 심한 것은 오히려 熱이 심한 것이고, 惡寒이 약한 것은 熱이 약한 것이다. 그러므로 惡寒이 심해지는 것은 병이 진전되는 것이고, 열이 많아지는 것은 병이 스스로 나으려고 하는 것이다.

12-4

　① 대표적 증상인 寒厥은 手足厥冷이 아니라 惡寒만 있고 發熱이 없는 상태이다. 惡寒에 無汗의 증상도 포함된다.

　② 병이 시작으로부터 20일간 惡寒이 6-7차 반복되다가 병이 풀리기 때문에 長感病이라 일렀다.

　③ 태음인병으로 額上 眉稜에서 땀이 나기 시작하여 여러 차례 땀이 나면서 풀리는 병은 長感病이다.

　④ 오한이 4~5일이 지속이 된 이후에 발열이 있게 되면 이미 重證이다. 여기서 발열이 있으면 땀이 나는데 발제로부터 출발해서 額上(관자놀이), 그리고 眉稜, 顴上(광대뼈 위쪽), 脣頤(입술과 턱 주위), 胸臆(가슴 부위, 胃脘)을 따라서 순차적으로 땀이 나야 병이 풀린다.

12-5

　① 寒厥이 2~3일 있는 것은 輕證(背顀表病)이며 長感病이 아니다. 4~5일 동안 寒厥이 있으며 發熱이 났다가 額上에만 微汗이 있는 경우에 長感病이라고 하였다. 6~7일 동안 寒厥만 있고 發熱 汗出이 없으면 죽는다.

　② 長感病의 원인은 勞心焦思(喜性氣)가 과도하여 胃脘의 呼散之氣가 손상됨으로 인하여 表局이 虛하여 寒邪를 이기지 못하여 겉으로 찬 기운으로 둘러싸여서 정사가 싸우는 모습으로 客(水穀凉氣)이 勝하고 主(胃脘의 呼散之氣)는 虛弱해진 것이다.

12-6 땀의 상태와 경과에 따른 快汗, 非快汗

기장알처럼 굵게 땀이 나고 발열이 지속되는 것이 呼散之氣가 회복되어가는 증상이므로 快汗이다. 반대로 입자가 작거나 진득한 양상으로 잠시 땀이 나다가 다시 나지 않는 것은 呼散之氣가 회복되지 못하는 증상이므로 非快汗이다.

12-7 땀의 부위에 따른 예후, 오한이 지속된 시간에 따른 예후

① '耳門左右', '耳後高骨', '面部髮際', '胸臆' 등의 부위 표현이 있다.

耳는 肺黨에 속하는 부위로 長感病에서 태음인의 呼散之氣가 회복되면 耳門과 耳後高骨에 汗出이 나기 시작하는 것으로 설명하고 있다. 面部髮際는 肺黨에 속하는 背顀의 부위로 보여지며, 胸臆은 肺黨에 속하는 胃脘에 해당되는 부위이다. 모두 肺黨의 呼散之氣과 관련하여 설명되어지는 부위이다.

처음 耳後高骨부터 해서 耳門左右로 땀이 나기 시작하여, 두 번째 관자놀이 주변, 세 번째 눈 주변, 네 번째 광대뼈 주위, 다섯 번째 입술과 턱 주변, 여섯 번째 흉억 부위까지 땀이 나게 되는데 1~5번째까지는 발열이 나면서 땀이 나다가 사그라지고 하는 발한의 과정이 여러 차례 이루어져야 마지막 단계로 넘어가게 된다. 이후 흉억에서 한번만 땀이 나면 병이 풀어지게 된다. 이와 같이 한번 땀이 난다고 병이 해소되는 것이 아니라 여러 차례 땀을 내야 병이 풀리는 病程을 가지고 있어서 여러 차례 병에 걸린 듯이 보여지기 때문에 長感病이라고 이른 것이다.

② 額上에서 眉稜으로 汗出이 진행할 때는 惡寒이 심하지 않는데, 額上에서 顋頤로 진행할 때는 惡寒이 매우 심하게 나타난다. 즉, 이 부위가 胃脘의 呼散之氣가 회복되는 가장 힘든 과정임을 설명하고 있다. 이 부위는 肝黨에 해당하는 鼻 부위이기 때문에 회복된 呼散之氣가 肝大한 水穀涼氣를 이겨내는 몸의 상태를 얼굴에서 鼻 부위의 汗出로써 파악할 수 있다는 것이다. 따라서 태음인의 呼散之氣의 회복정도와 예후를 額上을 중심으로 얼굴의 汗出을 잘 살피라는 의미로 이해하면 될 것이다.

③ 병의 경중을 판단하는 기준은 惡寒의 强弱이 아니라 惡寒이 지속되는 시간이라고 설명하고 있다.

12-8 長感病에 대한 誤治 주의

경기도 사람은 長感病이라고 하고, 함경도 사람은 四十日痛 혹은 無汗乾病이라고 하였다.

보통 사람들이 荊防敗毒散, 藿香正氣散, 補中益氣湯으로 오치하는 경우가 있는데, 오직 熊膽 만이 운이 좋게 長感病을 낫게 한다고 하였다. 그래서 12-9 조문에 熊膽散이 언급되고 있다.

병이 거의 나은 상태인 顴上, 額上에서 땀이 나타나는 상황에서 약을 잘못 쓰면 汗出 부위가 거슬러 올라가지만 惡寒이 줄어들고 땀나는 것이 줄어드니 호전된다고 생각하다가 갑자기 죽게 된다. 그러므로 땀의 進退로서 병의 경중을 미리 예측해야 하며, 惡寒이 심한 것으로 경중을 판단하는 기준으로 삼으면 안 된다.

12-9 장감병의 약물 처방들

① 熊膽散, 寒多熱少湯 加 蠐螬(蠐螬敗毒散:『東醫四象新編』)

蠐螬 5-9개는 보통 一錢에 해당된다.

② 대변이 묽은 경우에 乾栗, 薏苡仁이 들어가 있는 寒多熱少湯 등을 써야 하고, 대변이 굳은 경우에 葛根 大黃을 써야 한다. 일반적으로 長感病은 惡寒 無汗 등의 寒症 위주의 병증으로 대변이 묽은 것이 보통이지만, 肝熱症狀이 동반되면 대변이 굳어지는 경우도 있다. 소양인 亡陰證에서 초기에 대변이 묽으면서 설사를 하는 증상이 있다가 갑자기 대변이 少少滑利해지면서 대변이 굳

어지고 胃熱症狀이 동반되면서 發狂譫語를 하게 되는 경우와 비슷하다.(9-44) 이러한 경우 寒多
熱少湯에서 薏苡仁과 乾栗을 빼고, 葛根, 大黃 각 三錢을 가한 처방인 潤肺淸肝湯(『東醫四象新
編』)을 활용하게 된다.

5. 胃脘寒證

12-10
嘗治 太陰人이 胃脘寒證 瘟病하니
有一太陰人이 素有怔忡하고 無汗·氣短·結咳矣더니
忽焉 又添出一證하야 泄瀉가 數十日不止하니 卽 表病之重者也라
　用 太陰調胃湯 加樗根皮一錢하야 日再服十日하니 泄瀉가 方止니라
連用三十日하니 每日 流汗이 滿面하고 素證도 亦減而러라
忽其家五六人이 一時瘟疫하니 此人이 緣於救病하야 數日不服藥矣라
此人이 又染瘟病瘟證하야 粥食이 無味하여 全不入口어늘
　仍以太陰調胃湯 加升麻 黃芩 各一錢하여 連用十日하니 汗流滿面하고 疫氣少減而
有二日 大便不通之證이어늘
　仍用葛根承氣湯 五日而 五日內에 粥食이 大倍하고 疫氣가 大減而 病解라
　又用太陰調胃湯 加升麻 黃芩하야 四十日調理하니 疫氣가 旣減하고 素病도 亦完하니라

12-10 일찍이 태음인의 위완한증(胃脘寒證) 온병(瘟病)을 치료한 적이 있다. 태음인 한 사람이 평소에 정충(怔忡), 무한(無汗), 기단(氣短), 결해(結咳)가 있었는데 갑자기 한 증세가 더해져서 설사가 수십일이 지나도 멎지 않았다. 즉 이것은 표병(表病)으로 중증(重證)이었다. 태음조위탕(太陰調胃湯)에 저근백피(樗根白皮) 1돈을 가하여 매일 2첩씩 10일간 썼더니 설사가 멎었고, 계속 30일을 쓰니 매일 얼굴에서 땀이 흐르고 본디 갖고 있던 병증도 또한 감소하였다. 그런데 별안간 그 집안사람 5, 6명이 한꺼번에 온역(瘟疫)병에 걸려 이 사람이 그것을 간호하게 되어 수일간 약을 복용하지 못하였다. 또한 이 사람도 온병에 전염되어 입맛을 잃고 아무것도 먹지를 못하였다. 곧, 태음조위탕에 승마(升麻), 황금(黃芩) 각 1돈을 가하여 계속 10일간 복약하게 하였더니 얼굴에서 땀이 흐르고 역기도 약간 줄어들었다. 그런데 대변을 이틀간 보지 못하여서 곧 갈근승기탕(葛根承氣湯)을 5일간 썼더니 5일동안 죽을 2배로 먹고 역기(疫氣)도 크게 줄면서 병이 풀리는 것이었다. 또한 태음조위탕에 승마, 황금을 가하여 40일간 조리시켰더니 역기는 이미 풀렸고 본래 앓던 병증(素病)도 완치되었다.

12-11
結咳者는 勉强發咳하야 痰欲出이나 不出而或出을 曰結咳니
　少陰人結咳를 謂之胸結咳오
　太陰人結咳를 謂之頷結咳니라

12-11 결해(結咳)라고 하는 것은 힘을 써서 기침을 하면서 가래를 뱉으려고 하여도 잘 떨어져 나오지 않기도 하고 혹 떨어져 나오기도 하는 것을 일컫는다. 소음인 결해를 흉결해(胸結咳)라 하고 태음인 결해를 함결해(頷結咳)라고 한다.

12-12
大凡瘟疫은 先察其人素病如何則 表裏虛實을 可知已이니
　素病이 寒者가 得瘟病則 亦寒證也오
　素病이 熱者가 得瘟病則 亦熱證也오
　素病이 輕者가 得瘟病則 重證也오
　素病이 重者가 得瘟病則 險證也니라

12-12 대개 온역은 먼저 그 사람의 소병(素病)이 어떠한가를 살펴 보아야 표리허실(表裏虛實)을 잘 알 수 있다. 평소 한증(寒證)의 병이 있는 사람이 온병(瘟病)에 걸리면 역시 한증이 되고, 평소 열증의 병이 있는 사람이 온병에 걸리면 역시 열증(熱證)이 된다. 평소의 병이 경(輕)한 사람이 온병에 걸리면 중증(重證)이 되고, 평소 병증이 중(重)한 사람이 온병에 걸리면 험증(險證)이 된다.

강설

12-10

위완한증 온병 치험례
素證
怔忡 無汗 氣短 結咳
現證
① 泄瀉 數十日不止 : 表病之重
辨證
素證으로 怔忡 無汗 氣短 結咳 등이 있는 경우로 胃脘의 呼散之氣가 약한 상태에서 泄瀉 및 溫病이 발생한 경우
경과

治方 ①	太陰調胃湯 加樗根皮一錢
경과	설사가 멎고 땀이 나면서 素證(怔忡 無汗 氣短 結咳) 또한 감소하였다.
現證	
② 가족들이 한꺼번에 溫疫에 걸려 간호하느라 수일 동안 약을 복용하지 못하고 溫病에 걸려 음식을 전혀 섭취하지 못함	
治方 ②	太陰調胃湯 加升麻 黃芩 各一錢
경과	땀이 나고 疫氣도 감소하였다. 그 후 2일동안 大便不通이 발생하였다.
治方 ③	葛根承氣湯 五日 : 粥食大倍 疫氣大減而病解 太陰調胃湯 加升麻 黃芩 四十日調理 疫氣旣減 素病亦完
해설	現證으로 설사가 생기든, 溫病에 걸리든 기본 처방은 素證에 근거한 太陰調胃湯을 사용하였다. 太陰調胃湯을 사용하게 된 근거는 怔忡 無汗 氣短 結咳라는 소증이며, 이는 태음인의 보명지주인 호산지기가 약한 상태임을 시사한다. 怔忡은 태음인의 항심인 怯心과 관련되며, 氣短은 背顀表病에서 언급되었던 喘證이 심해진 증상으로 보아야 한다. 結咳는 頷結咳로 胃脘에 해당되는 부위이다. 疫氣가 감소하던 중 大便不通이 생겼을 때 일시적으로 葛根承氣湯을 사용하고 있는데, 이는 심해진 肝熱症狀을 해소하기 위해서 사용한 것으로 보인다. 앞서 언급된 素證을 근거로 하여 처방을 활용한다면 承氣調胃湯(太陰調胃湯 去 薏苡仁 乾栗 加 葛根 五錢 大黃 三錢 藁本 二錢 : 『東醫四象新編』)이 더욱 적합할 것으로 생각된다.

12-11

소음인의 胸結咳의 胸은 편소지장인 脾黨의 부위에 해당되는 膻間兩乳로 胃의 陽煖之氣가 약해져 오는 증상으로 보여진다. 少陰人 太陰證 痞滿의 병증에서 빈발한다.

태음인의 頷結咳의 頷은 편소지장인 肺黨의 부위에 해당되는 舌下로 胃脘의 呼散之氣가 약해져 오는 증상이다. 胃脘寒證의 대표적인 素證(素病)이다.

12-12

素證, 素病, 病證의 관련성 ☞ 소음인 병증약리 "素證" 참조(p.207)

6. 長感病

12-13

有一太陰人이 素病이 咽嗌이 乾燥而 面色이 靑白하며 表寒或泄하니

　蓋咽嗌이 乾燥者는 肝熱也오 面色靑白하며 表寒或泄者는 胃脘이 寒也니 此病은 表裏俱病이니 素病之太重者也라

此人이 得瘟病하야 其證이 自始發日로 至于病解히 二十日에

　大便이 初滑或泄하며 中滑末乾하야 每日二三四次 無日不通이라 初用寒多熱少湯하고

　病解後에 用調理肺元湯하야 四十日調理하니 僅僅獲生하니라

此病이 始發에 大便이 或滑或泄而 六日內에 有額汗 眉稜汗 顴汗하고 飮食起居가 有時如常이어늘

　六日後에 始用藥하니

　七日에 全體面部 髮際以下로 至于脣頤히 汗流滿面하야 淋漓洽足而 汗後에 面色이 帶靑하며 有語訥證하더니

　八日 九日에 語訥 耳聾而 脣汗이 還爲顴汗하고 顴汗이 還爲眉稜汗하며 汗出微粒하야 乍出乍入而 只有額汗하며 呼吸이 短喘矣호니

　至于十日夜하야 額汗이 還入而 語訥耳聾이 尤甚하며 痰涎이 壅喉하야 口不能喀하고 病人이 自以手指로 探口拭之而出하고

　十一日에 呼吸短喘이 尤甚호니

　至于十二日하야 忽然 食粥을 二碗하니　　　斯時에 若論其藥則 熊膽散이 或者可也而 熊膽이 闕材하니 自念此人이 今夜에 必死矣호라 當日初昏에 呼吸이 暫時少定하고

　十三日 鷄鳴時에 髮際에 有汗하고

　十四日 十五日 連三日을 食粥二三碗하며 額汗 眉稜汗 顴汗이 次次發出하며 面色이 脫靑하고

　十六日에 臆汗이 始通하며 稍能喀痰하며 語訥이 亦愈하고

　至于二十日하야 臆汗이 數次大通하고 遂能起立房中하야 諸證이 皆安而 耳聾證則 自如也호니

　病解後에 用藥調理 四十日하니 耳聾 目迷가 自祛하더라

12-13 태음인 한사람이 소병(素病)으로 목안이 건조하고 얼굴빛이 청백(靑白)하며 몸이 차고 설사를 하는 증세가 있었다. 목안이 건조한 것은 간열(肝熱)이고, 얼굴이 청백하며 몸이 차고 혹 설사하는 것은 위완한(胃脘寒)이다. 이 병은 표리가 모두 병이 된 것이니 평소 병이 매우 중(重)한 것이다. 이 사람이 온병을 얻었는데 그 증세가 병이 시작하여 풀리기까지 20일이 걸렸다. 처음에는 무르거나 설사하기도 하고 중간은 활하다가 끝에 가서는 건조한 대변을 매일 3, 4회씩 통하지 않는 날이 없어서 처음에는 한다열소탕(寒多熱少湯)을 쓰고 병이 풀린 후에 조리폐원탕(調理肺元湯)을 40일 동안 써서 조리를 시켰더니 겨우 생명을 구하게 된 것이다.

이 병이 처음 시작할 때는 대변이 혹 묽기도 하고 혹 설사를 하기도 하며 6일까지는 이마, 눈썹, 뺨에 땀이 나고 음식과 기거가 평소와 같으므로 6일 후에 비로소 약을 쓰니 7일에는 발제이하 입술과 턱에 이르기까지 얼굴 전체에 땀이 줄줄 흘렀다. 땀이 흡족히 흘러 떨어지더니 땀이 난 후에 얼굴색이 청색을 띠고 어눌증(語訥證)이 일어나더니 8, 9일에는 어눌증에 이농증(耳聾證)이 더하면서 입술의 땀이 다시 뺨의 땀으로 돌아가고, 뺨의 땀이 돌아가 눈두덩이의 땀으로 되면서, 땀이 미립(微粒)모양으로 때로 있다 없다 하더니 단지 이마의 땀만 있고 숨이 몹시 가빴다. 10일째 되던 밤에는 이마의 땀마저 들어가고 어눌과 이농증은 더욱 심하여지고 가래덩어리가 목에 막혀서 입으로 뱉어내지 못하고 병인이 손가락으로 더듬어 끄집어 내었다. 11일에 호흡곤란이 더욱 심하여지더니 12일에 이르러 갑자기 죽을 2사발이나 먹었다. 이런 때는 웅담산(熊膽散)이나 써보는 것이 좋겠지만 웅담도 없으니 나의 생각으로는 이 사람이 반드시 오늘 저녁에 죽을 것이라고 짐작하고 있었다. 그러나 그 사람이 그날 초저녁부터 호흡이 잠깐 안정되는 것이다. 13일 새벽 계명(鷄鳴)시부터는 면부 발제(面部髮際)에 땀이 나고 14,15일 연 3일간 죽을 2, 3사발씩이나 먹으면서 이마 눈두덩 뺨에 차차 땀이 나고 얼굴에 청색이 없어지고 16일에는 가슴에서 비로서 땀이 나고 가래를 조금씩 뱉고 어눌증도 또한 없어졌다. 20일에 이르러서는 가슴에서 수차례 많은 땀이 나고 드디어 차츰 방안에서 걷기도 하고 모든 증상이 다 나았으나 아직 이농증이 남아있었다. 그리하여 병이 풀린 후에 약을 써서 40일간 조리 시켰더니 이농증과 어지러운 증세도 스스로 없어지는 것이었다.

강설 12-13

長感病 治驗例	
素病	
咽嗌乾燥 面色靑白 表寒或泄 咽嗌乾燥는 肝熱症, 面色靑白 表寒或泄은 胃脘寒證이다. 그러므로 表病과 裏病이 동시에 素病으로 있기 때문에 重證에 해당된다. 表裏俱病으로 표현되어 있으나, 表病에 裏熱症狀이 동반된 경우이므로 表裏兼病으로 보아야 한다.	
現證	
① 得瘟病 　大便初滑或泄 中滑末乾 每日二三四次 無日不通	
辨證	
素病으로 咽嗌乾燥 而面色靑白 表寒或泄이 있는 상태에서 瘟病이 발생하여 대변이 묽고, 額汗, 眉稜汗, 顴汗이 있고, 음식 섭취와 생활이 평소와 다르지 않은 상태	
경과	
治方 ①	발병 6일 째부터 寒多熱少湯을 사용하여 20일 째까지 투약
경과	溫病 보존 - 7일 째 : 얼굴 전체의 髮際 아래에서 입술, 턱 부위까지 전체적으로 땀이 났고, 땀을 흘린 후 얼굴이 푸르스름해지고 語訥症이 생겼다. - 8~9일 째 : 語訥症, 耳聾이 있고, 입술 주위에서 나던 땀이 광대뼈 주위로, 다시 눈 주위로 땀이 줄면서 微粒 양상으로 나다 말다 하다가 겨우 額汗 조금 있었고, 呼吸短喘이 생김. - 10일 째 밤 : 額汗이 줄면서 語訥症, 耳聾이 더 심해지고 가래가 목구멍을 막고 뱉지 못하여 스스로 손가락을 넣어 뱉어냄. - 11일 째 : 呼吸短喘이 더욱 심해짐. - 12일 째 : 갑자기 죽 2그릇을 먹음. 저녁 무렵 호흡이 잠시 안정됨. - 13일 째 : 새벽녘 髮際에 땀이 나기 시작함. - 14~15일 째 : 3일 연속으로 죽 2~3그릇을 먹음. 額汗, 眉稜汗, 顴汗이 순서대로 나오더니 푸르스름한 얼굴색이 옅어짐. - 16일 째 : 臆汗이 나기 시작하고 조금씩 喀痰하며 語訥症이 없어짐. - 20일 째 : 臆汗이 수 차례 크게 나고 방 안에서 서 있을 수 있게 되었고, 모든 증상이 안정되었으나 耳聾만 여전함.
治方 ②	이후 調理肺元湯으로 40일 동안 용약
경과	病解後 四十日 동안 調理하여 耳聾, 目迷가 없어짐
해설	素病은 表病을 바탕으로 하여 裏熱症狀이 겸한 重證이다. 즉 寒多熱少의 素病을 가지고 있다. 素病의 寒熱輕重의 관련성에 따라 寒多熱少의 상태, 重證이 더욱 심해진 상태로 溫病이 발생하였다. 이 病證은 長感病에 해당되는 병증이므로 溫病이 발병하였음에도 불구하고, 素病에 따라 寒多熱少湯을 적용하였다. 熊膽散을 사용할 수도 있다. 용약 후 長感病의 치료 경과와 동일하다. 11일 째까지는 呼散之氣의 회복이 충분하지 않아 發熱, 汗出이 없어 面請, 語訥症, 耳聾, 呼吸短喘, 喀痰 등의 합병증이 생기게 된다. 12일 째부터 죽 섭취량이 늘었는데, 이는 胃脘의 呼散之氣가 회복되기 시작하는 증상이다. 이후 長感病의 호전 경과와 동일하게 진행되면서 병이 해소된다. 素病이 있었기 때문에 現證이 다 소실이 된 상태에서도 調理肺元湯으로 40일간 調理하여 素病이 모두 해소되는 상태까지 용약을 유지하였다.

肝受熱裏熱病

1. 肝受熱裏熱病의 의미

肝受熱	肝	⇨ 「臟腑論」의 肝黨의 의미
	熱	肺黨의 呼散之氣가 약해지고, 肝黨의 氣液 吸聚가 과도해짐으로 인하여 小腸局을 중심으로 氣液涼氣의 吸聚로 인하여 熱化되는 현상
	"肝受熱" 肺黨(胃脘)을 통해 氣液의 溫氣가 상초(肺黨)까지 전달되지 못하고, 肝黨(小腸)의 氣液 吸聚가 과도하여 氣液涼氣가 점차 熱化되는 "肝受熱"의 현상	
裏熱病	裏	⇨ "腹背表裏(5-4)" 　사상의학에서 인체의 전면부와 후면부를 구분하는 개념 ⇨ "裏" : 인체의 전면부에 해당되는 "腹裏" 즉 胃脘胃小腸大腸(頷臆臍腹)의 부위로서 肺肝의 氣液之氣 病證으로 설명하는 太陰人에서는 胃脘과 小腸 부위를 의미 　* 氣液之氣病證에 해당되는 太陰人, 太陽人 病理에서는 인체의 전후로 表裏를 구분하는 시각 외에도 上下로 表裏를 구분해야 된다는 해석도 있다.
	裏熱	⇨ 小腸 부위에 과도해진 熱化 현상으로 인하여 腹裏 부위에 병리적으로 발생하는 熱의 증상이 나타나는 현상.
肝受熱의 병기를 거쳐 腹裏 부위에 熱證이 발생하는 병		

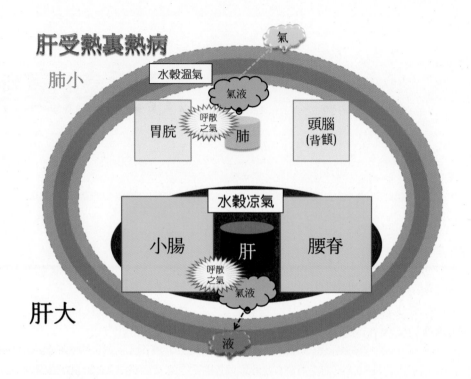

肺黨의 呼散之氣가 약해져 氣液을 呼散하지 못함으로 인하여 肝黨의 과도하게 吸聚된 氣液이 肝熱로 化하여 發熱, 多汗 등의 증상을 특징으로 하는 熱症이 발생하게 된다.

肺元이 약하지 않은 상태에서 小腸 부위의 呼散之氣가 약해져 目疼, 鼻乾, 不得臥, 壯熱 등의 熱症이 두드러지게 드러나는 병증이 肝熱證이다.

肺元이 약한 상태에서 肝受熱裏熱病이 발생하면, 肝熱證에서 나타나는 熱症 이외에 肺黨의 기능저하로 인한 寒症과 燥症이 동시에 나타나는 肝熱肺燥의 병증이 燥熱證이다.

2. 肝受熱裏熱病 Preview

조문번호		내용
13-1~5	肝熱證 ①	: 陽毒證
13-6~12	肝熱證 ②	: 溫病
13-13~16	肝熱證 ③	: 치험례
13-17~18	燥熱證 提綱	
13-19	燥熱證 ①	: 手指焦黑斑瘡病
13-20~25	燥熱證 ②	: 飮一溲二證
13-26~28	燥熱證 ③	: 陰血耗竭證

3. 肝熱證 ① : 陽毒證

13-1

朱肱曰 陽毒은 面赤斑 斑如錦紋하며 咽喉痛하며 唾膿血이니 宜 葛根解肌湯 黑奴丸이니라

陽毒及壞傷寒은 醫所不治나 精魄이 已竭이라도 心下尙煖하거든 斡開其口하고 灌 黑奴丸이면 藥下咽에 卽活이니라

13-1 주굉(朱肱)이 말하기를 양독(陽毒)은 얼굴에 붉은 반점이 나는데 그 반점이 마치 비단 무늬같고 목구멍이 아프며 가래에 피고름이 섞여서 나오는 것이다. 마땅히 갈근해기탕(葛根解肌湯) 흑노환(黑奴丸)을 써야 한다. 양독과 괴증상한(壞證傷寒)은 의서(醫書)에 치법(治法)이 별로 없지만 정신과 혼백이 이미 고갈되었어도 가슴에 아직 따뜻한 기가 있으면 입을 벌려 흑노환을 부어 넣어 약물이 목구멍으로 넘어가기만 하면 즉시 살아난다.

참조

① 『增注類證活人書』 4 卷 21問 / 10 卷 81問

問 發躁狂走 妄言 面赤 咽痛 身斑斑若錦文 或下利赤黃 而脈洪實 此名陽毒也. / 咽喉痛 有陰陽二證. 脈浮數 面赤斑 斑如錦文 咽喉痛 唾膿血者 此陽毒也.

② 『增注類證活人書』 16 卷

黑奴丸二十

時行熱病六七日 未得汗 脉洪大或數 面赤目瞪 身體大熱煩躁狂言欲走 大渴甚 又五六日已上不解 熱在胸中 口噤不能言 爲壞傷寒 醫所不治爲死 或人精魂已竭 心下纏暖 發開其口 灌藥下咽卽活 兼治陽毒及發斑

③ 『東醫寶鑑』 雜病 寒 傷寒陽毒 / 黑奴丸

陽毒爲病面赤斑斑如錦紋咽喉痛唾膿血〈活人〉 / 陽毒及壞傷寒醫所不治精魂已竭心下尙煖斡開其口灌藥下咽卽活〈活人〉

④ 『東醫壽世保元 · 甲午本』 12-11

13-2

李梴曰 微惡寒 發熱에	宜 葛根解肌湯이오
目疼 鼻乾 潮汗 閉澁 滿渴 狂譫에는	宜 調胃承氣湯이니라
熱在表則 目疼 不眠이니	宜 解肌湯이오
熱入裏則 狂譫이니	宜 調胃承氣湯이니라

13-2 이천(李梴)이 말하기를 미오한(微惡寒) 발열(發熱)에 마땅히 갈근해기탕을 쓰고, 눈알이 아프고 콧속이 마르며 땀이 쏟아지다가 막히고 조갈이 심하며 미친 사람같이 헛소리를 하면 조위승기탕(調胃承氣湯)을 쓰는 것이 좋다. 열이 표(表)에 있으면 눈이 아프고 잠을 이루지 못하니 마땅히 해기탕(解肌湯)을 쓰고, 열이 리(裏)에 들어가면 미친 사람같이 헛소리를 하니 마땅히 조위승기탕을 쓴다.

참조

① 『醫學入門』 傷寒門 六經正病 標本 / 初證 翕翕發熱

陽明 大腸爲表 與肺爲表裡 故微惡寒發熱 胃經病 葛根解肌湯 渴而有汗 不解者 白虎湯 胃爲本 目疼鼻乾 潮汗 閉澁 滿渴狂譫 爲腑病 調胃承氣湯 / 陽明 以肌肉之間爲表 肌肉之下 爲近裡 以胃府之內 爲全入裡 熱在表 則目疼不眠 葛根解肌湯 熱入裡 則口渴背寒 白虎加人蔘湯 熱入裡 則自汗狂譫 調胃承氣湯.

② 『東醫寶鑑』 雜病 寒 陽明形證用藥

陽明者 大腸爲標 與肺爲表裡 故微惡寒 發熱 爲經病 宜葛根解肌湯 渴而有汗者 宜白虎湯 胃爲本 目疼 鼻乾 潮汗 閉澁 滿渴 狂譫 宜調胃承氣湯〈入門〉/ 陽明 以肌肉之間爲表 胃府爲裡 熱在表 則目疼 不眠 宜葛根解肌湯 熱入裡 則狂譫 宜調胃承氣湯〈入門〉

③『東醫壽世保元·甲午本』12-12

13-3

龔信曰 陽明病은 目疼 鼻乾 不得臥니 宜 葛根解肌湯이니라

13-3 공신(龔信)이 말하기를 양명병(陽明病)에 눈알이 아프고 콧속이 마르고 잠을 이루지 못하면 마땅히 갈근해기탕(葛根解肌湯)을 쓴다.

참조

① 『古今醫鑑』傷寒 六經證 方
葛根解肌湯 治足陽明胃經受證 目疼鼻乾不眠 微頭痛 脈來微洪 宜解飢 屬陽明經病 其正陽明府病 別有治法 乾葛 柴胡 黃芩 芍藥 羌活 白芷 桔梗 甘草 上銼 每服一兩 生薑三片 棗一枚 石膏末一撮 水煎熱服 無汗惡寒 去黃芩 加麻黃

② 『東醫寶鑑』雜病 寒 陽明形證用藥 葛根解肌湯
治陽明經病 目疼 鼻乾 不得臥 宜解肌 葛根 柴胡 黃芩 芍藥 羌活 石膏 升麻 白芷 桔梗 各一錢 甘草 五分 右剉作一貼 入薑三棗二 水煎服〈醫鑑〉 一名柴葛解肌湯〈回春〉

③ 『東醫壽世保元·甲午本』12-14

13-4

三陽病이 深하면 變爲陽毒하야 面赤眼紅하며 身發斑黃하며 或下利黃赤하며 六脈이 洪大하니 宜 黑奴丸이니라

13-4 삼양병(三陽病)이 심하면 양독으로 변한다. 얼굴이 붉고 눈이 빨가며 몸에는 노란 반점이 생기고 간혹 황적색의 설사를 하며 육맥(六脈)이 홍대(弘大)하면 마땅히 흑노환을 쓴다.

참조

① 『東醫寶鑑』雜病 寒 傷寒陽毒
傷寒三陽病 深必變爲陽毒 或有失於汗下 或本陽證 誤投熱藥 使熱毒入深 發爲狂亂 面赤 眼紅 身發斑黃 或下利黃赤 六脉洪大 名曰陽毒發斑 宜黑奴丸 白虎湯 三黃石膏湯 消斑靑黛飮 (方見皮部)〈醫鑑〉

② 『東醫壽世保元·甲午本』12-13

13-5

論曰 右諸證에 當用 葛根解肌湯 黑奴丸이니라

13-5 위의 증에는 갈근해기탕, 흑노환을 사용한다.

참조

① 『東醫壽世保元·甲午本』甲12-15
今考更定 已上諸證 當用 葛根解肌湯 黑奴丸. 藥不可以不盡善擇美則
此證 當用 加減解肌湯 皂角大黃湯.

강설

13-1~5

① 肝受熱裏熱病은 太陰人의 呼散之氣가 약해져 偏大한 肝黨의 氣液吸聚로 인하여 내부적으로 발생하는 肝熱症狀을 주증상으로 한다. 여기서는 기존의 陽明經病, 陽明腑病에 해당되는 병증으로, 龔信의 葛根解肌湯, 朱肱의 黑奴丸을 인용하여 肝熱證의 증상과 처방을 제시하고 있다.

② 肝熱證의 증상

    - 피부의 發斑(陽毒證), 인후통(咽嗌乾燥) 등 염증성 질환

     * 陰毒證 : 소음인 胃受寒裏寒病 중 太陰病陰毒證

    - 目疼, 鼻乾, 潮熱, 口渴, 不眠 등의 熱症

    - 眼紅(目睛內疼), 下痢症, 脈洪大 등

③ 肝熱證의 처방 : 葛根解肌湯, 黑奴丸

4. 肝熱證 ② : 瘟病

13-6
靈樞曰 尺膚에 熱深하야 脈이 盛燥者는 病瘟也니라

13-6 영추(靈樞)에 말하기를 척맥(尺脈) 부위 피부에 열이 깊어서 맥(脈)이 성(盛)하고 조증(燥病)이 있는 자는 온병(瘟病)이다.

> **참조**
> ① 『靈樞』 論疾診尺
> 尺膚熱甚 脈盛躁者 病溫也.
> ② 『東醫寶鑑』 雜病篇 瘟疫門 脉法
> 尺膚熱甚 〈靈樞〉
> ③ 『東醫壽世保元・甲午本』12-16

13-7
王叔和曰 瘟病脈은 陰陽이 俱盛하나니 病熱之極에는 浮之而滑하며 沈之散澀하나니라

13-7 왕숙화(王淑和)가 이르기를 온병맥(瘟病脈)은 음양(陰陽)이 다 같이 성하니, 병의 열이 극도에 이르면 맥이 가볍게 누르면 활(滑)하고 깊게 누르면 산삽(散澀)하다.

> **참조**
> ① 『脈經』: 확인되지 않았다.
> ② 『東醫寶鑑』 雜病 瘟疫 脉法
> 陰陽俱盛 病熱之極 浮之而滑 沈之散澀 惟有溫病 脉散諸經 各隨所在 不可指名 〈脉訣〉
> ③ 『東醫壽世保元・甲午本』12-17 ·

13-8
脈法曰 瘟病이 二三日에 體熱 腹滿 頭痛하며 飮食이 如故하여도 脈直而疾하면 八日에 死하고
　　瘟病　四五日에 頭痛 腹滿而吐하며 脈來細而强하면 十二日에 死하고
　　　　　八九日에 頭身不痛하며 目不赤 色不變而 反利 脈來澀하야 按之不足하되 擧時大하며 心下가 堅하면 十七
日에 死니라

13-8 맥법(脈法)에서 이르기를 온병 2~3일에 몸에 열이 나고 배가 부르며 두통이 있으며 음식은 전과 같고 맥이 곧고 빠르면 8일에 죽고, 온병이 4~5일이 되어서 두통이 나고 배가 부르면서 토하고 맥이 가늘면서 굳세게 나오면 12일에 죽는다. 또 8~9일이 되어서 머리와 몸이 아프지 않고 눈알이 붉거나 얼굴색이 변하지 않으나 오히려 설사를 하며 맥이 삽(澀)해도 누르면 없어지고 들면 크게 나타나고 명치 밑이 단단하면 17일에 죽는다.

> **참조**
> ① 『脈經』 診百病死生決
> 瘟病二三日 身體熱 腹滿 頭痛 食飮如故 脈直而疾 八日死 四五日 頭痛 腹痛而吐 脈來細强 十二日死 八九日 頭
> 不疼 身不痛 目不赤 色不變 而反利 脈來牒牒按之不彈手 時大 心下堅 十七日死
> ② 『東醫寶鑑』 雜病 瘟疫 脉法
> 溫病二三日 體熱 腹滿 頭痛 食飮如故 脉直而疾 八日死 溫病四五日 頭痛 腹滿而吐 脉來細而强 十二日死 溫
> 病八九日 頭身不痛 目不赤 色不變而 反利 脉來澀 按之不足 擧時大 心下堅 十七日死 〈脉法〉
> ③ 『東醫壽世保元・甲午本』12-18

13-9

龔信曰 瘟病에 穰穰大熱하며 脈細小者는 死오 瘟病에 下利 痛甚者도 死이니라

13-9 공신(龔信)이 말하기를 온병에 열이 몹시 심하며 맥이 가늘게 나오면 죽는 것이고, 온병에 설사가 심하고 배가 몹시 아픈 것도 죽는다.

참조
① 『古今醫鑑』 驗諸死證脈
　　瘟病穰穰大熱 脈細小者 死
② 『東醫寶鑑』 雜病 瘟疫 脉法
　　溫病 穰穰大熱 脉細小者 死 溫病 下利 腹中痛甚者 死 〈醫鑑〉
③ 『東醫壽世保元·甲午本』12-19

13-10

萬歷丙戌에 余寓大梁한데 瘟疫이 大作하야 士民이 多斃라 其證이 增寒壯熱하야 頭面項頬赤腫하며 咽喉腫痛하며 昏憒어늘
余가 發一秘方하고 名 二聖救苦丸이니 大黃四兩 猪牙皂角二兩을 麵糊에 和丸菉豆大 五七十丸하야
一服卽 汗하고 一汗卽 愈니 裏壯者는 百發百中이라 皂角은 開關竅 發其表하고 大黃은 瀉諸火 通其裏니라

13-10 공신이 또 말하기를 명나라 신종(神宗) 때 병술년(丙戌年, 서기 1586년)에 내가 대량(大梁) 땅에 살고 있을 때에 온역병(瘟疫病)이 크게 유행하여 많은 사람들이 죽어가는 것을 보았다. 그 온역병의 증상을 말하면 병이 발생하는 초기부터 크게 고열이 발하면서 오한을 거듭하는 것이다. 그리고 이어 머리에서부터 얼굴 목 뺨에 이르기까지 붉게 붓고 인후에 염증을 일으켜 아프며 혼수상태가 된다. 그리하여 내가 한가지 비방을 발명하고 이성구고환(二聖救苦丸)이라 하였다. 대황(大黃) 4량(兩)과 저아조각(猪牙皂角) 2량(兩)을 가루로 만들어 밀가루 풀로 환을 만드는데 녹두알 크기로 한다. 복용법은 1회에 50~70환(丸)을 한 번만 먹게 한다. 한번 먹으면 즉시 땀이 나고 그 병이 풀리니 덩치가 큰 사람들에게는 백발백중으로 잘 들었다. 조각(皂角)은 땀구멍을 열어 사기(邪氣)를 땀으로서 밖으로 발산시키고, 대황은 속에 있는 모든 열화와 사기(邪氣)를 설사로서 아래로 통하게 하는 것이다.

참조
① 『萬病回春』 溫疫
　　二聖救苦丸 治傷寒溫疫 不論傳經過經可服 錦紋大黃四兩酒拌蒸晒乾 牙皂二兩如猪牙者 上二味俱爲末 水打稀
　　糊爲丸 綠豆大 每服五七十丸 冷綠頭湯送下 以汗爲度 / 萬歷丙戌春 余寓大梁屬 瘟疫大作 士民多斃其症. 閭巷
　　相染 甚至滅門 其症頭疼身痛 增寒壯熱 頭面項頬赤腫 咽喉腫痛 昏憒等症 此乃冬應寒而反熱 人受不正之氣 至
　　春發爲溫疫 至夏發爲熱病 名曰大頭瘟 大熱之症也 余發一秘方 名二聖救苦丸 用牙皂 開關竅而發其表 大黃以
　　瀉諸火而通其裡. 一服卽汗 一汗卽愈 眞仙方也 日夜塞戶塡門 應酬不暇 全活者不能勝數矣 但人稟之稍壯者 百
　　發百中 其虛弱者 余先以人蔘敗毒散 輕者卽愈 如未愈 用牛蒡芩連湯可收全效
② 『東醫寶鑑』 雜病 瘟疫 大頭瘟治法
　　二聖救苦丸 大黃 四兩 酒蒸猪牙皂角 二兩 右爲末 麪糊和丸 菉豆大 每五七十丸 以菉豆湯 送下 汗出爲效 / 萬
　　曆丙戌 余寓大梁 屬瘟疫大作 士民多斃 甚至滅門 其證 增寒壯熱 頭面頸項赤腫 咽喉腫痛 昏憒 名曰大頭瘟 余
　　發一秘方 名二聖救苦丸 用牙皂以開關竅而發其表 用大黃以瀉諸火而通其裡 一服卽汗 一汗卽愈 眞仙方也 稟
　　壯者 百發百中 虛弱者 先服荊防敗毒散 若未愈 用牛蒡芩連湯 亦效 〈回春〉
③ 『東醫壽世保元·甲午本』12-20

13-11

感四時不正之氣하면 使人 痰涎壅盛 煩熱 頭疼身痛 增寒壯熱하야 項强 睛疼하며
或飮食이 如常하며 起居가 依舊하되 甚至聲啞하며 或赤眼口瘡하며 大小腮腫하며 喉痺 咳嗽하며 稠粘 噴嚔니라

13-11 공신이 또 말하기를 봄 여름 가을 겨울 사계절에 나쁜 사기(邪氣)에 감염되면 사람으로 하여금 가래가 성하여 막히고 번열(煩熱)이 나고 머리와 온 몸이 쑤시고 아프면서 또 열이 크게 나서 오한증이 점점 더하여 목이 뻣뻣하며 눈동자가 쑤시며, 혹은 음식과 기거하는 것은 보통때와 다름없으나 심하게 되면 목이 쉬고 혹은 눈이 벌겋게 되고 입안이 헐고 뺨에는 크고 작은 부스럼이 생기며 목구멍이 아파서 기침하게 되면 끈끈한 가래가 나오고 재채기를 하게 된다.

참조

① 『古今醫鑑』 溫疫

　人蔘敗毒散 感四時不正之氣 冬應寒而反熱 夏應熱而反寒 春應溫而反凉 秋應凉而反溫 非其時而有其氣 故病者 大小無異 大抵使人 痰涎壅盛 壯熱如火 頭疼身痛 項强睛疼 聲啞腮腫 俗呼浪子瘟 或稱虫叚虫莫瘟

② 『東醫寶鑑』 雜病 瘟疫 瘟疫形證

　感四時不正之氣 使人痰涎壅盛 煩熱 頭疼 身痛 增寒壯熱 項强 睛疼 或飮食如常 起居依舊 甚至聲啞 或赤眼口瘡 大小腮腫 喉痺 咳嗽稠粘 噴嚔〈醫鑑〉

③ 『東醫壽世保元・甲午本』12-21

13-12

論曰 右諸證은

　增寒壯熱　燥澁者는　當用 皂角大黃湯 葛根承氣湯이오

　頭面項頰이 赤腫者도　當用 皂角大黃湯 葛根承氣湯이오

　體熱 腹滿 自利者는 熱勝則 裏證也니　　　當用 葛根解肌湯이오

　　　　　　　　　寒勝則 表證而 太重證也니 當用 太陰調胃湯 加升麻 黃芩이니라

13-12 위에서 말한 여러 증상 중에서 극심한 오한과 발열이 있고 맥이 조삽한 경우에는 조각대황탕 갈근승기탕, 머리에서부터 얼굴 목 뺨에 이르기까지 붉게 부었을 경우에도 조각대황탕, 갈근승기탕을 쓰고, 몸에 열이 나고 배가 그득하고 설사가 나는 경우에서는 오한보다 열이더 심하면 리증이니 갈근해기탕을 쓰고 , 오한이 오히려 더 심하면 표증이고 아주 중한 증상이니 태음조위탕에 승마, 황금을 가해서 쓴다.

참조

① 『東醫壽世保元・甲午本』12-22

今考更定 已上諸證 目疼鼻乾增寒壯熱燥澁者 當用 葛根解肌湯 天門冬潤肺湯.

　　　頭面項頰赤腫者　　　當用 皂角大黃湯.

　　　體熱腹滿自利者　　　當用 桔梗生脈散.

12-23

論曰 體熱腹滿自利之證 外感內觸表裏俱病最爲危證也

　　當用 桔梗生脈散 或樗根白皮一錢 麝香三分調下 連三四服急救之.

강설

13-6~11

이상은 肝熱證에 해당되는 溫病을 설명하는 조문이다. 모두 肝熱症狀이 극심한 상태인데, 정리하면 다음과 같다.

① 脈盛燥, 體熱, 穰穰大熱, 增寒壯熱, 昏憒 등의 극심한 熱症과 頭痛, 項强, 身痛 등의 痛症이 동반된다.

② 頭面項頰赤腫 咽喉腫痛 痰涎壅盛 睛疼 赤眼口瘡 大小腮腫 喉痺 咳嗽稠粘 噴嚔 등 머리, 얼굴, 인후 등의 염증성 증상이 생긴다.

③ 腹滿이 있으나 食飮如故하여 식사하거나 평소의 생활은 크게 변함이 없다.

④ 稟壯者 百發百中으로 보아 肝熱證이 발병하는 사람의 체격이 건장함을 알 수 있다.

⑤ 熱症 외에도 憎寒의 寒症이 동반될 수 있다. 이는 熱이 그만큼 심해지기 때문에 나타나는 현상으로 소양인 胸膈熱證에서도 陽厥證이 생기는 현상과 동일하다. 다만 熱症이 심한 증상이 선행하고, 제반증상이 熱症이 위주이다.

13-12

① 惡寒과 發熱이 모두 심하게 나타나며 燥澁한 경우(大便燥澁 또는 脈澁으로 해석)와 頭面項頰赤腫한 경우는 모두 肝熱症狀이 극심한 상태이므로 葛根解肌湯보다는 皂角大黃湯, 葛根承氣湯을 사용해야 한다. 葛根과 大黃이 대용량으로 들어가는 皂角大黃湯과 葛根承氣湯은 모두 大便秘燥 등의 극심한 肝熱을 풀어내어 취약한 呼散之氣를 회복시킬 목적으로 사용된다. 葛根承氣湯은 大黃의 용량에 따라 葛根小承氣湯, 葛根大承氣湯의 변방이 있다.

② 몸에 발열이 있으며 腹滿, 自利가 있는 경우 寒熱에 따라 처방을 달리 사용한다.
  - 素證과 現證이 모두 熱勝한 경우 肝熱證에 해당되므로 葛根解肌湯을 사용한다.
  - 現證이 비록 열증이 있다고 하더라도 素證이 寒勝한 경우 胃脘寒證에 해당되므로 太陰調胃湯을 기본 처방으로 사용하되 現證의 熱症을 감안하여 升麻, 黃芩을 가한 升芩調胃湯을 사용해야 한다. 表病에서 출발하여 肝熱症을 挾한 발열 증상이 함께 나타나기 때문에 表證의 太重證이라고 하였다.

③ 寒勝과 熱勝을 구분하는 기준은 素證의 寒熱이며, 이에 따라 처방을 달리 사용한다.

5. 肝熱證 ③ : 치험례

13-13

嘗治 太陰人 肝熱 熱證 瘟病하는데
有一太陰人 素病이 數年來로 眼病이 始作始止矣호니
此人이 得瘟病이어늘 自始發日로 用 熱多寒少湯 三四五日한데 大便이 或滑 或泄하다가
至六日하야 有大便이 一日不通之證이어늘 仍用 葛根承氣湯 連三日하니 粥食을 大倍하고
又用三日하니 疫氣大減하고
病解後에 復用 熱多寒少湯하되 大便이 燥澁則 加大黃一錢하고 滑泄이 太多則 去大黃하야 如此調理를 二十日하니 其人이 完健하니라

13-13 일찍이 태음인 간열열증온병을 치료한 적이 있는데, 어떤 태음인이 소병으로 눈병이 있어서 때로 나았다가 때로 재발하곤 하였다. 이렇게 몇 해를 지내오던 참에 이 사람이 온병에 걸린 것이다. 병 발생 첫 날부터 열다한소탕을 3, 4, 5일을 계속 썼더니 대변이 혹 묽기도 하고 혹 설사를 하다가 6일에 이르러서 대변이 1일간 불통하였다. 그리하여 즉시로 쓴 것이 갈근승기탕이었다. 3일간 계속 썼더니 죽을 곱배나 더 먹고 3일간 또 다시 썼더니 역기가 크게 풀리고 나은 것이다. 병이 나은 뒤 다시 열다한소탕을 쓰되 대변이 조삽하면 대황 1돈을 추가하고 묽거나 설사를 하면 대황을 빼고 썼다. 20일간 조리하니 완전히 건강해졌다.

13-14

此病이 始發에 嘔逆嘔吐하며 昏憒不省하야 重痛矣하더니 末境에 反爲輕證하야 十二日而 病解하니라

13-14 이 병이 처음에는 구역질, 구토를 하며 정신을 잃고 인사불성으로 심한 병세이더니, 마지막에 가서는 오히려 병세가 가벼워져 20일에 병이 나았다.

13-15

一太陰人 十歲兒가 得裏熱瘟病하야
粥食을 全不入口하며 藥亦不入口하고 壯熱穰穰하야 有時飮冷水호니 至于十一日則 大便不通이 已四日矣라
怳怯譫語曰 有百蟲이 滿室이라하며 又有鼠入懷云하고 奔遑匍匐하며 驚呼啼泣하다가 有時熱極生風하야 兩手厥冷하며 兩膝이 伸而不屈이어늘
急用 葛根承氣湯하야 不憚啼泣하고 强灌口中하니 卽日 粥食이 大倍하고 疫氣大解하야 倖而得生하니라

13-15 10세된 아이가 리열(裏熱) 온병에 걸렸다. 미음이나 약도 전혀 입으로 넘기지 못하고 열이 가득차서 때로 냉수를 마셨다. 이렇게 11일에 이르러서 대변을 못 본지 이미 4일이 되었다고 한다. 무서워서 겁을 내며 헛소리를 하기를 많은 벌레가 방안에 가득하다고 하며 또 내 몸으로 쥐가 들어온다고 하며 황급히 엎드려 엉금엉금 기며 놀라 소리지르며 눈물을 흘리며 울었다. 열이 극도에 이를 때는 동풍이 생겨 두손이 차가워졌다. 급히 갈근승기탕을 달여서 울거나 말거나 억지로 입안에 부어 넣었더니 그날로 미음을 곱으로 더 먹고 역기가 크게 풀려 다행히 살아났다.

13-16

此病이 始發四五日에 飮食起居가 如常하여 無異平人矣하다가 末境에 反爲重證호니 十七日而 病解하니라

13-16 이 병이 발생한 지 4~5일 동안은 먹는 것이나 생활하는 것이 평소와 같고 보통 사람과 다름이 없다가 나중에 도리어 중병으로 변하여서 17일에 병이 풀린 것이다.

강설　肝熱證의 2가지 치험례로서 13-13~14의 肝熱熱症溫病 치험례와 13-15~16의 裏熱溫病의 치험례를 제시하고 있다.

肝熱證 瘟病 치험례 1	
素證	
數年來 眼病	
現證	
得瘟病	
辨證	
眼病이라는 肝熱證의 素病이 있는 상태에서 瘟病이 발생한 경우 * 眼病은 目疼 또는 目睛內疼證(17-19)의 肝熱症狀보다 熱症이 심해진 경우에 나타나는 증상으로 생각된다.	
경과	
治方 ①	熱多寒少湯
경과	3-5일동안 大便 或滑或泄하게 유지되다가 6일차에 大便 一日不通之證 발생
治方 ②	葛根承氣湯 (6일 사용)
경과	식사양이 크게 늘고 疫氣가 크게 줄어듦
治方 ③	병이 풀어진 후 다시 熱多寒少湯 사용 대변이 굳어지면 加 大黃 一錢(淸肺瀉肝湯『東醫四象新編』) 묽고 양이 많으면 去大黃
경과	20일 간 조리하여 건강을 회복함
해설	肝熱證에 해당되는 병증이기 때문에 燥熱證에 적용하는 熱多寒少湯이 맞지 않다. 그러므로 熱多寒少湯보다는 葛根解肌湯을 사용하는 것이 마땅한 것으로 보여진다.

肝熱證 瘟病 치험례 2	
素證	
없음	
現證	
① 10세 소아 ② 약을 넘기지 못하고, 壯熱이 있고 때때로 冷水를 마심 ③ 大便不通이 이미 4일째 지속됨 ④ 恇怯譫語 曰有百蟲滿室 又有鼠入懷云 奔遑匍匐 驚呼啼泣 有時熱極生風 兩手厥冷 兩膝伸而不屈 - 극심한 熱症이 발생함	
辨證	
素病이 없는 상태에서 瘟病이 발생한 경우	
경과	
治方 ①	葛根承氣湯
경과	粥食大倍 疫氣大解 倖而得生 4~5일부터 증상이 심해졌으나 식사나 생활이 크게 변화가 없었는데, 이후 병증이 심해져 17일 동안 치료하여 병이 풀어짐

● 瘟病 치험례 비교

	치험례 1	치험례 2
瘟病	肝熱熱證瘟病	裏熱瘟病
素證	眼病이라는 肝熱症狀의 素病이 있음	素病에 대한 언급이 없음
病程	초기에 重證(嘔逆嘔吐 昏憒不省) 말경에 輕證 치료기간 : 20일	초기에는 輕證 말경에 重證 치료기간 : 17일
用藥	熱多寒少湯-葛根承氣湯-熱多寒少湯	葛根承氣湯
調理	病解 後 熱多寒少湯으로 調理	調理에 대한 언급 없음
비교	태음인 치험례에서 素病이 있는 경우는 臟局大小의 偏差가 커진 경우로서 現證이 풀어진 이후에도 調理라는 개념으로 素病이 완건해질 때까지 用藥을 하고 있다.[181] 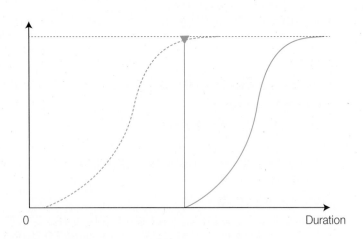 - - - - - : 現證이 회복되는 시점 ———— : 素病이 완건해지는 시점 두 치험례에서 평소 眼病이라는 素病이 있는 첫 번째 치험례의 경우, 두 번째 치험례보다 呼散之氣가 약한 경우로서 病程 또한 초기부터 重證으로 발현되고 病解 後 熱多寒少湯으로 調理를 해야 완건해진다고 하였다. 반면, 두 번째 치험례는 素病에 대한 언급이 없이 裏熱瘟病이라 하였으며 病情 또한 초기에 飮食起居가 평소와 같다가 말경에 병이 重證으로 발현되는 양상을 보인다. 또한 素病이 없기 때문에 疫氣가 풀리고 난 이후의 調理에 대한 언급이 없다. 또한 10세 소아이기 때문에 병의 진행이 급속하게 진행된 것으로 보인다. 12-12 조문(素病輕者 得瘟病 則重證也 素病重者 得瘟病 則險證也)에 언급된 것과 같이, 素病이 경한 경우 瘟病이 걸렸을 때 重證에서 시작하고, 素病이 중한 경우 瘟病에 걸렸을 때 險證에서 시작한다. 즉, 素病의 경중에 따라 병이 한 단계 발전된 상태로 시작하게 되는데, 경과가 다른 두 치험례를 통해서 素病-現證의 輕重의 관련성을 시사하고 있다. 또한 이상의 두 치험례 모두 식사양이 늘면서 병이 회복되는 경과를 보이고 있는데, 태음인에서 식욕과 소화기능의 회복은 胃脘의 呼散之氣가 회복되는 증상으로 판단된다.

---

181 『東醫壽世保元·辛丑本』12-10 嘗治 太陰人 胃脘寒證 瘟病 有一太陰人 素有怔忡 無汗 氣短 結咳矣 忽焉又添出一證 泄瀉 數十日不止 即表病之重
   者也 用太陰調胃湯 加樗根皮一錢 日再服十日 泄瀉 方止 連用三十日 每日流汗滿面 素證亦減 而忽其家五六人 一時瘟疫 此人 緣於救病 數日不服藥
   矣. 此人 又染瘟病瘟證 粥食無味 全不入口 仍以太陰調胃湯 加升麻 黃芩 各一錢 連用十日 汗流滿面 疫氣少減 而有二日大便不通之證 仍用葛根承
   氣湯 五日 而五日內 粥食大倍 疫氣大減而病解. 又用太陰調胃湯 加升麻 黃芩 四十日調理 疫氣旣減 素病亦完.

6. 燥熱證 提綱

13-17
內經에 曰 諸澁에 枯涸皺揭은 皆屬於燥니라

13-17 내경에 말하기를 모든 조삽하여 깔깔한 것에 몸이 여위고 마르고 쭈글쭈글하게 되어 일어나는 것은 모두 조(燥)에 속하는 것이라 하였다.

<table>
<tr><td>참조</td><td>

① 『素問玄機原病式』六氣爲病 燥類 總講
　　諸澁 枯涸皺揭 皆屬於燥
② 『東醫寶鑑』 雜病 燥 燥因血少
　　內經曰 諸澁 枯涸乾勁 皺揭 皆屬於燥
③ 『東醫壽世保元·甲午本』12-10
</td></tr>
</table>

13-18
論曰 太陰人이 面色이 靑白者는　　多無燥證하고
　　　　　　面色이 黃赤黑者는 多有燥證하니 蓋 肝熱肺燥而 然也니라

13-18 태음인이 낯빛이 푸르거나 흴 경우에는 대개 조증이 없고, 낯빛이 누렇거나 붉거나 검을 경우에는 대개 조증이니 모두 간열폐조하기 때문이다.

강설 13-17~18

① 燥熱證은 肝熱肺燥의 병증이다. 肝熱證이 먼저 太過하면 여기에 이어서 肺燥證을 동반하게 되는데, 이때의 肺燥는 폐의 呼散之氣가 부족하여 氣液이 호산되지 못하여 발생하는 燥症과 寒病의 병증이다. 13-17 조문부터는 肺燥를 동반하는 肝熱肺燥에 해당하는 병증군을 제시하고 있다.

② 燥熱證의 肺燥 증상은 13-17에서 언급된 것처럼 신체전반의 燥證과 瘦瘠해지는 형태적인 변화를 일으키게 된다.

② 面色에 따라 燥病의 다소를 언급하고 있다. 肺燥의 현상은 태음인의 呼散之氣의 심한 손상이 나타나는 胃脘受寒表寒病, 肝受熱裏熱病의 逆證에서 모두 나타나는 병태이다. 그러나 특히 肝熱太過로 인한 肺燥는 素證의 熱症을 바탕으로 하고 있으므로 면색이 黃赤黑한 경우가 많고, 胃脘寒으로 인한 肺燥는 素證의 寒症을 바탕으로 하고 있는 면색이 靑白한 경우가 많다. 그러므로 이러한 面色은 넓은 의미에서 素證의 寒熱이 드러나는 하나의 증상으로서의 의미가 있다.

燥熱證의 임상적 증상		
肝熱	대변이 굳다.	
	소변색이 진하다.	
	구갈, 眼疼 등 안이비인후의 열증	
	面色黃赤黑	

↓

肝熱肺燥의 병리

氣液溫氣가 肺黨으로 충분히 호산되지 못하기 때문에 그로 인해 전반적인 寒症이 나타나기 시작한다.

肺燥	胃脘	食後痞滿 腿脚無力, 善飢證
	神(膩)	불면, 怔忡 등 정신적인 躁證
	皮毛	땀이 줄어듬, 手指焦黑癍瘡病, 모발의 탈락, 조갑의 각화 등
	기타	耳聾目暗, 脚弱腰痛, 小便頻數, 崩漏 와 같은 脫證, 形氣의 변화

● 太陰人 燥熱證의 形成過程[182]

1. 지금까지 研究되어 온 太陰人 燥熱證의 내용

1) 이[183]의 "東醫壽世保元의 文獻的 資料에 근거한 太陰人 病證에 대한 考察"과 "『東醫壽世保元』太少陰陽人의「病證論」에 관한 研究"

"東醫壽世保元의 文獻的 資料에 근거한 太陰人 病證에 대한 考察"에서 기존까지 四象病證의 인식에 가장 기본적인 자료로 사용되던 내용을 표로 제시하고 그 내용에서『東醫壽世保元』의 문헌적 자료를 근거로 수정할 부분을 제시하고 있다.

四象病證圖表 1

(송일병. 四象醫學의 藥理的 考察. 경희대학교 대학원 석사학위논문. 1968년. - 이수경, 고병희, 송일병.
東醫壽世保元의 文獻的 資料에 근거한 太陰人 病證에 대한 考察. 사상의학회지. 1995;7(1):103-115.에서 재인용)

		少陰人	少陽人	太陰人	太陽人
表病	表	鬱狂證	少陽傷風證	太陽寒厥證	解㑊證
	裏	亡陽證	亡陰證	肺燥寒證	
裏病	表	太陰證	胸膈熱證(胃熱消渴證)	肝熱證	噎膈證
	裏	少陰證	裏熱便閉證	增寒壯熱燥澁證	

---

182 김상혁, 김윤희, 황민우, 이준희, 송일병, 고병희. 太陰人 燥熱證의 形成過程에 대한 硏究. 사상체질의학회지. 2008;20(1):1-14.
183 이수경, 고병희, 송일병. 東醫壽世保元의 文獻的 資料에 근거한 太陰人 病證에 대한 考察. 사상의학회지. 1995;7(1):103-115.
　　이수경. 『東醫壽世保元』太少陰陽人의『病證論』에 관한 研究. 경희대학교 대학원 박사학위논문, 2000년.

四象病證圖表 2

(김달래. 四象醫學 病證論에 관한 考察. 경희대학교 대학원 박사 2기 중간발표논문. 1989년. - 이수경, 고병희, 송일병. 東醫壽世保元의 文獻的 資料에 근거한 太陰人 病證에 대한 考察. 사상의학회지. 1995;7(1):103-115.에서 재인용)

	少陰人		少陽人		太陰人		太陽人
表病	腎受熱表熱病論		脾受寒表寒病論		胃脘受寒表寒病論		外感腰脊病論(解㑊)
	順(輕)證	逆(重)證	順(輕)證	逆(重)證	順(輕)證	逆(重)證	
	鬱狂證	亡陽證	少陽傷風證	亡陰證	太陽寒厥證	肺燥寒證	
裏病	脾受寒裏寒病論		胃受熱裏熱病論		肝受熱裏熱病論		內觸小腸病論(噎膈)
	順(輕)證	逆(重)證	順(輕)證	逆(重)證	順(輕)證	逆(重)證	
	太陰證	少陰證	胸膈熱證(裏熱便閉證과 消渴證)	陰虛午熱證	肝燥熱證	燥澁便閉證	

四象病證圖表 3

(이수경, 고병희, 송일병. 東醫壽世保元의 文獻的 資料에 근거한 太陰人 病證에 대한 考察. 사상의학회지. 1995;7(1):103-115. 의 결론을 표로 구성)

	太陰人	
表病	胃脘受寒表寒病論	
	順(輕)證	逆(重)證
	太陽寒厥證	胃脘寒證
裏病	肝受熱裏熱病論	
	順(輕)證	逆(重)證
	肝燥熱證	燥澁便閉證

太陰人 表病 重證으로 제시되고 있는 "肺燥寒證"에 대해 『東醫壽世保元』에서 언급되고 있는 부분을 찾아볼 수 없으며 따라서 "太陰人 表病의 重病으로 인식되고 있는 肺燥寒證은 胃脘寒證으로 대체하는 것이 太陰人 病證의 인식에 도움이 될 것으로 생각된다"고 언급하고 있다. 그와 동시에 "李濟馬는 肺燥의 病理를 모두 太陰人肝受熱裏熱病論의 裏病에서 언급하고 있으며 肝熱과 더불어 나타나는 것으로 肝熱肺燥를 太陰人 裏病 燥熱證 기본 병리로 인식하고 있다"고 하여 "肺燥는 肝熱과 더불어 裏病의 病理이다"라고 肺燥를 裏病의 病理만으로 한정짓고 있다.

여기서 太陰人 表病證 胃脘寒證의 용어를 제시한 것은 타당하다고 생각되나, 그와 동시에 肺燥의 病理를 裏病의 病理만으로 제한한 것은 오류가 있다고 보여진다. 송[184]은 "太陰人의 病證은 表病證과 裏病證 모두 燥病證이라 할 수 있는데, 이때의 燥는 흔히 기존 證治醫學의 '燥因血少'라 하여 血虛 陰虛로 유발된 燥의 개념이 아니다. 表病證의 燥는 太陰人이 肺小함으로 인해 呼散之氣가 부족해서 오는 것으로 이를 肝燥熱에 비교하여 肺燥寒이라 하며 이때의 燥는 땀을 내어 풀어준다"고 하였다. 여기에서 燥는 太陰人의 偏小之臟인 肺의 呼散之氣 不足으로 나타나는 病證임을 알 수 있다. 즉 偏小之臟의 本常之氣인 命脈實數의 손상정도가 심하면 나타날 수 있는 病證인 것이다. 「少陰人 胃受寒裏寒病論」에서 太陰證과 少

184　송일병. 알기쉬운 사상의학. 제1판. 1993년. 서울, 하나미디어. 222쪽

陰證의 治法으로 溫胃而降陰과 健脾而降陰으로 대별하여 제시하고 있는 것[185]은 冷氣之聚散輕重에 따라 少陰證의 경우 넓은 의미의 脾之黨이 아니라 이미 偏小之臟인 脾臟의 陽煖之氣, 다시 말해 少陰人의 保命之主[186]가 손상을 입은 것이기 때문에 단순히 溫胃가 아니라 직접 健脾를 할 필요가 있음을 제시한 것이다. 또 「少陰人 腎受熱表熱病論」에서도 胃家實病의 胃竭之候와 脾約病의 脾絶之候를 제시[187]하여 脾約病(亡陽病)이 脾臟이 손상을 받은 病證임을 말하고, 太陰病과 鬱狂病을 輕證重證으로 분류하고 少陰病 亡陽病을 險證危證임으로 분류함[188]을 볼 때 表裏病을 막론하고 그 順逆을 나누는 기준은 偏小之臟의 保命之主가 손상을 입었는지 아닌지임을 알 수 있다. 이로 유추하여 볼 때 太陰人의 肺燥라는 病理는 단순히 裏病만의 病理가 아니라 表裏病을 막론하고 病이 逆證으로 진행되어 원래 不足한 肺臟의 呼散之氣가 손상을 받으면 나타나는 지표로 보는 것이 타당할 것으로 생각된다[189].

이후에 이[190]는 "『東醫壽世保元』太少陰陽人의 「病證論」에 관한 硏究"에서 『東醫壽世保元』의 조문에 근거하여 太陰人 病證의 구분을 제시하였다. 여기에서 手指焦黑癍瘡病과 飮一溲二를 肝熱肺燥의 燥熱證으로 분류하여 기존 肝燥熱證의 용어를 肝熱肺燥의 燥熱證으로 바로잡고 또 陰血耗竭의 病證을 제시하고 있다.

太陰人 病證의 區分

(이수경.『東醫壽世保元』太少陰陽人의『病證論』에 관한 硏究. 경희대학교 대학원 박사학위논문, 2000년.)

表 病	背傾表病 寒 厥 胃脘寒證瘟病
裏 病	陽毒-陽明病 瘟 病 燥熱證 陰血耗竭

2) 김[191]의 "太陰人 裏熱病의 病證 藥理에 대한 硏究"

"太陰人 裏熱病의 病證 藥理에 대한 硏究"에서 김은 "太陰人 裏熱病은 內經-陽明病에서 陽毒證으로 轉變되는 外感性 急性 病證과 오랜 시일에 걸쳐 서서히 진행되는 內傷性 慢性 病證인 燥熱病이 있다"고 하여 病證의 急慢性 경과에 따라 크게 두 가지로 분류하고 있으나, 太陰人 肝熱證과 少陽人 胃熱證의 비교에 초점을 맞춰 "…소양인 위열증과, 呼散之氣 不足-吸聚之氣 太過로 인해 내부에 燥와 熱이 발생함으로

---

185 『東醫壽世保元·辛丑本』7-11 "…太陰證 下利淸穀者 當用 藿香正氣散 香砂養胃湯 薑朮寬中湯 溫胃而降陰 少陰證 下利淸穀者 當用 官桂附子理中湯 健脾而降陰"

186 『東醫壽世保元·甲午本』11-3, 13-8 "少陰人 以陽煖之氣 爲保命之主故 脊胃爲本而 膀胱大腸爲標也 少陽人 以陰淸之氣 爲保命之主故 膀胱大腸爲本而 脊胃之爲標也"…"太陰人 以呼散之氣 爲保命之主故 腦顀胃脘爲本而 腰脊小腸爲標 太陽人 以吸聚之氣 爲保命之主故 腰脊小腸爲本而 腦顀胃脘爲標"

187 『東醫壽世保元·辛丑本』6-38 "胃家實病 其始焉 汗不出 不惡寒 但惡熱而其病垂危則 濈然微汗出 潮熱也 濈然微汗出潮熱者 表寒振發之力 永竭故也 胃竭之候也 脾約病 其始焉 身熱 汗自出 不惡寒而若其病垂危則 發熱汗多而惡寒也 發熱汗多而惡寒者 裏熱撑支之勢 已窮故也 脾絶之候也"

188 『東醫壽世保元·辛丑本』6-36 "陰證之太陰病 陽證之鬱狂病 有輕證重證也 陰證之少陰病 陽證之亡陽病 有險證危證也 亡陽少陰病 自初痛 已爲險證 繼而爲危證也"

189 脾臟, 肺臟으로 지칭한 것은 넓은 의미의 脾局, 脾之黨, 肺局, 肺之黨과 구분하여 偏小之臟을 지칭하기 위함이다. 이는 『東醫壽世保元·辛丑本』15-8의 "…曰水穀 納於胃 而脾衛之 出於大腸 而腎之…氣液 呼於胃脘 而肺衛之 吸於小腸 而肝衛之…"에 쓰인 肺, 脾, 肝, 腎과 동일한 개념이라 할 수 있다.

190 이수경.『東醫壽世保元』太少陰陽人의『病證論』에 관한 硏究. 경희대학교 대학원 박사학위논문, 2000년.

191 김종열, 김경요. 太陰人 裏熱病의 病證 藥理에 대한 硏究. 사상의학회지. 1998;10(2):111-150.

써 目疼, 鼻乾, 咽痛, 飮一溲二 등의 특징적 증상을 보이는 태음인 간열증을 구분할 수 있었다"고 서술함으로써 肝熱證과 燥熱證을 명확히 구분하지는 않고 있다. 오히려 肝熱證의 범주 안에 燥熱證이 포함되어 있다는 내용의 서술도 있다. 그럼에도 飮一溲二의 病機를 太陰人 治驗例 조문[192]을 제시하면서 "太陰人 燥熱病의 진행정도를 파악할 수 있는 지표로 大小便을 제시하고 있다. 즉, 물을 많이 마시면서 便秘多尿가 되는 것은 속이 뜨겁고 건조해져 가는 증거라고 보았다. 太陽人의 小便旺多는 肝의 吸聚力이 왕성하다는 吉症이고 太陰人의 多尿는 肝의 吸聚力이 太過한데서 오는 病症으로 볼 수 있다[193]. 따라서 吸聚力의 過多로 속에 열이 생겨 물을 많이 마시나 呼散力이 부족하므로 온몸에 물을 두루두루 布散하지 못하고 오줌으로 다 내보냄으로써 속이 마르는 증세로 파악할 수 있다"고 하여 燥熱證의 肺燥를 肺의 呼散之氣 不足과 연결하여 설명하면서 燥熱證의 지표로 小便의 양을 제시하였다.

3) 임[194]의 "太陰人 病證을 중심으로 판본에 따른 병증 개념의 변화에 관한 考察"

임은 위 논문을 통하여 『東醫壽世保元四象草本卷』(이하『草本卷』), 『東醫壽世保元甲午舊本』(이하『甲午本』), 『東醫壽世保元辛丑本』(이하『辛丑本』)을 거치면서 太陰人의 病證 개념이 어떻게 바뀌면서 정립되어 왔는지 고찰하고 있다.

『草本卷』에서는 太陰人 病證의 원인이 "內傷이든 外感이든 모두 肺를 손상시키고 肺의 손상 정도에 따라 命脈이 결정된다고 보았다[195]"고 하여 體質病證의 기본은 偏小之臟의 本常之氣인 命脈實數의 손상정도에 따라 구분될 수 있다는 내용을 제시하고 있다. 그리고 『甲午本』을 거쳐 『辛丑本』에 이르러 "太陰人 裏熱病證은 크게 燥熱證과 陰血耗竭證으로 분류하였다"고 서술하여 太陰人 病證을 정리하였다.

東醫壽世保元 辛丑本 太陰人 病證의 분류

(임진희, 이의주, 고병희, 송일병. 太陰人 病證을 중심으로 판본에 따른 병증 개념의 변화에 관한 考察.
사상체질의학회지. 2002;14(1):26-33.)

表 病	背傾表寒病	頭痛身疼腰痛 惡寒不發熱
	胃脘寒證	食後痞滿 退却無力 泄 瀉 咳 嗽 胸腹痛 泄瀉十餘次 必發慢驚風
裏 病	燥熱證	陽毒發斑 肝熱熱證 溫病 燥熱證 手指焦黑癍瘡病 飮一溲二
	陰血耗竭證	耳聾, 目暗, 脚弱, 腰痛 夢泄病

192 『東醫壽世保元·辛丑本』13-24 "嘗治 太陰人 年五十近衰者 燥熱病 引飮 小便多 大便秘者 用熱多寒少湯 藁本二錢 加大黃一錢 二十貼 得效矣 後一月餘 用他醫藥五貼 此人 更病 復用熱多寒少湯 加藁本 大黃 五六十貼 用藥時間 其病僅僅支撑 後終不免死 又嘗治 太陰人 年少者 燥熱病 用此方三百貼 得支撑一周年 此病 亦不免死 此人 得病一周年 或間用他醫方 未知緣何故也 蓋燥熱 至於飮一溲二 而病劇則難治 凡太陰人 大便秘燥 小便覺多 而引飮者 不可不早治豫防"

193 『東醫壽世保元·辛丑本』17-16 "太陽人 小便旺多 則完實而無病 太陰人 汗液通暢 則完實而無病"

194 임진희, 이의주, 고병희, 송일병. 太陰人 病證을 중심으로 판본에 따른 병증 개념의 변화에 관한 考察. 사상체질의학회지. 2002;14(1):26-33.

195 『東醫壽世保元四象草本卷』7-1 "太陰人 財權酒色 凡百內傷外觸 皆損肺 故太陰人 以肺臟剩削 爲命脉長短"

이는 이[196]의 병증분류를 따르되 陰血耗竭證을 제외한 나머지 병증을 모두 燥熱證의 범주 안에 넣어 설명하는 것으로, 김[197]의 肝熱證 범주 안에 燥熱證을 넣어 설명하는 것과는 반대되는 서술이지만 결국은 肝熱, 肺燥를 구분짓지 않고 있다. 임은 결국 이러한 "판본에 따른 病證 인식의 변화는 질병의 치료에서 중요한 것이 외부의 원인이 아니라 개체의 반응 차이라는 體質病證의 개념이 명확해지는 것"으로 결론을 맺고 있다.

4) 한[198, 199]의 "四象醫學 病證藥理의 形成過程에 關한 硏究"와 "太陰人의 處方構成에 관한 硏究"

"四象醫學 病證藥理의 形成過程에 關한 硏究"에서 "太陰人 裏病論은 肝熱證과 陰血耗竭로 구분할 수 있으며 肝熱證은 세부적으로 급성경과를 가지는 熱證과 만성경과를 가지는 燥熱證으로 구분할 수 있다"고 하면서 "치험례를 보았을 때 病의 경과가 1개월 미만인 瘟病은 燥熱證이란 용어를 쓰지 않고 熱證瘟病이라 하였고, 병의 경과가 1년 이상인 病證은 燥熱證이란 용어를 사용한다. …太陰人 熱證은 藥物治療로 나을 수 있는 病證이고 燥熱病은 병의 경과가 길기 때문에 藥物과 더불어 調理 역시 중요한 治療法으로 제시된다"고 하여 김[200]과 동일하게 급성경과와 만성경과에 따라 病證을 나누어 제시함과 동시에, 熱證과 燥熱證을 肝熱證의 세부 病證으로 나누어 분류하고 있다.

太陰人 表裏病의 分類

(한경석. 四象醫學 病證藥理의 形成過程에 關한 硏究. 동국대학교 박사학위논문. 2005./
한경석, 박성식. 太陰人의 處方構成에 관한 硏究. 사상체질의학회지. 2007;19(2):1-10.)

表病	麻黃湯證	
	長感病	
	長感病兼瘟病	
裏病	肝熱證	熱證
		燥熱證
	陰血耗竭	

그리고 熱證과 燥熱證에 대해서 "葛根解肌湯과 黑奴丸을 사용하는 陽毒과 目痛鼻乾은 太陰人 裏病論 熱證과 燥熱證의 경과에서 보면 熱證의 범주에 넣을 수 있다"고 하여 그 범주를 나누면서 "太陰人 燥熱證에는 熱多寒少湯加藁本大黃을 사용한다…太陰人 燥熱證은 熱證보다 險危證이기 때문에 葛根解肌湯之劑의 분량을 늘리면서 기본적으로 大黃을 사용한 것으로 보인다"고 하여 燥熱證이 熱證에 비해 逆證임을 서술하고 있다.

또 『甲午本』에서 『辛丑本』으로 개초되면서 飮一溲二와 관련된 인용조문이 少陽人 裏熱病에서 太陰人 裏熱病으로 옮겨진 것[201]에 대해 "『甲午本』 少陽人의 飮一溲二 消渴은 치험례가 추가되면서 만성경과를

---

196 이수경. 『東醫壽世保元』 太少陰陽人의 『病證論』에 관한 硏究. 경희대학교 대학원 박사학위논문, 2000년.

197 김종열, 김경요. 太陰人 裏熱病의 病證 藥理에 대한 硏究. 사상의학회지. 1998;10(2):111-150.

198 한경석. 四象醫學 病證藥理의 形成過程에 關한 硏究. 동국대학교 박사학위논문. 2005.

199 한경석, 박성식. 太陰人의 處方構成에 관한 硏究. 사상체질의학회지. 2007;19(2):1-10.

200 김종열, 김경요. 太陰人 裏熱病의 病證 藥理에 대한 硏究. 사상의학회지. 1998;10(2):111-150.

201 『東醫壽世保元·甲午本』 10-16, 10-17, 10-18 "內經曰 二陽結謂之消 飮一溲二死不治 註曰 二陽結 謂胃及大腸熱結也 扁鵲 難經曰 消渴脈 當得

밝는 燥熱證으로 규정하였다"고 하고 "『甲午本』에서 太陰人 燥證으로 생각했던 것을 太陰人 熱證으로 바꾸고 『甲午本』少陽人 消渴의 飮一溲二의 消渴을 『庚子本』(필자주 『辛丑本』)에서 太陰人 燥熱證으로 인식한 것이다"고 하면서 "『庚子本』(필자주 『辛丑本』)에서는 『甲午本』表病證이었던 燥證이 裏熱證으로 옮겨지고 陰血耗竭이 새로이 형성된다. 『甲午本』表之裏病 燥證은 열이 呼散되지 못하고 吸聚되어 발생하는 病證으로 보고 少陽人의 汗出이 있는 火熱證과 다른 개념의 熱證으로 燥證을 인식한 것으로 볼 수 있다"고 설명하고 있다. 그리고 "少陽人의 熱은 汗出을 동반하지만 太陰人의 吸聚之氣가 過多하여 나타나는 熱은 不汗出을 동반한 熱로써 병리적으로 구분할 수 있다"고 추가적으로 서술하고 있다.

즉 燥熱證은 熱證과 구분되는 險危證의 逆證의 病證형태를 띄며 不汗出을 동반하는 熱로써 특징지을 수 있음을 말하고 있다.

5) 김[202]의 "汗과 小便을 중심으로 太陰人 肝受熱裏熱病과 少陽人 胃受熱裏熱病의 病理에 대한 비교 考察"

이 논문 역시 한[203]과 마찬가지로 『甲午本』에서 『辛丑本』으로 개초되면서 飮一溲二와 관련된 인용조문이 少陽人 裏熱病에서 太陰人 裏熱病으로 옮겨진 것에 착안하여 太陰人 肝受熱裏熱病과 少陽人 胃受熱裏熱病를 비교한 것이다. 病證의 비교에 있어 氣液之氣의 대표적인 지표로 볼 수 있는 汗과 小便[204]을 중심으로 살펴보았기에 太陰人 病證, 특히 燥熱證에 대해 고찰하는데 참고가 되고 있다.

少陽人 胃受熱裏熱病과 太陰人 肝受熱裏熱病를 비교하면서 "少陽人의 裏熱病에서는 小便이 다소 不利하거나 붉은 증상이 나타나며 이것은 裏熱病의 심한 것으로 보고 있다"고 하면서 동무공은 "少陽人의 병의 예후에 대하여 '…浮腫爲病…大畏 小便赤也. 小便淸則 浮腫解 小便赤則 浮腫結'이라는 조문을 제시하여 少陽人에서 小便이 붉은 상태는 좋지 않으며 소변이 맑아지게 되면 병이 풀리게 되는 병증 인식과 小便으로 少陽人의 병증의 輕重과 예후를 파악할 수도 있음을 제시하고 있다"고 하였다. 이에 비해 "太陰人 「肝受熱裏熱病論」에서 小便과 관련된 조문은 '…消渴病 小便反多 如飮水一斗 小便亦一斗'라 하여 마시는 것에 비하여 小便이 오히려 많이 나온다고 제시하고 있으며, 이어지는 조문에서 '…二陽結 謂之消 飮一溲二 死不治'라고 하여 마시는 것에 비하여 小便이 많이 나오는 경우에 예후가 좋지 않을 수 있음을 보여주고 있다"고 하면서 다시 치험례 '…嘗治 太陰人 年五十近衰者 燥熱病 引飮 小便多 大便秘者…'의 조문을 인용하면서 "太陰人의 裏熱病에서는 大便이 막히는 증상과 동반하여 많이 마시고 小便이 많아지는 양상을 보인다는 것을 알 수 있으며, 조문의 뒷부분에 '무릇 太陰人이 大便이 막히고 小便이 많다고 생각되며 물이 많이 먹히거든 빨리 약을 써서 예방하여야 한다'고 하여 太陰人이 大便이 막히면서 小便이 많은 증상을 보이면 좋지 않은 증상이라는 것을 제시하고 있다"고 서술하고 있다. 또 김[205]과 마찬가지로 "太陽人에서 小便이 왕성한 것이 完實無病한 것이며, 小便이 많고 자주 보는 것이 마땅하고 좋은 것이라고 한 것

緊實而數 反得沈濇而微者死 張仲景曰 消渴病小便反多如飮水一斗小便亦一斗 腎氣丸主之" / 辛丑本 13-20, 13-21, 13-22 "靈樞曰 二陽結 謂之消 飮一溲二 死不治 註曰 二陽結 謂胃及大腸 熱結也 扁鵲 難經曰 消渴脈 當得緊實而數 反得沈濇而微者 死 張仲景曰 消渴病 小便反多 如飮水一斗 小便亦一斗 腎氣丸主之"

202 김명균, 박성식. 汗과 小便을 중심으로 太陰人 肝受熱裏熱病과 少陽人 胃受熱裏熱病의 病理에 대한 비교 考察. 사상체질의학회지 2004;16(1):37-43.

203 한경석. 四象醫學 病證藥理의 形成過程에 關한 硏究. 동국대학교 박사학위논문. 2005.

204 『東醫壽世保元·辛丑本』 17-16 "太陽人 小便旺多 則完實而無病 太陰人 汗液通暢 則完實而無病 少陽人 大便善通 則完實而無病 少陰人 飮食善化 則完實而無病": 氣液之氣病證의 太陽太陰人에게 있어서는 完實無病 조건으로 汗과 小便을 제시하고 있으며 水穀之氣病證의 少陽少陰人에게 있어서는 完實無病 조건으로 消化狀態와 大便을 제시하고 있다. 이로 미루어보건데 氣液之氣病證의 주요 지표로는 汗과 小便을, 水穀之氣病證의 주요지표로는 消化狀態와 大便을 상정해 볼 수 있다.

205 김종열, 김경요. 太陰人 裏熱病의 病證 藥理에 대한 硏究. 사상의학회지. 1998;10(2):111-150.

은 즉 肝의 기운이 강해진 증거로 볼 수 있다. 이것은 반대로 太陰人에서 肝의 기능이 항진된 경우에도 판단할 근거가 될 수 있을 것이다'라고 하며 유사한 내용인『草本卷』에서도 볼 수 있어 관련 조문으로 '太陽少陽 大小便滑利則 吉 太陰少陰 大小便滑利則 不吉'과 '少陽人病 小便赤黃則 其病進 太陽人病 小便赤黃則 其病退也 少陰之病 面色膩澤則 其病進也 太陰之病 面色膩澤則 其病退也' 및 '少陽之冷滯 少陰之燥渴 太陽之大便不通 太陰之小便秘澁 雖非歇證 終非危證'[206]을 그 예로 들고 있다. 김은 이를 요약하면서 "결국 太陰人은 타 체질에 비해 小便이 滑利한 것이 좋지 않으며(不吉), 小便이 다소 秘澁하더라도 危證이 아닐 수 있다"고 하고 "太陰人 燥熱病에서는 마시는 것에 비해 小便이 다소 많아질 수 있으며, 小便不利 뿐 아니라 小便이 滑利해도 좋지 않을 수 있음"을 말하고 있다. 그리고 "太陰人이 裏熱病 초기에 汗出이 나타나고 소변이 다소 赤澁한 증상이 나타나다가 裏病이 더욱 진행하면 汗出이 줄어들고 마시는 것에 비해 小便이 많아지는 양상으로 가는 것으로 생각된다"고 서술하고 있다.

김은 이 논문에서 太陰人 裏熱病證 전체에서 병이 진행되어 심해지면 燥熱病 飮一溲二에 이르러 汗出이 줄어들고 小便이 늘어나는 것으로 요약하고 있으나 이와 같은 汗과 小便의 변화는 裏熱病 전체가 아니라 險危證의 逆證인 燥熱證 病態에서만 일어난다고 보는 것이 타당하다. 또 김은 小便이 늘어나는 것에 대해 肝의 吸聚之氣만을 그 조건으로 보고 있으나 肝의 吸聚之氣뿐만 아니라 肺의 呼散之氣가 관여하고 있으며 偏小之臟의 本常之氣와 保命之主를 생각하면 오히려 肺의 呼散之氣가 汗과 小便의 변화에 더 큰 역할을 한다고 할 수 있다. 즉 汗出이 줄어들고 小便이 늘어나는 것은 肺의 呼散之氣가 손상을 받았기 때문에 나타나는 증상으로 다시 말해 肺燥의 지표로 삼을 수 있는 증상이라 할 수 있다.

2. 主要處方을 中心으로 접근한 太陰人 燥熱證

『辛丑本』13-17조문 "內經曰 諸澁 枯涸皺揭 皆屬於燥" 이후의 조문과 치험례 등을 살펴보면 燥熱證의 대표처방으로 熱多寒少湯(加藁本大黃)이 사용되었음을 알 수 있다. 그리고『辛丑本』에서는「新定 太陰人病 應用要藥 二十四方」에 처방명과 구성은 기록되어 있으나 病證論 안에서는 언급되지 않는 淸心蓮子湯 역시 燥熱證의 대표처방으로 생각할 수 있다. 이에 대한 근거는『甲午本』에서 찾을 수 있는데『甲午本』에서 淸心蓮子湯은 無腹痛下利而 有舌卷不語中風病, 有夢泄病에 사용하는 처방으로 裏之裏病에서 그 사용처를 찾을 수 있다[207]. 특히『甲午本』13-7조문[208]과『辛丑本』13-37조문[209]을 비교해 보면 夢泄病에 대한 治方으로『甲午本』의 淸心山藥湯, 淸心蓮子湯이『辛丑本』의 熱多寒少湯加大黃으로 바뀐 것으로 추정할 수 있는데, 이를 보건데 淸心蓮子湯은『甲午本』에서 熱多寒少湯 이전의 燥熱證 처방으로 보는 것이 타당하다.

1) 熱多寒少湯

熱多寒少湯은 葛根解肌湯 藥物에 蘿葍子를 加하고 葛根・黃芩・藁本의 分量이 늘어난다. 한[210]은 藁本

---

206 『東醫壽世保元四象草本卷』 10-10, 10-15, 10-33.
207 김정열, 김동준, 김달래. 辛丑本『東醫壽世保元』太陰人 淸心蓮子湯에 관한 文獻的 硏究. 사상체질의학회지 2004;16(1):12-19.
208 『東醫壽世保元・甲午本』13-7 "太陰人一證 有夢泄病 其病爲虛勞而 思慮所傷也 大重且難不可不急治 必禁嗜欲戒侈樂 此證 當用 淸心山藥湯 淸心蓮子湯加龍骨一錢"
209 『東醫壽世保元・辛丑本』13-37 "太陰人證 有夢泄病 一月內 三四發者 虛勞 重證也 大便秘一日 則宜用熱多寒少湯 加大黃一錢 大便每日不秘 則 加龍骨 減大黃 或用拱辰黑元丹 鹿茸大補湯 此病 出於謀慮太多 思想無窮.
210 한경석, 박성식. 太陰人의 處方構成에 관한 硏究. 사상체질의학회지. 2007;19(2):1-10.

에 대해 "藁本은 調中湯에서 약물을 빌어온 것으로 보인다"고 하면서 "古方 調中湯은 '夏發燥疫 口乾咽塞'에 사용하는 朱肱의 瘟病 處方이다…藁本·大黃 등은 이 處方이 가진 특징으로 大便燥 및 其他燥를 해결하는 것으로 볼 수 있다. 따라서 燥證이 심하지 않은 熱證瘟病에서는 藁本·大黃 중에서 한 가지만 사용하고 뒤에 설명하는 심한 燥熱證에서는 藁本·大黃을 모두 사용하는 것을 볼 수 있다. 古方 葛根解肌湯이 熱證을 해소하기 위한 것이라면, 古方 調中湯으로 燥證을 해결하고자 한 것이 東武의 의도로 사용한 것으로 생각한다"고 서술하면서 熱多寒少湯 전체에 대해서는 "太陰人 燥熱證은 熱證보다 險危證이기 때문에 葛根解肌湯之劑의 分量을 늘리면서 기본적으로 大黃을 加하여 사용한 것으로 보인다"고 평가하고 있다. 추가로 加해진 蘿葍子는 肺虛로 인한 太陰人 痰의 치료약으로 볼 수 있다. 太陰人은 肝大肺小로 인한 呼散力不足 때문에 胃脘部에서 痰이 생긴다. 蘿葍子는 表裏證을 불문하고 太陰人方에 두루 쓰이는데 이는 表裏寒熱을 막론하고 胃脘部에 痰이 생기기 쉽기 때문일 것이다[211]. 熱多寒少湯은 기본적으로 葛根解肌湯과 매우 유사한 구성을 보이고 있다. 이를 가지고 추정해 보건데 熱多寒少湯을 사용하는 燥熱證의 경우 葛根解肌湯을 사용하는 肝熱의 증상이 현저하게 나타나면서 동시에 肺燥를 겸했을 것이라고 생각할 수 있다. 즉 肝熱로 인한 '小腸之中焦 窒塞如霧[212]' 한 大小便이 燥澁해지는 증상 및 目疼, 鼻乾, 不得臥, 咽嗌乾燥의 증상이 현저한 가운데, 不汗出(피부건조)과 소변량 증가 등의 肺燥증상이 동반되어 나타나는 병태를 예상할 수 있다. 이는 조[213]가 熱多寒少湯에서 "表虛:1, 肝熱:2"라고 표현한 것과도 연관지어 생각할 수 있다. 또『東醫四象新編』에서는 熱多寒少湯의 적응증으로 吐蛔, 吐瀉, 癨亂, 惡心 등을 들고 있는데 이로 미루어보아 燥熱證의 경우 肝熱證이나 少陽人 消渴과는 다르게 惡心嘔吐에 준하는 증상이 있을 것으로 추정할 수 있다.

2) 淸心蓮子湯

淸心蓮子湯은『辛丑本』에서는「新定 太陰人病 應用要藥 二十四方」에 처방명과 구성은 기록되어 있으나 病證論 안에서는 언급되지 않는다. 淸心蓮子湯의 主治와 적응증에 대해서는『草本卷』과『甲午本』등을 참고하여 추정할 수 있으며『東醫四象新編』에는 "虛勞夢泄無度腹痛泄瀉舌卷中風食滯胸腹痛"에 사용한다고 서술되어 있다.

---

211 김종열, 김경요. 太陰人 裏熱病의 病證 藥理에 대한 硏究. 사상의학회지. 1998;10(2):111-150.
212 『東醫壽世保元·辛丑本』17-17 "太陽人 噎膈 則胃脘之上焦 散豁如風 太陰人 痢病 則小腸之中焦 窒塞如霧 少陽人 大便不通 則胸膈 必如烈火 少陰人 泄瀉不止 則臍下 必如冰冷": 四象人의 特異病證을 서술하고 있는 조문으로 病證과 같이 제시하고 있는 四焦부위를 고려하면 이 特異病證은 四象人의 (偏小之臟에 대해 邪氣로 작용할 수 있는)偏大之臟의 太過한 기운으로 인해 나타나는 病證으로 해석할 수 있다. 太陰人의 경우 肝의 吸聚之氣가 太過하여(肝熱) 大小便이 모두 굳거나 시원치 않은 증상으로 볼 수 있다.
213 조황성. 四象醫學의 原理와 方劑. 集文堂, 서울, 2003년. 434쪽.

『草本卷』九味天門冬湯·淸心山藥湯,『甲午本』淸心山藥湯·淸心蓮子湯,
『辛丑本』淸心蓮子湯의 處方構成 및 主治證 比較

(김정열, 김동준, 김달래. 辛丑本『東醫壽世保元』太陰人 淸心蓮子湯에 관한 文獻的 硏究.
사상체질의학회지 2004;16(1):12-19.)

		草本卷		甲午本		辛丑本
		九味天門冬湯	淸心山藥湯	淸心山藥湯	淸心蓮子湯	淸心蓮子湯
構成	石菖蒲	1	1	1	1	1
	遠志	1	2	2	1	1
	蓮子肉	1	1	1	3	2
	麥門冬	1	1	1	2	2
	山藥	1	3	3	1	2
	天門冬	1		1	1	1
	柏子仁	1	1	1	1	1
	酸棗仁	1	1	1	1	1
	龍眼肉		1	1	1	1
	桔梗		1	1	1	
	黃芩		1	1	1	1
	甘菊	1	0.5	0.5	0.5	0.3
	蘿葍子					1
主治證		思慮怔忡 虛弱不寢 遺精夢泄證	虛勞夢泄 腹痛泄瀉 舌卷不語 中風證	無腹痛下利 而有舌卷不語中風病, 有夢泄病		虛勞夢泄 無度腹痛 泄瀉舌卷中風 食滯胸腹痛 (『東醫四象 新編』)

　『草本卷』에서의 九味天門冬湯과 淸心山藥湯은『辛丑本』淸心蓮子湯의 母處方이라 할 수 있다.『草本卷』에서 蓮子肉과 山藥이 동시에 들어있는 處方은 淸心山藥湯뿐이고, 九味天門冬湯은 主治證이『辛丑本』의 淸心蓮子湯과 유사하다.『甲午本』에서는 太陰人 裏之裏病에 淸心山藥湯과 淸心蓮子湯을 사용한다. 『甲午本』의 淸心山藥湯과 淸心蓮子湯은 藥物構成이 동일하고 용량만 다르다.『草本卷』의 淸心山藥湯과 『甲午本』의 淸心山藥湯은 藥物의 構成과 분량이 동일하고, 主治證에서는 虛勞夢泄은 동일하지만 腹痛泄瀉中風과 無腹痛泄瀉中風에서 차이를 보인다.『甲午本』에서 裏之表病과 裏之裏病의 구분은 腹痛泄瀉中風과 無腹痛泄瀉中風이다. 즉,『草本卷』에서는 裏之表病에 淸心山藥湯을 사용하였는데『甲午本』으로 오면서 裏之裏病에 淸心山藥湯을 사용함을 알 수 있다. 이는『甲午本』에 이르러 病證의 확립과 함께 淸心山藥湯의 사용이 명확하게 변화된 것이다.『甲午本』의 淸心山藥湯·淸心蓮子湯은『辛丑本』으로 개초되면서 桔梗이 없어지고 蘿葍子가 가해지고 山藥과 蓮子肉의 分量이 2錢으로 되면서 淸心蓮子湯 하나로 합쳐진다. 淸心蓮子湯의 石菖蒲·遠志는『東醫寶鑑』「健忘」의 古方 朱子讀書丸에서 기원한 것으로 보인다. 旣存醫學에서 健忘은 痰으로 인해서 上氣가 不足하고 下氣가 有餘한 神氣不足 病證으로 보았다. 그래서 石菖蒲·遠志는 上焦의 火熱로 인한 痰飮을 治痰을 통한 開竅泄氣를 통해 太陰人 裏病證에서 肺通神氣[214]하여 氣液之氣의 균형을 이루게 하는 藥理를 사용한 것으로 볼 수 있다. 蓮子肉·麥門冬 등은 古方 淸心蓮子飮 등에서 潤燥하는 목적에서 사용하는 것으로 볼 수 있으며 蓮子肉·麥門冬의 분량을 많이 한

---

214 『東武遺稿·海東』28-1 "脾化水穀 而腎汰糟粕 脾腎者 出納之府庫也 肺通神氣 肝守血液 肺肝者 開閉之門戶也"

『甲午本』淸心蓮子湯은 古方 淸心蓮子飮과 유사한 遺精夢泄의 主治證을 가지고 있다[215]. 즉 石菖蒲·遠志의 治痰과 蓮子肉·麥門冬의 潤燥를 통해서 肺通神氣라는 氣液之氣의 개념을 도출한 것으로 보이며 부족하지만 旣存醫學의 藥理를 사용하여 太陰人의 氣液之氣病證, 특히 燥熱證의 病證藥理를 해석한 것이라 하겠다.

淸心蓮子湯의 構成藥物은 柏子仁과 蘿葍子를 제외하면 모두 『東武遺稿』「藥性歌」에 언급되고 있다.

『東武遺稿』「藥性歌」中 淸心蓮子湯의 構成藥物

石菖蒲	錯綜肺氣 參伍勻調
遠志	醒肺之眞氣
蓮子肉	開肺之胃氣 而消食進食
麥門冬	補肺和肺
山藥	壯肺而有內守之力
天門冬	開皮毛
酸棗仁	安神定意
龍眼肉	安神定意
黃芩	收斂肺元
甘菊	開皮毛

박[216]은 『東武遺稿』「藥性歌」에 대해 "東武는 四象人의 保命之主를 確保하고 擴充시키는데 가장 필수적인 藥부터, 諸般病證을 해결하기 위하여 症狀의 輕重과 緩急에 따라 체질별로 적용되는 藥의 藥理와 藥性을 『東武遺稿』「藥性歌」를 통하여 설명하고자 한 것이다" 라고 설명하고 있다. 즉 補肺和肺란 保命之主를 維持保全하기 위한 方法으로 가장 기본적인 형식이고, 다음에 확보된 保命之主를 충실하게 하기 위하여 氣의 방향을 조절하는 것으로 錯綜肺氣 參伍勻調를 제시하여 太陰人의 保命之主를 완벽히 擴充하는 것을 먼저 요약하고 이후에 질병의 증상에 따라 安神定意, 開皮毛, 醒肺之眞氣에 적합한 藥理를 보여주고 있는 것이다. 『東武遺稿』「藥性歌」를 살펴보면 『草本卷』과 『甲午本』의 서술과 마찬가지로 偏小之臟을 중심으로 藥性을 분류함을 알 수 있다. 太陰人의 경우 偏小之臟의 肺와 肺黨에 해당하는 神, 意, 皮毛 등을 제시하고 있다. 다시 말하면 淸心蓮子湯의 구성약물은 太陰人의 偏小之臟인 肺에 작용하는 것으로 이는 肺(肺黨)가 손상을 입었을 때 적용하는 藥物임을 추정할 수 있다. 東武는 少陰人과 太陽人의 恒心을 말하면서 少陰人의 偏小之臟인 脾氣와 太陽人의 肝血을 연관지어 설명하고 있다[217]. 太陰人과 少陽人의 경우에는 恒心과 恒心尤甚證, 大病만을 제시[218]하고 偏小之臟과의 관련성은 직접 서술하지는 않았으나 少陰人, 太陽人의 예를 미루어 생각하면 "太陰人 怯心寧定 則肺神 卽和也", "少陽人 懼心寧定 則腎精 卽活也"라고 해석할 수 있으며 여기에서 太陰人의 경우 怯心이 怕心에 이르러 大病인 怔忡이 나타나는 것은 肺神이 손상받은 결과임을 알 수 있다.

이상과 같이 『東武遺稿』「藥性歌」와 『辛丑本』「四象人 辨證論」을 연결하여 추론해 보면, 淸心蓮子湯의

---

215 한경석. 四象醫學 病證藥理의 形成過程에 關한 硏究. 동국대학교 대학원 박사학위논문. 2005년.

216 박성식. 「東武遺稿 藥性歌」에 대한 硏究. 사상체질의학회지 2001;13(2):8-27.

217 『東醫壽世元·辛丑本』17-13 "少陰人 恒有不安定之心 不安定之心寧靜 則脾氣 卽活也 太陽人 恒有急迫之心 急迫之心寧靜 則肝血 卽和也"

218 『東醫壽世元·辛丑本』17-11, 17-12 "太陰人 恒有怯心 怯心寧靜 則居之安 資之深 而造於道也 怯心益多 則放心桎梏 而物化之也 若怯心 至於怕心 則大病 作而怔忡也 怔忡者 太陰人病之重證也 少陽人 恒有懼心 懼心寧靜 則居之安 資之深 而造於道也 懼心益多 則放心桎梏 而物化之也 若懼心 至於恐心 則大病 作而健忘也 健忘者 少陽人病之險證也"

구성약물은 모두 太陰人의 偏小之臟인 肺黨(특히 肺神)의 손상에 적용할 수 있는 藥理를 가지고 있으며 이 肺神의 손상은 怔忡이라는 증상으로 나타날 것이라 생각할 수 있다. 이는 淸心蓮子湯의 母處方 中 하나인『草本卷』九味天門冬湯의 主治證에서도 찾아볼 수 있다(思慮怔忡虛弱不寢遺精夢泄證). 즉 太陰人의 怔忡은 肺의 呼散之氣가 손상을 입은 결과로 나타나는 증상 중 하나로 추측할 수 있겠다.

　淸心蓮子湯과 熱多寒小湯을 비교하면, 熱多寒小湯은 앞서 말했듯이 肝熱의 증상(大便秘, 目疼, 鼻乾, 不得臥, 咽嗌乾燥)이 현저하게 나타나면서 동시에 肺燥를 동반한 증상(不汗出 皮膚乾燥, 小便量 증가, 추가적으로 惡心嘔吐 등)에 적용하고, 淸心蓮子湯은 肝熱의 증상은 미약한 대신 肺神의 손상으로 肺燥 증상이 현저한 燥熱證에 적용할 수 있다. 두 가지 처방 모두 太陰人 裏病證의 逆證인 燥熱證에 적용하는 處方이지만 드러나는 증상에 있어서는 차이가 있음을 추정할 수 있다. 한[219]은 "淸心蓮子湯을 (辛丑本)太陰人 病證과 연관시켜 배속한다면 지금까지와 같이 燥熱證에 배속하는 것보다는 陰血耗竭에 넣는 것이 타당할 것으로 보인다"고 하고 있으나, 陰血耗竭證이란 太陰人에게 있어서 肝熱肺燥의 상황이 陰血耗竭의 상태로 발전할 수 있다는 전제와 天稟이 약한 경우에 해당되며 궁극적인 목표로서 陰血을 보강하여야 하는 病證[220]으로 대표처방인 拱辰黑元丹을 淸心蓮子湯과 비교하면 차이가 있다. 淸心蓮子湯과 拱辰黑元丹은 모두 潤血潤燥의 의미를 지니고 있지만 그 정도에 있어서는 차이가 있는 것이다. 淸心蓮子湯은 燥熱證 初期 혹은 燥熱證 輕證에 調氣順氣시키는 潤燥藥이라면, 拱辰黑元丹은 益氣滋陰하는 鹿茸[221]을 大用함으로써 燥熱이 더욱 진행되어 손상된 陰血을 보다 강하게 潤血潤燥하는 處方이라고 할 수 있다. 前述한 결과로 볼 때 陰血耗竭의 범주보다는 燥熱證의 범주에 淸心蓮子湯을 배속하는 것이 타당하다고 생각된다.

219　한경석, 박성식. 太陰人의 處方構成에 관한 硏究. 사상체질의학회지. 2007;19(2):1-10.

220　전국 한의과대학 사상의학교실. 四象醫學. 集文堂, 서울, 2004:202.

221　『東武遺稿・海東』1-2 肺藥 "鹿茸 甘溫 益氣滋陰 泄精溺血 崩帶堪任"

7. 燥熱證 ① : 手指焦黑斑瘡病

13-19
嘗治 太陰人 燥熱證 手指焦黑瘢瘡病하니
自左手中指로 焦黑無力하야 二年內에 一指黑血이 焦凝 過掌心而 掌背浮腫이어늘 以刀斷指矣하니
又一年內에 瘢瘡이 遍滿全體하야 大者 如大錢하며 小者 如小錢하니
得病 已爲三年而 以壯年人으로 手力이 不能役勞一半刻하며
足力이 不能日行步三十里라
以熱多寒少湯에 用藁本二錢 加大黃一錢하야 二十八貼用之한대 大便이 始滑하다가 不過一二日하야
又秘燥하어늘
又用二十貼한대 大便이 不甚滑泄而 面部瘢瘡이 少差하고 手力足力이 稍快有效矣어늘
又用二十貼한대 其病이 快差하니라

13-19 내가 일찍이 태음인의 조열증을 치료한 적이 있다. 그 증상이 손가락이 붉으레 검은 반점에 창병이 있었다. 처음에 왼손 가운데 손가락이 붉으레 검게 되고 힘이 없더니 2년이 채 못 되어서 한 손가락이 검은 피가 탄 것처럼 엉키어서 손바닥을 지나고 손등까지 부어 있었다. 칼로 손가락을 잘라 버렸더니 또 1년이 채 못 되어서 반창이 몸 전체에 두루 퍼졌다. 큰 것은 큰 엽전과 같고 작은 것은 작은 엽전만큼 되어 있었다. 병에 걸린지 이미 3년이 되었을 때는 어른인데도 손에 힘이 없어 불과 반시간도 일할 수 없고 다리 힘이 없어서 1일에 30리도 걷지 못하였다. 열다한소탕에 고본 2돈 대황 1돈을 가하여 28첩을 썼더니 대변이 비로소 묶어지다가 겨우 하루나 이틀을 지나더니 굳어졌다. 그리하여 다시 20첩을 썼더니 대변이 심한 설사가 아니고 묽게 나감으로써 얼굴의 반창에 조금 차도가 있고 손과 다리 힘에 조금 효과가 있었다. 다시 20첩을 쓰고 그 병이 쾌차하였다.

강설 13-19

① 手指焦黑斑瘡病은 손끝부터 전신까지 斑瘡이 생기는 것을 의미하며, 葛根解肌湯의 陽毒證보다 심한 병태로 조직의 괴사, 탈락으로 표현되는 脫證을 의미한다. 이러한 피부질환은 皮毛라는 肺黨에 해당되는 부위이므로 呼散之氣가 약해져 있다는 의미(肺燥)이다. 血은 肝黨의 血海에 저장되는데, 과도한 氣液吸聚로 인한 肝熱이 작용하여 血이 검게 탄 것처럼 변한 것이다.

② 手力, 足力이 모두 줄어들어 오래 걷거나 활동을 할 수 없게 되는데, 이는 陰血耗竭證에서도 나타나는(脚弱) 脫證에 해당한다. 특히 足力은 肝黨에 해당되는 腰脊 부위의 肉과 관련되는데, 과도한 肝熱로 인한 기능적인 저하가 있음을 의미한다.

8. 燥熱證 ② : 飮一溲二證

13-20
靈樞曰 二陽結을 謂之消니 飮一溲二면 死不治니라
　　註曰 二陽結은 謂胃及大腸에 熱結也니라

13-20 영추에 이양결(二陽結)을 소갈이라 하며 마시는 것보다 배로 소변을 보면 죽을 병이며 치료가 안 된다 하였다. 주(註)에서는 이양결을 위와 대장의 열결(熱結)이라고 하였다.

참조
　① 『素問』 陰陽別論 / 氣厥論
　　　二陽結謂之消. 三陽結謂之隔 / 心移寒於肺, 肺消, 肺消者飮一溲二, 死不治.
　② 『東醫寶鑑』 雜病 消渴 消渴之源
　　　內經曰 二陽結謂之消 註曰 二陽結 謂胃及大腸俱熱結也 腸胃藏熱 則喜消水穀也 / 心移寒於肺 爲肺消 肺消者
　　　飮一溲二 死不治 註曰 金受火邪 肺藏消爍 氣無所持 故飮一而溲二也〈內經〉
　③ 『東醫壽世保元·甲午本』10-16

13-21
扁鵲難經에 曰 消渴脈은 當得緊實而數이어늘 反得沈濇而微者는 死니라

13-21 편작 난경에 소갈맥은 긴실이삭(緊實而數)인데 오히려 침색하고 미한 것은 사증이다 하였다.

참조
　① 『難經』 十七難
　　　病若開目而渴 心下牢者 脈當得緊實而數 反得沈濡而微者 死也.
　② 『東醫寶鑑』 雜病 消渴 脈法
　　　消渴脉 當得緊實而數 反得沉濇而微者 死〈難經〉
　③ 『東醫壽世保元·甲午本』10-17

13-22
張仲景曰 消渴病에 小便反多하야 如飮水一斗에 小便이 亦一斗면 腎氣丸 主之라

13-22 장중경이 이르기를 소갈병에 소변이 오히려 많아져서 물 한 말을 마시는데 소변 또한 한 말을 보게 되면 신기환을 쓴다.

참조
　① 『金匱要略』 消渴小便利淋病脈證並治
　　　男子消渴 小便反多 以飮一斗小便一斗 腎氣丸主之
　② 『東醫寶鑑』 雜病 消渴 消渴有三
　　　消渴病 小便反多 如飮水一斗 小便亦一斗 腎氣丸(方見虛勞)主之〈仲景〉
　③ 『東醫壽世保元·甲午本』10-18

13-23
論曰 此病은 非少陽人消渴也오 卽 太陰人燥熱也니
此證에 不當用 腎氣丸이오 當用 熱多寒少湯에 加 藁本 大黃이니라

13-23 이 병은 소양인 소갈병이 아니고 태음인 조열병이다. 신기환을 사용치 말고 열다한소탕에 고본과 대황을 가하여 쓴다.

13-24

嘗治 太陰人 年五十近衰者가 燥熱病에 引飮하며 小便多하며 大便秘者할새

　用 熱多寒少湯하되 用 藁本二錢 大黃一錢하야 二十貼 得效矣하니

後一 月餘에 用他醫藥五貼하니 此人이 更病이어늘

　復用 熱多寒少湯하되 加 藁本 大黃하야 五六十貼하니 用藥時間에는 其病이 僅僅支撐하다가 後에 終不免死니라

又嘗治 太陰人 年少者가 燥熱病할새

　用此方 三百貼하야 得支撐一周年다가 此病이 亦不免死하니

此人이 得病 一周年에 或間 用他醫藥方인지 未知緣何故也로다

蓋 燥熱이 至於飮一溲二而 病劇則 難治라

凡 太陰人이 大便秘燥하며 小便覺多而 引飮者는 不可不早治豫防이니라

13-24 태음인 50세 가까운 사람이 심히 쇠약해졌는데 조열증으로 물을 많이 마시고 소변을 많이 보며 변비가 되었다. 열다한소탕을 쓰는데 고본 2돈 대황 2돈을 가해서 20첩을 쓰고 효과를 보았다. 그 후 1개월 후에 다른 의원에게서 약을 5첩 쓰니 다시 병이 재발되었다. 그리하여 또 다시 열다한소탕을 쓰는데 고본과 대황을 가해서 50~60첩을 썼더니 약을 쓰는 기간에 겨우 지탱하다가 결국 사망하였다. 또 일찍이 태음인이며 나이가 어린 사람인데 조열병에 걸린것을 치료한 적이 있는데 열다한소탕에 고본 대황을 가하여 300첩을 썼는데 겨우 1년 지탱하다가 사망을 면치 못하였다. 이 사람이 병이 생긴지 1년 쯤 되었으니 간혹 다른 의사의 처방을 썼는지 알 수 없는 연고로 어찌 할 수 없었다.

대개 조열병은 물 한 사발 마시면 오줌 두 사발을 누며 병이 극에 이르면 고치기 어렵다. 무릇 태음인이 대변이 굳고 소변이 많다고 생각되며 물이 많이 먹히거든 빨리 약을 써서 미리 예방해야 한다.

13-25

此病은 非必不治之病也라 此少年이 得病 用藥一周年後에 方死하니

蓋 此病原委이 侈樂無厭하야 慾火가 外馳하며 肝熱이 大盛 肺燥太枯之故也라

若此小年이 安心滌慾一百日而 用藥則 焉有不治之理乎리오

蓋 自始病日로 至于終死日이 慾火가 無日不馳故也라

諺에 曰 先祖德澤은 雖或不得一一個報而 恭敬德澤은 必無一一不受報라하니

凡 無論某病人하고 恭敬其心하며 蕩滌慾火하야 安靜善心하면 一百日則 其病이 無不愈오 二百日則 其人이 無不完하리니

恭敬德澤之個個受報가 百事皆然而 疾病이 尤甚하니라

13-25 이 병은 불치병인 것은 아니다. 이 소년이 병을 얻고 나서 약을 썼으나 1년후에 사망했다. 무릇 이 병의 원인은 치락무염(侈樂無厭)하여 욕심이 불같이 밖으로 뻗쳐, 간열이 극심해서 폐조(肺燥)가 극심해진 탓이다. 그 젊은 사람이 마음을 편안하게 하고, 욕심을 버리며 백일을 약을 쓴다면 어찌 불치병이 될 이치가 있겠는가? 대개 병이 시작하는 날로부터 죽는 날까지 욕심이 불같이 밖으로 내달리지 않는 날이 없었기 때문인 것이다. 속담에 말하기를 당대 이전의 대대 어른들의 덕택은 비록 낱낱이 갚을 수는 없지만 마음을 공손히 삼가는 은덕의 혜택은 반드시 하나하나 갚음을 받지 않는 것이 없다 하니 무릇 어떠한 병자를 막론하고 그 마음을 삼가 공경하며 불같은 욕심을 깨끗이 씻고 마음을 가라앉히고 착한 마음을 가지면 100일이면 그 병이 낫지 않을 이치가 없고 200일을 안정하여 치료하면 그 사람이 완전하게 되지 않을 이치가 없는 것이다. 마음을 공손히 삼가는 덕택을 낱낱이 받는 것과 같이 100가지 일이 다 그러하나 질병에 있어서는 더욱 그러한 것이다.

강설　13-22~23

　　① 13-20~22 조문은 『東醫壽世保元・甲午本』에서 소양인 消渴證을 설명하기 위해 인용된 내용이다. 『東醫壽世保元・辛丑本』으로 改抄되면서 태음인 燥熱證으로 재편되었는데, 이는 燥熱證에 대한 인식이 발전적으로 정립되었기 때문이다.

② 물은 1의 양을 마셨는데 소변은 2의 양이 나가는 증상은 만성 소모성 증상으로 脫證의 하나이다. 태음인에게서 呼散之氣가 약해져 氣液 吸聚가 과도해짐으로 인해 소변양이 많아지는 증상으로 해석한다. 『東醫壽世保元·辛丑本』에서는 이러한 飮一溲二證을 소양인 消渴證이 아니라 태음인 燥熱證으로 명확한 병증인식을 보여주고 있으며, 대표 처방으로 熱多寒少湯을 제시하고 있다.

13-24~25

① 태음인 燥熱病으로 최근 수척해지고, 물은 자주 마시고, 소변은 많아지고, 대변이 굳은 사람을 치료한 적 있다. 熱多寒少湯을 써서 효과를 보았으나 후에 다른 의사가 다른 약을 用藥하여 다시 발병하여 이에 다시 熱多寒少湯을 사용하였으나 끝내 살리지 못했다. 燥熱證은 緩證으로 만성적으로 작용하여 체형이 수척해지는 변화를 일으킨다. 引飮, 大便秘는 肝熱症狀이고, 小便多는 燥熱證의 증상이다.

② 나이가 젊은 태음인 燥熱病 환자에서도 역시 熱多寒少湯 300첩을 사용(150일)하여 1년을 지탱하였으나 결국 살리지 못했다.

③ 燥熱病에서 飮一溲二證이 발생하고 병이 극에 이르면 난치이지만 고치지 못하는 병도 아니기 때문에 태음인으로 대변이 굳어지고 소변이 많다고 느껴지고 引飮하는 사람은 예방이 필요하다.

④ 燥熱證은 난치이지만 불치의 병이 아니라고 한 것은 心慾의 조절에 따라 병의 예후가 달라지기 때문이다. 燥熱證은 樂情氣(侈樂無厭)가 작용한 裏病의 병리가 작용하여 肝熱이 심해지고 이어서 肺燥가 심해지기 때문이라고 직접적으로 언급하고 있다. 따라서 熱多寒少湯의 用藥 뿐만 아니라 安心滌慾하는 調養을 잘 하면 낫지 않을 이치가 없다고 하였다. 燥熱病에 걸려 살지 못한 경우는 죽는 날까지 慾火가 없던 날이 없기 때문이라고 재차 心慾의 조절을 강조하고 있다.

9. 燥熱證 ③ : 陰血耗竭證

13-26
危亦林曰 陰血이 耗竭하야 耳聾 目暗하며 脚弱 腰痛이어든 宜用 黑元丹이니라

13-26 위역림이 말하기를 음혈이 없어져서 이농 목암 각약 요통이 오면 흑원단을 쓴다.

참조
① 『世醫得效方』大方脈雜醫科 虛損

黑圓 治精血耗竭 面色黧黑 耳聾目昏 口乾多渴 脚弱腰疼 小便白濁 上燥下寒 不受峻補 鹿茸一兩燎去毛 當歸二兩 酒浸 右各爲末 煮烏梅膏子爲圓 梧子大 每服五十圓 空心溫酒下

② 『東醫寶鑑』雜病 虛勞 肝虛藥

[黑元] 治虛勞 陰血耗竭 面色黧黑 耳聾 目暗 脚弱 腰痛 小便白濁 當歸酒浸二兩 鹿茸酥灸一兩 右爲末 煮烏梅肉爲膏 和丸梧子大 溫酒呑下五七十丸〈得效〉

13-27
凡 男子가 方當壯年而 眞氣가 猶怯은 此乃稟賦素弱이오 非虛而然이라

滋益之方이 群品이 稍衆이로되 藥力이 細微하야 難見功效하니 但 固天元一氣하야 使水升火降則 五臟自和하야 百病不生하리니 宜用 拱辰丹이니라

13-27 무릇 남자가 기운이 한창인 젊은 사람으로서 오히려 겁을 내는 것은 천품이 본래 약한 것이며 신체가 허한 것은 아니다. 자익하는 처방은 고루 많이 있으나 약력이 미약하여 그 효과를 보기가 어려운 것이니 본연의 선천적인 원기를 보하여 수승화강하게 하면 오장이 스스로 순화하여 백병이 생기지 않으니 공진단을 사용한다.

참조
① 『世醫得效方』大方脈雜醫科 虛損

拱辰丹 男子方當壯年 而眞氣猶怯 此乃稟賦素弱 非虛而然 借燥之藥 尤宜速戒 勿謂手足厥逆 便云陰多 如斯治之 不惟不能愈疾 大病自此生矣 滋益之力 羣品稍衆 藥力細微 難見功效 但固天元一氣 使水升火降 則五臟自和 百病自去 此方主之

② 『東醫寶鑑』雜病 虛勞 肝虛藥

凡男子 方當壯年 而眞氣猶怯 此乃稟賦素弱 非虛而然 借燥之藥 尤宜速 戒滋益之方 羣品稍衆 藥力細微 難見功效 但固天元一氣 使水升火降 則五藏自和 百病不生 此方主之 鹿茸酥灸 當歸 山茱萸各四兩 麝香五錢 另硏 右爲末 酒麪糊和丸梧子大 溫酒 或鹽湯下七十丸至百丸〈得效〉

13-28
論曰 此證에 當用 黑元與拱辰丹이나 當歸 山茱萸는 皆爲蠹材라 藥力이 未全하니 欲收全力하거든 宜用 拱辰黑元丹 鹿茸大補湯이니라

13-28 이러한 병세에 흑원단 공진단이 좋기는 하지만 당귀나 산수유는 불필요한 약이므로 제대로 효과를 얻고자 한다면 공진흑원단, 녹용대보탕을 써야 한다.

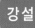
강설 13-26~28

① 陰血耗竭證은 肝受熱裏熱病에서 燥熱證의 危證에 해당되는데, 呼散之氣가 선천적으로 허약한

상태에 해당한다. 燥熱證으로 인하여 肝黨에 해당되는 血이 점점 모손된 상태라는 의미로 陰血
耗竭이란 병증명을 그대로 인용하고 있다. 陰血耗竭證에는 鹿茸이 들어가 있는 拱辰黑元丹을 치
방으로 제시한다. 태음인의 鹿茸은 소음인의 附子와 역할이 유사하여 胃脘寒證의 危證(鹿茸大補
湯), 燥熱證의 危證(拱辰黑元丹)에만 사용된다.

② 肝熱로 인한 陰血의 손상이 생기고, 呼散之氣의 부족으로 인하여 耳聾 증상이 생기며, 肝黨에 해
당되는 腰脊의 기능저하로 인하여 脚弱, 腰痛이 생긴다.

③ 陰血耗竭證은 呼散之氣가 선천적으로 허약하게 타고난 경우의 병증으로서 언급된 燥熱證의 병
태와는 구분이 필요하다. 앞서 언급된 燥熱證인 手指焦黑斑瘡病, 飮一溲二證은 樂情氣의 후천적
인 작용으로 만성적인 경과를 보이는 병증인데 비하여, 陰血耗竭證은 선천적인 허약으로 인한 燥
熱證이다. '오히려 겁이 많다' 는 표현은 太陰人 恒心인 怯心과 연관시켜 볼 수 있으며, 폐당에 해
당되는 神의 손상으로 인한 증상으로 생각해 볼 수 있다.

太陰人泛論

1. 太陰人 病證各論을 胃脘受寒表寒病, 肝受熱裏熱病으로 구분하여 이해한다.
2. 食後痞滿腿脚無力病, 泄瀉病, 咳嗽病, 哮喘病, 胸腹痛病, 腹脹浮腫病의 증상, 처방을 이해한다.
3. 浮腫之屬 병증을 이해하고, 이 병증의 원인, 증상, 치법, 처방을 이해한다.
4. 夢泄病, 卒中風病, 中毒吐瀉의 증상과 이에 따른 처방을 이해한다.

따로 泛論으로 구분되어 있지 않으나, 임의로 太陰人泛論으로 구분하여 설명한다. 表裏病이 모두 언급되어 있다.

1. 太陰人泛論 Preview

여기서 제시되고 있는 병증은 表病과 裏病에 해당되는 病證이 모두 설명되어 있고, 활용될 수 있는 처방들 또한 같이 제시되고 있다. 그 가운데에서도 특히 表裏病의 逆證에 해당되는 胃脘寒證, 燥熱證에 대한 내용이 많으며, 이는 모두 '肺燥'의 병리와 寒症의 공통점이 있다.

조문	병증	병증구분 및 처방	
13-29	食後痞滿腿脚無力病	表病	鹿茸大補湯 太陰調胃湯 調胃升淸湯
		裏病	拱辰黑元丹
13-30	泄瀉病	表病	太陰調胃湯
		裏病	葛根蘿葍子湯
13-31	咳嗽病	表病	太陰調胃湯 鹿茸大補湯
		裏病	拱辰黑元丹
13-32	哮喘病	表病	麻黃定喘湯
13-33	胸腹痛病	表病	麻黃定痛湯
13-34	小兒 慢驚風	表病	補肺元湯
13-35~36	腹脹浮腫病	表病	乾栗蠐螬湯
13-37	夢泄病	表病	鹿茸大補湯
		裏病	熱多寒少湯 拱辰黑元丹
13-38~39	卒中風病	表病	牛黃淸心丸 遠志石菖蒲散
		裏病	瓜蔕散
13-40	中毒 吐瀉	-	麝香

2. 食後痞滿腿脚無力病

13-29
太陰人證에 有食後痞滿 腿脚無力病하니
 宜用 拱辰黑元丹 鹿茸大補湯 太陰調胃湯 調胃升淸湯이니라

13-29 태음인의 병증에 음식을 먹은 후에 가슴과 배가 더부룩하며 숨이 가빠하는 증과 넓적다리와 아랫다리에 힘이 없는 병세가 있
으니 마땅히 공진흑원단, 녹용대보탕, 태음조위탕, 조위승청탕을 써야 한다.

참조 ① 『東醫壽世保元・甲午本』13-2
太陰人一證 有食滯痞滿 腿脚無力病 其病太重證 也 不可不急治 當用 桔梗生脈散 黃栗樗根皮湯.

강설　食後痞滿은 일종의 소화장애 또는 心下痞滿의 증상으로 胃脘의 呼散之氣가 약해져 오는 대표적인 증
상이다. 腿脚無力은 肝黨의 과도한 氣液吸聚로 인하여 腰脊의 기능이 떨어지는 증상으로 보인다.
　食後痞滿腿脚無力證은 肺黨인 胃脘의 呼散之氣가 약해지면서 발생하는 대표적인 증상으로서 胃脘弱
이 기본인 胃脘寒證에서 주로 나타나지만, 陰血耗竭證의 燥熱證에서도 역시 발생할 수 있다. 따라서 胃脘
寒證의 太陰調胃湯, 調胃升淸湯, 鹿茸大補湯과 동시에 燥熱證의 拱辰黑元丹도 함께 제시하였다.

3. 泄瀉病

> **13-30**
> 太陰人證에 有泄瀉病하니 表寒證泄瀉에는 當用 太陰調胃湯이오
> 表熱證泄瀉에는 當用 葛根蘿葍子湯이니라

13-30 태음인의 병증에 설사병이 있으니 표한증에 설사하면 태음조위탕을 쓰고, 표열증에 설사하면 갈근나복자탕을 쓴다.

참조　① 『東醫壽世保元·甲午本』13-1
論曰 太陰人一證 有腹痛自利病 當用 桔梗生脈散 黃栗樗根皮湯.

강설　泄瀉는 胃脘寒證의 대표적인 증상이므로(12-13 面色靑白 表寒或泄者 胃脘寒也), 太陰調胃湯을 제시하고 있다. 그리고 表熱證 泄瀉에 葛根蘿葍子湯을 언급하고 있다.

'表熱證'이란 용어는 소음인 亡陽證을 설명하고 있는 조문(6-37)에서도 太陰人表熱病이라고 나오지만, 『東醫壽世保元·辛丑本』의 병증 인식에서 나온 용어가 아니다. 『東醫壽世保元·辛丑本』에서는 胃脘受寒表寒病이라는 表寒證과 肝受熱裏熱病이라는 裏熱證으로 구분하고 있기 때문이다. 그러므로 '表熱證'은 『東醫壽世保元·甲午本』의 병증 인식에 해당되는데, 『東醫壽世保元·甲午本』外感腦傾表病의 범주 내에 『東醫壽世保元·辛丑本』의 肝熱證에 해당하는 體熱腹滿自利의 병증이 포함되어 있기 때문이다. 그러므로 『東醫壽世保元·辛丑本』의 병증 인식에 맞춰 '裏熱證'이란 용어로 변경해야 한다.

또한 葛根蘿葍子湯은 『東醫壽世保元·辛丑本』 補遺方[222]에 나와 있는 처방인데, 처방구성은 『東醫壽世保元四象草本卷』의 加葛根湯[223]과 거의 유사하다. 실제 葛根蘿葍子湯의 구성은 『東醫壽世保元四象草本卷』의 葛根蘿葍子湯[224]으로 보이는데, 그 구성을 살펴보면 『東醫壽世保元·辛丑本』의 葛根解肌湯[225]과 매우 유사함을 알 수 있다. 따라서 葛根蘿葍子湯은 『東醫壽世保元·辛丑本』에 맞춰 葛根解肌湯으로 변경해야 한다.

결국 泄瀉라는 現證은 동일하지만 表寒病인지 裏熱病인지에 따라 表裏病證의 구분이 달라지고 치방도 달리 적용한다. 즉, 表寒病 泄瀉는 胃脘寒證으로 太陰調胃湯을 사용하고, 裏熱病 泄瀉는 肝熱證으로 葛根解肌湯을 사용해야 된다. 表寒病과 裏熱病의 구분은 결국 素病에 따라 구분해야 하는데, 素病으로 表寒或泄이나 怔忡 無汗 氣短 結咳 등이 있으면 胃脘寒證에 해당되고, 咽嗌乾燥 眼疼 眼病 등이 있으면 肝熱證에 해당된다.

222　『東醫壽世保元·辛丑本』
　　　葛根蘿葍子湯 葛根 薏苡仁 各三錢 麥門冬 一錢五分 蘿葍子 桔梗 五味子 黃芩 麻黃 石菖蒲 各一錢
223　『東醫壽世保元四象草本卷』14-21
　　　加葛根湯 葛根 薏米 各二錢 麥門冬 一錢半 蘿葍子 桔梗 石菖蒲 元芩 五味子 麻黃 各一錢 若小便秘燥澁則 加大黃一錢 淋疾則 去五味子 加大黃一錢 不拘初用十五六貼
224　『東醫壽世保元四象草本卷』14-15
　　　葛根蘿葍子湯 : 治小便不利 及淋疾用 葛根 4 蘿葍子 2 黃芩 桔梗 藁本 白芷 升麻 大黃 各 1錢
225　『東醫壽世保元·辛丑本』
　　　葛根解肌湯 葛根 三錢 黃芩 藁本 各一錢五分 桔梗 升麻 白芷 各一錢

4. 咳嗽病

13-31
太陰人證에 有咳嗽病하니
宜用 太陰調胃湯 鹿茸大補湯 拱辰黑元丹이니라

13-31 태음인 병증에 해수(咳嗽)병이 있으니 마땅히 태음조위탕, 녹용대보탕, 흑원공진단을 써야 한다.

강설 　咳嗽의 증상은 胃脘受寒表寒病 가운데 背傾表病의 喘症이 더 심해져 발생하는 증상이자 頷結咳라는 胃脘寒과 동일한 맥락의 증상이다. 모두 胃脘의 呼散之氣가 상당히 약해진 상태에서 오는 증상을 의미한다. 이러한 증상이 생길 수 있는 病證은 胃脘寒證과 燥熱證에서 상견할 수 있으며, 緩病이자 逆證의 병태이다. 胃脘寒證의 경우에는 太陰調胃湯 鹿茸大補湯 등을, 燥熱證의 경우에는 拱辰黑元丹 등을 사용할 수 있다.

5. 哮喘病

13-32
太陰人證에 有哮喘病하니 重證也라
當用 麻黃定喘湯이니라

13-32 태음인 병증에 효천(哮喘)병이 있으니 이는 중증으로 마땅히 마황정천탕을 써야 한다.

강설 　哮喘病은 咳嗽病에 비해 증상의 정도가 심해 보이기 때문에 심한 병증으로 보이나, 병의 경중에서 오히려 險危證이 아닌 重證에 해당한다. 여기서 重證은 12-2 조문의 背傾表病 輕證에 비해 심하기 때문에 背傾表病 重證이라는 의미이다. 背傾表病 輕症에 해당되는 喘症이 더 심해져 발생하는 증상이 바로 哮喘인 것이다. 따라서 처방 또한 麻黃發表湯의 처방구성을 기본으로 한 麻黃定喘湯을 사용한다.

6. 胸腹痛病

13-33 태음인 병증에 흉복통(胸腹痛)병이 있으니 이는 위험증으로 마땅히 마황정통탕을 써야 한다.

 　胸腹痛病은 胸痛과 腹痛을 중심으로 하는 胃脘寒證으로서 완고하며 통증이 강하므로 危險證이라고 하였고 麻黃定痛湯을 제시하였다. 胸痛은 胃脘의 呼散之氣가 약해져 오는 증상으로, 腹痛은 胃脘寒의 泄瀉 또는 痢疾에 동반되는 증상으로 해석이 가능하다. 麻黃定痛湯은 太陰調胃湯에 使君子, 龍眼肉, 栢子仁, 杏仁 등이 가해진 胃脘寒證 범주의 처방에 해당된다.

7. 小兒 慢驚風

13-34 태음인 소아가 설사를 10여 번 이상 거듭하면 반드시 만경풍(慢驚風)을 일으키게 되므로 보폐원탕으로 예방해 주어야 한다.

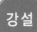 　胃脘寒證에서 대표적인 증상인 설사증이 만성적으로 지속되어 허약해진 소아의 경우, 補肺元湯으로 慢驚風을 예방해야 한다고 하였다. 補肺元湯은 麥門冬, 桔梗, 五味子로 구성된 처방으로, 이 가운데 麥門冬(補肺和肺), 五味子(健肺直肺)는 각각 소음인의 인삼, 백출, 소양인에서 숙지황, 산수유와 비견되는 약물로서 직접 肺元을 도와주는 약물이다.

8. 腹脹浮腫病

13-35

太陰人이 有腹脹浮腫病하니
　當用 乾栗蠐螬湯이니라
此病은 極危險證而 十生九死之病也라 雖用藥病愈라도 三年內에 不再發然後에 方可論生이니
戒侈樂 禁嗜慾하며 三年內에 宜恭敬心身이니 調養愼攝이 必在其人矣이니라

13-35 태음인이 복창부종(腹脹浮腫)하는 병이 있으니 마땅히 건율제조탕을 써야 한다. 이 병은 지극히 위험한 병으로 열의 아홉은 죽는 병이다. 비록 약을 써서 나았더라도 3년 안에 재발되지 않아야 그때 가서 살았다고 말할 수 있다. 치락(侈樂)을 경계하고, 기욕(嗜慾)을 금하며 3년 동안 반드시 그 몸과 마음을 공경해야 마땅하니 삼가 몸을 단정히 하고 조양하는 것은 반드시 그 사람에게 달려 있다.

> **참조** ①『東醫壽世保元・甲午本』13-4
> 太陰人一證 有腹脹浮腫病 其病太重而危也 不可不急治 當用 黃栗五味子膏
> 　浮腫始發 黃栗二三斗炙食煮食則 泄瀉五六日大下而病愈.
> 　然浮腫危證也 三年內不再發然後 方可論生 禁嗜慾戒侈樂 調養攝身之道 必在其人.

13-36

凡 太陰人病에 若待浮腫已發而治之則 十病九死也니
此病은 不可以病論之而 以死論之 可也라 然則 如之何 其可也오
凡 太陰人이 勞心焦思하야 屢謀不成者는 或有久泄久痢와 或淋病小便不利와 食後痞滿脚腿無力病하니
皆浮腫之漸이니 已爲重險病而 此時에 已浮腫論而 蕩滌慾火하며 恭敬其心하고 用藥治之 可也니라

13-36 무릇 태음인의 병에 만약 부종을 미리 막아 예방하고 있지 않다가 부종이 이미 된 다음에 치료를 시작한다면 10명의 환자 중에 9명은 죽는다. 그런즉 이 병을 병이라고 논하는 것은 옳지 않고 죽는 것이라고 말하는 것이 옳을 것이다. 그렇다면 이렇게 위독한 병을 어찌하여야 좋은가? 무릇 태음인이 노심초사(勞心焦思)하여 자주 도모한 일이 이루어지지 못한 자이거나 혹은 설사와 이질병이 오래된 경우 또는 임병(淋病)으로 소변불리하거나 식후에 비만증이 있으면서 퇴각무력(腿脚無力)한 병들이 모두 점차 부종으로 번지는 것이다. 이는 이미 병이 중하여 험병(險病)이 된 것이니 이 때로부터 부종으로 논해서 탕척욕화(蕩滌慾火)하고 공경기심(恭敬其心)하며 약을 써서 치료함이 옳을 것이다.

> **강설**　腹脹浮腫病은 險危證으로 예후가 불량한 증상이다. 단순히 약물 복용으로 치료를 기대하기 힘들며, 반드시 心慾의 조절이 필요한 병증이다. 그 원인은 '勞心焦思 屢謀不成'으로 胃脘寒證과 동일한 喜性氣의 심욕으로 인하여 발생한다.
> 　浮腫이 발생하기 전에 久泄-久痢-痲病小便不利-食後痞滿腿脚無力의 순서로 점차 병증이 발전하여 진행되기 때문에 浮腫之漸이라고 한다. 즉 浮腫之屬이라는 의미이다. 太陰人 浮腫之屬은 泄瀉-痢疾-小便不利-食後痞滿腿脚無力의 순서로 더 심해지는 胃脘寒證의 범주에 해당된다. 그러므로 太陰調胃湯, 調胃升淸湯 등이 활용 가능하며, 浮腫에는 乾栗蠐螬湯을 사용한다. 단 裏熱病 浮腫에는 葛根浮萍湯을 사용한다.
> 　[참고] 同出一屬(CRPC : Common root pathologic category)
> 　① 소음인 : 痞滿-黃疸-浮腫의 同出一屬(太陰證)
> 　② 소양인 : 浮腫-喘促-結胸-痢疾-寒熱往來胸脇滿의 同出一屬(結胸證)

中風-吐血-嘔吐-腹痛-食滯痞滿의 同出一屬(陰虛午熱證)
③ 태음인 : 泄瀉-痢疾-小便不利-食後痞滿腿脚無力-浮腫의 同出一屬(胃脘寒證)

9. 夢泄病

13-37
太陰人證에 有夢泄病하니 一月內에 三四發者는 虛勞라 重證也니
　大便이 秘一日則 宜用 熱多寒少湯하되 加 大黃一錢하고
　大便이 每日 不秘則 加 龍骨하고 減 大黃하며 或用 拱辰黑元丹 鹿茸大補湯하라
此病이 出於謀慮太多하며 思想이 無窮하니라

13-37 태음인의 병증에 잠이 들어 자다가 저절로 정액이 배설되는 병이 있는데, 1개월에 3~4회를 발설하는 것을 허로(虛勞)라 하여 몸과 마음이 몹시 쇠약하여진 중증(重證)이다. 대변이 하루 막히면 열다한소탕에 대황 1돈을 가하고, 대변이 매일 막히지 않으면 대황을 빼고 용골을 가하여 쓰거나 공진흑원단, 녹용대보탕을 쓴다. 이 병은 모려태다(謀慮太多)하고 사상무궁(思想無窮)하여 생긴 병이다.

참조
① 『東醫壽世保元·甲午本』13-7
太陰人一證 有夢泄病 其病爲虛勞而 思慮所傷也 太重且難不可不急治 必禁嗜欲戒侈樂
　此證 當用 淸心山藥湯 淸心蓮子湯加龍骨一錢.

강설
　夢泄病이 1달 내에 3-4회 發하는 것을 虛勞 重證이라 표현하였다. 虛勞에 해당되는 병증은 모두 表裏病의 逆證에 해당되며, 이 가운데에서도 重證으로 분류하고 있다.
　夢泄病은 남성의 遺精 등의 일개 증상의 범주뿐 아니라 남성 및 여성의 생식기와 관련된 제반 증상으로 접근되어야 한다. 즉, 肝黨의 과도한 氣液吸聚로 인하여 血의 손상이라는 의미를 내포하고 있기 때문이며, 태음인 뿐만 아니라 태양인에서도 이와 관련하여 太陽人 女子에서 子宮不足이 언급되고 있는 것이다.[226]
　사상의학에서 夢泄病은 氣液吸聚의 과도와 肝熱症狀을 보이는 燥熱證의 경우가 대부분이라는 인식을 보여주고 있으며, 熱多寒少湯을 처방으로 제시하였다. 대변의 燥澁에 따라 大黃을 가하거나[227] 龍骨을 사용하기도 하였으며[228], 燥熱證의 陰血耗竭證인 경우 拱辰黑元丹, 그리고 일부 胃脘寒證인 경우 鹿茸大補湯이 제시되고 있다.

[참고]『東醫寶鑑』의 夢泄
　① 夢泄屬心

226　『東醫壽世保元·辛丑本』
　　17-6 太陽女 體形 壯實 而肝小脇窄 子宮不足故 不 能生産 以六畜玩理 而太陽牝牛馬 體形壯實 而亦不生産者 其理可推.
227　『東醫四象新編』淸肺瀉肝湯 : 熱多寒少湯 加 大黃 一錢
228　『東醫四象新編』定神瀉肝湯 : 熱多寒少湯 加 龍骨 一錢

心氣가 허하여 정액을 잘 주관하지 못하거나 心이 熱邪를 받아서 陽氣가 수습되지 못해도 정액이 흐른다. 이것은 경한 증상이므로 성질이 平順한 약을 쓰는 것이 적당하다. 또 하나는 五臟六腑가 계속 약해지고 眞氣가 오랫동안 부족하면 성욕을 억제하지 못하고 腎이 정액을 잘 간직하지 못하게 된다. 이것은 마치 금이 간 병에서 물이 새는 것과 같고 매우 중한 상태이다.

夢泄을 虛冷으로만 보는 것은 옳지 않으며 경락에 열이 있어도 夢泄이 생긴다. 밤중에 등골 속이 뜨거워지면서 夢泄이 있는 경우에 猪苓丸과 珍珠粉丸을 먹였다.

② 夢泄亦屬鬱

夢泄은 鬱滯와 관련되는 것이 태반이다. 그런데 서투른 의사들이 단지 澁劑를 써서 정액이 나가는 것을 막으려고 한다.

③ 精滑脫屬虛

중경은 정액이 절로 나가는 사람은 아랫배가 몹시 당기고 귀두가 차며 눈이 어지럽고 머리털이 빠진다고 하였다. 맥이 몹시 虛,芤,遲하면 소화되지 못한 대변이 나오고, 피를 많이 흘리며 정액이 절로 나온다. 이 때는 桂枝龍骨牡蠣湯을 사용한다.

陽氣가 왕성하여 성욕이 마음속으로 동하는 경우 밤에 꿈을 꾸면서 정액이 절로 나온다. 이런 경우에 補해서는 안되며 淸心하는 약을 쓰면 낫는다. 아침에 淸心蓮子飮을 먹고 저녁에는 定志丸을 먹는다.

[참고] 『東醫壽世保元·甲午本』의 夢泄病

『東醫壽世保元·甲午本』에서 夢泄病의 치방으로 淸心山藥湯과 淸心蓮子湯을 제시한 반면, 『東醫壽世保元·辛丑本』에서는 熱多寒少湯을 제시하여 병증 인식의 차이를 보여준다. 『東醫壽世保元·甲午本』에서 『東醫寶鑑』 접근과 동일하게 淸心과 補法의 개념 위주로 접근했다면, 『東醫壽世保元·辛丑本』에서는 虛勞에 해당되지만 肝熱症狀을 염두에 두어 燥熱證의 개념으로 접근하였다. 즉, 夢泄病은 燥熱證의 肝熱肺燥의 현상이 발생하기 때문에 淸心과 補法을 적용하는 것이 아니라 葛根, 黃芩, 藁本 등을 활용하여 반드시 淸肝熱을 고려하여야 한다. 그러므로 『東醫壽世保元·辛丑本』의 태음인 表裏病 및 燥熱證에 대한 인식이 발전적으로 정립되면서 치방 또한 淸心蓮子湯에서 熱多寒少湯을 사용하여 淸肝熱을 적극적으로 고려하고 있다.

10. 卒中風病

13-38

太陰人證에 有卒中風病하니
　胸臆에 格格 有窒塞聲而 目瞪者는 必用 瓜蔕散이오
　手足拘攣하며 眼合者는　　　　當用 牛黃淸心丸이니라
　素面色이 黃赤黑者는 多有目瞪者하고
　素面色이 靑白者는 多有眼合者하나니
面色이 靑白而 眼合者는 手足이 拘攣則 其病이 急危也니 不必待拘攣하고
但見眼合而 素面色이 靑白者에 必急用 淸心丸이니 古方淸心丸이 每每神效니라
目瞪者는 亦急發而 稍緩死하고 眼合者는 急發急死나 然이나 目瞪者도 亦不可以緩論而 急治之니라

13-38 태음인이 졸중풍(卒中風)병이 있는데, 가슴이 꽉 막혀서 숨이 통하지 않고 기운이 막히어 목구멍에서 가래가 끓는 소리가 심하며 코고는 소리도 크고 두 눈을 딱 부릅뜨고 있는 자에게 반드시 과체산을 써야 한다. 그리고 손발에 경련이 나서 구부러지고 눈을 감고 있는 자에게는 마땅히 우황청심환을 써야 한다. 본래 얼굴빛이 누르거나 붉거나 검은 사람들은 눈을 부릅뜨는 자가 많고, 본래 얼굴빛이 푸르거나 흰색인 사람들은 대개 눈을 감는 자가 많다. 면색이 청백하고 눈을 감는 자가 손과 발에 경련까지 일어난다면 그 병은 위급하게 된 것이다. 경련이 일어나기를 기다릴 필요 없이 대개 눈을 감는 자가 평소 얼굴빛이 푸르거나 흰색이었던 자라면 반드시 급히 청심환을 써야 한다. 고방에 있는 청심환도 매번 신효한 것이다. 눈을 부릅뜨는 자는 병이 급히 발생하여 조금 천천히 죽고, 눈을 감은 자는 병이 급히 발하고 급히 죽는다. 그러나 눈을 부릅뜨는 자도 병이 완만한 것이라고만 생각하면 옳지 않다. 역시 급히 치료를 하여야 한다.

참조

① 『東醫壽世保元·甲午本』甲13-5

太陰人一證 小兒大人 有腹痛下利舌卷不語中風病 其病重險證也 不可不急治 當用 桔梗生脈散 調服麝香.

13-6

太陰人一證 無腹痛下利而 有舌卷不語中風病 危急證也 不可瞬息遲滯而急治

　當用 牛黃救急 因用 淸心山藥湯 淸心蓮子湯.

13-10

太陰人 中風有二證 有腹痛中風 裏之表病也

　　　　　　　　無腹痛中風 裏之裏病也.

13-39

牛黃淸心丸은 非家家必有之物이니 宜用 遠志 石菖蒲末 各一錢을 灌口하고 因以皂角末 三分을 吹鼻하라

此證에 手足이 拘攣而項直則 危也니 傍人이 以兩手로 執病人兩手腕하고 左右撓動兩肩하며 或 執病人足腕하고 屈伸兩脚이니

太陰人中風에 撓動病人肩脚이 好也라

少陽人中風에 大忌撓動病人手足이오 又不可抱人起坐오

少陰人中風에 傍人이 抱病人 起坐則 可也而 不可撓動兩肩이오 可以徐徐按摩手足이니라

13-39 우황청심원은 집집마다 반드시 있는 약물이 아니므로, 마땅히 원지 석창포 분말 각 1돈씩을 입에 붓고 조각말 3푼(3分)을 코에 붙어 넣는 것이다. 이 병증에 손발에 경련을 일으키고 목이 뻣뻣해지면 위험한 것이다. 곁에 있는 사람들이 손으로 환자의 두 손목을 잡고 양쪽 어깨를 좌우로 운동을 시켜 주어야 하며, 환자의 두 발목을 잡고서 양쪽다리를 굽히었다 펼쳤다 하는 운동을 시켜주면 좋을 것이다. 사상인에 따른 중풍환자 처치법을 살펴보면, 태음인은 환자의 양쪽 어깨와 다리를 요동시켜주는 것이 좋다. 소양인은 환자의 수족을 요동시키면 크게 해롭고 앉히거나 안아서 일으키는 것도 좋지 못하다. 소음인은 곁에 사람들이 환자를 껴안아 일으켜 앉히는 것은 좋으나 양쪽 어깨를 흔드는 것은 좋지 않고 환자의 수족을 천천히 문질러 안마해 주는 것이 좋다.

강설 卒中風病은 胃脘受寒表寒病, 肝受熱裏熱病에서 모두 생길 수 있는 險危證으로서 평소에 얼굴색이 黃赤黑한 사람과 얼굴이 面白한 사람을 구분해서 卒中風에 쓰는 처방을 달리했다. 面色靑白한 자는 表寒證, 面色赤黑한 자는 裏熱證으로 보고 각각 牛黃淸心丸과 瓜蒂散을 제시하였다. 石菖蒲遠志散으로 牛黃淸心丸을 대용하여 사용할 수 있다.

面色	눈 증상	증상	병의 예후	처방
素面色黃赤黑者	多有目瞪	胸臆格格有窒塞聲 而目瞪者	急發而稍緩死	瓜蒂散
素面色靑白者	多有眼合	手足拘攣 眼合者	急發急死	牛黃淸心丸 石菖蒲遠志散

태음인 중풍에 양쪽 어깨와 다리를 잡고 흔드는 것이 좋다라고 하였는데, 이는 呼散之氣를 회복시키기 위함인 것으로 보인다. 소양인 중풍에는 태음인과 달리 움직이지 못하게 하고 심지어 앉히는 것도 좋지 않다고 하여 절대 안정하는 것이 좋다고 하였는데, 이는 陰淸之氣를 손상시킬 수 있는 胃熱이 動하지 못하도록 하기 위함인 것으로 보인다. 소음인 중풍은 앉히는 것은 괜찮고 양 어깨를 흔들지 말며 손발을 천천히 안마하는 것이 좋다고 하였는데, 이는 陽煖之氣의 소통을 돕기 위함인 것으로 보인다. 그러나 중풍 환자의 급성기에는 반드시 절대 안정이 필요하므로, 실제 임상에 그대로 적용하는 것은 무리가 있어 보인다.

11. 中毒 吐瀉

13-40
中毒 吐瀉에 宜用 麝香이니라

13-40 여러 가지 중독으로 토사할 때는 마땅히 사향을 써야 한다.

참조
① 『東醫壽世保元四象草本卷』11-6
少陰少陽太陰藥中 蔘 茸 輕粉 麝香 功力略相同也
　　　　　　　白朮 當歸 枸杞子 熟地黃 麥門冬 五味子 功力略相同也
　　　　　　　生薑 陳皮 竹瀝 瓜蔞仁 黃芩 皂角 功力略相同也
　　　　　　　半夏 南星 黑丑 菀花 大黃 樗根皮 功力略相同也
　　　　　　　丁香 木香 藿香 朱砂 黃連 龍膽草 牛黃 遠志 麥門冬 功力略相同也
14-11
石菖蒲酒
治痞滿沈滯 日服一二盃 或三四盃
牛黃治中風 熊膽解疫氣 麝香治痞悶 黃栗治泄瀉
太陰人浮腫有黃栗得效 太陰人滿身瘡有大服麝香而得效者
② 『東武遺稿·海東』1-2 肺藥
麝香 能除肺之久病

강설
『東醫壽世保元四象草本卷』에 의하면 麝香은 少陰人 人蔘이나 少陽人 輕粉과 같은 작용이 있다고 하였고, 痞悶 또는 滿身瘡이 있는 경우에 적용한다고 하였다. 또한 『東武遺稿·海東』에는 肺의 오래된 병을 없애는 작용을 한다고 하였다. 麝香은 肺의 呼散之氣를 빠르게 소통시키는 작용이 있으므로 急病에 잠시 사용하는 약물로 보인다.

4

太陰人藥方

주요내용

1. 태음인 新定方의 처방구성과 적용병증을 이해한다.
2. 태음인 胃脘受寒表寒病의 처방을 이해한다.
3. 태음인 肝受熱裏熱病의 처방을 이해한다.

태음인약방은 장중경 상한론 중에 실려 있는 태음인경험 방약 4方, 당송명 3대 의가 저술 중에 실려 있는 태음인경험 방약 9方, 새로이 만들어 태음인병에 응용할 수 있는 新定方 24方이 순서대로 실려 있다.

장중경 상한론 중에 실려 있는 태음인경험 방약 4方은 가감 없이 그대로 기술되어 있는 반면, 당송명 3대 의가 저술 중에 실려 있는 태음인경험 방약 9方은 東武가 가감하여 사용하도록 제시되어 있다. 실제 임상에 활용되는 중요한 방약은 新定方이다.

1. 張仲景 傷寒論中 太陰人病 經驗設方藥 四方

麻 黃 湯	麻黃 三錢 桂枝 二錢 甘草 六分 杏仁 十枚 薑 三片 棗 二枚
桂麻各半湯	麻黃 一錢 五分 白芍藥 桂枝 杏仁 各一錢 甘草 七分 薑 三片 棗 二枚
調胃承氣湯	大黃 四錢 芒硝 二錢 甘草 一錢
大柴胡湯	柴胡 四錢 黃芩 白芍藥 各二錢 五分 大黃 二錢 枳實 一錢 五分

○ 治少陽轉屬陽明 身熱 不惡寒 反惡熱 大便硬 小便赤 譫語 腹脹 潮熱

2. 唐宋明三代醫家著述中 太陰人病經驗行用要藥 九方

石菖蒲遠志散

石菖蒲 遠志 爲細末 每服一錢 酒飮任下 日三 令人 耳目聰明

○ 此方 出於孫思邈千金方書中

1) 新定方 石菖蒲遠志散의 母方에 해당된다.

調中湯

大黃 一錢 五分 黃芩 桔梗 葛根 白朮 白芍藥 赤茯苓 藁本 甘草 各一錢

○ 治夏發燥疫 口乾咽塞

○ 今考更定 此方 當去 白朮 芍藥 茯苓 甘草

1) 調中湯은 熱多寒少湯의 기원에 해당되는 중요한 처방이다. 특히 燥熱證에 사용되는 藁本의 출전에 해당된다.

黑奴丸

麻黃 大黃 各二兩 黃芩 釜底煤 芒硝 竈突墨 樑上塵 小麥奴 各一兩

右爲末 蜜丸 彈子大 每 一丸 新汲水和服 須臾振寒 汗出而解

○ 陽毒及壞傷寒 醫所不治 精魄已竭 心下尙煖 斡開其口 灌藥下咽 卽活

○ 右二方 出於朱肱活人書中

○ 今考更定 此方 當去 芒硝.

生脈散

麥門冬 二錢 人蔘 五味子 各一錢 夏月 代熟水飮之 令人 氣力湧出

○ 今考更定 此方 當去 人蔘

1) 補肺元湯의 기원에 해당되는 중요한 처방이다. 『東醫壽世保元四象草本卷』의 生脈散[229]을 거쳐 補肺元湯으로 발전하였는데, 이 처방은 胃脘寒證에 활용되는 太陰調胃湯, 調胃升淸湯의 처방구성을 이루는 바탕이 된다.

樗根皮丸

樗根白皮 爲末 酒糊和丸

○ 治夢遺 此藥性 凉而燥 不可單服

○ 右二方 出於李梃醫學入門書中

1) 痢疾에 사용되는 新定方 乾栗樗根皮湯의 母方에 해당된다.

---

229 『東醫壽世保元四象草本卷』 14-7 生脈散 麥門冬 三錢 五味子 二錢 桔梗 一錢

二聖救苦丸

大黃 四兩 猪牙皂角 二兩 麵糊和丸 菉豆大 五七十丸 一服卽汗 一汗卽愈

○ 此方 出於龔信萬病回春書中 治天行瘟疫

葛根解肌湯

葛根 升麻 黃芩 桔梗 白芷 柴胡 白芍藥 羌活 石膏 各一錢 甘草 五分

○ 治陽明病 目疼 鼻乾 不得臥

○ 今考更定 此方 當去 柴胡 芍藥 羌活 石膏 甘草

1) 이 처방을 母方으로 하여 『東醫壽世保元·甲午本』葛根解肌湯[230]과 『東醫壽世保元·辛丑本』葛根解肌湯으로 발전하였다. 이 두 처방은 처방명은 동일하나 처방구성이 달라 구분이 필요하다. 그래서 각각 '갑오본 갈근해기탕', '신축본 갈근해기탕' 으로 구분하여 부르며, 일반적으로 '葛根解肌湯' 이라 하면 '신축본 갈근해기탕' 을 이른다.

牛黃淸心丸

山藥 七錢 甘草炒 五錢 人蔘 蒲黃 神麴竝炒 各二錢 五分 犀角 二錢 大豆黃卷炒 肉桂 阿膠炒 各一錢 七分 白芍藥 麥門冬 黃芩 當歸 白朮 防風 朱砂水飛 各一錢 五分 柴胡 桔梗 杏仁 白茯苓 川芎 各一錢 三分 牛黃 一錢 二分 羚羊角 龍腦 麝香 各一錢 雄黃 八分 白蘞 乾薑炮 各七分 金箔 一百四十箔 內四十箔爲衣 大棗 二十 枚 蒸取肉 硏爲膏

右爲末 棗膏入煉蜜和勻 每一兩 作十丸 金箔爲衣 每取 一丸 溫水和下

○ 治卒中風 不省人事 痰涎壅塞 精神昏憒 言語蹇澀 口眼喎斜 手足不遂 等證

○ 右二方 出於龔信醫鑑書中

○ 今考更定 此方 當去 白朮 人蔘 甘草 神麴 肉桂 阿膠 芍藥 當歸 川芎 乾薑 大棗 淸蜜 柴胡 茯苓 雄黃 朱砂

1) 新定方 牛黃淸心元의 母方에 해당된다.

麻黃定喘湯

麻黃 三錢 杏仁 一錢 五分 黃芩 半夏 桑白皮 蘇子 款冬花 甘草 各一錢 白果去殼碎炒 二十一箇

○ 黃色歌曰 諸病 原來有藥方 惟愁齁喘難當 病人 遇此仙丹藥服後 方知定喘湯.

○ 此方 出於龔信萬病回春書中 治哮喘神方.

○ 今考更定 此方 當去 半夏 蘇子 甘草.

1) 新定方 麻黃定喘湯의 母方에 해당된다.

---

230 『東醫壽世保元·甲午本』葛根解肌湯 葛根 三錢 升麻 二錢 桔梗 黃芩 杏仁 酸棗仁 白芷 大黃 各一錢

3. 新定 太陰人病 應用要藥 二十四方

■ 太陰調胃湯

薏苡仁 乾栗 各三錢 蘿葍子 二錢 五味子 麥門冬 石菖蒲 桔梗 麻黃 各一錢

1) 太陰調胃湯은 胃脘寒證의 대표 처방이다. 補肺元湯(麥門冬 桔梗 五味子)의 처방 구성을 포함하고 있다.

2) 調胃의 '胃' 는 '胃脘' 을 의미하는 것으로, 胃脘의 呼散之氣를 도와주어 寒症을 해소시키는 작용을 한다.

3) 『東醫四象新編』에 의하면 太陰調胃湯은 여러 가지 變方이 있다. 花惜調胃湯[231] 麻黃調胃湯[232] 固氣調胃湯[233] 升芷調胃湯[234] 承氣調胃湯[235] 經驗調胃湯[236] 升芩調胃湯[237] 調胃續命湯[238] 腎氣調胃湯[239] 등이 있어 다양한 병증에 광범위하게 활용될 수 있는 처방이다.

■ 葛根解肌湯

葛根 三錢 黃芩 藁本 各一錢五分 桔梗 升麻 白芷 各一錢

1) 葛根解肌湯은 肝熱證의 대표 처방이다.

■ 調胃升淸湯

薏苡仁 乾栗 各三錢 蘿葍子 一錢五分 麻黃 桔梗 麥門冬 五味子 石菖蒲 遠志 天門冬 酸棗仁 龍眼肉 各一錢

1) 調胃升淸湯은 太陰調胃湯과 더불어 胃脘寒證의 대표 처방이다. 補肺元湯(麥門冬 桔梗 五味子)의 처방 구성을 포함하고 있다.

2) 調胃升淸湯은 太陰調胃湯에서 蘿葍子 二錢에서 一錢五分으로 줄이고, 遠志 酸棗仁 龍眼肉 各一錢이 加해진 처방이다. 調胃의 작용은 太陰調胃湯과 동일하다. '升淸' 의 작용은 太陰調胃湯과 구별되는데, 보다 더 약해진 胃脘의 呼散之氣를 도와 上焦로 氣液을 呼散시키는 작용을 의미하며, 이를 통해 肺神을 회복시킨다는 의미로 생각된다.

3) 『東醫四象新編』에는 變方으로 經驗升淸湯[240] 杏仁升淸湯[241] 등이 있다.

■ 淸心蓮子湯

蓮子肉 山藥 各二錢 天門冬 麥門冬 遠志 石菖蒲 酸棗仁 龍眼肉 柏子仁 黃芩 蘿葍子 各一錢 甘菊花 三分

---

231 太陰調胃湯 加 民魚膠 또는 民魚脯
232 太陰調胃湯 加 麻黃 三錢
233 太陰調胃湯 加 樗根皮 二錢
234 太陰調胃湯 加 升麻 白芷
235 太陰調胃湯 去 薏苡仁 乾栗 加 乾葛 五錢 大黃 三錢 藁本 二錢
236 太陰調胃湯 去 薏苡仁 蘿葍子 加 海松子 二錢
237 太陰調胃湯 加 升麻 黃芩
238 太陰調胃湯 以藁本 易五味子
239 太陰調胃湯 加 海松子 二錢
240 調胃升淸湯 去 薏苡仁 蘿葍子 加 海松子 二錢
241 調胃升淸湯 去 薏苡仁 蘿葍子 加 杏仁 一錢

■ 麻黃定喘湯

麻黃 三錢 杏仁 一錢五分 黃芩 蘿葍子 桑白皮 桔梗 麥門冬 款冬花 各一錢 白果炒黃色 二一箇

1) 麻黃定喘湯은 背傾表病의 처방으로 麻黃發表湯의 變方이다.

■ 麻黃定痛湯

薏苡仁 三錢 麻黃 蘿葍子 各二錢 杏仁 石菖蒲 桔梗 麥門冬 五味子 使君子 龍眼肉 柏子仁 各一錢 乾栗 七箇

1) 麻黃定痛湯은 胃脘寒證의 처방으로 太陰調胃湯의 變方이다.

■ 熱多寒少湯

葛根 四錢 黃芩 藁本 各二錢 蘿葍子 桔梗 升麻 白芷 各一錢

■ 寒多熱少湯

薏苡仁 三錢 蘿葍子 二錢 麥門冬 桔梗 黃芩 杏仁 麻黃 各一錢 乾栗 七箇

1) 寒多熱少湯은 長感病의 대표 처방이다. 乾栗 七箇는 三錢으로 사용한다.

■ 葛根承氣湯

葛根 四錢 黃芩 大黃 各 二錢 桔梗 升麻 白芷 各一錢

本方 加大黃 二錢則 名曰 葛根大承氣湯

　　減大黃 一錢則 名曰 葛根小承氣湯

■ 調理肺元湯

麥門冬 桔梗 薏苡仁 各二錢 黃芩 麻黃 蘿葍子 各一錢

1) 調理肺元湯은 長感病에 활용되는 처방으로 병세가 풀린 이후 調理 목적으로 사용한다.

■ 麻黃發表湯

桔梗 三錢 麻黃 一錢五分 麥門冬 黃芩 杏仁 各一錢

1) 麻黃發表湯은 背傾表病 輕症에 해당되는 처방이다.

■ 補肺元湯

麥門冬 三錢 桔梗 二錢 五味子 一錢

加 山藥 薏苡仁 蘿葍子 各一錢 則尤妙

1) 生脈散에서 유래한 처방으로 胃脘寒證에 활용되는 太陰調胃湯, 調胃升淸湯 등의 처방 구성을 이루는 기본 처방이다.

2) '肺元'은 太陰人의 偏小之臟인 肺가 保命之主인 呼散之氣의 根源이라는 의미이다.

■ 鹿茸大補湯

鹿茸 二三四錢 麥門冬 薏苡仁 各一錢五分 山藥 天門冬 五味子 杏仁 麻黃 各一錢

○ 虛弱人 表症寒證多者 宜用

■ 拱辰黑元丹

鹿茸 四五六兩 山藥 天門冬 各四兩 蠐螬 一二兩 麝香 五錢

煮烏梅肉爲膏 和丸梧子大 溫湯下五七十丸 或燒酒下.

○ 虛弱人裏症多者 宜用

1) 이상의 2 처방은 모두 虛勞에 해당되는 병증에 적용되는 처방이다. 鹿茸大補湯은 胃脘寒證의 虛勞에, 拱辰黑元丹은 燥熱證 陰血耗竭證의 虛勞에 사용된다.

2) 拱辰黑元丹과 유사한 처방으로 『東醫壽世保元·甲午本』에 鹿茸大造湯(鹿茸 三錢 天門冬 麥門冬 各二錢 升麻 葛根 杏仁 酸棗仁 黃芩 五味子 各一錢)이 언급되어 있다.

■ 皂角大黃湯

升麻 葛根 各三錢 大黃 皂角 各一錢

○ 用之者 不可過三四貼 升麻三錢 大黃 皂角 同局藥力峻猛故也.

■ 葛根浮萍湯

葛根 三錢 蘿葍子 黃芩 各二錢 紫背浮萍 大黃 各一錢 蠐螬 十箇

○ 治浮腫裏症熱多者 宜用

■ 乾栗蠐螬湯

乾栗 百箇 蠐螬 十箇.

湯服 或 灸食 黃栗 蠐螬 十箇 作末 別用 黃栗湯水 調下

○ 治浮腫表症寒多者 宜用

1) 위의 2 처방은 모두 太陰人 浮腫에 활용되는 처방이다. 葛根浮萍湯은 燥熱證의 浮腫에, 乾栗蠐螬湯은 胃脘寒證의 浮腫에 사용된다.

■ 乾栗樗根皮湯

乾栗 一兩 樗根白皮 三四五錢

○ 治痢疾 或湯服 或丸服而 丸服者 或單用樗根白皮 五錢

1) 여기서 痢疾은 浮腫之漸에 속하는 병증으로(13-36 조문), 胃脘寒證에 해당된다.

■ 瓜蔕散

瓜蔕 炒黃爲末 三五分 溫水調下 或 乾瓜蔕 一錢 急煎湯用

○ 治卒中風 臆膈格格 有窒塞聲 及目瞪者 必可用.

此藥 此病此證 可用 他病他證 必不可用

胸腹痛 寒咳喘 尤忌用. 雖滯食物 不可用此藥 而用他藥

○ 面色靑白而素有寒證 表虛者 卒中風 則當用 熊膽散 牛黃淸心元 石菖蒲遠志散 而不可用瓜蔕散.

■ 熊膽散

熊膽 三五分

溫水調下.

■ 麝香散

麝香 三五分
溫水調下 或溫酒調下.
只擧三五紛則四分在其中

■ 石菖蒲遠志散

遠志 石菖蒲 各一錢 猪牙皂角 並末 三分
溫水調下 或 遠志菖蒲末 溫水調下 皂角末 吹鼻

■ 麥門冬遠志散

麥門冬 三錢 遠志 石菖蒲 各一錢 五味子 五分

■ 牛黃淸心元

山藥 七錢 蒲黃炒 二錢五分 犀角 二錢 大豆黃卷炒 一錢七分 麥門冬 黃芩 各一錢五分 桔梗 杏仁 各一錢三分 牛黃 一錢二分 羚羊角 龍腦 麝香 各一錢 白蘞 七分 金箔七十箔 內二十箔爲衣 烏梅二十枚 蒸取肉硏爲膏 右爲末 烏梅膏和勻 每一兩 作二十丸 金箔爲衣 每取 一丸 溫水和下.

○ 右太陰人藥 諸種 杏仁 去雙仁 去皮尖 麥門冬 遠志 去心 白果 黃栗 去殼 大黃 或酒蒸 或生用 鹿茸 皂角 酥炙 酸棗仁 杏仁 白果 炒用.

[附] 補遺方
葛根蘿蔔子湯
葛根 薏苡仁 各三錢 麥門冬 一錢五分 蘿葍子 桔梗 五味子 黃芩 麻黃 石菖蒲 各一錢

4. 胃脘受寒表寒病 처방

마황 발표탕	마황 정천탕	한다 열소탕	조리 폐원탕	태음 조위탕	마황 정통탕	조위 승청탕	보폐원탕 (산약보폐 원탕)	건율 제조탕	녹용 대보탕	동무선사 사상약성 상험고가
마황1.5	마황3	마황1	마황1	마황1	마황2	마황1			마황1	解肺之表邪
		의이인3	의이인2	의이인3	의이인3	의이인3	(의이인1)		의이인1.5	開肺之胃氣而消食進食
		건율3		건율3	건율3	건율3		건율		開肺之胃氣而消食進食
							(산약1)		산약1	壯肺而有內守之力
	나복자1	나복자2	나복자1	나복자2	나복자2	나복자1.5	(나복자1)			
맥문동1	맥문동1	맥문동1	맥문동2	맥문동1	맥문동1	맥문동1	맥문동3		맥문동1.5	補肺和肺
황금1	황금1	황금1	황금1							收斂肺元
행인1	행인1.5	행인1			행인1				행인1	潤肺痰
길경3	길경1	길경1	길경2	길경1	길경1	길경1	길경2			壯肺而有外攘之勢
				오미자1	오미자1	오미자1	오미자1		오미자1	健肺直肺
				석창포1	석창포1	석창포1				錯綜肺氣 參伍勻調
					용안육1	용안육1				安神定意
						산조인1				安神定意
						천문동1			천문동1	開皮毛
						원지1				醒肺之眞氣
					백자인1					
					사군자1					
	상백피1									潤肺痰
	관동화1									解肺之表邪
	백과									開肺之胃氣而消食進食
									녹용3	
								제조		

단위 : 錢

1) 背傾表病, 長感病

背傾表病과 長感病은 太陰人 表病의 輕重病證에 해당된다. 背表에서 氣液의 呼散이 울체되어 無汗, 惡寒 등의 寒症이 위주로 나타나는데, 아직 胃脘과 肺의 呼散之氣 손상이 심하지 않은 상태이다.

背傾表病의 기본 처방은 麻黃發表湯으로 麻黃, 麥門冬, 黃芩, 杏仁, 桔梗의 약물로 구성되어 있다. 이 구성은 麻黃定喘湯, 寒多熱少湯, 調理肺元湯에 이르기까지 용량의 차이는 있지만 동일하게 사용된다. 長感病에 사용되는 寒多熱少湯에는 薏苡仁, 乾栗이 사용되는데, 이는 胃脘의 呼散之氣의 기능저하로 일부 胃脘寒의 병리작용이 있음을 의미하며, 熱少를 해소하기 위해 黃芩이 사용되고 있다.

2) 胃脘寒證

胃脘寒證은 太陰人 表病의 險危病證에 해당된다. 呼散之氣 손상이 본격적으로 나타나는 단계로 병증이 진행되면 胃脘 뿐만 아니라 肺까지 직접적으로 손상받아 寒症과 더불어 肺燥證이 발생한다. 가장 기본이 되는 처방은 太陰調胃湯으로 薏苡仁, 乾栗, 蘿葍子, 五味子, 麥門冬, 麻黃, 桔梗, 石菖蒲의 약물로 구성되어 있다. 薏苡仁, 乾栗은 胃脘의 呼散之氣를 회복시키고, 麥門冬, 五味子, 桔梗(補肺元湯) 등은 肺元을 도와주는 의미가 있다. 병증이 진행되면서 肺의 呼散之氣 손상이 커져 肺燥證이 심해지게 되면 龍眼肉, 酸棗仁, 遠志, 天門冬 등으로 升淸의 목적을 더한 調胃升淸湯을 활용한다. 呼散之氣의 손상이 심한 虛勞에 해당되는 병증에는 鹿茸, 山藥 등을 가한 鹿茸大補湯을 활용한다.

5. 肝受熱裏熱病 처방

갑오본 갈근해기탕	갈근 해기탕	갈근 승기탕	조각 대황탕	열다 한소탕	청심 연자탕	갈근 부평탕	공진 흑원단	동무선사 사상약성 상험고가
					연자육2			開肺之胃氣而消食進食
					산약2		산약	壯肺而有內守之力
				나복자1	나복자1	나복자2		
					맥문동1			補肺和肺
갈근3	갈근3	갈근4	갈근3	갈근4		갈근3		
황금1.5	황금1.5	황금2		황금2	황금1	황금2		收斂肺元
	고본1.5			고본2				
행인1.5								潤肺痰
길경1	길경1	길경1		길경1				壯肺而有外攘之勢
승마2	승마1	승마1	승마3	승마1				
백지1	백지1	백지1		백지1				
					석창포1			錯綜肺氣 參伍勻調
					용안육1			安神定意
산조인1					산조인1			安神定意
					천문동1		천문동	開皮毛
					원지1			醒肺之眞氣
					백자인1			
					감국0.3			開皮毛
							녹용	
						제조	제조	
							사향	能除肺之久病
대황1		대황2	대황1	(대황1)		대황1		通肺之痢便
		조각1						
						부평1		

단위 : 錢

1) 肝熱證

肝熱證은 太陰人 裏病의 輕重病證에 해당된다. 肝의 氣液吸聚가 과도해짐으로 肝熱이 내부에서 심화되나, 아직 肺의 呼散之氣의 손상이 심하지 않아 肺燥證이 발생하지 않은 단계이다. 기본 처방은 葛根解肌湯으로 葛根, 黃芩, 藁本, 白芷, 升麻, 桔梗의 약물로 구성되어 있는데, 이 약물들은 肝熱을 직접적으로 해소하는데 목적이 있다. 肝熱이 더욱 심해지는 경우에는 大黃, 皂角을 가하거나 葛根과 黃芩 등을 증량하여 활용한다.

2) 燥熱證

燥熱證은 太陰人 裏病의 險危病證에 해당된다. 肝熱의 바탕하에 肺의 呼散之氣가 심한 손상을 받아 肝熱肺燥證의 상태이다. 기본 처방은 熱多寒少湯, 淸心蓮子湯 등이 있다. 熱多寒少, 즉 肝熱證이 肺燥證보다 심한 경우에 적용되는 熱多寒少湯은 肝熱을 해소하기 위해 葛根, 黃芩 등이 증량되고, 동시에 肺燥證을 해소하기 위해 藁本이 증량하고 蘿葍子가 사용된다. 肺燥證이 肝熱證보다 심한 경우에 적용되는 淸心蓮子湯은 蓮子肉, 山藥, 龍眼肉, 酸棗仁, 遠志, 天門冬, 栢子仁 등의 약물을 통해 肺燥의 해소에 더욱 초점이 있다. 呼散之氣의 손상이 가장 심한 燥熱證의 虛勞에는 鹿茸, 山藥 등을 활용한 拱辰黑元丹을 사용한다.

6. 태음인 병증약리 요약

<table>
<tr><th>太陰人</th><th colspan="5">逆(險危)</th><th colspan="4">順(輕重)</th></tr>
<tr><td rowspan="3">胃脘受寒表寒病</td><td colspan="5">胃脘寒證</td><td colspan="2">長感病</td><td colspan="2">背顀表病</td></tr>
<tr><td>鹿茸大補湯</td><td>補肺元湯</td><td>調胃升淸湯</td><td>麻黃定痛湯</td><td>太陰調胃湯</td><td>調理肺元湯</td><td>寒多熱少湯</td><td>麻黃定喘湯</td><td>麻黃發表湯</td></tr>
<tr><td colspan="5">危 → 險</td><td colspan="4">重 → 輕</td></tr>
<tr><td rowspan="3">肝受熱裏熱病</td><td colspan="5">燥熱證</td><td colspan="4">肝熱證</td></tr>
<tr><td colspan="2">拱辰黑元丹</td><td colspan="2">淸心蓮子湯</td><td>熱多寒少湯</td><td>皂角大黃湯</td><td colspan="2">葛根承氣湯</td><td>葛根解肌湯</td></tr>
<tr><td colspan="5">危 → 險</td><td colspan="4">重 → 輕</td></tr>
</table>

- 太陰人 病證은 胃脘受寒表寒病과 肝受熱裏熱病으로 구성되어 表寒病과 裏熱病의 특징이 있으며 각 병증은 順逆病證과 輕重險危病證으로 세분화된다.

- 胃脘受寒表寒病은 勞心焦思(喜性氣)로 인하여 胃脘의 呼散之氣가 손상되어 無汗, 惡寒, 泄瀉 등의 寒症이 나타난다. 치법은 呼散之氣의 회복을 통한 寒症의 해소를 목적으로 한다. 胃脘受寒表寒病에는 順證으로 背顀表病, 長感病, 逆證으로 胃脘寒證이 있다.

① 背顀表病은 上焦의 背表 부위에 해당되는 背顀의 呼散之氣의 부족으로 인하여 身體痛, 惡寒, 無汗, 喘證 등이 나타나며, 輕證에 麻黃發表湯, 重證에 麻黃定喘湯을 사용한다.

② 長感病은 胃脘의 呼散之氣 부족으로 인하여 但惡寒不發熱, 無汗 등 寒多熱少의 증상이 나타나며, 熊膽散, 寒多熱少湯, 調理肺元湯 등을 사용한다.

③ 胃脘寒證은 怔忡, 無汗, 氣短, 結咳의 素病이 나타나며, 泄瀉, 無汗 등의 증상이 나타난다. 또한 咳嗽, 胸腹痛, 久泄-久痢-痲病小便不利-食後痞滿腿脚無力-浮腫의 浮腫之屬 등이 나타난다. 太陰調胃湯, 麻黃定痛湯, 調胃升淸湯, 補肺元湯, 鹿茸大補湯 등을 사용한다.

- 肝受熱裏熱病은 侈樂無厭(樂情氣)으로 인하여 呼散之氣가 약해지고 이와 더불어 肝黨의 과도한 氣液吸聚로 생긴 肝熱症狀 위주로 나타난다. 치법은 肝熱證의 해소를 통해 呼散之氣를 회복시키고 熱症의 해소를 목적으로 한다. 肝受熱裏熱病에는 順證으로 肝熱證, 逆證으로 燥熱證이 있다.

① 肝熱證은 과도한 肝熱로 인하여 陽毒症, 頭痛, 咽喉痛, 目疼, 鼻乾, 不得臥, 體熱, 便閉 등의 증상이 나타나며, 葛根解肌湯, 葛根承氣湯, 皂角大黃湯을 사용한다.

② 燥熱證은 肝熱證과 肺燥證이 동시에 나타나는 肝熱肺燥의 병리현상으로, 面色黃赤黑, 手指焦黑斑瘡病, 飮一溲二證, 陰血耗竭證 등의 증상이 나타난다. 熱多寒少湯, 淸心蓮子湯, 拱辰黑元丹을 사용한다.

※ 태음인 병증 요약

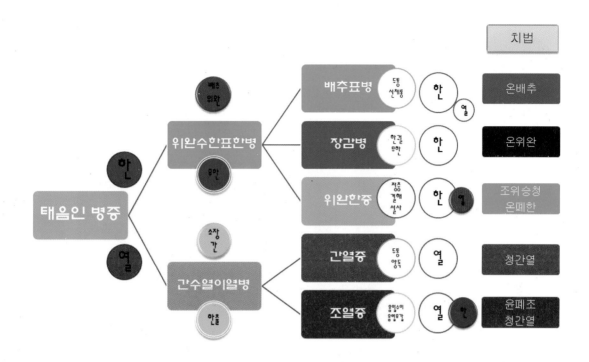

■ 胃脘受寒表寒病 vs 肝受熱裏熱病

胃脘受寒表寒病과 肝受熱裏熱病을 구별함에 있어 우선 病情에 寒熱의 차이가 있다. 胃脘受寒表寒病은 寒症이 있고, 肝受熱裏熱病은 熱症이 있다. 발병부위에 있어서는 胃脘受寒表寒病은 背顧, 胃脘을 중심으로, 肝受熱裏熱病은 小腸, 肝을 중심으로 설명된다. 대표증상에 있어서는 胃脘受寒表寒病은 無汗 위주로, 肝受熱裏熱病은 汗出 위주로 드러난다. 치법에 있어서도 胃脘受寒表寒病은 寒症을 해소시키기 위해 溫法 및 調胃脘 위주로, 肝受熱裏熱病은 淸肝熱 및 潤肺燥 위주로 치료한다.

■ 背顧表病 vs 長感病 vs 胃脘寒證

背顧表病은 頭痛, 身痛, 腰痛 등의 背表 부위의 통증과 惡寒, 無汗, 喘證 등 寒症 위주의 증상이 나타난다. 背顧의 呼散之氣를 회복하기 위해 溫背顧의 치법을 적용한다.

長感病은 惡寒(寒厥)과 無汗 등의 寒多熱少 증상이 나타난다. 胃脘의 呼散之氣를 회복하기 위해 溫胃脘의 치법을 적용한다.

胃脘寒證은 怔忡, 無汗, 氣短, 結咳의 素病과 泄瀉, 無汗, 咳嗽, 胸腹痛, 久泄-久痢-麻病小便不利-食後痞滿腿脚無力-浮腫의 浮腫之屬 등의 증상이 나타난다. 肝熱症狀이 동반된 變證이 생길 수도 있다. 肺元의 呼散之氣를 회복하기 위해 調胃升淸 및 溫肺寒의 치법을 적용한다.

■ 肝熱證 vs 燥熱證

肝熱證은 陽毒症, 頭痛, 咽喉痛, 目疼, 鼻乾, 不得臥, 體熱, 便閉 등의 熱症 위주의 증상이 나타난다. 淸肝熱의 치법을 적용한다.

燥熱證은 面色黃赤黑, 手指焦黑斑瘡病, 飮一溲二證, 陰血耗竭證 등의 증상이 나타난다. 淸肝熱과 潤肺燥의 치법을 적용한다.

▣ 태음인 표리변증 & 순역변증

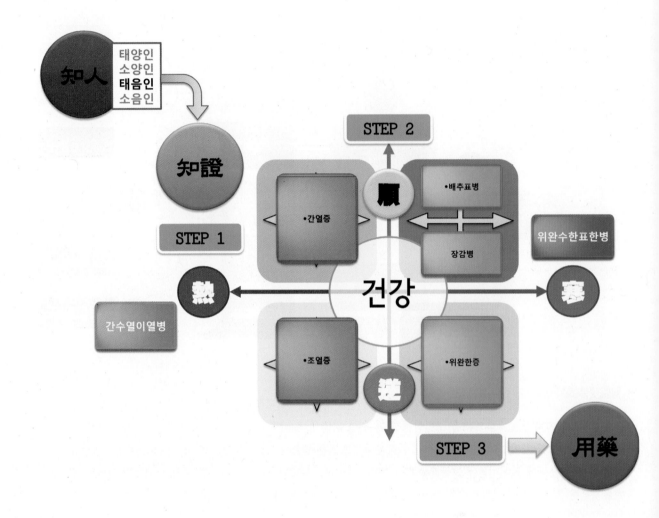

STEP 1

    표리변증 : 한열의 구분을 통하여 胃脘受寒表寒病, 肝受熱裏熱病으로 구분

STEP 2

    순역변증 : 병증의 경중증과 험위증의 구분하게 되며 표리*순역에 따라 4개의 병증군으로 나뉨 즉 背顀表病&長感病, 胃脘寒證, 肝熱證, 燥熱證으로 구분됨

▣ 태음인 경중험위변증 & 용약

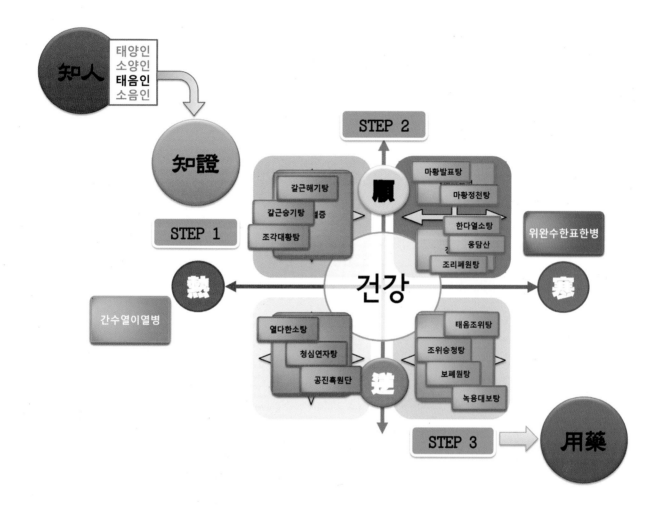

STEP 3

경중험위변증 : 寒熱順逆을 기준으로 용약을 결정

태양인 병증약리

태양인 병증약리는『東醫壽世保元·甲午本』에서 전혀 改抄가 되지 않은 상태로『東醫壽世保元·辛丑本』에 실려 있다. 太陽人病을 外感腰脊病, 內觸小腸病으로 구분하고 있는데, 이 또한『東醫壽世保元·甲午本』의 병증 인식을 바탕으로 한 구분법이다.『東醫壽世保元·甲午本』에서는 아직 기존의 한의학적인 外感-內傷의 병증 구분 시각을 완전히 벗어나지 못하고 있다. 즉, 風寒暑濕의 外邪로 인하여 發熱惡寒을 주증상으로 하는 병증군을 모두 外感-表病으로, 飮食所傷의 內傷으로 痞滿, 腹痛, 便秘, 泄瀉를 주증상으로 하는 병증군을 모두 內觸-裏病으로 구분하고 있다. 그러므로 태양인 병증약리에서 서술된 내용은 아직『東醫壽世保元·辛丑本』의 병증인식으로 정리되지 못한 내용이므로, 이러한 점을 충분히 감안하여 살펴보아야 한다. 향후 태양인 병증약리의 새로운 表裏病 인식의 발전을 기대해 본다.

外感腰脊病

1. 外感腰脊病의 의미, 발생기전, 치법을 이해한다.
2. 解㑊證의 증상, 치법, 처방을 이해한다.

1. 外感腰脊病의 의미

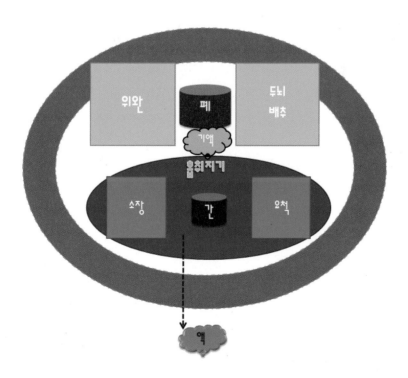

外感腰脊病은 風寒暑濕의 外邪로 인하여 腰脊(太陽人의 偏小之臟인 肝黨의 背表 부위)에 外感의 병리기전을 통하여 생기는 表病이다. 腰脊 부위를 중심으로 해서 나타나는 解㑊證과, 解㑊證 발병 이전까지는 頭痛, 發熱과 같은 熱症이 주로 나타난다. 太陽人의 表病은 哀性氣의 작용으로 肝黨의 氣液吸聚之氣가 약해져서 발생하는 병이다.

2. 外感腰脊病 Preview

조문번호	내용
14-1~4	解㑊證

3. 解㑊證

> **14-1**
> 內經曰 尺脈이 緩澁을 謂之解㑊이니라
> 釋曰 尺爲陰部니 肝腎이 主之하니 緩爲熱中이오 澁爲亡血 故로 謂之解㑊이라
> 解㑊者는 寒不寒 熱不熱 弱不弱 壯不壯하야 寧不可名이니 謂之解㑊也라

14-1 내경(內經)에 말하기를 척맥(尺脈)이 완삽(緩澁)한 것을 일러 해역(解㑊)이라 한다. 해석하여 말하면, 척맥(尺脈)은 음부(陰部)가 되고 간과 신이 주한다. 완(緩)은 열중(熱中)한 것이고 삽(澁)은 망혈(亡血)이기 때문에 해역(解㑊)이라 일컬은 것이다. 해역(解㑊)이라는 것은 추운 듯하나 춥지 않고 더운 듯하나 덥지도 않고 약한 듯하나 약하지 않고 씩씩한 듯하나 씩씩하지도 않으니, 이 괴상함을 무엇이라 이름 할 수 없어서 해역(解㑊)이라 일컬은 것이다.

참조
① 『素問』平人氣象論
臂多青脈, 曰脫血. 尺脈緩澁, 謂之解㑊. 安臥脈盛謂之脫血. 尺澁脈滑, 謂之多汗. 尺寒脈細, 謂之後泄. 脈尺麤常熱者, 謂之熱中.
② 『東醫寶鑑』 雜病 虛勞 解㑊證
內經曰尺脉緩澁 謂之解㑊 釋曰尺爲陰部 肝腎主之 緩爲熱中 澁爲無血 故 謂之解㑊 解㑊者寒不寒 熱不熱 弱不弱 壯不壯 寧不可名 謂之解㑊也
③ 『東醫壽世保元・甲午本』14-1

> **14-2**
> 靈樞曰 髓傷則消爍 胻痠 體解㑊然 不去矣 不去 謂不能行去也.

14-2 영추(靈樞)에 말하기를 골수(骨髓)가 상하면 말라 종아리가 저리고 몸이 해역(解㑊)하여서 가지를 못한다. 가지 못한다는 것은 걸어서 가지 못한다는 것을 일컬은 것이다.

참조
① 『素問』刺要論
刺骨, 無傷髓, 髓傷則銷鑠胻酸, 體解㑊然不去矣
② 『東醫寶鑑』 雜病 虛勞 解㑊證
髓傷則消爍 胻痠 體解㑊然 不去矣 不去 謂不能行去也〈靈樞〉
③ 『東醫壽世保元・甲午本』14-2

> **14-3**
> 論曰 此證은 卽 太陽人 腰脊病 太重證也니라 必戒深哀 遠嗔怒 修清定 然後에 其病이 可愈니
> 此證은 當用 五加皮壯脊湯이니라

14-3 이 증은 곧 태양인의 요척(腰脊)병으로 아주 중한 증이니 반드시 너무 슬퍼함을 경계(警戒)하고 성내는 것을 멀리하며 마음을 태평하게 하여야 그 병이 가히 나을 수 있다. 이 증에는 마땅히 오가피장척탕(五加皮壯脊湯)을 쓸 것이다.

참조 ① 『東醫壽世保元・甲午本』14-3

14-4
解㑊者는 上體完健而 下體解㑊이나 然이나 脚力이 不能行去也而 其脚이 自無麻痺腫痛之證이오 脚力이 亦不甚弱하나니
此가 所以弱不弱 壯不壯 寒不寒 熱不熱而 其病이 爲腰脊病也라
有解㑊證者는 必無大惡寒發熱 身體疼痛之證也니
太陽人이 若有大惡寒發熱 身體疼痛之證則 腰脊表氣가 充實也니 其病을 易治오 其人이 亦完健이니라

14-4 해역(解㑊)이라는 것은 상체(上體)는 완전히 건강하나 하체(下體)가 해역(解㑊)하여 다리 힘이 걸어갈 수 없는 것이다. 그러나 그 다리가 마비(麻痺), 종통(腫痛)의 증은 없는 것이며 다리의 힘도 심히 약한 것은 아니니, 이것은 약한 듯하나 약하지 않고 실한 듯하나 실하지도 않고 추운 듯하나 춥지 않고 더운 듯하나 더운 것도 아니니 이 병은 요척(腰脊)의 병이 된다. 해역의 증의 경우는 반드시 심하게 오한하거나 발열 또는 신체동통(身體疼痛) 등의 증상은 없다. 태양인이 만약 심한 오한이나 발열 또는 신체동통 등 증상이 있다면 이것은 요척(腰脊)의 표기(表氣)가 충실한 것이다. 이 병은 쉽게 치료되며 그 사람도 역시 완전하게 건강하다.

참조　①『東醫壽世保元·甲午本』14-4

강설　14-1~2
　① 14-1에서 解㑊證의 원인을 熱中과 亡血로 설명하고 있으며, 脈의 緩澁을 통해 알 수 있다. 熱中을 太陽人의 병리와 연관지어 설명하면, 胃脘의 과도한 氣液陽溫之氣의 呼散을 의미하는 것으로 보인다. 亡血은 少陰人의 亡陽證, 少陽人의 亡陰證과 유사하게 太陽人에서는 亡血證이라 언급되고 있다. 여기서 血의 의미는「臟腑論」의 肝黨과 연관된다. 太陽人은 肺大肝小한 장국을 가지고 있고, 氣液의 吸聚之氣가 부족하기 때문에 肝黨에 속하는 血이 부족해지는 것을 의미한다.『醫學入門』에서는 解의 의미를 풀어져서 죽 늘어진다(肌肉解散), 㑊은 근불속골(筋不束骨)로 설명하고 있는데, 곧 筋肉의 기능적 저하로 인한 증상을 의미한다. 筋 또한「臟腑論」에 의하면 肝黨에 속하는 인체 부위에 해당된다.
　② 解㑊證의 증상은 근육의 기능적 저하로 인한 증상은 분명하지만, 비특이적으로 寒熱虛實에 해당되는 증상이 전혀 동반되지 않는 특징을 가지고 있다.

14-3
　① 解㑊證은 外感腰脊病의 重證이다. 腰脊은 태양인의 偏小之臟인 肝黨의 背表 부위에 해당된다. 병인에 해당되는 심욕의 조절이 반드시 필요한데, 深哀(哀性氣)와 嗔怒(怒情氣)를 경계해야 하며, 五加皮壯脊湯을 사용해야 한다.

14-4
　① 解㑊證은 상체는 튼튼한데 하체는 죽 늘어져서 힘을 못 쓰며 脚力이 약해져서 오랫동안 걷지를 못한다. 그러나 麻痺腫痛之證과 같은 동반증상이 없는 것이 특징적이다. 해역은 감각이 떨어지거나(麻), 저리거나(痺), 붓거나(腫), 아픈 것(痛)이 없고, 弱도 아니고 壯도 아니고 寒도 아니고 熱도 아니다. 즉 한열허실의 증상이 불분명하다는 의미이다.
　② 解㑊證에서는 반드시 惡寒發熱, 身體疼痛 증상이 없어야 하며, 만약 惡寒發熱이 있다면 腰脊 부위에 表氣가 충실한 증상이므로 쉽게 낫는다고 하였다. 그러므로 오히려 태양인에서 惡寒發熱 身體疼痛이 있으면 병은 병이지만 이 병을 解㑊證이라고 진단할 수 없다. 그러므로 외감요척병의 重證에 해당되는 병이 解㑊證이다.

内觸小腸病

주요내용

1. 内觸小腸病의 의미, 발생기전, 치법을 이해한다.
2. 噎膈反胃證의 병리, 증상, 치법, 처방을 이해한다.
3. 解㑊證과 噎膈反胃證의 원인을 이해한다.
4. 太陽人의 건강지표를 이해한다.

1. 内觸小腸病의 의미

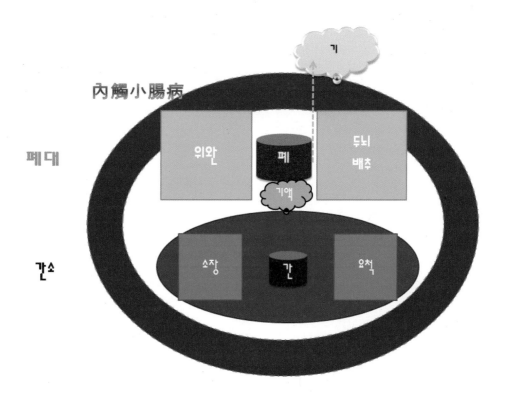

內觸小腸病은 飮食으로 인한 內傷으로 인하여 小腸(太陽人의 偏小之臟인 肝黨의 腹裏 부위)에 內觸의 병리기전을 통하여 생기는 裏病이다. 胃脘-小腸의 腹裏 부위를 중심으로 해서 나타나는 噎膈反胃證과, 噎膈反胃證이 발생하기 전까지는 腹痛, 泄瀉, 自利과 같은 寒症이 주로 나타난다. 太陽人의 裏病은 哀情氣의 작용으로 肝黨의 氣液吸聚之氣가 약해지고 胃脘에서 氣液呼散이 과도해져서 발생하는 병이다.

2. 內觸小腸病 Preview

조문번호	내용
15-1~5	噎膈反胃證
15-6	解㑊證과 噎膈證의 輕重 및 兼證
15-7	噎膈反胃證의 病因
15-8~9	噎膈反胃證의 기전과 특징
15-10	解㑊證 및 噎膈證의 輕重과 養生
15-11	太陽人의 건강지표

3. 噎膈反胃證

15-1

朱震亨曰 噎²⁴²膈反胃之病은 血液이 俱耗하야 胃脘이 乾枯니
　其枯在上近咽則 水飮可行이나 食物難入하며 入亦不多니 名之曰 噎이오
　其枯在下近胃則 食難可入이나 難盡入胃하며 良久復出이니 名之曰 膈하며 亦曰 反胃라
　大便秘少 若羊屎然하니 名雖不同이나 病出一體니라
又曰 上焦噎膈은 食下則 胃脘이 當心而痛타가 須臾에 吐出하며 食出 痛乃止하고
　　中焦噎膈은 食物이 可下나 難盡入胃하며 良久에 復出하고
　　下焦噎膈은 朝食暮吐하며 暮食朝吐니
氣血이 俱虛者는 口中에 多出沫이라 但見沫出者는 必死오 大便如羊屎者는 難治오 不淡飮食者도 難治니라

15-1 주진형(朱震亨)이 말하기를 열격(噎膈), 반위(反胃)의 병은 혈(血)과 액(液)이 같이 소모되어서 위완(胃脘)이 건조하여지는 것이다. 그 건조한 것이 위에 있어서 목구멍에 근접하면 물은 넘길 수 있으나 음식물은 들어가기가 어려우며 또한 많이 들어가지도 못하니 이것을 말하여 열(噎)이라고 하고, 그 건조한 것이 아래에 있어서 위(胃)와 근접하면 음식을 넘기기가 어렵고 위(胃)에 들어가도 오래지 않아 다시 나오니 이것을 말하여 격(膈)이라 하며 또한 말하여 반위(反胃)라 한다. 대변이 마르고 적으며 마치 양의 똥과 같으니 이름이 비록 같지 않으나 병은 한 곳에서 나온 것이다. 또 말하기를 상초의 열격(噎膈)은 음식물이 내려가면 위완으로부터 가슴에까지 치받쳐서 아프다가 잠시 후에 토하게 되니 음식물이 나오면 아픈 것이 곧 멎고, 중초의 열격은 음식물은 아래로 내려가나 위(胃)에 들어가기가 어렵고 얼마 후에 다시 나온다. 하초의 열격은 아침에 먹으면 저녁에 토하고 저녁에 먹으면 아침에 토한다. 기혈이 모두 허한 경우는 입안에서 거품을 많이 토하므로 다만 거품이 많이 나오는 것이 보이는 경우는 반드시 죽는다. 대변이 양의 똥과 같은 경우도 치료하기 어렵고, 음식을 담백하게 먹지 않는 경우도 치료하기 어렵다.

참조

① 『丹溪心法附餘』 痰門 翻胃
　翻胃卽膈噎 膈噎乃翻胃之漸 發揮備言 年高者不治 糞如羊屎者 斷不可治 大腸無血故也 … 氣血俱虛者 口中多出沫
② 『丹溪醫集』「丹溪手鏡」噎膈
　大槪因津血俱耗 胃脘亦枯 在上近咽之下 水飮可行 食物難入 間或可入 入亦不多 曰噎 其槁在下 與胃爲近 食雖可進 難盡入胃 良久復出 曰膈 卽翻胃也 大便秘如羊屎 小便熱 各雖不同 病則一也
③ 『東醫寶鑑』雜病 嘔吐 噎膈反胃病因
　血液俱耗 胃脘乾槁 其槁在上近咽 之下 水飮可行 食物難入 間或可入 入亦不多 名之曰噎 其槁在下與胃相近 食雖可入 難盡入胃 良久復出 名之曰膈 亦曰反胃 大便秘少 若羊屎然名雖不同 病出一體. 其槁在賁門 食下則 胃脘當心而痛 須臾 吐出食出 痛乃止 此上焦之噎膈也 或食物可下 難盡入胃 良久復出 中焦之噎膈也 其或朝食暮吐 暮食朝吐 其槁在關門此 下焦之噎膈也〈丹心〉
④ 『東醫壽世保元·甲午本』15-1

15-2

張鷄峯曰 噎은 當是神思間病이니 惟內觀自養이라야 可以治之니라

15-2 장계봉(張鷄峯)이 말하기를 열(噎)은 당연히 신(神)과 사(思) 사이의 병이니 오직 안을 살펴서 스스로 자양(滋養)해야만 가히 치료할 수 있다.

242　噎:목멜 열, 목멜 일

참조
① 『東醫寶鑑』 雜病 嘔吐 噎膈反胃病因

張鷄峯曰 噎 當是神思間病 惟內觀自養 可以治之 其言深中病情〈丹心〉

② 『東醫壽世保元·甲午本』15-2

15-3

龔信醫鑑曰 反胃也 膈也 噎也는 受病이 皆同하니 噎膈之證은 不屬虛 不屬實 不屬冷 不屬熱이오

乃神氣中 一點病耳니라

15-3 공신(龔信)의 의감(醫鑑)에 말하기를 반위(反胃), 격(膈), 열(噎)이 병이 되는 것은 모두 같은데, 열격(噎膈)의 증은 허에 속하지 않고 실에도 속하지 않고 냉에 속하지 않고 열에도 속하지 않으니 곧 신기(神氣) 중의 한 가지 병이다.

참조
① 『古今醫鑑』 翻胃

夫翻胃者 朝食而暮吐 暮食而朝吐 或食已卽吐者是也 膈噎者 謂五膈五噎也 五膈 憂 恚 寒 熱 氣也 五噎 憂 思 怒 食 氣也

② 『東醫寶鑑』 雜病 嘔吐 噎膈反胃病因

噎膈有五 五膈者 憂恚寒熱氣也 在心脾之間 上下不通 或結於咽喉 時覺有所妨碍 吐之不出 嚥之不下 由氣鬱痰結而然 五噎者 憂食勞氣思也 飮食卒然阻滯而不下 反胃也 膈也 噎也 受病皆同〈醫鑑〉 / 膈噎之證 不屬虛 不屬實 不屬冷 不屬熱 乃神氣中 一點病耳〈醫林〉

③ 『東醫壽世保元·甲午本』15-3

15-4

論曰 此證은 卽 太陽人 小腸病 太重證也라 必 遠嗔怒 斷厚味 然後에 其病이 可愈니

此證에 當用 獼猴藤植腸湯이니라

15-4 이 증은 곧 태양인의 소장병(小腸病)이 아주 중한 증이니, 반드시 진노(嗔怒)를 멀리하고 기름진 음식을 끊은 후에야 그 병이 나을 것이다. 이 증에는 마땅히 미후등식장탕(獼猴藤植腸湯)을 써야 한다.

참조
① 『東醫壽世保元·甲午本』15-4

15-5

食物이 自外入而 有所妨碍 曰噎이오

自內受而 有所拒格 曰膈이오

朝食暮吐 暮食朝吐 曰反胃라

然이나 朝食而暮吐하며 暮食而朝吐者는 非全食皆吐也오

有所妨碍而 拒格於胃之上口者는 經宿而 自吐也則 反胃에 亦 噎膈也라

盖 噎膈者는 胃脘之噎膈也며 反胃者는 胃口之噎膈也니 同是一證也라

有噎膈證者는 必無腹痛 腸鳴 泄瀉 痢疾之證也니

太陽人이 若有腹痛 腸鳴 泄瀉 痢疾之證則 小腸裏氣가 充實也니 其病은 易治오 其人이 亦完健이니라

15-5 음식물이 밖으로부터 들어오는 데에 방해받는 바가 있는 것을 열(噎)이라고 말하고, 안으로부터 받아들이는 데 막히는 바가 있는 것을 격(膈)이라고 말하며, 아침에 먹은 것을 저녁에 토하고 저녁에 먹은 것을 아침에 토하는 것을 반위(反胃)라고 말한다. 그

러나 아침에 먹은 것을 저녁에 토하고 저녁에 먹은 것을 아침에 토하는 것은 먹은 것을 모두 토하는 것은 아니고, 방해받는 바가 있어서 위(胃)의 상구(上口)에서 막혀서 체류되었던 음식물이 저절로 토하여지는 것이니 반위(反胃)도 역시 열격이다. 대개 열격은 위완의 열격이며 반위는 위구(胃口)의 열격이나 다 같은 병증이다. 열격의 증이 있는 경우는 반드시 복통, 장명(腸鳴), 설사, 이질(痢疾)의 증은 없다. 태양인이 만약 복통, 장명, 설사, 이질의 증이 있다면 소장의 리기(裏氣)가 충실한 것이니 그 병은 쉽게 치료되고 그 사람은 역시 완전히 건강하다.

참조 ① 『東醫壽世保元·甲午本』15-5

강설

15-1

① 噎膈反胃證은 血液이 모손되고 胃脘이 乾枯해져 생긴다. 앞서 解㑊證과 같이 血의 문제로 설명하고 있다. 胃脘은 肺黨에 속하는데 氣液陽溫之氣의 呼散이 과도해서 乾枯해진다. 氣液의 呼散이 과도해짐으로 인하여 대변양이 적어지고 염소똥처럼 나오며, 입 안에 거품과 같은 침이 많아지게 된다.

15-2~4

① 噎膈反胃證의 원인으로 神思間病, 神氣中一點病이라고 하여 神과의 관련성이 있는 조문을 인용하고 있다. 「臟腑論」의 神氣血精 중 神은 肺黨에 해당하는 개념으로서 과도한 氣液의 呼散으로 인하여 神의 문제가 발생한다고 본 것이다. 『東醫壽世保元四象草本卷』에서는 太陽人의 이러한 神의 문제를 恍惚이라는 용어로 표현하고 있다[243].

② 噎膈反胃證은 內觸小腸病에서 重證에 해당되므로 심욕의 조절과 더불어 음식에까지 주의를 요한다. 嗔怒(怒情氣)를 조심하고 기름진 음식을 끊고 淡白한 음식을 섭취하라고 하였다. 이렇듯 心慾의 조절과 음식섭취의 주의를 당부한 병증으로 陰虛午熱證이 있는데, 噎膈反胃證과 더불어 險危證에 해당되는 병증이다.

15-5

① 噎膈反胃證의 증상을 噎, 膈, 反胃로 구분하여 설명 가능하지만 모두 동일한 증상이다. 음식이 들어가자마자 나오거나 들어갈 때부터 잘 안 들어가는 것을 噎이라 하고, 들어갔는데 속에서 위로 치받쳐서 올라오는 것을 膈이라 하고, 아침에 먹었는데 저녁에 토하거나 저녁에 먹었는데 아침에 토하는 것을 反胃라고 한다. 이 증상 모두 식도-위장의 상부 위장관 증상으로 연하장애, 오심, 구토, 소화불량 등의 증상군을 의미한다.

② 噎膈反胃證은 반드시 腹痛 腸鳴 泄瀉 痢疾 등의 증상이 없어야 한다. 만약 있다면 小腸 裏氣가 충실한 증상이므로 쉽게 낫는다고 하였다. 그러므로 오히려 태양인에서 腹痛 腸鳴 泄瀉 痢疾 등이 있으면 병은 병이지만 이 병을 噎膈反胃證이라고 진단할 수 없다. 그러므로 內觸小腸病의 重證이 바로 噎膈反胃證이다.

---

243 『東醫壽世保元四象草本卷』10-4 肝魂淫則恍惚作也

4. 解㑊證과 噎膈證의 輕重 및 兼證

15-6

解㑊 噎膈은 俱是重證而 重證之中에 有輕重之等級焉하니

解㑊而 無噎膈則 解㑊之輕證也오

噎膈而 無解㑊則 噎膈之輕證 也라

若解㑊에 兼噎膈하며 噎膈에 兼解㑊則 其爲重險之證을 不可勝言而 重險中에 又有輕重也니

太陽人 解㑊噎膈이 不至死境之前에는 起居飮食이 如常하야 人必易之하야 視以例病 故로 入於危境而 莫可挽回也라

余가 稟臟太陽人으로 嘗得此病하야 六七年 嘔吐涎沫하여 數十年 攝身하야 倖而免夭하고 錄此 以爲太陽人 有病者 戒하노니

若 論治法컨데 一言弊曰 遠嗔怒而已矣니라

15-6 해역과 열격은 모두 중증이지만 중증 중에서도 경중의 차이가 있으니, 해역만 있고 열격이 없으면 해역의 경증이고 열격만 있고 해역이 없으면 열격의 경증이다. 만약 해역에 열격을 겸하거나 열격에 해역을 겸한다면 그것이 위험한 증이라는 것을 더 말할 여지가 없으나 위험한 증에도 역시 경중이 있으니, 태양인의 해역 열격은 사경(死境)에 이르기 전에는 기거(起居)와 음식(飮食)이 여전하므로 사람들이 반드시 쉽게 생각하고 보통의 병으로 보기 때문에 위경(危境)한 지경에 들어가서는 구원할 수 없다. 나는 본래 체질이 태양인인데 일찍이 이 병을 앓아 6~7년간 연말(涎沫)을 토하다가 수십 년 동안 몸을 섭양하여 다행히 요절을 면하였으니 이것을 기록하여 태양인으로서 병든 경우에 경계하도록 한다. 만약 치법을 논한다면 한마디로 말하여 진노(嗔怒)를 멀리하라고 할 따름이다.

참조 ① 『東醫壽世保元·甲午本』15-6

강설 여기서부터 解㑊證과 噎膈反胃證의 表裏病을 동시에 설명하고 있는 부분으로 「太陽人 泛論」으로 구분이 가능하다.

解㑊證과 噎膈證은 모두 重證이다. 解㑊證에 噎膈證을 兼하거나 噎膈證에 解㑊證을 兼하면 險危證이다.

太陽人에서 解㑊證, 噎膈反胃證 모두 죽을 지경에 이르기 전까지는 식사와 생활이 거의 평상시와 다름이 없다. 그러므로 이러한 病證이 한번 발생하면 치료가 힘들다. 惡寒發熱이나 腹痛泄瀉가 있으면 表裏氣가 충실한 가벼운 병이기 때문에 쉽게 치료가 가능하다.

東武 자신이 太陽人으로 태어나 噎膈反胃證에 걸려 6-7년 동안 계속 침이나 거품이 입으로 올라오는 증상이 있었으나 수십년 동안 섭생을 잘 해서 다행히 요절은 면하였다고 한다. 태양인병에서 가장 중요한 치법을 단 한마디로 하자면 '遠嗔怒하라' 즉 怒情氣의 조절을 강조하고 있다. 解㑊證, 噎膈反胃證이 생기면 그만큼 치료가 어렵기 때문에 평소 心慾의 조절을 강조하고 있는 것이다.

5. 噎膈反胃證의 病因

> **15-7**
> 太陽人은 意强而操弱하니
> 意强則 胃脘之氣 上達而 呼散者 太過而 越也오
> 操弱則 小腸之氣 中執而 吸聚者 不支而 餒也니
> 所以 其病이 爲噎膈反胃也니라

15-7 태양인은 의지(意志)가 강하고 조행(操行)이 약하다. 의지가 강하면 위완의 기가 위로 올라가서 호산(呼散)하는 것이 많아져서 넘친다. 조행(操行)이 약하면 소장의 기운이 가운데 뭉쳐서 흡취(吸取)되는 것이 부족하여 위축된다. 이러한 병을 일러 열격반위(噎膈反胃)라 한다.

참조
① 『東醫壽世保元·甲午本』15-7
② 『東醫壽世保元』「性命論」1-20
驕心 驕意也 矜心 矜慮也 伐心은 伐操也 夸心은 夸志也
「臟腑論」4-14
津海 藏意 膏海 藏慮 油海 藏操 液海 藏志.

강설 意와 操는「性命論」과「臟腑論」에 나오는 용어로 각각 肺黨, 肝黨과 관련된다. 意가 강하면 胃脘에서 위로 올라가서 呼散하는 기운이 太過해지고, 操가 약하면 小腸에서 가운데에서 吸聚하는 기운이 매우 약해지므로 噎膈反胃證이 발생하게 된다. 앞서 神의 문제로 설명된 내용과 연계성을 가지는 것으로 생각된다.

6. 噎膈反胃證의 기전과 특징

> **15-8**
> 問 朱震亨論 噎膈反胃 曰 血液俱耗하고 胃脘乾枯하야 食物難入이라하니 其說이 如何오
> 曰 水穀이 納於胃而 脾가 衛之하며 出於大腸而 腎이 衛之하나니
> 脾腎者는 出納水穀之府庫而 迭爲補瀉者也오
> 氣液이 呼於胃脘而 肺가 衛之하며 吸於小腸而 肝이 衛之하나니
> 肺肝者는 呼吸氣液之門戶而 迭爲進退者也라
> 是故로 少陽人 大腸 出水穀 陰寒之氣가 不足則 胃中 納水穀 陽熱之氣가 必盛也오
>   太陽人 小腸 吸氣液 陰凉之氣가 不足則 胃脘 呼氣液 陽溫之氣가 必盛也니
> 胃脘 陽溫之氣가 太盛則 胃脘血液이 乾枯는 其勢 固然也라 然이나 非但乾枯而然也오
> 上呼之氣가 太過而 中吸之氣가 太不支故로 食物이 不吸入而 還呼出也니라

15-8 어떤 사람이 묻기를 주진형(朱震亨)이 열격(噎膈)과 반위(反胃)에 대해 논하여 말하기를 혈(血)과 액(液)이 모두 소모되고 위완(胃脘)이 건조하여 마르게 되어 음식물이 들어가기 어렵다고 하니 그 말이 어떠한 것인가?
대답하기를 수곡(水穀)은 위에 들어갈 때는 비가 보위하며 대장에서 나갈 때는 신이 보위하니 비와 신이라는 것은 수곡이 나가

고 들어오는 창고로서 교대로 보태고 빠지는 것이다. 기액(氣液)은 위완에서 내보낼 때는 폐의 보위를 받고 소장에서 흡수될 때는 간의 보위를 받으니 폐와 간은 기액을 호흡하는 문호(門戶)로서 교대로 들어오고 나가는 것이다. 그러므로 소양인은 대장에서 내보내는 수곡의 음한(陰寒)한 기가 부족하기 때문에 위중(胃中)으로 들어오는 수곡의 양열(陽熱)한 기가 반드시 성하고, 태양인은 소장에서 흡수되는 기액의 음량(陰凉)한 기가 부족하기 때문에 위완에서 내보내는 기액의 양온(陽溫)한 기가 반드시 성하다. 위완의 양온한 기가 너무 성하면 위완의 혈과 액이 건조하여 마르게 되는 것은 당연한 이치이다. 그러나 비단 건조하여 마르게 되어서만이 아니라 위로 내보내는 기가 너무 과도하여 안으로 흡수되어지는 기가 너무 부족하게 되니 음식물이 흡인(吸引)되지 못하고 다시 나오는 것이다.

참조 ① 『東醫壽世保元 · 甲午本』15-8

15-9
或曰 朱震亨所論 噎膈反胃者 安知非少陰少陽太陰人病而 吾子가 必名目曰 太陽人病이라하며
內經所論 解㑊者 安知非少陰少陽太陰人病而 吾子가 必名目曰 太陽人病이라하니 莫非牽强附會耶아 願聞其說하노라
曰 少陽人이 有嘔吐則 必有大熱也오
   少陰人이 有嘔吐則 必有大寒也오
   太陰人이 有嘔吐則 必病愈也니
今此 噎膈反胃는 不寒 不熱 非實 非虛則 此 非太陽人病而 何也오
解㑊者는 上體完健而 下體가 解㑊然 䯒痠 不能行去之謂也니
少陰少陽太陰人이 有此證則 他證이 疊出而 亦必無寒不寒 熱不熱 弱不弱 壯不壯之理矣리라

15-9 어떤 사람이 또 묻기를 주진형(朱震亨)이 논한 열격과 반위라는 것이 어떻게 소음인, 소양인, 태음인의 병이 아니라는 것을 알고 당신이 반드시 태양인의 병이라고 지명하였으며, 내경에서 논한 해역이라는 것이 어떻게 소음인, 소양인, 태음인의 병이 아니라는 것을 알고 당신은 반드시 태양인의 병이라고 지명하였는가? 말을 억지로 끌어다가 그럴 듯하게 꾸며낸 것이 아니냐? 원컨데 그 설명을 듣고 싶다.
답하기를 소양인이 구토가 있다면 반드시 높은 열이 있고, 소음인이 구토가 있다면 반드시 대한(大寒)이 있고, 태음인이 구토가 있다면 반드시 병이 낫는다. 지금 이 열격과 반위가 차지도 않고 덥지도 않고 실(實)하지도 않고 허(虛)하지도 않으니 이것이 태양인의 병이 아니고 무엇이랴? 해역이라는 것은 상체(上體)는 건강하나 하체(下體)가 해역하여 종아리가 시리고 걸어가지 못하는 것을 이르는 것으로 소음인, 소양인, 태음인이 이러한 증이 있다면 다른 증이 겹쳐질 것이고, 또한 반드시 추운 듯하나 춥지 않고 더운 듯하나 덥지 않고 약한 듯하나 약하지 않고 실한 듯하나 실하지 않을 이치가 없을 것이다.

참조 ① 『東醫壽世保元 · 甲午本』15-9

15-8

　　朱震亨이 噎膈反胃證을 설명하면서 血液 耗損과 胃脘 乾枯로 표현하였는데, 이에 대해 東武가 설명하고 있는 부분이다.
　　水穀이 胃에 들어가게 되면 이것을 脾가 保衛하고, 大腸에서 水穀이 나가게 되는데 이것을 腎이 保衛한다. 그러므로 脾腎은 水穀을 出納하는 창고 역할을 하게 된다. 그래서 서로 번갈아 補瀉가 이루어진다. 氣液이 胃脘에서 呼하게 되면 이것을 肺가 保衛하고, 氣液이 小腸에서 吸하는게 되면 이것을 肝이 保衛한다. 그러므로 肺肝은 氣液을 呼吸하는 출입구가 된다. 그래서 서로 번갈아 進退가 이루어진다.
　　여기서 胃脘胃小腸大腸의 四腑와 肺脾肝腎의 四臟의 관련성을 엿볼 수 있는데, 四臟이 보다 더

상위의 중추적인 기능을 하는 개념으로서 四腑의 水穀出納과 氣液呼散의 하위 기능을 保衛하는 역할을 한다. 그러므로 보다 근원적인 肺脾肝腎의 四臟에는 '元'을 붙여 肺元 등으로 표현이 된다. 또한 소음인에서의 脾-胃, 소양인에서 腎-大腸, 태음인에서 肺-胃脘의 관계를 미루어 알 수 있다.

「四端論」에서도 脾腎과 肺肝의 기능에 관해 동일한 표현이 있다[244]. 水穀之氣의 出納과 관련된 脾腎, 氣液之氣의 呼吸과 관련된 肺肝으로 구분하여 설명하다. 그러므로 脾胃의 水穀之氣를 중심으로 설명되어지는 少陰人 少陽人의 병증약리는 水穀之氣의 寒熱升降으로 설명되어진다. 肺肝의 氣液之氣를 중심으로 설명되어지는 太陰人 太陽人 병증약리는 氣液之氣의 內外緩束으로 설명되어진다.

少陽人은 大腸에서 水穀의 寒氣를 내보내는 것이 부족하고 胃에서 水穀의 熱氣를 받아들이는 것이 많다. 太陽人은 小腸에서 氣液의 涼氣를 받아들이는 것(吸)이 부족하고 胃脘에서 氣液의 溫氣를 내보내는 것(呼)이 많다. 그래서 胃脘의 溫氣가 너무 커지게 되면 胃脘의 血液이 건조해진다. 또한 위로 呼散之氣가 많고 가운데에서 吸聚之氣가 부족해져 食物이 흡입되지 못하고 도리어 튀어나오는 것이다. 이게 바로 噎膈反胃證이라고 설명하고 있다.

15-9

解㑊證과 噎膈反胃證은 모두 寒熱虛實이 불분명하다. 만약 少陽人이 嘔吐가 있으면 반드시 大熱로 인한 것이고, 少陰人에서는 大寒, 太陰人에서는 그 병이 낫는다. 少陽人의 大熱과 少陰人의 大寒은 현증으로 드러나는 증상으로서의 寒熱 개념이 아니라 내부적인 병리 개념으로서의 寒熱 개념이다. 태음인이 병 중에 嘔吐가 있게 되면 부족했던 呼散之氣가 회복된 증상의 의미이기 때문에 병이 낫는다고 한 것이다. 단순히 태음에서 구토가 있으면 예후가 좋다는 의미는 아니다. 그러나 噎膈反胃證는 앞서 소음인, 소양인처럼 寒熱도 없고, 태음인처럼 병이 낫는 것도 아니기 때문에 太陽人病이다. 解㑊證도 마찬가지로 少陰人, 少陽人, 太陰人에서 이러한 증상이 있으면 반드시 한열허실의 증상이 동반되어야 하는데 그렇지 않기 때문에 太陽人病이다.

---

244 2-12 肺以呼 肝以吸 肝肺者 呼吸氣液之門戶也 脾以納 腎以出 腎脾者 出納水穀之府庫也

7. 解㑊證 및 噎膈證의 輕重과 養生

15-10
或曰 吾子論 太陽人 解㑊病治法 曰 戒深哀 遠嗔怒 修淸定하라하고
　　　論 噎膈病治法　　　　曰 遠嗔怒 斷厚味하라하니 意者
　太陽人 解㑊病이 重於噎膈病而 哀心所傷者 重於怒心所傷乎아
曰 否라 太陽人 噎膈病이 太重於解㑊病而 怒心所傷者 太重於哀心所傷也니
　　　太陽人 哀心이 深着則 傷表氣하고 怒心이 暴發則 傷裏氣 故로 解㑊表證에 以戒哀遠怒로 兼言之也니라
曰 然則 少陽人 怒性에 傷口膀胱氣하며 哀情이 傷腎大腸氣하고
　　　少陰人 樂性이 傷目脊氣하며 喜情이 傷脾胃氣하고
　　　太陰人 喜性이 傷耳腦顀氣하며 樂情이 傷肺胃脘氣乎아
曰 然하다

15-10 어떤 사람이 또 묻기를 당신이 태양인의 해역병(解㑊病)의 치료법을 논하여 말하기를 깊이 슬퍼함을 경계하고 진노(嗔怒)하는 것을 멀리하며 마음을 수양하여 깨끗하고 바르게 하라 하였고, 열격병(噎膈病)의 치료법을 논하여 말하기를 진노하는 것을 멀리하고 기름진 음식을 끊으라고 하였으니 생각하건대 태양인의 해역병이 열격병보다 중하며 애심(哀心)에 손상된 것이 노심(怒心)에 손상된 것보다 더 중한 것인가?

답하기를 그렇지 않다. 태양인의 열격병은 해역병보다 더욱 중하고 노심(怒心)에 손상을 받은 것이 애심(哀心)에 손상을 받은 것보다 더욱 중하다. 태양인의 애심(哀心)이 심하면 표기(表氣)가 상하고 노심(怒心)이 폭발하면 리기(裏氣)가 상하는 고로 해역의 표증에는 슬퍼함을 경계하고 노여워하는 것을 멀리하라고 겸하여 말한 것이다.

어떤 사람이 묻기를 그러면 소양인의 노성(怒性)은 입과 방광의 기를 상하게 하고 애정(哀情)은 신과 대장의 기를 상하게 하며, 소음인의 락성(樂性)은 눈과 려(脊)의 기를 상하게 하고 희정(喜情)은 비와 위의 기를 상하게 하며, 태음인의 희성(喜性)은 귀와 뇌추의 기를 상하게 하고 락정(樂情)은 폐와 위완의 기를 상하게 하는가?

답하기를 그렇다.

참조 ① 『東醫壽世保元・甲午本』15-10

강설 解㑊證과 噎膈反胃證의 輕重과 心慾과의 관련성을 설명하고 있는 내용이다.

解㑊證은 深哀, 哀心, 즉 哀性氣로 인해 손상된 表病이고, 噎膈反胃證은 嗔怒, 즉 怒情氣로 인해 손상된 裏病이다. 怒情氣로 인한 손상이 哀性氣로 인한 손상보다 심하기 때문에, 噎膈反胃證의 裏病이 解㑊證의 表病보다 심한 병이다. 이를 근거로 表病보다는 裏病이 더 심한 병증임을 알 수 있다.

性氣와 情氣는 모두 四象人의 偏小之臟을 손상시키는데 性氣는 偏小之臟의 背表 부위를, 情氣는 偏小之臟의 腹裏 부위를 손상시킨다.

☞ 表裏病이 발생기전 참조(p.46)

8. 太陽人의 건강지표

15-11

太陽人 大便이 一則 宜滑也오 二則 宜體大而多也며

小便이 一則 宜多也오 二則 宜數也며

面色이 宜白 不宜黑하며

肌肉이 宜瘦 不宜肥하고

鳩尾下에 不宜有塊니 塊小則 病輕而 其塊가 易消오 塊大則 病重而 其塊가 難消니라

15-11 태양인의 대변은 첫째로 활(滑)한 것이 좋고 둘째로 덩어리가 굵고 많은 것이 좋으며, 소변은 첫째로 많은 것이 좋고 둘째로 자주 보는 것이 좋다. 얼굴빛은 흰 것이 좋고 검은 것은 좋지 않으며, 살은 여윈 것이 좋고 살찐 것은 좋지 않다. 구미(鳩尾)아래에 뭉친 것이 있으면 좋지 않으니 덩어리가 작으면 병이 경하며 그 덩어리는 쉽게 없어지나 덩어리가 크면 병이 중하고 그 덩어리가 없어지기 어렵다.

참조　①『東醫壽世保元·甲午本』15-11

강설　태양인의 건강지표를 설명하고 있다.

　태양인은 대변이 묽은 것이 좋고, 굵고 많이 나가야 좋다. 태양인이 병에 걸리면 氣液呼散이 과도해져 대변이 굳어지고 양이 줄면서 마치 염소똥처럼 나오게 된다. 보명지주인 吸聚之氣가 잘 유지가 되면 정상적인 대변이 보게 된다.

　소변은 양이 많은 것이 좋고, 자주 보는 것이 좋다. 소변의 양과 횟수는 小腸에서 吸聚之氣가 잘 유지되는지 엿볼 수 있는 중요한 지표이다.

　얼굴색은 흰 것이 좋고 기육은 마른 것이 좋다. 胃脘에서 氣液의 陽溫之氣가 과도해지면 얼굴색이 赤黑해지므로 좋지 않다.

　鳩尾, 즉 心下에 塊가 있으면 안 좋다. 괴가 크면 아주 심한 병이어서 낫기 어렵다.

太陽人藥方

주요내용

1. 태양인 新定方의 처방구성과 적용병증을 이해한다.
2. 태양인 外感腰脊病과 內觸小腸病의 처방을 이해한다.

　태양인약방은 경험요약 단방 10종과 이천, 공신의 경험요약 2종이 실려 있고, 새로이 만들어 태양인병에 응용할 수 있는 新定方 2方이 순서대로 실려 있다.

1. 本草所載 太陽人病 經驗要藥 單方十種 及 李梴 龔信 經驗要藥 單方二種

○ 本草曰

五加皮	治兩脚疼痺 骨節攣急 痿躄 小兒三歲 不能行 服此 便行走
松節	療脚軟弱
木瓜	止嘔逆 煮汁飲之 最佳
葡萄根	止嘔噦 濃煎取汁 細細飲之 佳
獼猴桃	治熱壅 反胃 取汁服之 藤汁 至滑 主胃閉吐逆 取汁服之 甚佳
蘆根	治乾嘔噦 及五噎 煩悶 蘆根 五兩 水煎 頓服 一升 不過三升 卽差
蚌蛤	治反胃吐食
鯽魚	治反胃
蓴	和鯽魚 作羹食之 主反胃 食不下 止嘔
蕎麥	實腸胃 益氣力
○ 李梴曰 杵頭糠	主噎 食不下 咽喉塞 細糠 一 兩 白粥淸調服

○ 龔信曰 螃蛤　　　　治反胃

1) 이상의 태양인 약물에서 五加皮 松節 木瓜는 『東醫寶鑑』「解㑊門」에서, 葡萄根 獼猴桃 蘆根 蚌蛤 鯽魚 蕁 蕎麥은 『東醫寶鑑』 「嘔吐門」에서 인용된 것이다.

2) 杵頭糠은 절구공이에 묻어있는 여러 가지 곡식의 껍질을 일컫는다.

3) 이외에 『東武遺稿·海東』에 태양인 食物類로 감, 홍귤, 배추 등이 있고[245], 『普濟演說』에 藥種으로 松葉, 大八梢魚(문어), 小八 梢魚(낙지) 등이 있다[246].

245 『東武遺稿·海東』 4-4 [太陽人宜] 柿 柑 櫻 獼猴桃 菘 麵 蚌蛤屬

246 『普濟演說』 太陽人 ○ 藥種 五加皮 木果 靑松節 松葉 葡萄根 盧根 櫻桃肉 蕎麥 獼猴桃 松花 杵頭糠 蚌蛤 鯽魚 蕁 大八梢魚 小八梢魚 菘 大蛤

2. 新定 太陽人病 應用設方藥 二方

■ 五加皮壯脊湯

五加皮 四錢 木瓜 靑松節 各二錢 葡萄根 蘆根 櫻桃肉 各一錢 蕎麥米 半匙

靑松節 闕材則 以好松葉代之.

右方治表證.

 1) 外感腰脊病인 解㑊證에 사용되는 처방이다.

■ 獼猴藤植腸湯

獼猴桃 四錢 木瓜 葡萄根 各二錢 蘆根 櫻桃肉 五加皮 松花 各一錢 杵頭糠 半匙

獼猴桃 闕材則 以藤代之.

右方治裏證.

 1) 內觸小腸病인 噎膈反胃證에 사용되는 처방이다.

○ 凡菜果之屬 淸平疏淡之藥 皆爲肝藥 蛤屬 亦補肝
○ 論曰 藥驗 不廣者 病驗 不廣故也
　　　　太陽人數 從古稀少 故古方書中 所載證藥 亦稀少也
　　　　今 此五加皮壯脊湯 獼猴藤植腸湯 立方 草草 雖欠不博而
　　　　若使太陽人 有病者 因是二方 詳究其理而 又變通置方則 何患乎無好藥哉

1) 야채와 과일의 종류 중에 平淡한 약성을 지닌 약들이 보통 肝藥(太陽人藥)이다. 특히 噎膈反胃證의 '斷厚味' 의 섭생법을 감안
하여 실은 내용으로 보인다.

2) 太陽人 약의 경험이 넓지 못한 것은 太陽人病에 대한 경험이 넓지 못하기 때문이고, 게다가 太陽人의 수가 예로부터 극히 적어
예전 의서에 실려있는 證藥이 희소하기 때문이라고 언급하고 있다.

3) 태양인 처방으로 表病證에 五加皮壯脊湯과 裏病證에 獼猴藤植腸湯의 두 가지 처방만을 제시하고 있다. 또한 두 처방의 약물
구성도 거의 비슷한 부분이 많아 개개 약물에 대해 개별적인 분석을 하기에 어려움이 있다. 처방이나 약에 대한 기술이 부족
하지만 역대의 본초서적 중에서 肝藥에 속하는 단미를 발췌하여 기술하고 있으며, 채소나 과일처럼 淸平疏淡한 성질을 지닌
약이 肝藥에 속한다는 단서를 제시하고 있으므로 후학이 이를 바탕으로 약물과 처방에 대한 연구가 더 진행이 되어야 할 부분
으로 생각된다.

3. 태양인 병증약리 요약

太陽人	逆(險危)		順(輕重)
內觸小腸病	噎膈兼解㑊	獼猴藤植腸湯	噎膈反胃證
	危 險		重 輕
外感腰脊病	解㑊兼噎膈	五加皮壯脊	解㑊證

태양인 병증은 解㑊證으로 대표되는 表病인 外感腰脊病과 噎膈反胃證으로 대표되는 裏病인 內觸小腸病으로 나뉜다. 『東醫壽世保元』에서는 解㑊證만 있고 噎膈證이 없는 경우를 解㑊의 輕症이라 하고, 噎膈證만 있고 解㑊證이 없는 경우를 噎膈의 輕症이라 하였다. 따라서 解㑊證이나 噎膈證만 있는 경우를 태양인 表裏病의 輕重病證으로 볼 수 있고 噎膈證과 解㑊證이 겸해서 나타나는 경우를 表裏病의 險危病證이라 볼 수 있다.

解㑊證은 상체는 튼튼한데 하체는 죽 늘어져서 힘을 못 쓰며 脚力이 약해져서 오랫동안 걷지를 못한다. 그러나 반드시 惡寒發熱, 身體疼痛 증상이 없어 寒熱虛實의 증상이 불분명하다. 哀性氣를 경계하고 五加皮壯脊湯을 사용하여 腰脊의 吸聚之氣를 회복시키는 치법을 사용한다.

噎膈反胃證은 意强操弱과 神의 문제로 인하여 血液이 모손되고 胃脘이 乾枯해져, 噎, 膈, 反胃의 증상이 생기는데 모두 식도-위장의 상부 위장관 증상으로 연하장애, 오심, 구토, 소화불량 등의 증상군을 나타낸다. 이 외에도 대변양이 적어지고 염소똥처럼 나오며, 입 안에 거품과 같은 침이 많아지는 증상도 생긴다. 그러나 반드시 腹痛 腸鳴 泄瀉 痢疾이 없어 寒熱虛實의 증상이 불분명하다. 嗔怒(怒情氣)를 조심하고, 기름진 음식을 끊고 淡白한 음식을 섭취하고, 獼猴藤植腸湯을 사용하여 胃脘의 과도한 氣液呼散을 줄여 小腸의 吸聚之氣를 회복시키는 치법을 사용한다.

Part VI

사상인변증론

四象人辨證論

1. 사상인변증론 개괄

　　四象人을 구분하는데 있어서 證의 구분을 통한 방법이 중요하다는 점을 강조하여 「四象人辨證論」으로 편명을 삼았다. 四象人辨證論은 『東醫壽世保元』의 마지막에 위치하고 있으며, 그 내용은 일종의 부록(appendix)에 해당되는 것으로 보인다. 앞서 사상의학의 원리와 병증약리 등에서 같이 설명하기 힘든 단편적인 내용들이 실려 있기 때문이다. 그 내용을 살펴보면 四象人의 역학적 분포, 體形氣像, 性質材幹, 辨證, 恒心, 특이병증, 完實無病, 四焦病證, 양생법 및 跋文의 순서로 구성되어 있다.

2. 사상인변증론 Preview

조문번호	내용
17-1	四象人의 역학적 분포
17-2~10	四象人의 體形氣像, 性質材幹, 辨證
17-11~13	四象人의 恒心
17-14~15	특이병증
17-16~17	完實無病과 四焦病證
17-18~19	四象人 辨證의 요점
17-20~23	四象人의 養生法
17-24~28	跋文

3. 四象人의 역학적 분포

17-1

太少陰陽人을 以今時目見 一縣萬人數로 大略論之

則太陰人이 五千人也오

少陽人이 三千人也오

少陰人이 二千人也라

太陽人數는 絶少하야 一縣中에 或三四人 十餘人而已니라.

17-1 태소음양인(太少陰陽人)을 오늘까지 관찰한 결과 한 고을에 사람 수가 10,000명이라 하고 대략 논하다면, 태음인이 5,000명이고 소양인이 3,000명이고 소음인이 2,000명이며 태양인의 수는 극히 적어서 한 고을에 3~4명 내지 10여 명에 불과하다.

참조 ① 『東醫壽世保元四象草本卷』9-3

太少陰陽禀賦之人 以今時一縣萬人數斟酌之則 太陰人 五千人也

少陽人 三千人也

少陰人 二千人也

太陽人數 不過四五人已.

② 『東醫壽世保元 · 甲午本』17-1

太少陰陽人 以今時目見 北道山谷一縣萬人數大略論之 則少陽人 五千人也

太陰人 三千人也

少陰人 二千人也

太陽人數 絶少一縣中 或三四人 十餘人而已.

以南中原野一縣萬人數大略論之 則少陽太陰人 各四千人也

少陰人 二千人也

太陽人數 亦絶少一縣中 或三四人 十餘人而已.

강설 사상인의 역학적 분포에 대한 설명이다. 태음인이 50%, 소양인이 30%, 소음인이 20%이며 태양인은 그 수가 매우 드물다고 하였다. 사상인 분포는 『東醫壽世保元』의 출전에 따라 분포비율을 달리 언급하고 있다.

저서	지역	사상인, N(%)			
		태음인	소양인	소음인	태양인
『東醫壽世保元四象草本卷』		5000(50)	3000(30)	2000(20)	4~5(0.04~0.05)
『東醫壽世保元·甲午本』	北道山谷	3000(30)	5000(50)	2000(20)	3~10(0.03~0.10)
	南中原野	4000(40)	4000(40)	2000(20)	3~10(0.03~0.10)
『東醫壽世保元·辛丑本』		5000(50)	3000(30)	2000(20)	3~10(0.03~0.10)

이러한 내용이 四象人辨證論의 서두에 있는 점은 특기할 만한데, 아마 東武는 이러한 역학적 분포야말로 사상인을 구분할 수 있는 출발점으로 생각한 것으로 보인다. 실제 임상에서도 이러한 분포비율을 감안하여 知人의 출발점으로 삼는다. 단순한 사상인의 분포비율 외에도 성별과 나이에 따른 사상인 분포

비율(韓國人의 四象人 分布에 관한 研究 참조)까지 감안하여 知人의 출발점을 삼게 되면 보다 효과적인 임상접근이 될 수 있다.

● 韓國人의 四象人 分布에 관한 研究[247]

경희의료원 부속 동서종합건강진단센터에서 2003년 1월부터 2003년 6월까지 QSCC II+와 四象體質專攻 專門醫에 의해 體質診斷을 받은 1,423명을 연구 대상으로 하여 四象人의 분포를 分析하여 다음과 같은 결과를 얻었다.

1. 연구대상자들은 전체 1,423명, 남자 704명(49.5%), 여자 719명(50.5%)으로서 연구대상자들의 남녀 비는 비슷하였다. 연구대상자들의 전체 평균 연령은 46.3±11.4세였으며, 남자 평균 연령이 45.4± 11.3세로 여자 평균 연령 47.1±11.4세보다 유의하게 낮았다.

연구대상자의 평균연령

Sex	Constitution, mean±S.D.(yr)				F-value*
	Taeumin	Soyangin	Soeumin	Total	
Male	44.1±11.1[a]	47.2±11.0[a]	45.1±12.0	45.4±12.3	5.95**
Female	49.6±10.6[b]	46.3±11.5[c]	44.3±11.7[bc]	47.1±11.4	16.48**
Total	46.8±11.2[b]	46.9±11.2[c]	44.5±11.8[bc]	46.3±11.4	5.36**

*p values are calculated by one-way ANOVA test
**p<0.01
[a] Taeumin group and Soyangin group are statistically different by Scheffe's multiple comparisons test
[b] Taeumin group and Soeumin group are statistically different by Scheffe's multiple comparisons test
[c] Soyangin group and Soeumin group are statistically different by Scheffe's multiple comparisons test

2. 연구대상자들의 체질분포를 분석한 결과, 전체적으로 太陰人 46.9%(667명), 少陽人 29.1%(414명), 少陰人 24.0%(342명)이었는데, 남자의 경우 太陰人 48.2%(339명), 少陽人 37.9%(267명), 少陰人 13.9%(98명)이었고, 여자의 경우 太陰人 45.6%(328명), 少陽人 20.4%(147명), 少陰人 33.9%(244명)인 것으로 나타나 성별에 따라 四象人의 분포가 유의한 차이를 나타내었다(p<0.001).

247 이태규, 황민우, 함통일, 이수경, 최봉근, 고병희, 송일병. 韓國人의 四象人 分布에 관한 研究. 사상체질의학회지. 2005;17(3):12-21.

연구대상자의 일반적 특성

Variables	Male				Female				Total			
	Sasang Constitution, No(%)			x^2 value*	Sasang Constitution, No(%)			x^2 value*	Sasang Constitution, No(%)			x^2 value*
	Taeumin	Soyangin	Soeumin		Taeumin	Soyangin	Soeumin		Taeumin	Soyangin	Soeumin	
Education(yr)				16.148†				39.083†				21.251†
≦6	17(5.6)	15(6.4)	6(6.4)		83(29.7)	27(19.7)	41(19.7)		100(17.1)	42(11.3)	47(15.6)	
7~12	135(44.1)	141(60.3)	45(47.9)		153(54.8)	81(59.1)	87(41.8)		288(49.2)	222(59.8)	132(43.7)	
≧13	154(50.3)	78(33.3)	43(45.7)		43(15.4)	29(21.2)	80(38.5)		197(33.7)	107(28.8)	123(40.7)	
Total	306(100.0)	234(100.0)	94(100.0)		279(100.0)	137(100.0)	208(100.0)		585(100.0)	371(100.0)	302(100.0)	
Smoking history				10.960*				6.668				82.257†
Never	95(28.3)	63(24.0)	40(41.2)		291(92.4)	119(85.6)	223(92.9)		386(59.3)	182(45.4)	263(78.0)	
Ex-Smoker	54(16.1)	51(19.5)	13(13.4)		4(1.3)	3(2.2)	2(0.8)		58(8.9)	54(13.5)	15(4.5)	
Current Smoker	187(55.7)	148(56.5)	44(45.4)		20(6.3)	17(12.2)	15(6.3)		207(31.8)	165(41.1)	59(17.5)	
Total	336(100.0)	262(100.0)	97(100.0)		315(100.0)	139(100.0)	240(100.0)		651(100.0)	401(100.0)	337(100.0)	
Drink history				3.161				4.488				42.301†
Never & Quit	62(18.3)	47(17.9)	25(25.8)		188(59.5)	75(54.0)	155(64.9)		250(38.2)	122(30.3)	180(53.6)	
Current Drinker	276(81.7)	216(82.1)	72(74.2)		128(40.5)	64(46.0)	84(35.1)		404(61.8)	280(69.7)	156(46.4)	
Total	338(100.0)	263(100.0)	97(100.0)		316(100.0)	139(100.0)	239(100.0)		654(100.0)	402(100.0)	336(100.0)	
Exercise				4.809				2.564				11.324†
No	157(53.2)	98(45.8)	47(58.8)		144(60.5)	62(54.4)	129(63.5)		301(56.5)	160(48.8)	176(62.2)	
Yes	138(46.8)	116(54.2)	33(41.3)		94(39.5)	52(45.6)	74(36.5)		232(43.5)	168(51.2)	107(37.8)	
Total	295(100.0)	214(100.0)	80(100.0)		238(100.0)	114(100.0)	203(100.0)		533(100.0)	328(100.0)	283(100.0)	

* calculated by chi square test
**p<0.05, †p<0.01

3. 2000년 우리나라의 20세 이상 70세 미만 인구를 표준인구로 하여 직접표준화한 결과, 우리나라의 四象人의 분포는 전체적으로 太陰人 45.4%, 少陽人 28.2%, 少陰人 26.4%로 추정되었고, 남자의 경우 太陰人 50.8%, 少陽人 35.1%, 少陰人 14.1%로 추정되었으며, 여자의 경우 太陰人 39.5%, 少陽人 21.0%, 少陰人 39.4%로 추정되었다.

사상인 분포

Age(yr)	Male			Female			Total		
	Sasang Constitution, No(%)			Sasang Constitution, No(%)			Sasang Constitution, No(%)		
	Taeumin	Soyangin	Soeumin	Taeumin	Soyangin	Soeumin	Taeumin	Soyangin	Soeumin
20-29	33(4.7)	15(2.1)	9(1.3)	13(1.8)	12(1.7)	30(4.2)	46(3.2)	27(1.9)	39(2.7)
30-39	85(12.1)	57(8.1)	20(2.8)	47(6.5)	28(3.9)	56(7.8)	132(9.3)	85(6.0)	76(5.3)
40-49	117(16.6)	84(11.9)	30(4.3)	93(12.9)	47(6.5)	66(9.2)	210(14.8)	131(9.2)	96(6.7)
50-59	66(9.4)	58(8.2)	27(3.8)	109(15.2)	39(5.4)	65(9.0)	175(12.3)	97(6.8)	92(6.5)
60-69	38(5.4)	53(7.5)	12(1.7)	66(9.2)	21(2.9)	27(3.8)	104(7.3)	74(5.2)	39(2.7)
Total	339(48.2)	267(37.9)	98(13.9)	328(45.6)	147(20.4)	244(33.9)	667(46.9)	414(29.1)	342(24.0)
ASR*	(50.8)	(35.1)	(14.1)	(39.5)	(21.0)	(39.4)	(45.4)	(28.2)	(26.4)

* Age·sex-adjusted standardization rate(Standard population was Korean population at 2000)

4. 四象人의 體形氣像, 性質材幹, 辨證

17-2

太陽人의 體形氣像은 腦顀之起勢 盛壯 而腰圍之立勢 孤弱하고

少陽人의 體形氣像은 胸襟之包勢 盛壯 而膀胱之坐勢 孤弱하고

太陰人의 體形氣像은 腰圍之立勢 盛壯而 腦顀之起勢 孤弱하고

少陰人의 體形氣像은 膀胱之坐勢 盛壯 而胸襟之包勢 孤弱하니라.

17-2 태양인의 체형기상은 뇌추(腦顀)의 기세가 웅장하고 허리의 서있는 형세가 연약하다. 소양인의 체형기상은 흉금(胸襟)의 벌어진 형세가 웅장하고 방광(膀胱)의 좌세(坐勢)가 연약하다. 태음인의 체형기상은 허리 주의의 서 있는 형세가 웅장하고 뇌추의 기세가 연약하다. 소음인의 체형기상은 방광의 좌세가 웅장하고 흉금의 벌어진 형세가 연약하다.

참조 ① 『東醫壽世保元 · 甲午本』17-2

강설 體形은 四焦의 형상으로 물리적인 길이 또는 부피를 의미한다.(腦顀 · 胸襟 · 腰圍 · 膀胱은 四焦의 部位)

氣像은 형상이 반영되어 나타나는 기운의 강약을 의미하며 '勢'의 盛壯과 孤弱으로 표현하고 있다. 따라서 體形氣像은 四焦의 물리적인 발달 정도와 여기서 나오는 기세를 모두 포함하는 개념이다.

四象人의 體形氣像은 모두 臟局大小에 따른 四焦의 强弱으로 설명되어지고 있다. 임상에서 體形氣像을 통해서 四象人을 구분하는 것(知人)은, 體形氣像의 强弱을 판단함으로써 四象人의 臟局大小를 추정해 나가는 과정에 해당된다. 그러므로 體形氣像은 知人의 한 가지 방법에 해당된다.

사상인	기상		四臟의 기운
태양인	起勢	폐부위(상초)가 발달한 기상	肺氣直而伸
소양인	包勢	비부위(중상초)가 발달한 기상	脾氣栗而包
태음인	立勢	간부위(중하초)가 발달한 기상	肝氣寬而緩
소음인	坐勢	신부위(하초)가 발달한 기상	腎氣溫而畜

17-3

太陽人의 性質은 長於疏通 而材幹이 能於交遇하고

少陽人의 性質은 長於剛武 而材幹이 能於事務하고

太陰人의 性質은 長於成就 而材幹이 能於居處하고

少陰人의 性質은 長於端重 而材幹이 能於黨與니라.

17-3 태양인의 성질은 소통하는 것이 장점이며 재간(材幹)은 교우(交遇)에 능하다. 소양인의 성질은 용감한 것이 장점이며 재간은 사무(事務)에 능하다. 태음인의 성질은 성취하는 것이 장점이며 재간은 거처(居處)에 능하다. 소음인의 성질은 단정한 것이 장점이며 재간은 당여(黨與)에 능하다.

참조 ① 『東醫壽世保元 · 甲午本』17-3

강설　性質材幹은 四象人의 天稟에 따라 외적으로 다르게 발현되는 기질을 의미한다.

四象人의 性質에 관한 내용은「擴充論」에서 사상인의 本性에 관한 내용과 연관시켜 볼 수 있다[248].

四象人의 材幹은 人事와 관련하여 설명되어진「擴充論」의 내용과 연관시켜 볼 수 있다[249].

17-4

太陽人의 體形은 元不難辨 而人數稀罕故로 最爲難辨也니

其體形이 腦頷之起勢强旺하며 性質이 疏通하며 又有果斷하고

其病은 噎膈 反胃 解㑊證이니 亦自易辨 而病未至重險之前에는 別無大證하야 完若無病壯健人也라

17-4　태양인의 체형은 원래 감별하기 어렵지 않으나 사람 수가 드물기 때문에 가장 감별하기 어려운 것이다. 그 체형은 뇌추의 기세가 웅장하고 성질은 활발하며 또 과단성이 있고 그 병은 열격(噎膈) 반위(反胃) 해역(解㑊) 등 증이 있으니 역시 스스로 변증하기가 쉬우나 병이 중험증에 이르기 전에는 별로 큰 증세가 없으며 아무 병이 없고 건강한 사람 같다.

참조　①『東醫壽世保元·甲午本』17-4

강설　태양인의 진단이 어려운 이유를 서술하고 있다. 體形과 性質은 특징적이라 원래 구분하기 쉽지만, 사람 수가 적고 심한 병증으로 진행되기 전까지는 나타나는 증상이 없기 때문에 구분하기 어렵다.

태양인 體形에 대한 설명과 性質이 疏通한다는 부분은 앞서 17-2,3 조문과 동일하다. 性質에서 果斷性이 있다고 하였는데, 이는 太陽人은 타고난 知性으로 是非之心에 능하여 도덕적인 善惡을 잘 구분하는 날카로움(利)이 있다는 의미의 果斷性을 일컫는다.

17-5

少陰人 老人이 亦有噎膈하니 不可誤作太陽人治니라.

17-5　소음인 노인도 또한 열격증이 있으니 태양인으로 오진하고 치료하지 말아야 한다.

참조　①『東醫壽世保元·甲午本』17-4

248　『東醫壽世保元』「擴充論」3-11
　　　太陽人 雖至愚 其性 便便然猶延納也 雖至不肖 人之善惡 亦知之也.
　　　少陽人 雖至愚 其性 恢恢然猶式度也 雖至不肖 人之知愚 亦知之也.
　　　太陰人 雖至愚 其性 卓卓然猶敎誘也 雖至不肖 人之勤惰 亦知之也.
　　　少陰人 雖至愚 其性 坦坦然猶撫循也 雖至不肖 人之能否 亦知之也.
249　『東醫壽世保元』「擴充論」3-3
　　　太陽之脾 能勇統於交遇 而太陽之肝 不能雅立於黨與
　　　少陰之肝 能雅立於黨與 而少陰之脾 不能勇統於交遇
　　　少陽之肺 能敏達於事務 而少陽之腎 不能恒定於居處
　　　太陰之腎 能恒定於居處 而太陰之肺 不能敏達於事務.

강설 소음인에서도 태양인의 噎膈證과 유사한 嘔吐가 있는데, 여기에는 반드시 大寒이 있다. 소음인의 경우 이러한 嘔吐는 胸結咳 또는 寒實結胸에 해당되는 증상으로 太陰證-痞滿에 해당되는 병증이 많으므로 桂枝半夏生薑湯 등을 다용한다.

17-6
太陽女 體形이 壯實 而肝小脇窄하야 子宮不足故로 不能生産이니
以六畜玩理 而太陽牝牛馬 體形壯實 而亦不生産者하니 其理를 可推니라.

17-6 태양인 여자는 체형이 건장하고 실하나 간이 적고 협부가 좁아서 자궁이 부족하므로 아이를 낳을 수 없으니 육축(六畜)으로써 말하면 태양의 암소와 말은 체형이 건장하고 실하나 역시 생산치 못하는 것은 그 이치가 동일한 것이다.

참조 ① 『東醫壽世保元・甲午本』17-5

강설 四焦 가운데 中下焦 부위는 肝黨에 해당되는데, 肺大肝小한 太陽人 여자의 경우는 생식기의 기능이 떨어져 출산이 어렵다. 肝黨은 血과 관련되어 남성과 여성의 생식기와 관련된 장국으로 본다.

17-7
少陽人의 體形은 上盛下虛하며 胸實足輕하야 剽銳好勇 而人數가 亦多하야 四象人中에서 最爲易辨이니라.

17-7 소양인의 체형은 위가 성하고 아래가 허하며 가슴이 실하고 발이 가벼워 매우 날카롭고 용기를 좋아하며 사람 수도 또한 많으니 사상인(四象人) 중에 가장 감별하기가 쉬운 것이다.

참조 ① 『東醫壽世保元・甲午本』17-6

강설 脾大腎小한 소양인의 體形氣像은 上盛下虛하여 가슴(中上焦)은 튼튼하고, 발걸음(下焦)은 가벼워서 동작이 날렵하고 용감하다. 그리고 그 사람 숫자 또한 많기 때문에 사상인 중 가장 구분하기 쉽다.

17-8
少陽人이 或有短小靜雅하야 外形이 恰似少陰人者하니 觀其病勢寒熱하야 仔細執證이오 不可誤作少陰人治니라.

17-8 소양인도 혹 몸이 작고 적으며 성질이 조용하고 아담하여 외형이 소음인과 흡사한 자가 있으니, 그 병세의 한열(寒熱)을 보아 자세히 집증(執證)할 것이며 잘못 소음인으로 알고 치료하지 말 것이다.

참조 ① 『東醫壽世保元・甲午本』17-7

강설 사상인 가운데 체구가 작고 키가 작으며, 조용하고 아담한 외형을 가지고 있는 사람은 보통 少陰人이

다. 그러나 少陽人 가운데 그 특성(胸實足輕, 剽銳好勇)이 나타나지 않고 마치 소음인처럼 보이는 경우도 있다. 이런 경우에는 病의 寒熱을 자세히 집중하여 소음인으로 오치하지 말 것을 언급하고 있다. 즉, 知人하는데 있어서 體形氣像, 性質材幹, 容貌詞氣 등의 방법을 사용하지만, 病證의 특성이 知人보다 더 중요한 방법임을 강조하고 있는 것이다.

임상에서 少陽人 가운데 마치 少陰人의 外形을 가지고 있는 경우는 寒症과 食滯痞滿 등의 증상이 나타나는 脾受寒表寒病의 身寒腹痛亡陰證에서 다수 보이는 경향이 있다.

17-9

太陰少陰人 體形이 或略相彷佛하야 難辨疑似而 觀其病證 則必無不辨이니

太陰人이 虛汗 則完實也오	少陰人이 虛汗 則大病也며
太陰人이 陽剛堅密 則大病也오	少陰人이 陽剛堅密 則完實也며
太陰人이 有胸膈怔忡證也오	少陰人이 有手足悗亂證也며
太陰人이 有目眥上引證하고 又有目睛內疼證也오	少陰人 則無此證也며
少陰人이 平時呼吸이 平均 而間有一太息呼吸也오	太陰人 則無此太息呼吸也며
太陰人은 瘧疾惡寒中에 能飮冷水하고	少陰人은 瘧疾惡寒中에 不飮冷水하며
太陰人 脈은 長而緊하고	少陰人脈은 緩而弱하며
太陰人 肌肉은 堅實하고	少陰人 肌肉은 浮軟하며
太陰人 容貌詞氣는 起居有儀 而修整正大하고	少陰人 容貌詞氣는 體任自然 而簡易小巧니라.

17-9 태음인과 소음인의 체형이 혹은 서로 비슷하여 가리기 어렵다. 그러나 그 병증을 관찰하면 반드시 구별하지 못할 것이 없다. 태음인이 허한(虛汗)이 있으면 완실(完實)한 소음인이 허한이 있으면 큰 병이다. 태음인이 피부가 강하고 견밀(堅密)하면 큰 병이고 소음인이 피부가 강하고 견밀하면 완실할 것이다. 태음인은 흉격정충증(胸膈怔忡證)이 있고 소음인은 수족문란증(手足悗亂證)이 있다. 태음인은 목자(目眥)가 위로 당기는 증이 있으며 또 안구내통증이 있고 소음언은 이런 증이 없다. 소음인은 평시에 호흡이 고르나 간혹 큰 한숨을 쉬는 일이 있고 태음인은 이렇게 큰 한숨을 쉬는 일이 없다. 태음인은 학질(瘧疾) 오한(惡寒) 중에도 능히 냉수를 마시나 소음인은 학질 오한 중에 냉수를 마시지 못 한다. 태음인의 맥은 장(長)하고 긴(緊)하나 소음인의 맥은 완(緩)하고 약(弱)하다. 태음인의 기육(肌肉)은 견실하나 소음인의 기육은 부드럽다. 태음인은 용모, 말하는 기운, 생활이 의젓하고 잘못을 고쳐 바로잡으며 사사로움이 없고 소음인은 용모, 말하는 기운, 동작이 자연스럽고 간편하면서 약간 교묘하다.

참조 ① 『東醫壽世保元・甲午本』17-8

 강설 　太陰人과 少陰人의 체형이 비슷하여 知人이 어려운 경우 病證을 근거로 知人해야 함을 강조하고 있다. 17-7,8과 같은 맥락이다.

태음인	소음인
허한(땀이 많이 나는 것) : 완실무병(汗液通暢)	허한 : 脾弱을 의미
陽剛堅密 : ① 주리 치밀해서 땀이 나지 않는 것으로서, 호산지기가 약해진 것을 의미한다. ② 성기능이 잘 유지된다.	陽剛堅密 : ① 땀이 안 나는 것은 脾陽이 잘 유지되는 것이다.
胸膈怔忡症 : 恒心(17-11)과 관련하여 怯心이 物化되어 발생한 大病에 해당된다.	手足悗亂證 : 손발이 떨리고 힘이 없는 증상으로 不安定之心과 관련된다.
目眥上引證, 目睛內疼 : 눈자위가 당기는 것 같고 눈알이 빠지는 듯한 통증으로 肝熱症狀에 해당된다.	太息呼吸 : 한숨을 잘 쉬는 것
학질오한 중이더라도 냉수를 마실 수 있음	불음냉수 : 신대비소한 장국으로 인해 수곡열기보다 수곡한기가 태과하기 쉽기 때문이다.
脈 : 長緊	脈 : 緩弱
肌肉堅實 : 주리가 치밀하지 않고 기육이 두꺼운 특징을 의미한다.	浮軟 : 피부가 부드럽고 주리가 치밀한 특징을 의미한다.
容貌詞氣 : 항상 의젓하고 무게감이 있고 중후하다. 공명정대해 보인다.	容貌詞氣 : 꾸밈이 없고 자연스러우며, 短少靜雅하다.

* 容貌는 얼굴 생김새를 의미하며, 생김새에서 느껴지는 전체적인 기운(形氣色澤)까지 포함하는 개념이다.
* 詞氣는 말하는 기운으로 목소리의 높이, 말투 등에서 느껴지는 기운을 의미한다.

17-10

少陰人의 體形이 矮短而 亦多有長大者하야 或有八九尺長大者하며
太陰人의 體形이 長大而 亦或有六尺矮短者하니라.

17-10 소음인은 체형이 왜단(矮短)하나 장대(長大)하여 8–9척이 되는 자도 있으며, 태음인은 체형이 장대하나 6척이 되는 왜단한 자도 있다.

참조   ① 『東醫壽世保元 · 甲午本』17-9

강설   사상인의 체형은 知人의 절대적인 기준이 되지 못한다. 왜냐하면 예외적인 경우가 많기 때문이다. 따라서 知人을 위해서는 體形氣像, 容貌詞氣, 性質材幹, 病證 등의 여러 방법들을 종합하여 판단해야 한다.

少陰人에서 혹 長大한 사람이 있지만 보통 瘦瘠한 경우가 많으며, 太陰人에서 혹 矮短한 사람이 있지만 보통 肥滿한 경우가 많다.

5. 四象人의 恒心

17-11
太陰人은 恒有怯心하니 怯心이 寧靜則 居之安 資之深而 造於道也오
　怯心이 益多則 放心桎梏而 物化之也라
若怯心이 至於怕心則 大病이 作而怔忡也니 怔忡者는 太陰人病之重證이니라.

17-11 태음인은 항상 겁내는 마음이 있으니 겁내는 마음이 안정되고 고요하면 거처가 편안하며 실력이 축적되어서 도덕에 나아갈 것
이고, 겁내는 마음이 더욱 많아지면 방심(放心)에 속박되어 물화(物化)가 이루어진다. 만약 겁내는 마음이 두려운 마음에 이르게
되면 큰 병이 발생하여 정충이 될 것이니 정충증은 태음인병에서 중증이다.

참조　①『東醫壽世保元・甲午本』17-10

강설　恒心은『大學』의 正心에서 발전한 개념으로서 단순한 心의 차원에서 설명되던 것에서 사상의학에서
는 性氣, 情氣의 개념이 포함된 것으로 볼 수 있다. 즉, 性氣와 情氣의 기의 방향을 조절함으로 항심이 안
정될 수 있다고 본 것이다. 사상인의 恒心은 심에 進擧靜處나 雌雄內守外勝의 기의 방향 개념이 들어가
며, 그 자체로서 선악의 가치 개념은 없으나 조절되지 않을 경우에는 물화되어 인체에 병리적인 요소로
작용하게 된다.
　大病은 恒心이 物化되어 발생하는 것으로 심의 상태가 신에 영향을 미치는 대표적 병증으로, 사상의학
병증관에서 心身病證 인식의 핵심으로 매우 중요한 개념이다. 심의 상태가 조절되지 않으면 形化될 수 있
으며, 形化된 것은 신체적인 질병을 유발할 수 있다고 하였다. 이러한 恒心은 性氣와 情氣를 통해 조절할
수 있다.『草本卷』에서 肺脾肝腎의 意魄魂志 기능이 장애를 받을 경우 怔忡, 悗亂, 恍惚, 健忘의 증상이
나타난다고 하였다. 이러한 증상들을 태소음양인과 연결하지는 않았으나 사상인 변증론의 내용과 비교
하여 유추한다면 각각의 대병은 편소지장의 기능이 취약해져 발생하는 것으로 볼 수 있다. 따라서 태음
인의 怔忡은 肺神, 소양인의 健忘은 腎精, 소음인의 悗亂은 脾氣, 태양인의 恍惚은 肝血의 부족으로 발생
한 것이다.
　태음인의 怯心은 항상 밖을 살피지 못해서 생기는 마음이다. 겁심이 점점 많아지면 放心이 되고 이것
이 몸까지 영향을 주게 되면 怕心, 가슴이 두근거리는 怔忡이 발생한다. 이러한 怯心이 잘 안정되면 肺神
이 조화롭게 유지된다.

17-12
少陽人은 恒有懼心하니 懼心이 寧靜則 居之安 資之深而 造於道也오
　懼心이 益多則 放心桎梏而 物化之也라
若懼心이 至於恐心則 大病이 作而健忘也니 健忘者는 少陽人病之險證이니라.

17-12 소양인은 항상 두려운 마음이 있으니 두려운 마음이 안정되고 고요하면 거처가 편안하며 실력이 축적되어서 도덕에 나아갈 것
이고, 두려운 마음이 더욱 많아지면 방심(放心)에 속박되어 물화(物化)가 이루어진다. 만약 두려운 마음이 공포심에 이르게 되면
큰 병이 일어나 건망증(健忘症)이 될 것이니 건망증은 소양인병에서 위험한 증세이다.

참조 ① 『東醫壽世保元・甲午本』17-11

강설 소양인의 懼心은 察於內를 하지 못해서 발생하는 마음으로서 懼心이 심해지면 健忘이 발생한다. 건망은 恒欲擧, 察於外만 하여 발생하는 일을 갈무리하지 못하는 상황을 의미한다. 이러한 懼心이 잘 안정되면 腎精이 조화롭게 유지된다.

17-13
少陰人은 恒有不安定之心하니 不安定之心이 寧靜則 脾氣가 卽活也오
太陽人은 恒有急迫之心하니　急迫之心이　寧靜則 肝血이 卽和也니라.

17-13 소음인은 항상 불안정한 마음이 있으니 불안정한 마음이 안정되고 고요하면 비장의 기(脾氣)가 곧 활발할 것이다. 태양인은 항상 급박한 마음이 있으니 급박한 마음이 안정되고 고요하면 간장의 혈(肝血)이 곧 조화될 것이다.

참조 ① 『東醫壽世保元・甲午本』17-12

강설 소음인의 恒心인 不安定之心이 안정되면 편소지장인 脾氣가 잘 활동하게 되고,
태양인의 恒心인 急迫之心이 안정되면 편소지장인 肝血이 조화롭게 된다고 하였다.

● 太少陰陽人의 大病과 恒心에 관한 고찰[250]

1. 太少陰陽人의 大病

大病은 『東醫壽世保元』「四象人辨證論」의 두 부분에서 언급된다. 첫째는 太陰人과 少陰人의 辨證을 위해 完實과 對가 되는 大病과, 둘째는 太陰人과 少陽人의 恒心이 寧靜되지 않아 발생하는 大病으로 두 가지가 언급된다.

1) 完實과 對가 되는 大病
먼저 太陰人과 少陰人의 辨證을 위해 完實과 對가 되는 大病을 비교하여 설명한 부분을 살펴보고자 한다.
"太陰人 虛汗 則完實也 少陰人 虛汗 則大病也 太陰人 陽剛堅密 則大病也 少陰人 陽剛堅密 則完實也 太陰人 有胸膈怔忡證也 少陰人 有手足悗亂證也." 『東醫壽世保元』「四象人辨證論」
虛汗과 陽剛堅密의 증상을 完實과 大病으로 비교하여 完實[251]은 건강함을 나타내는 것으로 大病은 병이 됨을 알 수 있다. 虛汗은 少陰人에게는 大病이 되나 太陰人에게는 完實한 조건이며 陽剛堅密은 少陰人

---

250 이수경. 太少陰陽人의 大病과 恒心에 대한 고찰. 사상체질의학회지. 2004;16(3):8-17
251 完實의 표현은 동일한 四象人辨證論에 나오는 完實無病의 개념에 근거하여 건강한 상태로 인식을 할 수 있을 것이다.

에게는 完實한 조건이나 太陰人에게는 大病의 조건이 되며 그 까닭은 太陰人 病證과 少陰人 病證에서 찾을 수 있을 것이다.

少陰人 表病의 鬱狂證과 亡陽證을 나누는 기준이 汗出[252]로 少陰人의 虛汗은 亡陽으로 연결될 수 있는 素因을 지니는 것으로 보아야 한다. 반면 太陰人 汗出은 胃脘寒證에서 제시하듯이 병이 호전되는 증후이며 氣液之氣가 도달하는 증후로 보아야 할 것이다. 太陰人은 胸臆之汗[253]이 나야 건강한 생리 상태로 인지하므로 陽剛堅密하여 腠理가 폐색되는 것은 병적인 조건인 것이다. 그러므로 虛汗과 陽剛堅密은 少陰人과 太陰人의 생리와 병리 상태를 비교한 것으로 보이며, 동일한 증상이 四象體質에 따라 完實의 건강조건이 될 수도 있고 病證의 병리적 조건이 될 수도 있음을 제시한 것에 초점이 있는 것으로 보아야 할 것이다.

2) 恒心이 物化된 大病

둘째, 恒心이 조절되지 않아 발생하는 病證으로의 大病을 살펴보자. 太少陰陽人의 恒心을 제시하고 恒心이 寧靜할 경우와 恒心이 益多할 경우를 제시하면서 恒心이 益多할 경우는 放心이 桎梏하고 物化되어 大病을 유발하게 되는 것이다.

"太陰人 恒有怯心 怯心寧靜 則居之安 資之深 而造於道也 怯心益多 則放心桎梏 而物化之也 若怯心 至於怕心 則大病 作而怔忡也 怔忡者 太陰人病之重證也. 少陽人 恒有懼心 懼心寧靜 則居之安 資之深 而造於道也 懼心益多 則放心桎梏 而物化之也 若懼心 至於恐心 則大病 作而健忘也 健忘者 少陽人病之險證也. 少陰人 恒有不安定之心 不安定之心 寧靜 則脾氣 即活也 太陽人 恒有急迫之心 急迫之心寧靜 則肝血 即和也." 『東醫壽世保元』「四象人辨證論」

	少陰人	少陽人	太陰人	太陽人
恒 心	不安定之心	懼心	怯心	急迫之心
恒心 寧靜	脾氣活			肝血和
恒心 益多		恐心	怕心	
大 病		健忘	怔忡	

太陰人 怯心과 少陽人 懼心의 恒心이 안정되면 道에 이를 수 있으나 恒心이 더욱 심해져 放心으로 막혀져 物化되면 怯心은 怕心으로, 懼心은 恐心으로 변화되어 怔忡과 健忘의 大病이 발생할 수 있다. 少陽人의 健忘은 險證으로 太陰人의 怔忡은 重證으로 제시하여 少陽人의 健忘이 太陰人의 怔忡[254]보다는 더욱

---

252 "論曰 張仲景所論 太陽傷風 發汗惡寒者 即 少陰人 腎受熱表熱病也 此證 發熱惡寒而無汗者 當用 桂枝湯 川芎桂枝湯 香蘇散 芎歸香蘇散 藿香正氣散 發熱惡寒而有汗者 此亡陽初證也 必不可輕易視之 先用 黃耆桂枝湯 補中益氣湯 升陽益氣湯 三日連服 而汗不止 病不愈 則當用 桂枝附子湯 人蔘桂枝附子湯 升陽益氣附子湯."
『東醫壽世保元』「少陰人腎受熱表熱病論」

253 "太陰人 背部後面 自腦以下 有汗而面部髮際以下 不汗者 匈證也 全面 皆有汗 而耳門左右 不汗者 死證也. 大凡太陰人汗 始自耳後高骨 面部髮際 大通於胸臆間 而病解也 髮際之汗 始免死也 額上之汗 僅免危也 眉稜之汗 快免危也 顴上之汗 生路寬闊也 脣頤之汗 病已解也 胸臆之汗 病大解也. 嘗見此證 額上汗 欲作眉稜汗者 寒厥之勢 不甚猛也 顴上汗 欲作脣頤汗者 寒厥之勢 甚猛 至於寒戰叩齒 完若動風 而其汗 直達兩腋 張仲景所云 厥深者 熱亦深 厥微者 熱亦微 蓋謂此也. 此證 寒厥之勢 多日者 病重之勢也 寒厥之勢 猛峻者 非病重之勢也."
『東醫壽世保元』「太陰人胃脘受寒表寒病論」

254 怔忡은「太陰人胃脘受寒表寒病論」의 胃脘寒證 瘟病의 太陰人 환자의 素證으로 언급되어 있다.
"嘗治 太陰人 胃脘寒證 瘟病 有一太陰人 素有怔忡無汗氣短結咳忽焉 又添出一證 泄瀉 數十日不止 即 表病之重者也 用 太陰調胃湯 加樗根皮一錢

重證임을 알 수 있다[255].

少陽人 健忘과 太陰人 怔忡의 大病은 少陽人 懼心과 太陰人 怯心의 恒心이 지나쳐 物化되어 몸의 病證으로 나타나는 것으로 이를 통해 사상의학의 병증관에서는 心의 상태가 조절되지 않으면 物化되어 形化될 수 있다는 것과 物化되어 形化된 것은 신체적인 질병을 유발할 수 있음을 확인할 수 있다. 즉, 이는 사상의학에서 중시하는 心身一如의 心身醫學的 특징을 잘 반영한 것으로 보아야 할 것이다.

이 조문을 통해 心의 조절 여하에 따라 신체적인 증상의 발생이 조절될 수 있음을 제시한 것으로 大病은 心身醫學으로서의 病證 認識의 核心이 되는 병증이다[256]. 그러므로 心身醫學的 側面에서 大病을 언급할 경우는 恒心이 物化된 怔忡과 健忘을 중심으로 한 病證으로 보아야 할 것이다. 그렇다면 恒心은 어떻게 이해해야 할 것인가?

3) 恒心은 性氣와 情氣로 조절될 수 있다.

大病이 발생하지 않기 위해서는 恒心을 조절해야 할 것이다. 의학적으로 大病은 恒心의 조절 여하에 따라 발생하며 恒心은 『東醫壽世保元』「四象人辨證論」에서 제시하듯이 性氣와 情氣를 통해 恒心을 조절할 수 있다.

"余足之 曰 太陰人 察於外 而恒寧靜怯心 少陽人 察於內 而恒寧靜懼心 太陽人 退一步 而恒寧靜急迫之心 少陰人 進一步 而恒寧靜不安定之心 如此 則必無不壽." 『東醫壽世保元』「四象人辨證論」

太陰人과 少陽人은 內守와 外勝하고자 하는 情氣를 조절하여 察於外하고 察於內하여 恒心을 寧靜할 수 있으며, 太陽人과 少陰人은 進退하고자 하는 性氣를 조절하여 退一步, 進一步함으로 인해 恒心을 寧靜할 수 있다.

"太陽之性氣 恒欲進而不欲退 少陽之性氣 恒欲擧而不欲措 太陰之性氣 恒欲靜而不欲動 少陰之性氣 恒欲處而不欲出. …… 太陽之情氣 恒欲爲雄 而不欲爲雌 少陰之情氣 恒欲爲雌 而不欲爲雄 少陽之情氣 恒欲外勝 而不欲內守 太陰之情氣 恒欲內守 而不欲外勝." 『東醫壽世保元』「擴充論」

日再服十日 泄瀉方止 連用三十日 每日 流汗滿面 素證 亦減而 忽 其家五六人 一時瘟疫 此人 緣於救病 數日不服藥矣 此人 又染瘟病瘟證 粥食無味 全不入口 仍以太陰調胃湯 加升麻 黃芩 各一錢 連用十日 汗流滿面 疫氣少減而 有二日 大便不通之證 仍用 葛根承氣湯 五日而 五日內 粥食大倍 疫氣大減而 病解 又用 太陰調胃湯 加升麻 黃芩 四十日調理 疫氣旣減 素病亦完."
『東醫壽世保元』「太陰人胃脘寒證瘟病」

255 病의 輕重險危로 구분한다면 重證보다 險證은 더 重한 病인 것은 『東醫壽世保元』 病證論의 여러 곳에서 확인할 수 있다. 重證과 險證을 비교하여 病證을 설명한 다음의 원문들에서 확인해 볼 수 있다.
"陰證之太陰病 陽證之鬱狂病 有輕證重證也 陰證之少陰病 陽證之亡陽病 有險證危證也「少陰人腎受熱表熱病論」/ 論曰 張仲景所論 太陰病 少陰病 俱是少陰人 胃氣虛弱泄瀉之證 而太陰病泄瀉 重證中平證也 少陰病泄瀉 危證中險證也." 「少陰人胃受寒裡寒病論」
"太陽太陰之病 六七日 或成危證 或成重證 而十日內 必有險證 陽明少陰之病 自始發 已爲重證 而二三日內 亦致險證 是故 陽明少陰之病 不可不察於始發也 太陽太陰之病 不可不察於四五日間也." 「少陰人泛論」
"論曰 消渴者 病人胸次 不能寬遠闊達 而陋固膠小 所見者淺 所欲者速 計策鶻突 意思艱乏 則大腸淸陽 上升之氣 自不快足 日月耗困 而生此病也. 胃局淸陽 上升 而不快足於頭面四肢 則成上消病 大腸局淸陽 上升 而不快足於胃局 則成中消病 上消 自爲重證 而中消 倍重於上消 中消 自爲險證 而下消 倍險於中消. 上消 宜用凉膈散火湯 中消 宜用忍冬藤地骨皮湯 下消 宜用熟地黃苦蔘湯 尤宜寬闊其心 不意膠小其心 寬闊 則所欲必緩 淸陽上達 膠小 則所欲必速 淸陽下耗." 「少陽人胃受熱裡熱病論」

256 韓醫學에서는 心의 상태가 物化되어 病證으로 되는 개념은 생소하다. 즉 기존 의학에서 四情과 七情으로 인해 病이 發生함은 認識하여 喜怒哀樂이나 七情은 病因으로 認知는 하였으나 구체적인 병리 기전을 제시하지는 못하였다. 대개의 情志傷 즉 健忘과 怔忡 등의 증상들은 心病證 즉 心血虛 心陰虛 心氣虛나 혹은 心腎不交 등의 辨證 범주 아래에서 설명되어 진다. 그에 반해 東武는 喜怒哀樂 뿐만이 아니라 心慾까지 구체적인 病因으로 제시하고 太少陰陽人의 病因과 病機를 제시하였다. 이는 기존 의학에서는 찾아 볼 수 없는 새로운 병증관이다. 情志傷에 대한 대표적 언급인 『黃帝內經·素問』「擧痛論」의 내용을 첨부한다.
"帝曰: 善. 余知百病生於氣也 怒則氣上 喜則氣緩 悲則氣消 恐則氣下 寒則氣收 炅則氣泄 驚則氣亂 勞則氣耗 思則氣結 九氣不同 何病之生"
『黃帝內經·素問』「擧痛論」

이와 같이 太少陰陽人의 性氣와 情氣의 조절을 통해 恒心을 安定하여 大病이 발생하지 않도록 할 수 있다. 怔忡과 健忘의 病證이 발생하기까지 東武公은 心의 調節을 重視하며 物化된 病證에서도 本을 心에 두고 調節하는 것을 重視하였음을 알 수 있다.

사상의학에서의 大病은 앞서 살펴 본 바와 같이 完實과 對가 되는 大病과 恒心益多해서 발생하는 大病으로 구분해야 할 것이다. 完實과 對가 되는 大病은 건강하지 않은 상태로 병증의 정도를 볼 수 있지만 恒心이 益多한 大病은 重證이나 險證으로 병의 경중을 설명하기 때문에 두 大病을 구분하여 이해해야 할 것으로 생각된다[257].

2. 大病의 基源은 무엇인가?

1) 肺脾肝腎의 意魄魂志

心身病證으로서 大病의 基源으로 볼 수 있는 것은 東武公의 초기 저작인 『東武遺稿』와 『東醫壽世保元四象草本卷』에서 찾아 볼 수 있다.

"肺意決 則能哭泣 脾魄壯 則能歌唱 肝魂定 則能言談 腎志裕 則能嘻笑 肺意阻 則怔忡作 脾魄蕩 則悗亂作 肝魂了 則怳荒作 腎志促 則健忘作." 『東武遺稿』 「總論」

"肺意快則能哭泣 脾魄壯則能歌唱 肝魂寧則能話談 腎志裕則能善笑 肺意阻則怔忡作也 脾魄蕩則悗亂作也 肝魂淫則怳惚作也 腎志促則健忘作也." 『東醫壽世保元四象草本卷』 「病變·第五統」

위의 자료에 근거하면 肺脾肝腎의 意魄魂志 기능이 정상적으로 잘 발현될 경우는 哭泣 歌唱 話談 善笑하게 되나 만일 장애를 받을 경우 怔忡, 悗亂, 怳惚, 健忘의 증상이 나타난다. 본 조문에서는 肺脾肝腎의 意魄魂志 기능이 잘 발현될 때의 증상과 장애를 받았을 때의 증상만을 언급하였을 뿐 病證을 太少陰陽人과 연결하지는 않았다. 그러나 『東醫壽世保元』 「四象人辨證論」의 내용과 비교하여 유추한다면 太少陰陽人의 각기 偏小之臟의 意魄魂志 기능이 장애를 받을 경우에 怔忡, 悗亂, 怳惚, 健忘의 증상이 발현되는 것을 볼 수 있다. 즉 태음인의 경우 偏小之臟인 肺意의 기능이 취약하여 怔忡이 발생하며, 少陽人의 경우 偏小之臟인 腎志의 기능이 취약하여 健忘하게 되는 것으로 볼 수 있다. 『東醫壽世保元』에서는 太陰人의 怔忡과 少陽人의 健忘만을 언급하였지만 『東武遺稿』와 『東醫壽世保元四象草本卷』의 내용을 고려하면 少陰人의 手足悗亂으로 볼 수 있는 悗亂과 太陽人의 大病으로 볼 수 있는 怳惚도 제시하는 것으로 볼 수 있다.

	肺意	脾魄	肝魂	腎志
快壯寧裕	哭泣	歌唱	話談	善笑
阻蕩淫促	怔忡	悗亂	怳惚	健忘

肺脾肝腎의 意魄魂志의 기능장애로 인한 怔忡, 悗亂, 怳惚, 健忘의 病證이 발생하며 少陰人과 太陽人의 大病은 悗亂과 怳惚로 추정해 볼 수 있다.

---

257 현재 大病은 unhealthy state(condition)나 mild disease로 번역하기도 하고 Choi Seung Hoon의 『Longevity and Life Preservation in Oriental Medicine』에서는 severe problem으로 번역하고 있기도 한다. Unhealthy state나 mild disease는 完實과 對가 되는 大病의 번역에 국한하고 健忘과 怔忡에 대해서는 각기 重證과 險證에 해당되므로 severe problem으로 번역하여 두 가지를 구분하는 것이 타당할 것으로 생각된다.

2) 意魄魂志와 肺脾肝腎, 神氣血精, 喜怒哀樂

그렇다면 意魄魂志는 무엇인가? 意魄魂志는『東醫壽世保元四象草本卷』에서 肺脾肝腎의 기능을 서술하면서 '肺藏意 脾藏魄 肝藏魂 腎藏志 意妙伸 魄活動 魂安靜 志忽屈'이라고 언급하듯이 폐비간신의 藏하는 바로 정신활동의 기본 물질과 기능으로 볼 수 있으며 屈伸動靜을 가능하게 하는 것으로 설명된다.

"肺旺春 脾旺夏 肝旺秋 腎旺冬 春氣生 夏氣長 秋氣收 冬氣藏 肺象木 脾象火 肝象金 腎象水 木氣發 火氣鬱 金氣澁 水氣泄 肺以呼 脾以束 肝以緩 腎以吸 呼則遠 束則大 緩則廣 吸則深 肺能哀 脾能怒 肝能喜 腎能樂 哀則直 怒則栗 喜則寬 樂則溫 肺充神 脾充氣 肝充血 腎充精 神凝散 氣完聚 血和行 精畜止 肺藏意 脾藏魄 肝藏魂 腎藏志 意妙伸 魄活動 魂安靜 志忽屈."『東醫壽世保元四象草本卷』「原人·第五統」

意魄魂志[258]는 인체 내에서 神氣血精의 周而暢하는 기능에 의해 편안해지고 意魄魂志의 기능이 잘 발휘되어야 哭泣, 歌唱, 話談, 善笑하게 되는 것으로 神氣血精의 영향을 받는다.

"神安意 氣安魄 血安魂 精安志 首能伸 肱能收 腹能放 股能屈 肺安學 脾安問 肝安思 腎安辨 耳能聽 目能視 舌能言 頤能貌 精神氣血之能 周而暢也 周而暢 故載萬物也 首腹肱股之能 堅而勤也 堅而勤 故行萬物也 肺脾肝腎之能 忍而容也 忍而容 故知萬物也 耳目鼻口之能 敏而捷也 敏而捷 故覆萬物也."『東醫壽世保元四象草本卷』「原人·第四統」

그러나 悲哀動中, 逸樂無已, 恐懼守失, 喜嗜無節의 상태가 되면 意魄魂志가 亂하게 되어 손상을 받게 된다.

"怒極者 怒之不勝其忿 而悲哀動中則 肝魂亂也 喜極者 喜之長往不返 而逸樂無已則 脾靈[259]亂也 哀極者 哀之極渴瘟思 而恐懼守失則 腎志亂也 樂極者 樂之必充侈心 而喜嗜無節則 肺意亂也."『東醫壽世保元四象草本卷』「原人·第三統」

3) 神靈魂魄과 意慮操志의 전단계인 意魄魂志

意魄魂志는『東醫壽世保元』「臟腑論」과 비교해 보면 神靈魂魄과 意慮操志의 전단계 개념으로 생각해 볼 수 있다. 왜냐하면『東醫壽世保元四象草本卷』에서 肺脾肝腎이 意魄魂志를 藏하나『東醫壽世保元』에 이르러서는 後四海인 膩海, 膜海, 血海, 精海에서 神氣血精을 藏하고 前四海인 津海, 膏海, 油海, 液海에서 意慮操志를 藏하는 것으로 설명되고 있다. 그 외에『東醫壽世保元四象草本卷』에서는 身에 해당되는 것을 '首能伸 肱能收 腹能放 股能屈'이라 하여 首腹股肱으로 설명하는 것과 肺脾肝腎의 부위를 肩背, 胸膈, 兩脇, 腰腸으로 설명하는 것에서 身의 전후 구분이 명확하지 않음을 알 수 있다.

"肺部盛則肩背暢 脾部盛則胸膈通 肝部盛則兩脇張 腎部盛則腰腸雄 肺部衰則皮毛焦 脾部衰則肉理寒 肝部衰則筋脉酸 腎部衰則骨髓枯."『東醫壽世保元四象草本卷』「病變·第五統」

이는 肺脾肝腎에 대한 인식 체계와도 상통하는 것으로『東醫壽世保元四象草本卷』에서 肺脾肝腎이 知와 行을 동시에 관장하는 단계였기 때문에 意魄魂志를 동일 선상에서 언급할 수 있었던 것이다.

"肺知事務 脾知交遇 肝知黨與 腎知居處 肺行籌策 脾行謀猷 肝行材幹 腎行便宜."『東醫壽世保元四象草本卷』「原人·第一統」

이와 같이『東醫壽世保元四象草本卷』에서는 身의 腹背의 구분 즉, 前後四海의 구분 개념이 아직 성립

---

258 『東醫壽世保元四象草本卷』의「原人·第四統」에서는 意魄魂志가 魂魄心意로 표현되기도 하고 知膽心意로 표현이 되기도 한다. 하나의 편에서 이렇게 다르게 표현되는 경우는 동무공의 글에서는 흔치 않다. 『格致藁』의 物四端인 志膽慮意와 연관된다.

259 『東武遺稿』「總論」에서는 脾魄으로 되어 있다.

되지 않았으나 『東醫壽世保元』에서는 頭肩腰臀, 頷臆臍腹의 개념과 病證에서 表裏 개념에 근거하여 前後四海의 구분이 더욱 확고해진 것으로 보인다.

意魄魂志는 前後四海에서 藏하는 정신적인 기능, 神靈魂魄과 意慮操志가 구분되기 이전의 개념으로 怔忡 健忘의 大病은 초기에는 肺脾肝腎의 意魄魂志의 정신 기능과 활동이 장애를 받아 발생한 것으로 인식하였음을 알 수 있다.

『東醫壽世保元』「臟腑論」에서 막연히 가상의 공간과 물질로 보여지던 前後四海의 기능이 초기 병증에서 실제로 기능하는 부위였음을 위의 내용을 통해 알 수가 있다. 즉 神靈魂魄과 意慮操志가 怔忡, 恍惚, 健忘, 手足悗亂의 心身證을 유발하는 실제적인 매개체였던 것이다.

3. 恒心의 基源은 무엇인가

1) 孟子의 恒心

大病은 太少陰陽人의 恒心이 조절되지 않아 발생한다. 그렇다면 太少陰陽人의 恒心은 어떤 근거에서 출발한 것일까? 恒心은 基源은 『孟子』「梁惠王章句上」과 「滕文公章句上」의 '有恒産者 有恒心 無恒産者 無恒心'에서 찾아볼 수 있다.

"王曰 吾惽 不能進於是矣 願夫子 輔乎志 明以敎我 我雖不敏 請嘗試之 曰 無恒産而有恒心者 惟士爲能 若民則無恒産 因無恒心 苟無恒心 放辟邪侈 無不爲已 及陷於罪然後 從而刑之 是罔民也 焉有仁人在位 罔民 而可爲也." 『孟子』「梁惠王章句上」

"民之爲道也 有恒産者 有恒心 無恒産者 無恒心 苟無恒心 放辟邪侈 無不爲已 及陷乎罪然後 從而刑之 是罔民也 焉有仁人在位 罔民 而可爲也." 『孟子』「滕文公章句上」

孟子는 梁惠王이나 滕文公과의 대화를 통해 일정한 재산이 없으면서도 항상 일정한 마음을 가지고 있는 자는 오직 선비만이며 일반 백성은 일정한 재산이 없으면 그로 인하여 항상 일정할 수 있는 마음이 없어지며 방자함, 편벽됨, 사악함, 사치스러움 등을 하지 아니함이 없을 것이며 그리하여 죄에 빠진 다음에 백성들을 벌주는 것은 그물질하는 것으로 왕도정치를 실행함에 있어 먼저 백성들을 먹고 살게 한 연후에 인간의 본마음을 회복할 수 있도록 한 것이다.

孟子는 恒心[260]을 회복하여 恒心에 따라 사는 君子에게 몸은 마음의 움직임을 실천하는 도구에 불과하여 몸을 유지하는데 필요한 의식주나 돈 등에 마음을 빼앗기지 아니하지만 몸의 욕구를 충족시키기 위한 삶을 사는 사람들에 있어서는 돈이나 재산이 삶의 목적이 되기 때문에 삶을 정상적으로 안정되게 유지할 수 있는 구체적인 실행의 방법으로 일반 백성들에게 일정한 재산과 생업이 있도록 해야 한다.

孟子가 王道政治를 실현하는데 있어서 恒心을 유지하는 방편 중의 하나인 恒産을 일반 백성들에게 일정하게 유지해 줄 것을 강조하는 것에서 恒心의 중요함을 인식하고 東武公의 四象醫學으로 흡수하여 太少陰陽人의 恒心을 제시하게 된다. 恒心의 표현 자체는 孟子에서 인용을 하였으나 恒心의 내용에 있어서는 『大學』 七章의 「正心章」의 내용을 토대로 체계를 잡았다.

2) 大學의 正心

『大學』의 「正心章」에서 修身을 하기 위해서는 正心을 하여야 하는데 正心을 얻지 못하게 하는 요인이

---

260 朱子는 '恒心은 人所常有之善心也'라고 註를 하였다.

되는 忿懥, 恐懼, 好樂, 憂患이 東武公 恒心의 개념 형성에 영향을 준 것으로 보인다.

"所謂脩身 在正其心者, 身(心)有所忿懥, 則不得其正, 有所恐懼, 則不得其正, 有所好樂, 則不得其正, 有所憂患, 則不得其正. 心不在焉, 視而不見, 聽而不聞, 食而不知其味. 此謂脩身 在正其心.[261]"『大學章句·七章』

「正心章」에서 修身과 正心에 대한 설명으로, 修身을 하기 위해서는 正心 즉 마음을 바로 잡아야 하며 마음에 분해하고 노여워하는 忿懥之心, 두려워하는 恐懼之心, 좋아하는 好樂之心, 근심하고 걱정하는 憂患之心[262]의 작용이 없을 수는 없으나 스스로 삼가고 살피지 않으면 마음이 평정을 잃고 사사로움에 치우치고 바름을 잃게 됨을 말한 것이다.

『大學』에서 正心을 강조하기 위한 忿懥, 恐懼, 好樂, 憂患의 마음을 東武公은 『格致藁』「儒略」에서는 『孟子』의 四夫之心과 연결하여 설명하고, 「獨行篇」에서는 『孟子』 四夫에서 출발한 鄙薄貪懶人과 연결하여 설명하고 있다. 또한 『東醫壽世保元四象草本卷』에서는 太少陰陽人과 연결하여 설명하는데 이는 모두 『東醫壽世保元』의 太少陰陽人의 恒心인 急迫之心, 怯心, 懼心, 不安定之心의 근거가 되는 것이다.

3) 東武의 恒心

『格致藁』에서 正心에 대해 언급되는 부분을 나누어 보면 「儒略」의 事物과 天下索我의 내용과 「獨行篇」에서 언급되는 내용으로 구분해 볼 수 있다.

「儒略」의 事物에서는 忿懥, 恐懼, 好樂, 憂患을 孟子의 四夫之人과 연결하여 마음 상태를 설명하며 또한 仁義禮智를 제대로 行하지 못해서 발생하는 것으로 보았다.

"一天之同胞 好德者多助 嗜利者寡助 薄夫之心常憂患也. 萬物之群居 謹厚者必興 殘刻者必亡 頑夫之心常恐懼也. 四方之會通 周蜜者能成 格戾者不入 懦夫之心常忿懥也. 百工之和利 有恥者能任 偸惰者不行, 鄙夫之心常好樂也. 不可不反誠然後 與衆同濟而不憂患也 不可不克勤然後 與物俱立而不恐懼也, 不可不擴慧然後 有學有敎而不忿懥也 不可不遍能然後 有爲有守而不好樂也. 昧昧我後蒙思之 古之聖人 言必稱仁義禮智者 誠以一身重寶 不可失也 後人私心揣之以仁義禮智 有似利於公不利於私然者而叛之 嗚乎 聖人豈欺汝後生乎? 無目則無視 無耳則無聽 耳目廢而耳聾則豈美形人乎哉? 不智則無助而憂患 不仁則不立而恐懼 無禮則格戾而忿懥 無義則偸惰而好樂 是可堪乎 可哀也已 孟子曰 人之有四端 猶其有四體也 有是四端而 自謂不能者 自賊者也 不其丁寧之乎?"「儒略」事物

이상의 事物의 내용을 바탕으로 四夫, 心慾, 四德 등을 표로 만들면 아래와 같다.

四夫	四不正心	勤能慧誠	仁義禮智	私放逸欲	嗇侈懶詐	事心身物
頑夫	恐懼	勤	仁	欲	詐	物
鄙夫	好樂	能	義	放	侈	身
懦夫	忿懥	慧	禮	逸	懶	心
薄夫	憂患	誠	智	私	嗇	事

---

261 이에 대해 朱子는 忿懥, 恐懼, 好樂, 憂患의 네 가지는 모두 心의 用으로 사람에게는 없을 수 없는 것으로 설명하고 있다.
　　"朱子曰 四者 皆心之用 而人所不能無者 然一有之而不能察 則欲動情勝 而其用之所行 或不能不失其正矣."『心經』「正心章」

262 『心經附注』에서 仁山金氏는 '忿懥, 恐懼, 好樂, 憂患의 네 가지는 喜怒哀樂이 發한 것이니 마음의 用이어서 사람이 없을 수 없는 것인데 어찌하여 이것을 미워하여 그 바름을 얻지 못한다고 말하였는가'라고 하여 喜怒哀樂이 발한 마음의 쓰임으로 언급하였고, 성백효는 그의 譯註 心經附注에서 忿懥, 恐懼, 好樂, 憂患의 네 가지 중에서 忿懥는 怒로, 恐懼는 懼로, 好樂은 樂으로 七情에서 세 가지를 뽑은 것으로 憂患은 없으나 憂患 또한 七情 밖에 있다고 할 수도 없다고 하였다. 七情은 喜怒哀樂愛惡欲 또는 喜怒哀樂愛惡懼이다.
　　"仁山金氏曰 忿懥恐懼好樂憂患 四者 喜怒哀樂之發 乃心之用 而人所不能無者 則何惡於是 而便以爲不得其正哉."『心經』「正心章」

　　四夫, 不正心, 勤能慧誠과 四德의 仁義禮智, 東武가 제시한 私放逸欲과 嗇侈懶詐 등이 모두 연결됨을 볼 수 있다. 이는 事心身物의 四象과도 연결되어 東武公의 四象哲學의 기본 바탕이 된다.

　　「儒略」에서는 四德과 不正心의 주체를『孟子』의 頑夫, 鄙夫, 懶夫, 薄夫의 四夫로 서술하였으나『格致藁』「獨行篇」에서는『大學』의 四不正心을 鄙薄貪懶人과 연결하여 설명하고 있다[263].

　　"鄙者之心 恒有憤懥之心者 恒不得所欲之故也 懦者之心 恒有好樂之心者 恒欲得所欲之故也 貪者之心 恒有恐懼之心者 取於人者 不爲不多 而恒不繼之故也 薄者之心 恒有憂患之心者 吝於己者 不爲不密 而恒不足之故也."『格致藁』「獨行篇」

　　이를 표로 만들면 아래와 같다. 「儒略」의 事物에서 제시하는 내용과 비교하면 頑夫, 鄙夫, 懶夫, 薄夫가 鄙薄貪懶者와 다르듯이 仁義禮智에 대한 연결이나 不正心과의 연결이 모두「儒略」과는 다름을 알 수 있다. 그러나「獨行篇」에서는 좀 더 자세히 忿懥, 恐懼, 好樂, 憂患의 마음이 발하게 되는 경위를 설명하고 있다. 鄙人의 마음에 늘 분한 마음이 있는 것은 언제나 하고자 하는 바를 얻지 못하기 때문이며, 懶人의 마음에 늘 즐기는 마음이 있는 것은 늘 하고 싶은 것을 얻으려고 하기 때문이며, 貪人의 마음에 늘 두려워 겁내는 마음이 있는 것은 남에게 취한 것이 많지 않은 것은 아니나 늘 계속해서 취하지 못하기 때문이며, 薄人의 마음에 늘 근심하고 걱정하는 마음이 있는 것은 자기를 아끼는 것이 치밀하지 않은 것은 아니나 그래도 항상 부족하기 때문이라고 하여 鄙薄貪懶人의 不正心이 발하게 되는 이유를 자세히 제시하고 있음을 볼 수 있다.

心欲	不正心	鄙薄貪懶者	仁義禮智	私放逸欲
吝於己者 不爲不密 而恒不足之故	憂患之心	薄者	仁	私
取於人者 不爲不多 而恒不繼之故	恐懼之心	貪者	義	放
恒不得所欲	憤懥之心	鄙者	禮	欲
恒欲得所欲	好樂之心	懦者	智	逸

　　이러한 설명은『東醫壽世保元四象草本卷』의 서술과 맥락을 같이 한다.『格致藁』「獨行篇」에서 설명하는 不正心이 발하게 되는 이유는『東醫壽世保元四象草本卷』의「原人」에서 제시하는 내용과 유사한 것으로 보여지나[264],「獨行篇」에서 鄙薄貪懶人의 不正心을 서술한 것과는 달리『東醫壽世保元四象草本卷』에서는 太少陰陽人의 不正心이 發하게 되는 과정을 언급하고 있다.

　　"太陽之心 每不得所欲 而忿懥之心 恒放於胸中也 少陰之心 每欲得所欲 而好樂之心 恒放於胸中也 少陽之心 大不得所欲 而憂患之心 恒放於胸中也 太陰之心 大欲得所欲 而恐懼之心 恒放於胸中也."『東醫壽世保元四象草本卷』「原人·第二統」

　　太陽의 마음은 하고자 하는 바를 매번 얻지 못하여 忿懥之心이 항상 가슴속에 있으며, 少陰의 마음은 하고자 하는 바를 매번 얻고자 하여 好樂之心이 항상 가슴속에 있으며, 少陽의 마음은 하고자 하는 바를 크게 얻지 못하여 憂患之心이 항상 가슴속에 있으며, 太陰의 마음은 하고자 하는 바를 크게 얻고자

263　「獨行篇」의 鄙薄貪懶者를 중심으로 한 아래 논문을 참고할 수 있다.
　　　윤덕영, 고병희. 독행편에 나타난 鄙薄貪懶者에 대한 고찰. 사상의학회지. 1996;8(1):57-73.
264　「獨行篇」의 저술 시기가 東武公이 46세 되던 해로『東醫壽世保元四象草本卷』의 저술 시기를 그 즈음이나 그 이후로 추정해 볼 수 있을 것이다.

하여 恐懼之心이 항상 가슴속에 있다. 또한 太少陰陽人이 事務, 交遇, 黨與, 居處의 人事의 취약한 부분에서 嗇侈懶詐함으로 인해 忿懥, 恐懼, 好樂, 憂患의 마음이 發하게 되는 것으로 서술하고 있다.

"太陽之人 若不詐於居處則 忿懥之心 無所恒放於胸中也 少陰之人 若不嗇於事務則 好樂之心 無所恒放於胸中也 少陽之人 若不懶於黨與則 憂患之心 無所恒放於胸中也 太陰之人 若不侈於交遇則 恐懼之心 無所恒放於胸中也."『東醫壽世保元四象草本卷』「原人·第二統」

위의 내용은 아래와 같이 표로 나타낼 수 있을 것이다.

太少陰陽人	嗇侈懶詐	人事	心欲	不正心
太陽	私	居處	每不得所欲	忿懥
少陰	嗇	黨與	每欲得所欲	好樂
少陽	懶	事務	大不得所欲	憂患
太陰	侈	交遇	大欲得所欲	恐懼

이상의 내용을 살펴 보면『格致藁』「儒略」의 事物과「獨行篇」,『東醫壽世保元四象草本卷』을 통해 忿懥之心, 恐懼之心, 好樂之心, 憂患之心이 四夫의 心에서 鄙薄貪懶人의 心으로 또 太少陰陽人의 心으로 점차 변화하여 정립되는 것을 볼 수 있다.『東醫壽世保元四象草本卷』의 忿懥之心, 恐懼之心, 好樂之心, 憂患之心이 바탕이 되고 孟子의 恒心의 표현과 어우러져『東醫壽世保元』에서는 太少陰陽人의 不安定之心, 怯心, 懼心, 急迫之心의 恒心이 체계를 잡아가는 것을 볼 수 있다.

그렇다면 忿懥之心, 恐懼之心, 好樂之心, 憂患之心에서 不安定之心, 怯心, 懼心, 急迫之心으로 변화하고 발전하게 되는 이유는 무엇일까 하는 의문이 남는다.

『大學』의 正心에서『東醫壽世保元』의 恒心으로 발전한 것은 단순한 心의 차원에서 설명되던 것이 東武公의 四象哲學 속에서 心의 개념에 性氣와 情氣의 개념이 더욱 포함이 된 것으로 볼 수 있을 것이다. 왜냐하면 東武가「四象人辨證論」에서 恒心을 조절할 수 있는 因子로 性氣와 情氣의 조절을 들었다. 즉, 性氣와 情氣의 氣의 방향을 조절함으로 恒心이 寧靜될 수 있도록 할 수 있기 때문에 이는 반대로 恒心에 性氣와 情氣의 개념이 다소 포함되어 있다고 볼 수 있을 것이다.

"余足之 曰 太陰人 察於外 而恒寧靜怯心 少陽人 察於內 而恒寧靜懼心 太陽人 退一步 而恒寧靜急迫之心 少陰人 進一步 而恒寧靜不安定之心 如此 則必無不壽."『東醫壽世保元』「四象人辨證論」

『大學』의 不正心은 心의 用으로 喜怒哀樂이 發한 것으로 볼 수 있기 때문에 善惡의 價値 基準을 가지고 접근하거나 이해하는 것이 가능한 반면에, 太少陰陽人의 恒心은 心에 進擧靜處나 雌雄內守外勝의 氣의 방향 개념이 들어가며 그 자체로서 善惡의 가치 개념은 없는 것으로 보아야 할 것이다. 그러나 恒心이 조절되지 않을 경우에는 物化되어 인체에 병리적인 요소로 작용하여 질병을 발생하게 할 수는 있는 것이다. 그러므로 보다 의학적으로 방향을 전환했기 때문으로 생각해 볼 수 있다. 또한 恒心 외에 放縱, 偸逸, 偏私, 極慾의 心慾을 제시하고 있기 때문이라고도 생각해 볼 수도 있을 것이다.[265]

『格致藁』와『東醫壽世保元四象草本卷』의 내용을 통해서 '忿懥之心, 恐懼之心, 好樂之心, 憂患之心이 단순히 동일하게 서술되지 않았다' 라고 인식하기보다는『孟子』의 恒心과『大學』의 正心에서 출발하여

---

265 이에 대해서는 좀 더 논의가 필요할 것으로 생각된다.

『格致藁』의「儒略」과「獨行篇」,『東醫壽世保元四象草本卷』을 거치면서 東武公의 생각이 보다 정립되어 『東醫壽世保元』에서의 不安定之心, 怯心, 懼心, 急迫之心의 恒心으로 체계를 잡아가고,『東醫壽世保元』에서 恒心의 心의 상태가 조절되지 않아 物化되어 病證으로 발전하여 心身醫學的 病證觀의 핵심으로 大病을 제시한 것에 가치와 의미를 두어야 할 것이다.

6. 특이병증

17-14

少陰人이 有咽喉證하니 其病은 太重而 爲緩病也나 不可等閒任置오
當用蔘桂八物湯 或用獐肝 金蛇酒니라.

17-14 소음인은 인후증(咽喉症)이 있으면 그 병이 대단히 중하면서도 장기적 질환으로 변하니 등한히 보지 말 것이다. 마땅히 삼계팔
물탕(蔘桂八物湯)을 쓰며 혹은 노루의 간이나 또는 금사주를 쓸 것이다.

참조　① 『東醫壽世保元・甲午本』17-13

강설　　소음인 咽喉證은 表熱症狀에 의해 발생하므로 腎受熱表熱病에서 주로 나타나며, 胃受寒裏寒病에서 表
裏俱病인 少陰證에서도 나타날 수 있다. 蔘桂八物湯을 사용한 것을 미루어 보아 여기의 咽喉證을 腎受熱
表熱病의 鬱狂證으로 판단한 것으로 보여진다.

17-15

太陽人이 有八九日 大便不通證하니 其病은 非殆證也라. 不必疑惑而 亦不可無藥이니 當用獼猴藤五加皮湯이니라.

17-15 태양인이 8, 9일간 대변 불통증이 있으면 그 병은 위태한 증세가 아니다. 의혹할 것은 아니며 또한 약이 있으니 마땅히 미후등오
가피탕을 쓸 것이다.

참조　① 『東醫壽世保元・甲午本』17-14

강설　　태양인은 氣液의 吸聚之氣가 부족하기 때문에 대변양이 적고 굳어지며 羊屎然의 大便不通이 자주 발
생한다.(15-1 조문)[266] 따라서 8~9일간 배변을 하지 못하더라도 심하지 않은 증상으로 보았으며, 獼猴藤
五加皮湯을 치방으로 제시하였다. 獼猴藤五加皮湯의 처방구성은 전해지지 않는다.

266　『東醫壽世保元四象草本卷』10-31 太陽之人形證 平居鼻涕絶少而大便罕泄

7. 完實無病과 四焦病證

17-16
太陽人은 小便이 旺多則 完實而無病이오
太陰人은 汗液이 通暢則 完實而無病이오
少陽人은 大便이 善通則 完實而無病이오
少陰人은 飮食이 善化則 完實而無病이니라.

17-16 태양인은 소변이 많으면 건강하고 병이 없으며, 태음인은 땀이 잘 나면 건강하고 병이 없으며, 소양인은 대변이 잘 통하면 건강하고 병이 없으며, 소음인은 음식이 잘 소화되면 건강하고 병이 없는 것이다.

참조 ①『東醫壽世保元‧甲午本』17-15

강설 完實無病은 四象人의 偏小之臟에 속하는 四腑의 保命之主의 상태를 반영하는 증상이다.

太陽人은 偏小之臟인 肝黨에 속하는 小腸의 吸聚之氣가 잘 유지되는 증상을 小便旺多로, 太陰人의 偏小之臟인 肺黨에 속하는 胃脘의 呼散之氣가 잘 유지되는 증상을 汗液通暢으로, 少陽人의 偏小之臟인 腎黨에 속하는 大腸의 陰淸之氣가 잘 유지되는 증상을 大便善通으로, 少陰人의 偏小之臟인 脾黨에 속하는 胃의 陽煖之氣가 잘 유지되는 증상을 飮食善化로 보았다.

17-17
太陽人은 噎膈則 胃脘之上焦에 散豁如風하고
太陰人은 痢病則 小腸之中焦에 窒塞如霧하고
少陽人은 大便不通則 胸膈에 必如烈火하고
少陰人은 泄瀉不止則 臍下에 必如氷冷하니라.

17-17 태양인은 열격이 되면 위완(胃脘)의 상초(上焦)가 서늘한 것이 바람과 같고, 태음인은 이질이 나면 소장의 중초가 답답한 것이 안개와 같고, 소양인은 대변이 통하지 않으면 흉격이 반드시 불과 같이 뜨겁고, 소음인은 설사가 그치지 않으면 배꼽 아래가 반드시 얼음과 같이 차다.

참조 ①『東醫壽世保元‧甲午本』17-16

강설 四焦病證은 偏大之臟의 기운이 과도해져 발생하는 사상인 고유의 특징적 증상이다.

사상인	사초병증	사초부위	증상	병인
태양인	噎膈	胃脘 上焦	散豁如風	偏大之臟인 肺黨의 氣液呼散이 과다해져 陽溫之氣 태과
태음인	痢病	小腸 中下焦	窒塞如霧	偏大之臟인 肝黨의 氣液吸聚가 과다해져 陰涼之氣 태과
소양인	大便不通	胸膈 中上焦	必如烈火	偏大之臟인 脾黨의 水穀熱氣가 과다해져 陽熱之氣 태과
소음인	泄瀉不止	臍下 下焦	必如冰冷	偏大之臟인 腎黨의 水穀寒氣가 과다해져 陰寒之氣 태과

8. 四象人 辨證의 요점

17-18
明知其人而 又明知其證則 應用之藥은 必無可疑니라.

17-18 분명하게 그 사람을 감별하고 또 분명하게 그 증세를 알면 응용하는 약 처방은 반드시 의심할 것이 없을 것이다.

 강설
『東醫壽世保元·甲午本』에 없는 조문으로 『東醫壽世保元·辛丑本』에 처음으로 언급된 조문이다.
사상의학의 임상과정을 知人, 知證, 用藥의 순서로 언급하고 있다.(p. 201~202 참조)

17-19
人物形容을 仔細商量하야 再三推移하되 如有迷惑則 參互病證하야 明見無疑然後에 可以用藥이오
最不可輕忽而 一貼藥을 誤投重病險證이면 一貼藥이 必殺人이니라.

17-19 사람의 체형, 용모를 자세히 관찰하여 두 번, 세 번 연구하되 만약 의혹되는 점이 있으면 병증을 참작하여 명확하게 보아 의심이
없는 연후에 약을 쓸 것이고 결코 경솔하게 한 첩의 약이라도 투약하지 말 것이다. 중병 험증에는 잘못 투약하면 한 첩의 약이라
도 반드시 사람을 죽이는 것이다.

참조   ① 『東醫壽世保元 · 甲午本』17-17

강설   病證은 體形氣像, 容貌詞氣로 知人의 구분이 어려운 경우에도 기준이 될 뿐만 아니라 用藥의 근거가
됨을 언급하여 病證의 중요성을 강조하고 있는 내용이다. 病證의 구분이 정확하지 않은 상태에서 함부로
用藥을 하면 위험함을 경계하고 있다. 이러한 病證은 결국 素證을 바탕으로 하여 발현되기 때문에 결국
素證의 寒熱輕重을 엄밀하게 辨證하여야 한다.

9. 四象人의 養生法

17-20
華陀曰 養生之術은 每欲小勞오 但莫大疲니라.
有一老人曰 人可日再食而 不四五食也며 又不可旣食後添食이니 如此則 必無不壽니라.

17-20 화타(華陀)가 말하기를 양생의 방법은 적당한 노력을 할 것이고 공연히 과로는 하지 말 것이다. 한 노인이 말하기를 사람은 하루 두 번만 먹고 4~5번씩 먹지 말아야 하며 또 이미 먹고 난 후에는 더 먹지 말아야 할 것이다. 이렇게만 하면 반드시 장수하지 않을 수가 없다.

참조 ① 『東醫壽世保元 · 甲午本』17-18~19

강설 여기서는 일반적이고 개인적인 양생에 관한 내용을 언급하고 있다. 과로를 피하고 식사 조절에 대한 주의점을 제시하고 있다.

사상의학과 기존의 한의학에서 바라본 養生法을 비교하면 다음과 같다.

『黃帝內經』을 중심으로 한 종래의 전통적인 한의학에서 양생설을 살펴보면 우주와 인간과의 관계에서 人間을 同質的 입장에서 小宇宙라 하였고, 人體의 生理현상도 우주의 원리와 相應하는 관계로 보고 自然과의 조화(自然順應思想)를 근본으로 하여 설명하고 있다. 따라서 飮食과 起居에서 四時氣候와의 적응을 강조하고, 自然 속에서 辟穀을 하며 生食을 하거나, 음식에서 五味의 精을 섭취하여 五臟을 도와 주고, 調息(호흡)을 통하여 自然의 大氣를 받아들여 人間이 自然의 질서에 순응하여 心身의 균형적 안정과 수양을 수행하며, 導引按蹻나 借力을 이용하여 體力을 단련하게 된다.

四象醫學에서 養生의 배경은 人間中心의 유학정신에서 나왔고 유학의 修己治人의 정신인 修己의 方法을 知人正己나 治心正己에서 찾고 正己의 확립을 통하여 治心養生의 방법을 구하는 것이다.

東武의 養生論은 治心正己를 주요 骨幹으로 하는 存其心 養其性하고 修其身 立其命하는 性命의 이치를 知行의 차원에서 설명하고 明知誠行과 善思敬行을 통하여 知行에서 正行하게 되면 心慾의 갈등을 극복할 수 있는 正心이 나온다고 보고 이를 양생에 적용하는 것이다. 기존 의학에서의 養生이 病理的 · 藥理的인 측면을 중시한다면 四象醫學에서는 윤리적인 측면을 중시한다고 할 수 있다.

四象醫學의 養生論은 인간의 보편성과 개체성을 모두 중요시하고 있다. 보편성은 체질을 막론하고 인간이라면 鄙薄貪懦의 一心之慾을 明辯해야 하는 것이며, 개체성은 선천적인 性情의 偏差로 각 臟腑의 大小가 다르게 이루어지므로 각 체질의 偏小之臟과 偏大之臟의 기운을 잘 조절해야 한다는 것을 말한다고 할 수 있다. 다시 말해, 양생방법에는 一般論的 正己方法의 양생론과 네 체질의 體質論的 正己方法의 양생론이 있는 것이다. 그리고 東武는 양생의 범위를 개인적인 양생에서 그치지 않고 '修身齊家 治國平天下' 라 하여 나와 가족, 사회, 국가, 인류가 모두 구제될 수 있는 "廣濟" 의 양생방법을 제시하였다.

이와 같이 개체의 보편성과 특이성을 중요시한 개인양생법을 제시하고 이를 바탕으로 국가와 人類가 모두 구제될 수 있는 사회적 양생방법을 함께 생각하는 것이 四象醫學에서 다루는 養生의 특징이라 할 수 있다.

	기존의 양생법	사상의학의 양생법
배경	- 도교 위주 - 우주와 인간과의 관계 - 인간을 소우주라 하여 자연과의 조화 중시	- 유교 위주(인간중심의 유학정신) - 己物(천기인사라는 시공간적인 배경 가운데 인간이 존재해야 그 공간이 성립 가능) - 스스로의 반성과 수양을 통한 방법론
기준	- 사시기후와의 적응. - 자연의 질서에 순응해서 심신의 균형적 안정과 수양을 강조	- 인간의 자율성(인간에 내재된 기준) ; 스스로 선할 수 있고, 선할 수 있는 의지(자율성)가 있음. 인간에 내재되어 있는 기준을 발판삼아서 자율성을 가지고 선(도덕)에 합치되는 삶을 사는 것이 사상의학의 양생법
강조점	- 병리, 약물을 중시	- 윤리적 측면 : 사회적 측면까지 확충 강조 - 수신치인 : 자기 스스로를 갈고 닦아 양생. 사회적 측면까지 양생 확충을 강조 - 사상 : 선악이라는 양생에서 생소한 개념을 중요시함 - 광제(널리 사람을 구제한다) : 사회적 측면까지 양생을 강조함 - 인간중심적이고 현실적으로 사람이 지켜야할 것을 제시하는 방법론

17-21

余足之曰 太陰人은 察於外而 恒寧靜怯心하고
少陽人은 察於內而 恒寧靜懼心하고
太陽人은 退一步而 恒寧靜急迫之心하고
少陰人은 進一步而 恒寧靜不安定之心이니
如此則 必無不壽니라.

17-21 나는 이것을 보충하여 말하겠다. 태음인은 밖을 살펴 항상 겁내는 마음을 안정시키고 고요히 할 것이며, 소양인은 안을 살펴 두려운 마음을 안정시키고 고요히 할 것이며, 태양인은 한걸음 물러서서 항상 급박한 마음을 안정시키고 고요히 할 것이며, 소음인은 한걸음 나아가서 항상 불안정한 마음을 안정시키고 고요히 할 것이니 이렇게만 하면 반드시 장수하지 않을 수가 없을 것이다.

참조 ① 『東醫壽世保元·甲午本』17-20

 앞서 17-20에서 언급한 養生法이 일반적, 개인적인 방법이라고 하면, 여기에서는 四象人에 따른 心慾의 조절을 강조하는 養生法을 제시하고 있다.

四象人의 性氣와 情氣의 조절을 통하여 恒心을 안정시키는 양생법을 제시하고 있다.

「擴充論」3-7, 3-8의 性氣, 情氣와 연결시켜 恒心의 안정을 설명하고 있다. (太陽之性氣 恒欲進而不欲退 / 少陰之性氣 恒欲處而不欲出, 少陽之情氣 恒欲外勝 而不欲內守 / 太陰之情氣 恒欲內守 而不欲外勝) 太陰人, 少陽人은 情氣의 개념으로 설명되는 반면, 太陽人, 少陰人은 性氣의 개념으로 설명되고 있다.

17-22

又曰 太陽人은 恒戒怒心哀心하고

少陽人은 恒戒哀心怒心하고

太陰人은 恒戒樂心喜心하고

少陰人은 恒戒喜心樂心이니

如此則 必無不壽니라.

17-22 또 말하겠다. 태양인은 항상 노여운 마음과 슬픈 마음을 경계할 것이며, 소양인은 항상 슬픈 마음과 노여운 마음을 경계할 것이며, 태음인은 항상 즐거운 마음과 기쁜 마음을 경계할 것이며, 소음인은 항상 기쁜 마음과 즐거운 마음을 경계할 것이니 이렇게만 하면 장수하지 않을 수 없을 것이다.

참조 ① 『東醫壽世保元・甲午本』17-21

강설 　四象人의 性氣와 情氣의 偏急을 경계하고 있다. 17-21 조문의 恒心의 조절은 사상인의 性氣와 情氣 가운데 한 가지의 조절을 강조하였는데, 여기서는 性氣와 情氣를 동시에 경계하여 설명하고 있다.

17-23

大舜이 自耕稼陶漁로 無非取諸人以爲善하시고

夫子曰 三人行이면 必有我師라하시니

以此觀之則 天下衆人之才能을 聖人이 必博學審問而 兼之故로 大而化也러라.

太少陰陽人 識見才局이 各有所長하야 文筆射御歌舞揖讓으로 以至於博奕小技 細鎖動作이 凡百做造가 面面不同하야 皆異其妙하니 儘乎衆人才能之浩多於造化中也로다.

17-23 대순(大舜)이 밭을 갈고 심고 질그릇을 굽든지 고기 잡는 일을 하든지 모든 것을 대중 속에서 배워 선을 행하였고, 공자는 말하기를 세 사람만 동행하면 반드시 나의 스승이 있다고 하였다. 이것으로써 연구하여 보면 천하에 대중의 재능을 성인이 반드시 널리 배우고 자세히 물어서 다 소유하였다. 그러므로 집대성한 것이다. 태소음양인의 식견과 재능은 각각 장점이 있다. 문필, 사어(射御), 가무, 읍양(揖讓)으로부터 장기와 바둑, 그리고 작은 기능과 세세한 동작에 이르기까지 온갖 행동이 각각 같지 않으며 다 그 묘한 것이 다르니 실로 대중의 재능이란 자연 조화의 가운데 아주 많은 것이다.

참조 ① 『東醫壽世保元・甲午本』17-22

강설 　"大舜 自耕稼陶漁 無非取諸人以爲善"은 『孟子』「公孫丑章句上」에서 인용한 내용이고, "夫子曰 三人行 必有我師"는 『論語』「述而」에서 인용한 내용이다. 모두 知人을 통한 正己를 강조한 내용으로 好賢樂善을 통한 知行이 중요함을 설명하고 있다. 사상인의 식견과 재능이 다양하여 각자 장점이 있으니, 이러한 재능으로부터 스스로 배우고 발전시켜 행하라는 내용을 언급하고 있다.

10. 跋文

17-24
靈樞書中에 有太少陰陽五行人論而 略得外形하고 未得臟理하니 蓋太少陰陽人이 早有古昔之見而 未盡精究也라

17-24『영추(靈樞)』중에 태소음양오행인론이 있는데 대략 외형만 말하고 장국의 이치는 말하지 않았다. 대개 태소음양인을 벌써 옛적
에도 발명하였으나 정밀하게 다 연구하지 못하였던 것이다.

참조 ① 『東醫壽世保元·甲午本』17-23

강설 『黃帝內經』「靈樞·通天篇」에 나오는 太少陰陽五行人論에 대한 東武의 평가이다. 사상의학에 비해서 간
략하게 外形에 대해서만 언급이 되어 있고, 四象人의 臟腑性理에 대한 언급은 없다. 그러므로 太少陰陽人
이라는 명칭이 같다는 이유로 그 연계성을 찾지 말 것을 당부하고 있다. 「醫源論」5-8 조문에서도 靈樞
素問에 실린 내용에 의문점을 제시하면서 그 내용을 그대로 믿지 말 것을 당부하고 있는 부분과 같은 맥
락이다.

17-25
此書는 自癸巳 七月十三日 始作하야 晝思夜度하야 無頃刻休息하야 至于翌年 甲午 四月十三日하니
少陰少陽人論則 略得詳備하되 太陰太陽人論則 僅成簡約하니 蓋經驗이 未遍而精力이 已憊故也라.
記에 曰 開而不達則 思라하니 若太陰太陽人을 思而得之則 亦何損乎簡約哉리오.

17-25 이 글은 계사년 7월 13일부터 시작하여 잠시도 쉴 새 없이 주야로 연구하고 써서 그 이듬해 갑오년 4월 13일에 이르러서 끝내었
다. 그런데 소음인, 소양인론은 대략 정리되었으나 태음인, 태양인론은 겨우 간략한 정도로만 되었으니 이것은 경험이 많지도 못
하였고 정력도 이미 소모된 까닭이다. 禮記에 '보고서 이해하지 못할 것이면 생각하여 보라'고 하였으니 만약 태음인, 태양인을
생각하여서 해득하게 되면 간략한 것이 또한 무슨 손실이 있겠는가.

참조 ① 『東醫壽世保元·甲午本』17-24

강설 『東醫壽世保元·甲午本』은 1893년(癸巳)에 저술을 시작하여 다음해인 1894년(甲午)에 완성되었다. 少
陰人 少陽人에 대한 내용은 비교적 정리가 잘 되었으나, 太陰人 太陽人에 대한 내용은 간략하게 정리되었
다고 한다. 『禮記』「學記第十八」에 이르길 '開而不達則思' 라 하였으니, 간략한 太陰人 太陽人에 관한 내용
은 궁구하여 그 이치를 깨닫기를 바라고 있다.

17-26
萬室之邑에 一人이 陶則器不足也오 百家之村에 一人이 醫則活人이 不足也니
必廣明醫學하야 家家知醫하며 人人知病然後에 可以壽世保元이니라.

17-26 만호가 되는 읍에서 한 사람이 그릇을 만들면 그릇이 부족할 것이고 백호가 되는 촌에서 한 사람이 의원을 하면 사람을 살리는 것이 부족할 것이다. 반드시 널리 의학을 발전시켜서 집집마다 의학을 알게 되고 사람마다 병리를 알게 된 연후에야 세상을 장수하게 하고 원기를 보전할 것이다.

참조　① 『東醫壽世保元‧甲午本』17-25

강설　　東武가 『東醫壽世保元』을 저작한 의도가 있는 조문이다. 의학은 많은 사람들의 건강을 유지하여 오래 살고, 더불어 함께 잘 사는 것을 목표로 삼고 있다. 즉, 개인적 건강뿐 아니라 사회적 건강까지 이루는 것을 의학의 완성으로 보았다. 이는 『東醫壽世保元』이라는 편명에서도 의미를 찾아볼 수 있다. 保元은 四象人의 保命之主(元)를 보전하는 개인적 차원의 건강의 개념이며, 壽世는 이러한 수명을 바탕으로 行世를 하는 사회적 차원의 건강을 의미한다.

17-27
光緒甲午四月十三日 咸興李濟馬 畢書于漢南山中.

17-27 광서에 갑오 4월 13일 함흥 이제마는 한남 산중에서 쓴다.

참조　① 『東醫壽世保元‧甲午本』17-26
此書 雖出今人之手 實是千古醫家稀罕之書 此書 任古今之是非 決醫藥之樞軸 雖一字誤書則 爲作文者之大累.
光緖甲午四月十三日 咸興李濟馬 畢書于漢南山中

강설　　光緖는 중국 청나라 광서제 때의 연호이다.
　　咸興 출신의 東武 李濟馬가 漢南山中(현재의 서울 필동으로 알려져 있다)에서 1894년 『東醫壽世保元‧甲午本』을 마무리하였다.

17-28
甲午畢書後 乙未下鄕 至于庚子 因本改抄
自醫源論 至太陰人諸論 各有增刪而 未有增刪故 並依新舊本 刊行.

17-28 갑오년에 다 쓰고 을미년에 고향에 돌아왔다. 경자년에 이 책을 다시 수정하였는데 의원론으로부터 태음인 제론에 이르기까지는 각각 수정하였고 기타 제론은 수정하지 못하였으므로 신구본을 아울러서 인쇄 발행하였다.

강설　　　1894년 『東醫壽世保元‧甲午本』을 완성한 이후 1895년(乙未) 함흥으로 歸鄕하여 保元局이라는 의원을 경영하였다. 1900년(庚子)에 다시 책을 수정하였는데, 醫源論에서부터 太陰人論까지 고쳐 썼다. 수정하지 못한 부분은 舊本(甲午本)에서, 수정한 부분(醫源論~太陰人論)은 新本(庚子本)에서 근거하여 간행하였다. 1900년 東武 死後 1년 뒤인 1901년(辛丑)에 栗洞契 제자들이 『東醫壽世保元‧辛丑本』 初版本(印本)을 간행하였다.

※ 참고문헌

○ 書籍

1. 李濟馬. 東醫壽世保元 辛丑本
2. 李濟馬. 東醫壽世保元 甲午本(復元本)
3. 李濟馬. 東醫壽世保元四象草本卷
4. 李濟馬. 東武遺稿
5. 李濟馬. 格致藁
6. 未詳. 普濟演說
7. 許浚. 東醫寶鑑
8. 전국 한의과대학 사상의학교실. 사상의학. 집문당. 서울. 2004.
9. 경희대학교 한의과대학 사상체질과. 사상체질과 임상편람. 한미의학. 서울. 2010.
10. 이제마 원저. 박성식 역해. 東醫壽世保元四象草本卷. 집문당. 2003.
11. 『論語』
12. 『孟子』
13. 『禮記』

○ 논문

1. 송일병. 『東醫寶鑑』과 『東醫壽世保元』에 나타난 우리 민족의 醫學精神. 사상체질의학회지. 2004;16(3):1-7.
2. 홍성범, 김경요, 홍순용. 東醫壽世保元 醫源論을 中心으로 醫學史에 關한 硏究. 사상체질의학회지. 1992;4(1):159-169.
3. 조황성. 四象人 鍼穴 선택의 방법론에 대한 연구. 사상체질의학회지. 2005;17(1):1-15.
4. 원진희, 김경요, 유관석. 『東醫壽世保元』에서 인용한 『東醫寶鑑』의 文章에 대한 고찰. 사상체질의학회지. 2006;18(3):12-37.
5. 황민우, 고병희. 四象醫學의 病因에 관한 考察. 사상체질의학회지. 2009;21(1):1-19.
6. 황민우, 고병희. 少陰人 病理論에 관한 考察. 사상체질의학회지. 2009;21(2):27-41.
7. 박성식, 송일병. 四象醫學의 醫學的 淵源과 李濟馬 醫學思想에 대한 硏究. 사상체질의학회지. 1993;5(1):7-39.
8. 이수경. 동의수세보원 태소음양인의 병증론에 관한 연구. 학위논문. 경희대학교 대학원. 1999.
9. 곽창규, 손은혜, 이의주, 고병희, 송일병. 四象人體質病證 중 表病과 裏病의 개념규정에 대한 연구. 2004;16(1):1-11.
10. 황민우, 고병희. 少陽人 病理論에 관한 考察. 사상체질의학회지. 2009;21(3):1-16.
11. 이수경, 송일병. 東醫壽世保元 太少陰陽人의 病證論에 관한 硏究. 사상체질의학회지. 1999;11(2):1-26.
12. 이지현, 권오일, 김윤희, 황민우. 少陰人 表病證 인식의 발전과정을 통한 「少陰人泛論」의 재해석 연구. 사상체질의학회지. 2011;23(1):24-32.
13. 석재화, 함통일, 황민우, 고병희, 송일병, 이수경. 少陰人 霍亂 病證에 대한 考察. 사상체질의학회지. 2005;17(2):92-98.
14. 함통일, 황민우, 김상복, 이수경, 송일병, 고병희. 『東醫壽世保元』甲午本과 辛丑本을 통한 少陰人 黃疸에 대한 考察. 사상체질의학회지. 2005;17(2):85-91.
15. 김윤희, 황민우. 소양인 동출일속 병증에 관한 연구. 사상체질의학회지. 2011;23(3):285-293.
16. 김상혁, 김윤희, 장현수, 이준희, 고병희. 少陽人 脾受寒表寒病論 中 譫語壞病에 關한 考察. 사상체질의학회지. 2008;20(3):14-20.
17. 권오일, 이지현, 김윤희, 황민우. 少陽人 亡陰證에 관한 고찰. 사상체질의학회지. 2011;23(1):44-52.
18. 장현수, 김윤희, 황민우, 이준희, 이의주, 고병희. 『東醫壽世保元』에 나타나는 少陽人 鼓脹의 範疇에 관한 考察. 사상체질의학회지. 2009;21(1):28-34.

19. 김상혁, 김윤희, 황민우, 이준희, 송일병, 고병희. 太陰人 燥熱證의 形成過程에 대한 研究. 사상체질의학회지. 2008;20(1):1-14.
20. 이준희, 이수경, 고병희, 송일병.『東醫壽世保元 甲午舊本』病證論 考察. 사상체질의학회지. 2001;13(2):49-61.
21. 한경석, 박성식. 東醫壽世保元 甲午本 病證論에 관한 分析. 사상체질의학회지. 2002;14(1):34-50.
22. 임진희, 이의주, 고병희, 송일병. 甲午本(舊本)과 辛丑本(印本)을 중심으로 한 少陰人 病證과 少陽人 病證에 관한 고찰. 사상체질의학회지. 2001;13(2):62-73.
23. 임진희, 이의주, 고병희, 송일병. 太陰人 病證을 중심으로 판본에 따른 병증 개념의 변화에 관한 考察. 사상체질의학회지. 2002;14(1):26-33.
24. 이태규, 황민우, 함통일, 이수경, 최봉근, 고병희, 송일병. 韓國人의 四象人 分布에 관한 研究. 사상체질의학회지. 2005;17(3):12-21.
25. 이수경. 太少陰陽人의 大病과 恒心에 대한 고찰. 사상체질의학회지. 2004;16(3):8-17.

跋文

김윤희

사상체질과 전문의
한의학박사
부산대학교 한방병원 사상체질과
부산대학교 한의학전문대학원 겸임교수

황민우 교수님을 가까이서 뵙게 된 것은 경희의료원 수련의 시절부터였다. 참으로 인상 깊었던 것은 앎을 나누려는 열정이었다. 바쁜 시간을 쪼개어 인턴과 학생을 대상으로 강의를 하던, 확신에 차서 어떻게든 본인의 마음을 전달하고자 했던, 그 목소리와 표정을 잊을 수가 없다. 언제나 치열했으며 사람들과 열린 마음으로 자유롭게 소통하고 이를 통해 지속적으로 성장과 학문의 즐거움을 깨달을 수 있도록 도와주었다. 비록 황민우 교수님의 새까만 후배일 뿐이지만, 내가 감히 跋文을 자청한 것이 바로 이런 즐거움과 깨달음을 가슴 깊이 느끼고 새길 수 있었던 수혜자로서 진심을 이렇게나마 전달하고 싶었기 때문이다.

이 책에는 황민우 교수님이 강의를 준비하고 강단에서 진행했던 모든 시간이 오롯이 들어있다. 공부하고 깨닫는 것은 어려운 일이지만 이를 다른 사람에게 말로서 전달하는 것은 또 다른 차원의 어려움이며, 글로 써서 활자화한다는 것은 어려운 일임은 말할 것도 없고 굉장한 용기와 시간이 필요한 작업이다. 이 책은 단순히 동의수세보원 병증론을 해설한 것이 아니라 동의수세보원을 통해서 동무공이 가장 강조하고자 한 부분을 주제로 하여 그 원칙에 벗어남이 없이 일관되게 기술되어 있는 또 다른 수세보원이라 말하고 싶다. 분명 완벽한 책은 아닐 수 있지만, '2012년판 동의수세보원'으로서 사상의학을 완성해가는 과정에서 무엇보다 의미가 있다고 생각한다. 실제 수많은 사유와 고민의 과정이 그대로 담겨 있기 때문에 완벽한 결론은 아닐지라도 책을 읽은 여러분들이 동의수세보원을 이리저리 뜯어볼 수 있는 고민의 방향성을 제시하고 있기 때문이다. 환자를 보는 합리적인 방법론에 'A=B'라는 정답을 가르쳐 줄 수 있을까? 가르쳐 준다한들 그것이 실제 나의 사유과정이 없다면 만 명의 환자에 만 가지의 정답들을 알아야 한다. 그러나 올바른 과정을 고민하여 得할 수 있다면 그 한 가지 무기는 정말 많은 문제의 답이 된다. "사상의학 강설 [병증편]"이 이러한 이정표가 될 것이라 확신한다.

이 책과 황민우 교수님이라는 학자가 있음으로 해서 나와 같은 사람이 많아질 것이라는 기대와 소망을 담아 跋文을 마친다.

2012년 3월 27일